Breitner
Chirurgische Operationslehre
Band IV

Breitner
Chirurgische Operationslehre

Herausgegeben von
F. Gschnitzer, Innsbruck
E. Kern, Würzburg
L. Schweiberer, München

Band I Chirurgie Kopf und Hals
Band II Chirurgie des Thorax
Band III Chirurgie des Abdomens 1
Operative Grundlagen, Chirurgie des Retroperitoneums
Band IV Chirurgie des Abdomens 2
Ösophagus, Magen und Duodenum
Band V Chirurgie des Abdomens 3
Leber, Pankreas und Milz
Band VI Chirurgie des Abdomens 4
Dünndarm und Dickdarm
Band VII Chirurgie der Körperoberfläche – Plastische Chirurgie – Handchirurgie
Band VIII Traumatologie 1
Konservative und operative Frakturbehandlung
Band IX Traumatologie 2
Becken, Wirbelsäule, Infektionen des Knochens und der Gelenke, Pseudarthrosen
Band X Traumatologie 3
Schulter und obere Extremität
Band XI Traumatologie 4
Untere Extremität
Band XII Gefäßchirurgie – Transplantationschirurgie

2. Auflage
Urban & Schwarzenberg · München–Wien–Baltimore

Breitner
Chirurgische Operationslehre
Band IV

Chirurgie des Abdomens 2

Ösophagus, Magen und Duodenum

Herausgegeben von J. R. Siewert

unter Mitarbeit von C. Aelvoet, H. D. Becker,
H. G. Beger, W. Brandmair, H. Bünte,
M. R. Christiaens, A. Csendes, G. Feifel,
H. Feussner, K. E. Frede, J. A. Gruwez, F. Harder,
W. Ch. Hecker, Ch. Herfarth, A. H. Hölscher,
B. Koch, O. Korn, B. Kremer, J. Lange,
L. Lehr, T. Lerut, H.-J. Meyer, W. Oettinger,
R. Pichlmayr, W. Rau, M. Rossetti,
M. Rothmund, L. Schweiberer, H. U. Steinau,
H. F. Weiser, D. Wilker

Zeichnungen von
J. Dimes und S. Mills, München

Urban & Schwarzenberg · München–Wien–Baltimore

Anschriften der Herausgeber

Band IV

Prof. Dr. med. J. Rüdiger Siewert
Direktor der Chirurgischen Klinik und
Poliklinik der Technischen Universität
Klinikum rechts der Isar
Ismaninger Straße 22
8000 München 80

Gesamtwerk

Prof. Dr. med. Franz Gschnitzer
Vorstand der I. Univ.-Klinik
für Chirurgie
Anichstraße 35
A-6020 Innsbruck

Prof. Dr. med. Ernst Kern
Direktor der Chirurgischen Universitätsklinik
Josef-Schneider-Straße 2
8700 Würzburg

Prof. Dr. med. Leonhard Schweiberer
Direktor der Chirurgischen Klinik Innenstadt
und Chirurgischen Poliklinik der Universität
Nußbaumstraße 20
8000 München 2

CIP-Titelaufnahme der Deutschen Bibliothek

Chirurgische Operationslehre / Breitner. Hrsg. von F.
Gschnitzer ... – München ; Wien ; Baltimore : Urban u.
Schwarzenberg.
NE: Breitner, Burghard [Begr.]; Gschnitzer, Franz [Hrsg.]
  Bd. IV. Chirurgie des Abdomens.
    2. Ösophagus, Magen und Duodenum. – 2. Aufl. – 1989
Chirurgie des Abdomens. – München ; Wien ; Baltimore :
Urban u. Schwarzenberg
2. Ösophagus, Magen und Duodenum / hrsg. von J. R. Siewert.
Unter Mitarb. von C. Aelvoet ...
Mit Zeichn. von J. Dimes u. S. Mills. – 2. Aufl. – 1989
  (Chirurgische Operationslehre ; Bd. IV)
  ISBN 3-541-14442-4
NE: Siewert, J. Rüdiger [Hrsg.]; Aelvoet, C. [Mitverf.]

Lektorat und Planung: Dr. med. Rainer Broll; Priv.-Doz. Dr. med. Silke Dabelstein
Redaktion: Dr. med. Susanne Hinke; Michael Krug
Herstellung: Peter Sutterlitte
Zeichnungen: Jonathan Dimes; Siri Mills
Einbandgestaltung: Dieter Vollendorf

Gebrauchsnamen, Handelsnamen, Warenbezeichnungen und dergleichen, die in diesem Buch ohne besondere Kennzeichnung aufgeführt sind, berechtigen nicht zu der Annahme, daß solche Namen ohne weiteres von jedem benützt werden dürfen. Vielmehr kann es sich auch dann um gesetzlich geschützte Warenzeichen handeln.

  Alle Rechte, auch die des Nachdrucks, der Wiedergabe in jeder Form und der Übersetzung in andere Sprachen behalten sich Urheber und Verleger vor. Es ist ohne schriftliche Genehmigung des Verlages nicht erlaubt, das Buch oder Teile daraus auf fotomechanischem Weg (Fotokopie, Mikrokopie) zu vervielfältigen oder unter Verwendung elektronischer bzw. mechanischer Systeme zu speichern, systematisch auszuwerten oder zu verbreiten (mit Ausnahme der in den §§ 53, 54 URG ausdrücklich genannten Sonderfälle).

Reproduktionen: Reprotechnik, Kempten. Satz, Druck und Bindung: Kösel, Kempten
Printed in Germany
© Urban & Schwarzenberg 1989

ISBN 3-541-14442-4

Geleitwort

Die *Chirurgische Operationslehre* von B. Breitner erschien mit Band I erstmals 1955. Damals schrieb Professor Burghard Breitner: „Die Chirurgie als Technik ist in eine neue Phase getreten... An der Schwelle dieser neuen Epoche will die hier vorgelegte Operationslehre den Anteil am voraussichtlich dauerhaften Bestand der abtretenden Periode und die schon sicheren Umrisse der heraufkommenden festhalten..." Nach dem Tode von B. Breitner im Jahr 1956 wurde die Operationslehre weitergeführt von Professor Herbert Kraus, Vorstand der Universitätsklinik für Neurochirurgie in Wien und Professor Ludwig Zukschwerdt, Direktor der Chirurgischen Universitätsklinik in Hamburg. Derzeit wird die Breitnersche Operationslehre herausgegeben von den unterzeichnenden Herausgebern.

Die *Chirurgische Operationslehre* von B. Breitner hat mehr als drei Jahrzehnte angehende und erfahrene Operateure begleitet. Um den Wert dieses Werkes zu erhalten und an der Breitnerschen Vision... „die schon sicheren Umrisse der heraufkommenden chirurgischen Epoche" festzuhalten, ist die neue Operationslehre den neuen Entwicklungen der operativen Chirurgie in einem modernen Konzept angepaßt. Die Neuauflage erscheint nicht mehr im Lose-Blatt-System, sondern nach topographischen Gesichtspunkten gegliedert in Einzelbänden. Diese Form wurde gewählt, um der Schnellebigkeit auf vielen Gebieten der Chirurgie Rechnung zu tragen und einzelne Bände, dem neuesten Wissensstand angepaßt, rasch neu auflegen zu können.

Ziel der Neubearbeitung ist die detaillierte Beschreibung der operativen Technik. Der Text wird so straff und kurz wie möglich gehalten werden. Auf Illustrationen und besonders enge und übersichtliche Verknüpfung von Text und Bild wird großer Wert gelegt. Atypische Situationen, Möglichkeiten intraoperativer Fehler und Komplikationen, deren Erwähnung für den Leser hilfreich sind, werden besonders berücksichtigt und ausführlich abgehandelt. Der *neue Breitner* beabsichtigt nicht, auf klinisch-chirurgische Fragen einzugehen, soweit sie nicht unmittelbar mit dem operativen Procedere zu tun haben. Im Gegensatz zur früheren Auflage werden Probleme der Vor- und Nachbehandlung nur dort in knapper Form einbezogen, wo sie untrennbar mit der Operationstechnik verbunden sind. Begleitende Maßnahmen können nur insoweit berücksichtigt werden, wie sie neben dem Operationstisch und in unmittelbarem zeitlichem Zusammenhang mit der Operation erforderlich sind. Postoperative Komplikationen werden dann erörtert, wenn sie weitere operative Maßnahmen nach sich ziehen. Verselbständigte Gebiete wie Herz- und Neurochirurgie, Urologie, Orthopädie, Gynäkologie und Anästhesie werden insoweit berücksichtigt, als sie im Notfall für den allgemein tätigen Chirurgen von Bedeutung sind. Anästhesiologische Methoden sind dann von Interesse, wenn sie vom Operateur selbst durchgeführt werden können; zum Beispiel die Lokalanästhesie.

Mag der erste Eindruck eine radikale Abwendung vom ursprünglichen Prinzip der Breitnerschen Chirurgischen Operationslehre, der umfassenden Darstellung der Chirurgie sein, sind sich die Herausgeber von heute doch einig, daß eine Operationslehre im Interesse der neuen Chirurgengeneration sich ganz der modernen Informations- und Lerntechnik bedienen muß.

Die Herausgeber danken dem Verlag Urban & Schwarzenberg für den Mut, ein bewährtes Werk gänzlich umzugestalten und damit den Weg freizugeben zu einer neuen Form der Wissensvermittlung.

Innsbruck, Würzburg, München

F. Gschnitzer
E. Kern
L. Schweiberer

Vorwort

Es ist eine besonders interessante Aufgabe, die Chirurgie eines Organbereiches – hier des oberen Gastrointestinaltraktes – aus einer Klinik einheitlich präsentieren zu können. Dies erlaubt die Darstellung einer Chirurgie aus einem Guß. Natürlich muß diese zwangsläufig einseitige Darstellung durch Beiträge aus anderen Kliniken und Schulen ergänzt werden, um das breite Spektrum des chirurgisch sinnvoll Machbaren aufzuzeigen. Dabei galt als oberste Maxime, immer nur solche Operationstechniken darzustellen, die die Autoren selbst anwenden und mit denen sie persönlich ausgiebig Erfahrung gesammelt haben. Nicht beschreiben, was andere beschrieben haben, sondern darstellen, was sich dem Autor in seiner täglichen Praxis bewährt hat und was er für den allgemeinen Gebrauch getrost empfehlen kann.

Gute Chirurgie muß einfach, reproduzierbar und lehrbar sein. Komplizierte Operationstechniken, die sich nur in den Händen einzelner bewährt haben, sollten dort gepflegt werden, gehören aber nicht in eine Operationslehre für die tägliche Chirurgie. Wir hoffen, daß die dargestellten Operationstechniken einfach und für jeden Chirurgen reproduzierbar sind; ganz nach dem Motto: „Aus der Praxis für die Praxis".

In diesem Sinne erfolgt jeweils eine komplette bildliche Darstellung eines Operationsablaufes im Duktus; auf Querverweise wurde soweit wie möglich verzichtet, der Text kurz gehalten. Auf nähere Erörterungen von Pathophysiologie und Indikation wurde entsprechend den Vorgaben der Herausgeber dieser Operationslehre verzichtet.

Jede Operationslehre ist so gut wie ihr Abbildungsmaterial. Hier gilt dem Verlag Urban & Schwarzenberg unser besonderer Dank für die großzügige Bebilderung dieses Bandes. Insbesondere gilt Lob und Anerkennung Herrn Jonathan Dimes und Frau Siri Mills für die geradezu ideale Kooperation bei der Erstellung der Abbildungen. Für die textliche und redaktionelle Bearbeitung danken wir Frau Catharina v. Doblhoff.

Möge dieser Band dazu beitragen, die Chirurgie des oberen Gastrointestinaltraktes verständlicher und damit sicherer zu machen.

München, März 1989　　　　　　　　　　　　　　　　　　　　J. Rüdiger Siewert

*Gewidmet meinen chirurgischen Lehrern und Vorbildern,
Herrn Prof. Dr. Hans-Jürgen Peiper
und Herrn Prof. Dr. Martin Allgöwer*

Inhalt

Allgemeine Vorbemerkungen

1 Prinzipien der Anastomosierung, Nahttechnik und Drainage am oberen Gastrointestinaltrakt
J. R. Siewert 1

Eingriffe am Ösophagus

2 Vorbemerkungen zur Ösophaguschirurgie
J. R. Siewert und A. H. Hölscher 9

3 Eingriffe beim Ösophaguskarzinom
J. R. Siewert und A. H. Hölscher 15
Mit Teilbeiträgen von W. Brandmair und H. U. Steinau

4 Eingriffe bei gutartigen Ösophaguserkrankungen
J. R. Siewert und A. H. Hölscher 55

5 Lokale Eingriffe bei Ösophagusvarizen
J. R. Siewert und H. Feussner 67

6 Eingriffe bei Refluxkrankheit
Mit Teilbeiträgen von C. Aelvoet, M. R. Christiaens, A. Csendes, J. A. Gruwez, O. Korn, T. Lerut, M. Rossetti, J. R. Siewert und H. F. Weiser 77

Eingriffe an der Kardia

7 Eingriffe beim Adenokarzinom des gastroösophagealen Überganges
J. R. Siewert und A. H. Hölscher 107

Eingriffe am Magen

8 Vorbemerkungen zur Magenchirurgie
Mit Teilbeiträgen von J. Lange, W. Rau und J. R. Siewert 121

9 Eingriffe beim Magenkarzinom
Mit Teilbeiträgen von K. E. Frede, F. Harder, Ch. Herfarth, A. H. Hölscher, B. Kremer, J. Lange, H.-J. Meyer, R. Pichlmayr, J. R. Siewert und H. F. Weiser 131

10 Eingriffe bei gutartigen Erkrankungen des Magens
Mit Teilbeiträgen von H. D. Becker, H. Bünte, G. Feifel, A. H. Hölscher, B. Koch, J. Lange, L. Lehr, M. Rothmund und J. R. Siewert 193

11 Spezielle maschinelle Nahttechniken
an Ösophagus und Magen –
Alternativen zu Standardverfahren
D. Wilker und L. Schweiberer 259

12 Chirurgische Endoskopie
H. F. Weiser 275

Eingriffe am Duodenum

13 Eingriffe am Duodenum
W. Oettinger und H. G. Beger 287

Eingriffe bei Fehlbildungen

14 Eingriffe bei Fehlbildungen des abdominalen
Gastrointestinaltraktes
W. Ch. Hecker 299

Sachverzeichnis 319

Autorenverzeichnis

Dr. med. C. Aelvoet
Abteilung für Chirurgie
U.Z. St. Pieter
Brusselsestraat 69
B-3000 Leuven/Belgien

Prof. Dr. med. H. D. Becker
Ärztl. Direktor der Abteilung für
Allgemeine Chirurgie und Poliklinik
Chirurgische Universitätsklinik
Calwer Straße 7
7400 Tübingen

Prof. Dr. med. H. G. Beger
Ärztl. Direktor der Klinik
für Allgemeine Chirurgie
Klinikum der Universität Ulm
Steinhövelstraße 9
7900 Ulm

PD Dr. med. W. Brandmair
Chirurgische Klinik und
Poliklinik der Technischen
Universität
Klinikum r. d. Isar
Ismaninger Straße 22
8000 München 80

Prof. Dr. med. H. Bünte
Direktor der Chirurgischen Klinik
und Poliklinik der Universität
Jungeblodtplatz 1
4400 Münster

Frau Dr. med. M. R. Christiaens
Abteilung für Chirurgie
U.Z. St. Pieter
Brusselsestraat 69
B-3000 Leuven/Belgien

Prof. Dr. med. A. Csendes
Hospital J. J. Aguirre
Santos Dumont 999
Santiago de Chile/Chile

Prof. Dr. med. G. Feifel
Direktor der Abteilung für
Allgemein- und Abdominalchirurgie
der Chirurgischen Universitätsklinik
6650 Homburg/Saar

Dr. med. H. Feussner
Chirurgische Klinik und Poliklinik
der Technischen Universität
Klinikum r. d. Isar
Ismaninger Straße 22
8000 München 80

PD Dr. med. K. E. Frede
Kantonsspital
Allgemeinchirurgische Klinik
Spitalstraße 21
CH-4031 Basel

Prof. Dr. med. J. A. Gruwez
Direktor der Abteilung für Chirurgie
U.Z. St. Pieter
Brusselsestraat 69
B-3000 Leuven/Belgien

Prof. Dr. med. F. Harder
Kantonsspital
Vorsteher des Departments für
Chirurgie
Spitalstraße 21
CH-4031 Basel

Prof. Dr. med. W. Ch. Hecker
Direktor der Kinderchirurgischen
Klinik im Dr. von Haunerschen
Kinderspital der Universität
Lindwurmstraße 4
8000 München 2

Prof. Dr. med. Ch. Herfarth
Ärztl. Direktor der Abteilung
für Allgemeine Chirurgie,
Unfallchirurgie und Poliklinik
Chirurgische Universitätsklinik
Im Neuenheimer Feld 110
6900 Heidelberg 1

Dr. med. A. H. Hölscher
Chirurgische Klinik und Poliklinik
der Technischen Universität
Klinikum r. d. Isar
Ismaninger Straße 22
8000 München 80

PD Dr. med. B. Koch
Abteilung für Allgemein- und
Abdominalchirurgie der
Chirurgischen Universitätsklinik
6650 Homburg/Saar

Dr. Owen Korn
Hospital J. J. Aguirre
Santos Dumont 999
Santiago de Chile/Chile

Prof. Dr. med. B. Kremer
Abteilung für Allgemeinchirurgie
Chirurgische Universitätsklinik
und -Poliklinik
Martinistraße 52
2000 Hamburg 20

PD Dr. med. J. Lange
Chirurgische Klinik und Poliklinik
der Technischen Universität
Klinikum r. d. Isar
Ismaninger Straße 22
8000 München 80

Prof. Dr. med. L. Lehr
Chirurgische Klinik und Poliklinik
der Technischen Universität
Klinikum r. d. Isar
Ismaninger Straße 22
8000 München 80

Prof. Dr. med. T. Lerut, F.A.C.S.
Abteilung für Chirurgie
U.Z. St. Pieter
Brusselsestraat 69
B-3000 Leuven/Belgien

Prof. Dr. med. H.-J. Meyer
Klinik für Abdominal-
und Transplantationschirurgie
der Medizinischen Hochschule
Hannover
Konstanty-Gutschow-Straße 8
3000 Hannover 61

PD Dr. med. W. Oettinger
Klinik für Allgemeine Chirurgie
Klinikum der Universität Ulm
Steinhövelstraße 9
7900 Ulm

Prof. Dr. med. R. Pichlmayr
Leiter der Klinik für Abdominal-
und Transplantationschirurgie
der Medizinischen Hochschule
Hannover
Konstanty-Gutschow-Straße 8
3000 Hannover 61

Dr. med. W. Rau
Chirurgische Klinik und Poliklinik
der Technischen Universität
Klinikum r. d. Isar
Ismaninger Straße 22
8000 München 80

Prof. Dr. med. M. Rossetti
Chefarzt der Chirurgischen Klinik
Kantonsspital Liestal
Rheinstraße 26
CH-4410 Liestal

Prof. Dr. med. M. Rothmund
Leiter der Klinik für Allgemein-
chirurgie
Zentrum für Operative Medizin I
Baldingerstraße
3550 Marburg

Prof. Dr. med. L. Schweiberer
Direktor der Chirurgischen Klinik
Innenstadt und Chirurgischen
Poliklinik der Universität
Nußbaumstraße 20
8000 München 2

Prof. Dr. med. J. R. Siewert
Direktor der Chirurgischen Klinik
und Poliklinik
der Technischen Universität
Klinikum r. d. Isar
Ismaninger Straße 22
8000 München 80

PD Dr. med. H. U. Steinau
Abteilung für Plastische und
Wiederherstellungschirurgie
Chirurgische Klinik und Poliklinik
der Technischen Universität
Klinikum r. d. Isar
Ismaninger Straße 22
8000 München 80

PD Dr. med. H. F. Weiser
Chefarzt der I. Chirurgischen Klinik
Diakoniekrankenhaus
Elise-Averdieck-Straße 17
2720 Rotenburg

PD Dr. med. D. Wilker
Chirurgische Klinik Innenstadt
und Chirurgische
Poliklinik der Universität
Nußbaumstraße 20
8000 München 2

Allgemeine Vorbemerkungen

1 Prinzipien der Anastomosierung, Nahttechnik und Drainage am oberen Gastrointestinaltrakt

J. R. Siewert

Durchblutung der Anastomose	3
Ösophagus	3
Magen	3
Dünndarm	3
Dickdarm	3
Nahttechniken	4
Nahtmaterial	6
Klammernahtgeräte	6
Drainagen	7
Weiterführende Literatur	7

Das Anlegen von Anastomosen am oberen Gastrointestinaltrakt folgt einigen grundsätzlichen Prinzipien, die einleitend kurz dargestellt werden sollen.

Durchblutung der Anastomose

Die wesentlichste Voraussetzung für jede Anastomosenheilung ist die optimale Durchblutung beider miteinander zu verbindender Wundlefzen.

Beachte:
Wo eine gute Durchblutung gegeben ist, erfolgt auch eine primäre Heilung.

Voraussetzung für eine gute Durchblutung der Wundlefzen ist eine anatomiegerechte Präparation des entsprechenden Intestinalorgans. Dabei muß vor allem der anatomischen Gefäßversorgung Rechnung getragen werden. Anastomosierungen dürfen nur da erfolgen, wo eine gute Durchblutung aufgrund der individuellen Gefäßanatomie gesichert ist. Die Durchblutungsverhältnisse der verschiedenen Organe sollten deshalb bekannt sein:

Ösophagus

Die Durchblutung des Ösophagus erfolgt aus 3 Quellen, zervikal über die Schilddrüsengefäße, mediastinal über Äste der Aorta bzw. die Aa. bronchiales und distal von abdominal über Äste der A. gastrica sinistra und der Aa. phrenicae. Wie unten beschrieben, sind die Kollateralen zwischen diesen 3 Durchblutungsquellen sehr gut ausgebildet (siehe Abb. 2-1). Sie liegen in der Wand des Ösophagus bzw. in der Adventitia.

Beachte:
Die Durchblutung des Ösophagus ist im Gegensatz zu häufig publizierten Meinungen gut.

Er kann in jeder Höhe durchtrennt und anastomosiert werden, ohne daß Durchblutungsstörungen der ösophagealen Wundlefzen zu befürchten sind. Der Ösophagus kann für eine Anastomosierung auch ohne weiteres über 2–3 cm mobilisiert werden, ohne daß es zu Durchblutungsstörungen kommt.

Magen

Der Magen wird von wenigstens 4 großlumigen Stammarterien durchblutet. Er verfügt damit über eine opulente Blutversorgung. Jede einzelne Stammarterie kann allein die Durchblutung des Magens aufrechterhalten. Anastomosierungen können deshalb in jedem beliebigen Magenabschnitt durchgeführt werden, soweit wenigstens eine sogenannte Stammarterie erhalten bleibt.

Dünndarm

Der Dünndarm hat die unberechenbarste Durchblutung. Bei jeder Operation, die eine Dünndarminterposition oder Verlagerung beinhaltet, muß zunächst intraoperativ die Gefäßanatomie im Bereich des Dünndarmmesenteriums unter Diaphanie überprüft werden (siehe Kapitel 3, Abschnitt Jejunuminterposition). Die Stielung einer Dünndarmschlinge darf nur unter sorgfältiger Beachtung ihrer Gefäßversorgung erfolgen. Eine Präparation an der Dünndarmwand selbst über mehr als 1–2 cm ist nicht empfehlenswert. Bei der Anastomosierung von Ösophagus und Dünndarm wird deshalb in der Regel auch eine End-zu-Seit-Anastomose, wobei der Ösophagus End-zu-Seit in den Dünndarm implantiert wird, bevorzugt, um eine gute Durchblutung des Dünndarms zu gewährleisten.

Dickdarm

Der Dickdarm verfügt über eine konstante und nach Mobilisation gut überprüfbare arterielle Durchblutung. Er besitzt die größte Mobilität aller Intestinalorgane und steht damit für jede Form der Interposition zur Verfügung (siehe Kapitel 3, Abschnitt Koloninterposition).

Dieses Primat der guten Durchblutung einer Anastomose darf durch die Nahttechnik nicht gefährdet werden. Deshalb muß jede Naht unter dem Aspekt gelegt werden, daß sie die Durchblutung der Wundlefzen keinesfalls beeinträchtigt.

Nahttechniken

Der wichtigste Gesichtspunkt wurde bereits genannt.

Beachte:
Die Naht darf die Durchblutung der Wundlefzen keinesfalls gefährden. Deshalb sollten sowenig Nähte wie möglich und nur soviel Nähte wie nötig angelegt werden.

Die Naht muß jeweils reichlich Gewebe (ca. 6–8 mm) an beiden Wundlefzen greifen. Sie darf nur locker adaptierend geknüpft werden, um Ischämien in dem gefaßten Gewebe zu vermeiden.

Der Abstand zwischen den einzelnen Nähten richtet sich danach, wieviel Gewebe durch die einzelne Naht gefaßt worden ist. Faßt die Naht z. B. ca. 6–8 mm der jeweiligen Wundlefze, so sollte auch der Abstand zwischen den einzelnen Nähten ca. 6–8 mm betragen.

Die Naht hat lediglich die Aufgabe, die Wundlefzen vorübergehend bis zum Eintritt der Wundheilung zu adaptieren.

Beachte:
Die mechanisch belastbarste Struktur der Intestinalwand ist wegen ihres reichen Kollagengehaltes die Submukosa.

Diese muß somit immer Bestandteil der Naht sein. Eine seroseröse Adaptation führt zwar zu einer raschen Verklebung, ist aber ansonsten für die Wundheilung uninteressant. Ideal ist die schichtweise Adaptation des Gewebes „Stoß auf Stoß".

Beachte:
Als eine weitere wichtige Voraussetzung für eine komplikationslose Wundheilung hat die Spannungslosigkeit der Anastomose zu gelten.

Schließlich sollten Nahttechniken einfach und reproduzierbar sein, damit sie gut lehrbar sind und auch von weniger erfahrenen Chirurgen mit Zuverlässigkeit ausgeführt werden können.

Häufig scheitert die Vermittlung von chirurgischen Nahttechniken an einem Terminologiewirrwarr, der die Verständigung erschwert. Deswegen eingangs einige Bemerkungen zur Nomenklatur:

- Der Begriff *reihig* bezieht sich immer auf die Naht*reihen*. Man kann einreihig nähen, d. h. nur 1 Nahtreihe anlegen, oder auch zweireihig, indem man 2 Nahtreihen übereinanderlegt. Diese *Nahtreihen* können in Form von Einzelknopfnähten angelegt sein, oder auch fortlaufend geführt werden.
- Der Begriff *schichtig* bezieht sich auf die durch Naht zu vereinigenden Gewebe*schichten*. Eine allschichtige Naht umfaßt die gesamte Intestinalwand von der Serosa bis zur Mukosa, eine einschichtige Naht nur eine Gewebeschicht.

Im eigenen Vorgehen hat sich folgende standardisierte Nahttechnik bewährt. Sie stützt sich auf nur 2 unterschiedliche Stichführungen:

- Die einreihige allschichtige, die Mukosa nur tangential fassende, außen geknüpfte *Standardnaht*. Diese Naht kommt bei allen Vorderwandnähten zur Anwendung und überall dort, wo 2 bewegliche Intestinalorgane miteinander anastomosiert werden. Ist die Anastomose wendbar, so daß auch die Hinterwand zur Vorderwand gewendet werden kann, kann die gleiche Nahttechnik an Hinter- und Vorderwand zur Anwendung kommen (Abb. 1-1, 1-2a und b).

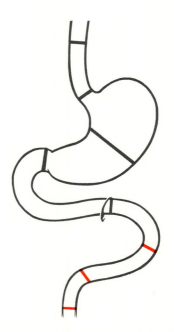

Abb. 1-1 Typische Anastomosierungsebenen im oberen Gastrointestinaltrakt. Nichtwendbare Anastomosen (schwarz), wendbare Anastomosen (rot).

- Die sogenannte *Rückstichnaht*, die im Bereich der Hinterwand nicht wendbarer gastrointestinaler Anastomosen zur Anwendung kommt.

Diese Rückstichnaht beginnt vom Lumen her, durchdringt komplett die 1. Wundlefze, um dann von außen nach innen die 2. Wundlefze wiederum transmural zu fassen. Der Stich wird dann unter tangentialer Mitnahme von Mukosa und Submukosa an beiden Wundlefzen zurückgeführt und innenliegend geknüpft (Abb. 1-1, 1-3a und b). Diese Nahttechniken führen zu einer guten Adaptation der einzelnen Gewebeschichten, insbesondere auch der Schleimhaut (Abb. 1-4).

Das Nahtmaterial sollte möglichst nicht mit dem Intestinallumen kommunizieren, um eine Aszension von Keimen entlang des Nahtmaterials in die Intestinalwand zu vermeiden.

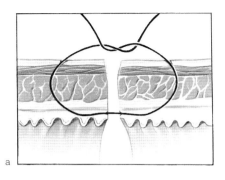
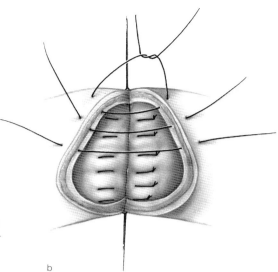

Abb. 1-2a und b Typische Nahttechniken im oberen Gastrointestinaltrakt: Standardnaht.
a) Allschichtige, die Mukosa tangential fassende Standardnaht mit außenliegendem Knoten, bei allen wendbaren Anastomosen sowohl im Bereich der Vorderwand wie auch der Hinterwand.
b) Bei nichtwendbaren Anastomosen Standardnaht nur im Bereich der Vorderwand.

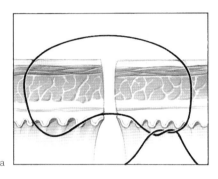
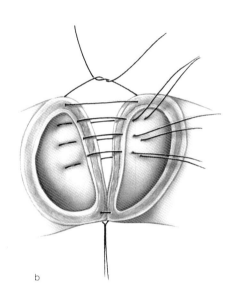

Abb. 1-3a und b Typische Nahttechniken im oberen Gastrointestinaltrakt: Rückstichnaht.
a) Allschichtige Rückstichnaht mit innenliegendem Knoten.
b) Rückstichnahttechnik zur Anastomosierung der Hinterwand bei nichtwendbaren Anastomosen.

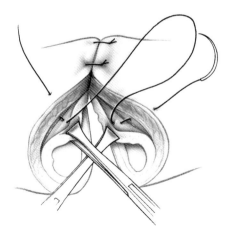

Abb. 1-4 Schematische Darstellung der allschichtigen, die Mukosa tangential fassenden Standardnaht (Verankerung in der Submukosa!).

Nahtmaterial

Die Entscheidung, welches Nahtmaterial im Rahmen intestinaler Anastomosen zur Anwendung kommt, war lange Zeit durch schulische Tradition geprägt. Durch die Entwicklung resorbierbarer synthetischer Nahtmaterialien, z. B. Polyglactin und Polyglukolsäure, ist die Frage nach dem Nahtmaterial heute einheitlich zu beantworten: ausschließlich diese Nahtmaterialien kommen zur Anwendung.

Beachte:
Sämtliche Anastomosen im Bereich des oberen Gastrointestinaltraktes, die in diesem Buch dargestellt werden, können mit diesen synthetisch resorbierbaren Nahtmaterialien hergestellt werden. In den einzelnen Kapiteln wird deshalb nur die Fadenstärke und nicht weiter das Nahtmaterial angegeben.

Klammernahtgeräte

Die von der Industrie in großer Zahl hergestellten Klammernahtgeräte sollen die chirurgische Handnaht ersetzen. Bei entsprechender Phantasie können mittlerweile praktisch alle Intestinalanastomosen mit diesen Geräten hergestellt werden. Ein großer Vorteil dieser Nahttechniken ist, daß sie standardisiert sind, eine gute Durchblutung der Wundlefzen – unter der Voraussetzung einer anatomiegerechten Präparation – gewährleisten, und von immer gleicher Zuverlässigkeit sind (siehe auch Kapitel 11).

Die Verwendung der Klammernahtgeräte hat sich uns bei folgenden Indikationen bewährt:

– Blindverschluß von Hohlorganen. Die Gerätetypen TA™ 30–90 eignen sich sehr gut für einen zuverlässigen Blindverschluß von Hohlorganen, z. B. im Bereich des Duodenalstumpfes. Die Deckung der maschinellen Blindverschlüsse mit seroserösen Einzelknopfnähten ist fakultativ.
– Instrumente, die sozusagen eine Verlängerung der Hand des Chirurgen bewirken und somit Anastomosen in schwer einstellbaren Bereichen ermöglichen.
Im Bereich des oberen Gastrointestinaltraktes gilt dies in erster Linie für die intramediastinale epiphrenische ösophagointestinale Anastomose, im unteren Gastrointestinaltrakt für die tiefe Rektumanastomose bei anteriorer Resektion (Typ EEA™).

Grundsätzlich sind automatische Nähapparate da besonders sinnvoll einsetzbar, wo sie durch ohnehin entstandene oder von der Natur vorgegebene Öffnungen eingeführt werden können.

Im Bereich des oberen Gastrointestinaltraktes gilt dies z. B. für das Einführen des EEA™-Klammergerätes über eine ohnehin zu durchtrennende Dünndarmschlinge (siehe Abb. 9-91).

Beachte:
Müssen für das Einführen derartiger Geräte zusätzliche Eröffnungen von intestinalen Organen vorgenommen werden, so scheint die Indikation diskussionswürdig.

Im einzelnen werden die Klammertechniken in den speziellen Kapiteln und zusammenfassend im Kapitel 11 dargestellt.

Für die Chirurgie des Ösophagus ist die Kenntnis einiger anatomischer Fakten von praktischer Wichtigkeit.

Blutversorgung

Die Speiseröhre entsteht im Rahmen der Embryogenese aus 2 verschiedenen Anlagen:

- Der untere Teil entstammt der Nabelschleife und erhält seinen Blutzufluß entsprechend überwiegend aus abdominalen Gefäßen (A. gastrica sinistra; A. phrenica. Abb. 2-1).
- Der obere Teil entstammt gemeinsam mit der Trachea der Schlundrinne und erhält deshalb seine arteriellen Zuflüsse von zervikal bilateral aus beiden Aa. thyreoideae inferiores und über direkte aortale Äste, sowie über die Aa. bronchiales (Abb. 2-1).

Die Speiseröhre separiert sich bereits in den ersten Wochen der Embryogenese von der Trachea bzw. dem Bronchialsystem. Deshalb hat die Speiseröhre nur im mittleren Teil einige direkte arterielle Zuflüsse aus der Aorta bzw. aus den Aa. bronchiales, und zwar dort, wo beide Anlagen dicht aneinandergelagert wachsen.

Mißbildungen im Rahmen dieser embryonalen Entwicklung können zur Ösophagusatresie führen. Parabronchiale Divertikel sind Rudimente der gemeinsamen Anlage von Speiseröhre und Trachea.

Diese embryonale Entwicklung macht auch verständlich, warum es keine eigentliche segmentale arterielle Versorgung der Speiseröhre aus der Aorta gibt, wie dies in vielen älteren Operationslehren beschrieben wird. Es gibt insgesamt nur 2 bis 3 direkte aortale Äste, die unmittelbar unterhalb des Aortenbogens zum mittleren Anteil der Speiseröhre ziehen (Abb. 2-1). Aboral dieser 2 bis 3 Äste existieren keine weiteren segmentalen aortalen Äste.

Die beschriebenen 2 Versorgungsbereiche stehen durch gut ausgebildete Kollateralen miteinander in Verbindung. Deshalb ist die Speiseröhre praktisch in jeder Höhe anastomosenfähig.

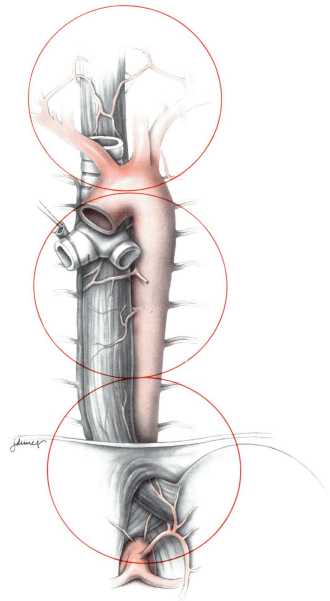

Abb. 2-1 Arterielle Blutversorgung der Speiseröhre. Sie erfolgt aus 3 Quellen: von zervikal über die Aa. thyreoideae (oberer Kreis), im mittleren Bereich über 2–3 direkte aortale Äste bzw. über die Aa. bronchiales (mittlerer Kreis), distal über Äste der A. gastrica sinistra bzw. Äste der Aa. phrenicae (distaler Kreis).

Lymphabfluß

Die Lymphdrainage der Speiseröhre spiegelt ebenfalls die embryonale Entwicklung wider. Oberhalb der Trachealbifurkation erfolgt der Lymphabfluß überwiegend nach oral/zervikal, unterhalb der Trachealbifurkation nach aboral/abdominal (Abb. 2-2). Der mittlere Teil der Speiseröhre (Bifurkationshöhe) drainiert sowohl nach aboral wie auch nach oral (Abb. 2-2). Lymphknotengruppen finden sich dementsprechend oberhalb des Hiatus oesophageus, im Bereich der Trachealbifurkation sowie paratracheal (Abb. 2-3). Zervikal finden sich Lymphknoten entlang der V. jugularis interna und paraösophageal bzw. paratracheal; abdominal ist das sogenannte Kompartment II (siehe Kapitel 9, Abschnitt Standardgastrektomie) um den Truncus coeliacus Hauptsammelbecken des Lymphabflusses.

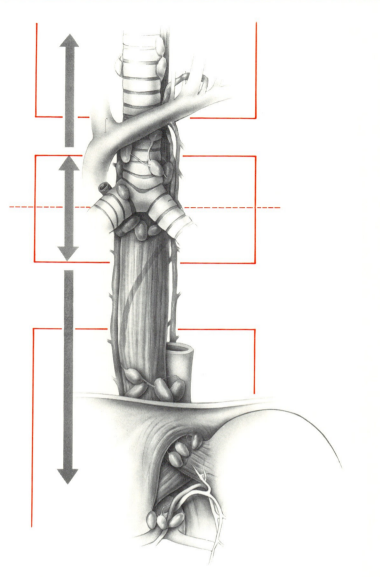

Abb. 2-2 Lymphabflußwege des Ösophagus. Entsprechend der embryonalen Entwicklung erfolgt der Lymphabfluß aus dem oberhalb der Trachealbifurkation gelegenen Anteil der Speiseröhre überwiegend nach zervikal, der der unterhalb der Trachealbifurkation gelegenen Speiseröhre nach abdominal. In Höhe der Trachealbifurkation sind beide Abflußwege möglich. Im Rahmen der lymphogenen Metastasierung maligner Tumoren sind durch Verschluß der typischen Lymphabflußwege auch atypische Metastasierungen möglich.

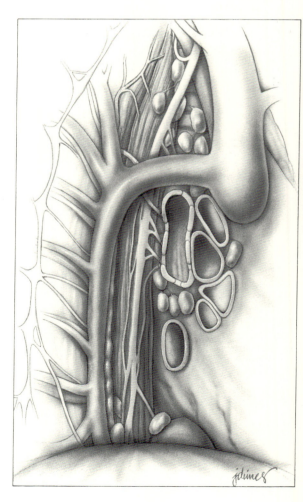

Abb. 2-3 Topographische Anatomie der Lymphknoten. Sammelstellen des Lymphabflusses sind die Lymphknoten, die epiphrenisch paraösophageal, im Bereich der Trachealbifurkation und paraösophageal bzw. paratracheal im Bereich des oberen Mediastinums gelegen sind.

Topographische Klassifikation der Karzinome

Aus diesen Gründen ist es sinnvoll, zwischen Ösophaguskarzinomen, die oral der Trachealbifurkation, und solchen, die aboral der Trachealbifurkation lokalisiert sind, zu unterscheiden. Diese Klassifikation hat indikatorische und therapeutische Relevanz. Tumoren unterhalb der Trachealbifurkation sind aufgrund der dort herrschenden günstigen anatomischen Verhältnisse (keine engen nachbarschaftlichen Beziehungen zu vitalen Strukturen, die Aorta wird nur ausnahmsweise von Tumoren infiltriert) relativ lange gut resezierbar. Tumoren oral der Trachealbifurkation dagegen sind, als Folge der engen Nachbarschaft zur Trachea, sobald sie die Ösophaguswand überschreiten, nicht mehr radikal resezierbar. Sie werden dies häufig erst nach einem präoperativen sogenannten „down-staging" durch Strahlen- oder Chemotherapie. Tumoren in Höhe der Trachealbifurkation werden wie oral davon gelegene behandelt.

Anatomie des N. recurrens

Wichtig ist schließlich noch die Kenntnis der Anatomie von N. vagus bzw. N. recurrens, um Läsionen dieser Nerven bei der Ösophagektomie zu vermeiden. Der rechte Stamm des N. vagus liegt bei rechtsseitiger Thorakotomie auf der Speiseröhre. Er gibt den N. recurrens bereits in Höhe der A. subclavia ab, so daß eine Läsion des rechten N. recurrens bei der thorakalen Ösophagektomie relativ selten ist. Der Stamm des linken N. vagus liegt hinter der Speiseröhre neben der Trachea und gibt den N. recurrens erst in Höhe des Aortenbogens ab. Dieser linke N. recurrens ist bei der Ösophagektomie gefährdet und muß im Zweifelsfall hinter der Speiseröhre an der Hinterseite der Trachea dargestellt werden (Abb. 2-4).

Cave
Linker N. recurrens.

Weiterführende Literatur

1. Demel, R.: Die Gefäßversorgung der Speiseröhre. Ein Beitrag zur Oesophaguschirurgie. Langenbecks Arch. Chir. 128 (1924) 453
2. Liebermann-Meffert, D., U. Luescher, U. Neff, T. P. Rüedi, M. Allgöwer: Esophagectomy without thoracotomy: Is there a risk of intramediastinal bleeding? Ann. Surg. 206 (1987) 184
3. Liebermann-Meffert, D.: Chirurgische Anatomie der Speiseröhre. In: Allgöwer, M., A. L. Blum, W. Creutzfeldt, F. Harder, L. F. Hollender, H. J. Peiper, J. R. Siewert (Hrsg.): Chirurgische Gastroenterologie. Springer, Berlin–Heidelberg–New York–London–Paris–Tokyo (im Druck)
4. Shapiro, A. L., G. L. Robillard: The esophageal arteries, their configurational anatomy and variations in relation to surgery. Ann. Surg. 131 (1950) 171
5. Shek, J. L., C. H. Prietto, W. M. Tuttle, E. J. O'Brien: An experimental study of the blood supply of the esophagus and its relation to esophageal anastomoses. J. thorac. cardiovasc. Surg. 19 (1950) 523
6. Swigart, L. V. L., R. G. Siekert, W. C. Hambley, B. J. Anson: The esophageal arteries. An anatomic study of 150 specimens. Surg. Gynec. Obstet. 90 (1950) 234

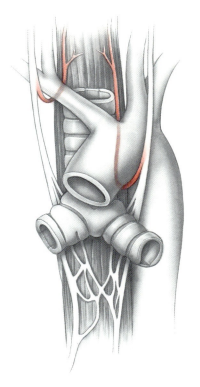

Abb. 2-4 Anatomie des N. recurrens (Ansicht von hinten). Bei Zugang von rechts liegt der rechte N. vagus vor der Speiseröhre. Dieser hat bereits in Höhe der A. subclavia den N. recurrens abgegeben. Der linke N. vagus liegt hinter der Speiseröhre, der N. recurrens biegt erst in Höhe des Aortenbogens ab und liegt an der Hinterkante der Trachea (nach links hin).

3 Eingriffe beim Ösophaguskarzinom

J. R. Siewert und A. H. Hölscher
(Mit Teilbeiträgen von W. Brandmair und H. U. Steinau)

Ösophagektomie	17
Indikation und allgemeine Vorbemerkung	17
Anästhesie	17
Transthorakale Standardösophagektomie	17
Definition	17
Indikation	17
Lagerung und Zugang	17
Operationstechnik	18

Präparation 18 – Rekonstruktion 19

Drainagen	19
Komplikationen	19
Transthorakale En-bloc-Ösophagektomie	20
Definition	20
Indikation	20
Lagerung und Zugang	20
Operationstechnik	20

Präparation 21 – En-bloc-Entnahme des Ösophagus 24 – Abdominale und zervikale Lymphadenektomie 24 – Rekonstruktion 24

Drainagen	24
Komplikationen	24
Transmediastinale Ösophagektomie	25
Definition	25
Indikation	25
Lagerung und Zugang	26
Operationstechnik	26

Präparation des distalen Ösophagus 26 – Präparation des mediastinalen Ösophagus 27 – Präparation des proximalen Ösophagus 28 – Transmediastinaler Durchzug und Absetzen des Ösophagus 29 – Rekonstruktion 30

Drainagen	30
Komplikationen	30
Partielle zervikale Ösophagektomie	30
Lagerung und Zugang	30
Operationstechnik	31

Präparation 31 – Rekonstruktion 31

Drainagen	31
Komplikationen	31
Ösophagusersatz	32
Indikation und allgemeine Vorbemerkungen	32
Präoperative Dickdarmlavage	32
Magenhochzug	33
Anatomische Vorbemerkung	33
Lagerung und Zugang	34
Operationstechnik	34

Präparation des Magens 34 – Präparation des Kompartments II 35 – Bildung des Magenschlauches 36 – Duodenalmobilisation 37 – Vorbereitung des Tunnels für das Interponat 38 – Hochzug des Magens und zervikale Anastomose 38 – Hochzug des Magens und intrathorakale Anastomose 40 – Beendigung der abdominalen Operation 40

Drainagen 41
Komplikationen 41

Koloninterposition 42
Anatomische Vorbemerkung 42
Lagerung und Zugang 42
Operationstechnik der isoperistaltischen Koloninterposition 42
  Präparation des Interponats 42 – Reanastomosierung des Kolons 44 – Interposition 44 – Gastrokolische Anastomose 44 – Kolozervikale Anastomose 44 – Zervikale mikrochirurgische Gefäßanastomose 44
Operationstechnik der anisoperistaltischen Koloninterposition 45
Operationstechnik der isoperistaltischen Interposition des Colon ascendens mit Bauhinscher Klappe 46
Pyloroplastik und Koloninterposition 46
Drainagen 46
Komplikationen 46

Jejunuminterposition 47
Anatomische Vorbemerkung 47
Lagerung und Zugang 48
Operationstechnik der kompletten Dünndarminterposition 48
  Präparation des Jejunums 48 – Interposition 49 – Abdominale Anastomose 49 – Zervikale Anastomose 50
Operationstechnik des freien Jejunuminterponats – Ersatz des zervikalen Ösophagus (H. U. Steinau und J. R. Siewert) 50
  Präparation des Jejunums 50 – Abdominale Anastomose 50 – Interposition 51 – Radiogenes Ösophagostoma 52
Operationstechnik der distalen Jejunuminterposition – Ersatz des distalen Ösophagus 52
Drainagen 52
Komplikationen 52

Postoperative jejunale Ernährungssonde – Katheterjejunostomie
W. Brandmair 53

Weiterführende Literatur 54

Ösophagektomie

Indikation und allgemeine Vorbemerkung

In aller Regel wird die Ösophagektomie wegen eines Ösophaguskarzinoms ausgeführt, nur selten einmal wegen gutartigen Erkrankungen (z. B. Verätzungen, peptische Stenosen).

Die chirurgische Therapie des Ösophaguskarzinoms hat die Lymphabflußwege, d. h. die Metastasierungswege, zu berücksichtigen.

Deswegen hat die transthorakale Ösophagektomie als Regeleingriff beim Plattenepithelkarzinom zu gelten. Die transthorakale Ösophagektomie von rechts erlaubt eine übersichtliche Präparation des mediastinalen Lymphabflußgebietes inklusive des Ductus thoracicus und der V. azygos (sogenannte *En-bloc-Ösophagektomie*).

Bei bestimmten Indikationen kann auch eine sogenannte *Standard-Ösophagektomie* ohne gleichzeitige Mediastinektomie durchgeführt werden.

Dabei erstreckt sich die Operation ausschließlich auf die Entfernung der Speiseröhre. Dieser Eingriff kann transthorakal (am besten von rechts) aber auch transhiatal bzw. transmediastinal in Form der sogenannten *stumpfen Ösophagusdissektion* ausgeführt werden.

Immer gehört zur chirurgischen Therapie des Ösophaguskarzinoms auch die Resektion der abdominalen bzw. der zervikalen Lymphabflußwege zum Zweck des Staging. Dies bedeutet, daß jede Form der Ösophagektomie mit einer transabdominalen Entfernung der suprapankreatischen Lymphknoten im Bereich des Truncus coeliacus (sogenanntes Kompartment II, siehe Kapitel 9) einhergehen soll.

Ist eine Rekonstruktion mit Hilfe eines Magenschlauches geplant (siehe Abschnitt Ösophagusersatz) wird sich die Resektion der perigastrischen Lymphknoten (Kompartment I) auf die oralen 2 Drittel der kleinen Kurvatur beschränken.

Bei intrathorakaler Anastomose unterbleibt die Revision des zervikalen Lymphabflusses.

Bei zervikaler Anastomose sollte die diagnostische Revision der beidseitigen Gefäßscheiden erfolgen (Staging).

Anästhesie

Bei allen transthorakalen Ösophagektomien ist es wünschenswert, daß der Patient einseitig (linksseitig) intubiert und beatmet wird. Auf diese Weise kann die rechte Lunge atraumatisch komprimiert und so ein übersichtliches Operationsfeld eröffnet werden.

Transthorakale Standardösophagektomie

Definition

Entfernung ausschließlich der Speiseröhre, ohne anhängende Organe oder Lymphabflußwege (Abb. 3-1).

Indikation

Als Palliativmaßnahme beim Ösophaguskarzinom, unter bewußtem Verzicht auf die mediastinale Lymphadenektomie.

Bei gutartigen Erkrankungen wie Stenosen, Verätzungen, Leiomyomatosen etc.

Lagerung und Zugang

Der Patient wird in 90°-Seitenlage auf die linke Seite gelagert, der rechte Arm nach oben lateral abgespreizt.

Als Zugang hat sich die rechtsseitige anterolaterale Thorakotomie je nach Tumorsitz in Höhe des 4. bis 6. ICR bewährt (Abb. 3-2).

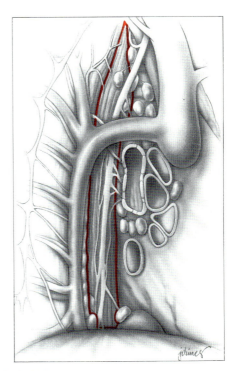

Abb. 3-1 Standardösophagektomie. Resektionsausmaß.

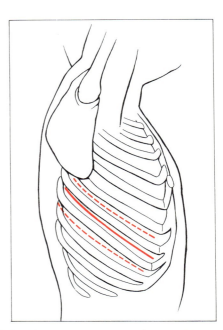

Abb. 3-2 Standardösophagektomie. Zugang: Anterolaterale Thorakotomie im 4., 5. oder 6. ICR.

Operationstechnik

Nach Eröffnung des Thorax wird die Lunge mittels eines feuchten Bauchtuches zum Kollaps gebracht und dann mit einem breiten Spatel nach vorne medial gehalten. Dabei soll der Assistent versuchen, die Lunge möglichst aus dem Thorax herauszuziehen. Auf diese Weise wird der Zugang zum hinteren Mediastinum übersichtlich frei.

Die Pleura mediastinalis wird ellipsoid über der Speiseröhre eröffnet. Lateral verläuft die Inzisionslinie vor der V. azygos (Abb. 3-3). Medial erstreckt sich die Inzisionslinie vor der Trachealbifurkation bzw. entlang dem Perikard.

Präparation

Als erster Schritt kann der Ösophagus in einem nicht tumorös veränderten Bereich aboral und oral des Tumors nach beidseitiger Mobilisation stumpf mit dem Finger umfahren und angeschlungen werden.

Nunmehr kann die Speiseröhre teils stumpf, teils scharf ausgelöst werden (Abb. 3-3 und 3-4). Der Tumor muß möglichst tumorfern freipräpariert werden, um ihn in toto entfernen zu können.

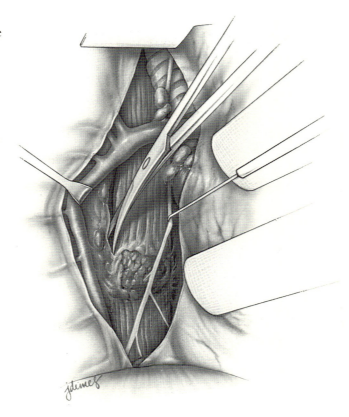

Abb. 3-3 Standardösophagektomie. Scharfe Präparation der Speiseröhre medial der V. azygos, unmittelbar entlang des Organs.

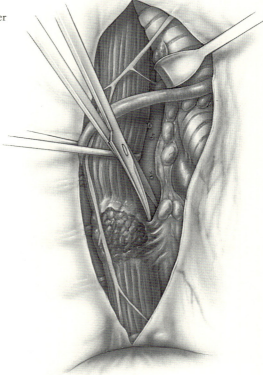

Abb. 3-4 Standardösophagektomie. Scharfes Präparieren der Speiseröhre an der medialen Seite, wiederum in unmittelbarer Nachbarschaft des Organs.

Eine direkte Gefäßversorgung der Speiseröhre aus der Aorta ist, wie in Kapitel 2 dargestellt, nur sehr spärlich vorhanden. Die maximal 2 bis 3 Äste können leicht knapp unterhalb des Aortenbogens identifiziert und zwischen Clips durchtrennt werden. Nach vollständiger Auslösung der Speiseröhre wird diese aboral (Abb. 3-5) und oral (Abb. 3-6) mit Hilfe eines Staplers (TA™ 55) durchtrennt.

Die Speiseröhre kann dann in ihrem gesamten thorakalen Anteil entfernt werden. Die Durchtrennung der V. azygos über dem Ösophagus ist fakultativ (siehe Abb. 3-9 bis 3-11).

Rekonstruktion

Entsprechend der geplanten Rekonstruktion kann der Patient nun umgelagert und der Magen zur Interposition vorbereitet werden (siehe Abschnitt Ösophagusersatz). Die Anastomosierung kann intrapleural (in der Pleurakuppel) wie auch zervikal erfolgen.

Drainagen

Ist eine zervikale Anastomose vorgesehen, erfolgt bereits jetzt, am Ende der Ösophagektomie, der endgültige schichtweise Verschluß der Thoraxhöhle nach Einlage einer Bülau-Drainage.

Komplikationen

Insgesamt sehr selten. Gelegentlich Nachblutungen (< 1%); andere Komplikationen wie Chylothorax oder Trachealläsionen können vorkommen, sind aber sehr selten.

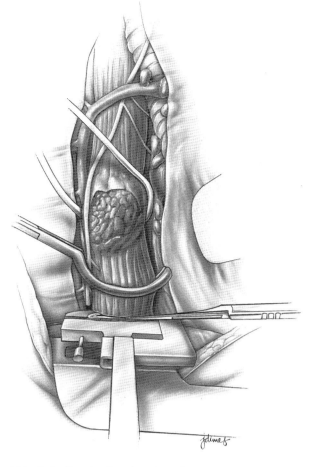

Abb. 3-5 Standardösophagektomie. Absetzen der Speiseröhre unmittelbar epiphrenisch mit dem Stapler.

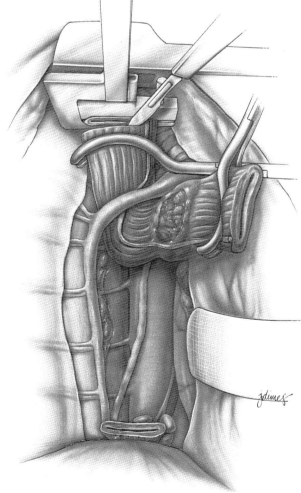

Abb. 3-6 Standardösophagektomie. Auslösen der Speiseröhre aus dem Mediastinum. Die Ligatur der V. azygos ist fakultativ. Orales Absetzen der Speiseröhre in der Pleurakuppel. Verschluß mit dem automatischen Nähapparat (TA™ 55).

Transthorakale En-bloc-Ösophagektomie

Definition

Die En-bloc-Ösophagektomie umfaßt neben der Ösophagektomie die Resektion der V. azygos, des Ductus thoracicus und des gesamten mediastinalen Fettgewebes mit regionalen Lymphabflußwegen (Abb. 3-7).

Indikation

Die En-bloc-Ösophagektomie stellt den onkologisch sinnvollsten Eingriff beim Ösophaguskarzinom dar, denn sie beinhaltet eine regionale Lymphadenektomie. Nur unter der Voraussetzung einer mediastinalen Lymphadenektomie ist ein Staging möglich.

Zur Prognoseverbesserung trägt die Lymphadenektomie wahrscheinlich nur beim Vorliegen ausschließlich mediastinaler Lymphknotenmetastasen bei.

Die En-bloc-Ösophagektomie ist aus unserer Sicht aber auch dann indiziert, wenn es gilt, große (T4) Speiseröhrenkarzinome zu resezieren, weil durch die Präparation in anatomisch vorgegebenen Ebenen die Entfernung auch fortgeschrittener Speiseröhrenkarzinome risikoarm möglich ist.

Lagerung und Zugang

Der Patient liegt in 90°-Seitenlagerung, die rechte Seite nach oben, der rechte Arm wird nach lateral oben abgespreizt.

Der Zugang erfolgt von rechts thorakal, je nach Tumorsitz im 4. bis 6. ICR (Abb. 3-8).

Operationstechnik

Nach Eröffnen des Thorax wird die nicht belüftete rechte Lunge vorsichtig mit einem feuchten Bauchtuch komprimiert und nach medial und vorne – als ob man sie aus dem Thorax herausziehen wollte – weggehalten. So erhält man einen übersichtlichen Zugang zum hinteren Mediastinum (Abb. 3-9). Die Pleura mediastinalis wird bei der En-bloc-Ösophagektomie weitgehendst mitreseziert. Zu diesem Zweck muß sie lateral außerhalb der V. azygos und medial entlang des Herzbeutels bzw. des rechten Hauptbronchus inzidiert werden (Abb. 3-9).

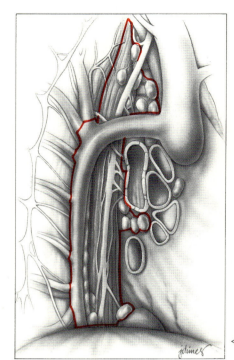

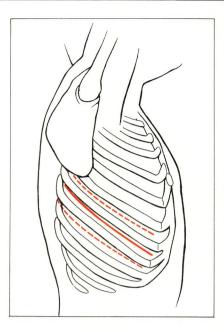

Abb. 3-8 En-bloc-Ösophagektomie. Zugang: Anterolaterale rechtsseitige Thorakotomie im 5., 6. oder 7. ICR.

◁ **Abb. 3-7** En-bloc-Ösophagektomie. Resektionsausmaß.

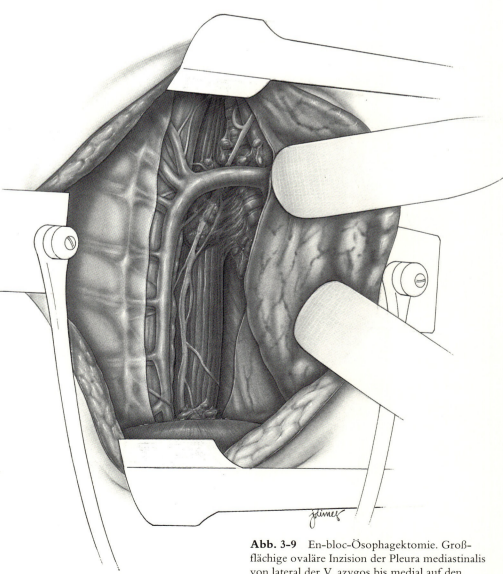

Abb. 3-9 En-bloc-Ösophagektomie. Großflächige ovaläre Inzision der Pleura mediastinalis von lateral der V. azygos bis medial auf den Herzbeutel.

Präparation

Die Operation beginnt lateral der V. azygos, indem zunächst die Interkostalvenen schrittweise unterfahren und nach beidseitiger Ligatur durchtrennt werden (Abb. 3-10).

Danach wird die V. azygos an ihrem unteren Ende knapp oberhalb des Hiatus oesophageus präpariert, umfahren und zwischen Ligaturen durchtrennt (Abb. 3-11). In gleicher Höhe wird der Ductus thoracicus sicher umstochen und durchtrennt (Abb. 3-11). Nunmehr erfolgt im oberen Mediastinum unmittelbar vor der Einmündung der V. azygos in die V. cava superior ihre Durchtrennung zwischen doppelten Ligaturen (Abb. 3-12).

Jetzt kann die V. azygos bzw. die Pleura mediastinalis mit 2 Ellis-Klemmen gefaßt und nach medial vorne gezogen werden (Abb. 3-13). Die Präparation erfolgt direkt auf dem Rippenperiost in Richtung auf die Aorta. Dabei stößt man auf Interkostalarterien, die z. T. ligiert und durchtrennt werden müssen. Teils stumpf, teils scharf wird das mediastinale Fettgewebe von der Aortenadventitia abgehoben.

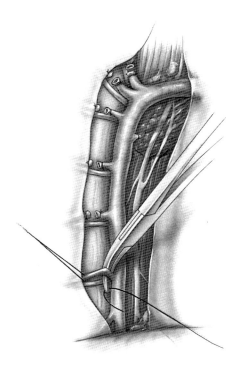

Abb. 3-10 En-bloc-Ösophagektomie. Ligatur der Interkostalvenen und Durchtrennung derselben.

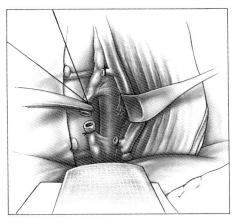

Abb. 3-11 En-bloc-Ösophagektomie. Epiphrenische Darstellung der V. azygos und Durchtrennung derselben zwischen Ligaturen. Ebenfalls Darstellung des Ductus thoracicus und Durchtrennung zwischen Ligaturen.

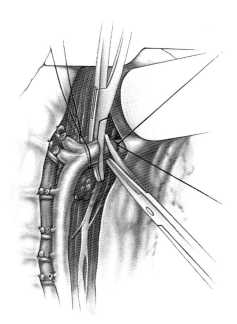

Abb. 3-12 En-bloc-Ösophagektomie. Absetzen der V. azygos in Höhe ihrer Einmündung in die V. cava superior.

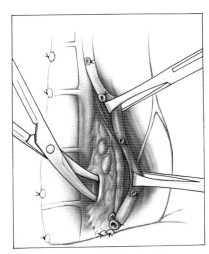

Abb. 3-13 En-bloc-Ösophagektomie. Die V. azygos wird mit 2 Ellis-Klemmen nach medial gezogen, so daß scharf in Richtung Aortenwand präpariert werden kann.

Nachdem die Aortenadventitia von lateral her erreicht ist, erfolgt die weitere Präparation von medial her. Zu diesem Zweck wird direkt auf dem Herzbeutel präpariert, gegebenenfalls kann dieser partiell reseziert werden. Auch hier wird bis auf die Aorta vorpräpariert und dann das gesamte mediastinale Gewebe vor der Aorta stumpf mit dem Finger umfahren und angeschlungen (Abb. 3-14 und 3-15). Bis hierher ist die Speiseröhre selbst nicht dargestellt worden.

Um die Präparation auf der Aortenadventitia übersichtlich durchführen zu können, sollte die Speiseröhre nun unmittelbar oberhalb des Zwerchfells (z. B. mit einem Nähapparat TA™ 55) durchtrennt werden (Abb. 3-16), um dann die Speiseröhre samt mediastinalem Fettgewebe anzuheben und nunmehr direkt auf der Aortenadventitia weiter zu präparieren. Auf diese Weise gelingt es, die direkten Äste der Aorta in Höhe der Trachealbifurkation bzw. unterhalb des Aortenbogens übersichtlich darzustellen und zu versorgen (Abb. 3-17).

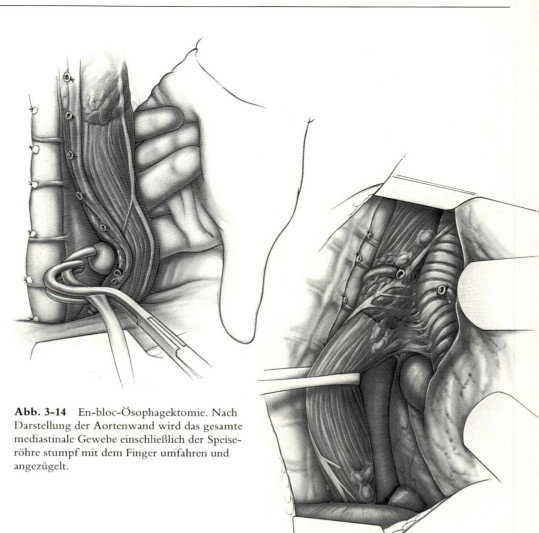

Abb. 3-14 En-bloc-Ösophagektomie. Nach Darstellung der Aortenwand wird das gesamte mediastinale Gewebe einschließlich der Speiseröhre stumpf mit dem Finger umfahren und angezügelt.

Abb. 3-15 En-bloc-Ösophagektomie. Präparation an der medialen Seite. Der Herzbeutel ist freipräpariert, ebenso die Pleura mediastinalis der linken Seite und die V. pulmonalis. Auslösen der Lymphknoten aus der Trachealbifurkation.

Abb. 3-16 En-bloc-Ösophagektomie. Epiphrenisches Absetzen des Ösophagus nach Verschluß des aboralen Endes mit dem Stapler (TA™ 55).

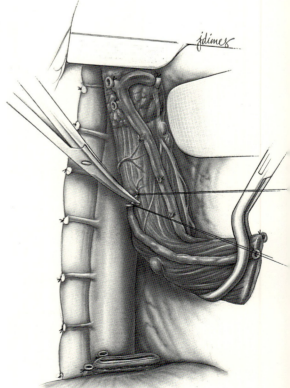

Abb. 3-17 En-bloc-Ösophagektomie. Die Speiseröhre wird nun einschließlich des anhängenden mediastinalen Gewebes aus dem hinteren Mediastinum hervorgezogen. Scharfe Präparation auf der Aortenadventitia. Direkte aortale Äste kurz unterhalb des Aortenbogens werden isoliert dargestellt, ligiert und durchtrennt.

Die Präparation wird so bis in Höhe der Bifurkation fortgesetzt. In der Trachealbifurkation findet sich meist ein größeres Lymphknotenpaket, das en bloc in Zusammenhang mit dem Ösophaguspräparat aus der Trachealbifurkation herauspräpariert werden muß (Abb. 3-18). Dabei kann es zu kleineren arteriellen Blutungen kommen, die aber leicht elektrokoaguliert werden können. Die Präparation setzt sich dann auf dem linken Stammbronchus fort (Abb. 3-18). Häufig haben Tumoren im mittleren Drittel hier Kontakt zum linken Stammbronchus aufgenommen, so daß sich die Vollständigkeit der Tumorentfernung häufig in diesem Bereich entscheidet. Häufig kommt es zu einer Eröffnung der linken Pleurahöhle. Konsequenzen ergeben sich daraus nicht, auch eine Drainage der linken Pleurahöhle hat sich als nicht notwendig erwiesen.

Dann wird die Präparation entlang der Trachealhinterwand weiter nach zervikal fortgesetzt. Auch von lateral muß die Speiseröhre in diesem Bereich scharf freipräpariert werden.

Die Durchtrennung des kranialen Ösophagus erfolgt etwa 2 bis 3 Querfinger unterhalb der Pleurakuppel, um einen ausreichend langen zervikalen Ösophagusstumpf für die Anastomose zu erhalten (Abb. 3-19). Natürlich wird die vertretbare Länge des oralen Ösophagusstumpfes vom Tumorsitz bestimmt.

Im oberen Mediastinum kann die Resektion der Speiseröhre nicht mit gleicher Radikalität wie im unteren Mediastinum erfolgen, so daß hier das Mediastinum palpatorisch auf die Existenz weiterer Lymphknoten hin überprüft werden muß. Insbesondere paratracheal finden sich häufig Lymphknoten. Tastbare Lymphknoten müssen entfernt und dem Präparat hinzugefügt werden. Wichtig ist in dieser Phase die Darstellung beider Nn. vagi und die Schonung der Nn. recurrentes.

Die Mediastinektomie kann sehr sauber und übersichtlich mit einem Ultraschallmesser ausgeführt werden. Vorteil dieser Technik ist die sichere Darstellung aller Vagusäste und damit die Senkung der Rate an Rekurrensparesen.

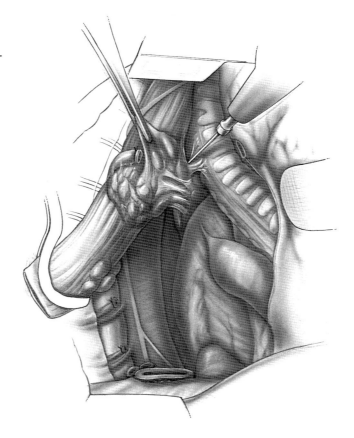

Abb. 3-18 En-bloc-Ösophagektomie. Präparation des linken Hauptbronchus.

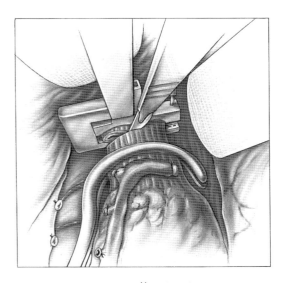

Abb. 3-19 En-bloc-Ösophagektomie. Absetzen des Ösophagus in der Pleurakuppel. Verschluß des oralen Ösophagusstumpfes mittels Stapler (TA™ 55/30).

En-bloc-Entnahme des Ösophagus

Es gelingt nunmehr, den Ösophagus mit allem umgebenden Fett- und Lymphgewebe inklusive der V. azygos und des Ductus thoracicus zu entfernen.

Abschließend findet sich im hinteren Mediastinum eine an der ventralen und medialen Seite komplett freipräparierte Aorta, die Pleura mediastinalis der linken Seite, die rechte laterale Perikardwand und eine hinten und lateral freipräparierte Trachea samt Bifurkation (Abb. 3-20).

Führt man die mediastinale Lymphadenektomie wie hier beschrieben aus, so kann man am thorakalen Ösophaguspräparat durchschnittlich etwa 20 mediastinale Lymphknoten präparieren und pathologisch-anatomisch untersuchen lassen. Die Anzahl der Lymphknoten steigt mit zunehmender Erfahrung. Im eigenen Krankengut wurden 1984/1985 durchschnittlich 19,2 Lymphknoten präpariert, 1986/1987 23,2 Lymphknoten. Dies entspricht den Angaben japanischer Autoren, die die durchschnittliche Anzahl an Lymphknoten mit 29 angeben [18]. Vergleicht man damit die Anzahl der Lymphknoten, die bei der transmediastinalen Ösophagektomie erhalten werden, so stellt man fest, daß hier nur ca. 10 Lymphknoten am Präparat nachweisbar sind; mit anderen Worten führt die transthorakale En-bloc-Resektion zu einer doppelt so reichhaltigen Lymphadenektomie wie das transmediastinale Vorgehen.

Abdominale und zervikale Lymphadenektomie

Die En-bloc-Ösophagektomie mit regionaler Lymphadenektomie wird immer durch eine abdominale, suprapankreatische Lymphadenektomie im Bereich des Truncus coeliacus (Kompartment II) ergänzt (siehe Kapitel 9, Abschnitt Standardgastrektomie). Darüber hinaus erfolgt bei zervikaler Anastomose auch eine Revision der zervikalen Lymphabflußwege.

Rekonstruktion

Zur Rekonstruktion siehe bitte Abschnitt *Ösophagusersatz* in diesem Kapitel.

Drainagen

Das relativ große mediastinale Wundgebiet wird sorgfältig auf Bluttrockenheit hin kontrolliert und gespült. Dann erfolgt die Einlage einer Bülau-Drainage und der schichtweise Thoraxverschluß.

Komplikationen

Sehr selten sind Blutungen im Mediastinum (< 1%). Typische Komplikationsmöglichkeiten (Tab. 3-1) sind die Entwicklung eines Chylothorax (3–4%) als Folge einer unsicheren Ligatur des Ductus-thoracicus-Stumpfes bzw. einer Lymphorrhö aus dem Abdomen, und die Trachealwandnekrose als Folge einer zu scharfen Präparation der Pars membranacea (z. B. Tumoradhäsion) oder einer sekundären Ischämie (5–6%). Rekurrensparesen treten zwischen 5–10% auf.

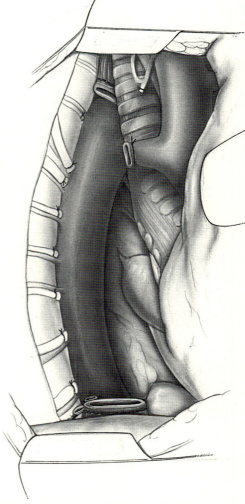

Abb. 3-20 Situs nach En-bloc-Ösophagektomie. Die Aorta ist an ihrer vorderen Zirkumferenz komplett freipräpariert, die Trachea und die beiden Hauptbronchien sind denudiert, die V. pulmonalis liegt frei, ebenso wie die Pleura mediastinalis der linken Seite und der Herzbeutel.

Tab. 3-1 Postoperative Komplikationen nach En-bloc-Ösophagektomie. Chirurgische Komplikationen (eigenes Krankengut, n = 121).

Chirurgische Komplikationen insgesamt	(n = 28)	23,1%
– auf die En-bloc-Ösophagektomie zu beziehen:		
Nachblutung	(n = 4)	3,3%
Trachealäsion	(n = 6)	4,9%
Chylothorax	(n = 2)	1,6%
Platzbauch	(n = 1)	0,8%
Peritonitis (infizierte Lymphfisteln)	(n = 3)	2,5%
– auf die Rekonstruktion zu beziehen:		
Zervikale Insuffizienzen	(n = 14)	11,6%
Interponatsnekrose	(n = 1)	0,8%
Respiratorische Insuffizienz	(n = 7)	5,8%

Transmediastinale Ösophagektomie

Definition

Unter dem Begriff der transmediastinalen Ösophagektomie versteht man die subtotale Entfernung der Speiseröhre auf transmediastinalem Wege ohne Thorakotomie (Abb. 3-21).
Der Eingriff wird somit nur von abdominal und von zervikal her ausgeführt. Synonyma für diesen Eingriff sind die „transhiatale Ösophagektomie", „stumpfe Ösophagusdissektion" und die „Ösophagektomie ohne Thorakotomie". Der älteste Begriff ist der „abdomino-collare Durchzug" (A. W. Fischer).

Indikation

Die beste Indikation für diesen Eingriff geben die Adenokarzinome des distalen Ösophagus und des gastroösophagealen Überganges ab. Diese Karzinome metastasieren überwiegend nach abdominal, so daß eine untere Mediastinektomie ausreichend erscheint. Die lokal radikale Resektion des Tumors kann bei ausreichend weiter Spaltung des Hiatus oesophageus unter Sicht erfolgen und steht darin der transthorakalen Ösophagektomie nicht nach. Die regionale Lymphadenektomie im Oberbauch kann ebenfalls mit der notwendigen Sorgfalt ausgeführt werden.

Die zweitwichtigste Indikation sind die zervikalen Ösophaguskarzinome, wenn man sich zur subtotalen Ösophagektomie entschließt, und nicht mit der zervikalen Ösophagektomie unter Erhaltung des distalen Ösophagus auskommen kann.

Eine weitere gute Indikation für die transmediastinale Ösophagektomie sind die Verätzungen III. Grades dieses Organs.

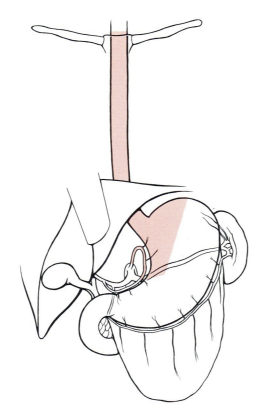

Abb. 3-21 Transmediastinale Ösophagektomie. Resektionsausmaß.

Beachte:
Plattenepithelkarzinome des intrathorakalen Ösophagus dagegen stellen eine ungeeignete Indikation für die transmediastinale Ösophagektomie dar. Als Ausnahme können selten einmal kleine, auf Mukosa und Submukosa beschränkte distale Ösophaguskarzinome gelten.

Die transmediastinale Ösophagektomie stellt eine wichtige Bereicherung des operativen technischen Spektrums der Ösophaguschirurgie dar. Keineswegs darf sie aber als vermeintlich harmlose Variante der transthorakalen Ösophagektomie angesehen werden. Nur ein in der Ösophaguschirurgie erfahrener Operateur sollte sie ausführen. Unter diesen Voraussetzungen und bei sorgfältiger Technik geht sie mit einem geringen intraoperativen Risiko einher. Im weiteren postoperativen Verlauf sind die Patienten von den gleichen Komplikationen bedroht, wie der Patient mit transthorakaler Ösophagektomie.

Lagerung und Zugang

Die Operation erfolgt in Rückenlage, der Hals wird wie zur Schilddrüsenoperation gelagert, der Kopf nach rechts gedreht, so daß die linke Halsseite für die Operation freiliegt (Abb. 3-22). Die Abdeckung erfolgt so, daß gleichzeitig 2 Operationsteams (zervikal und abdominal) arbeiten können.

Wird die Operation unter der Indikation eines Adenokarzinoms im distalen Ösophagus bzw. im Bereich des gastroösophagealen Überganges ausgeführt, so ist die suprapankreatische Lymphadenektomie Bestandteil der Operation. Dem muß bei der Wahl des Zugangs Rechnung getragen werden. Es empfiehlt sich deshalb die Operation von einem Oberbauchquerschnitt mit Erweiterung in Richtung auf den Processus xiphoideus in der Medianlinie auszuführen. Dieser Zugang (Abb. 3-23) erlaubt einen guten Überblick über den gesamten Oberbauch.

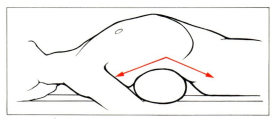

Abb. 3-22 Transmediastinale Ösophagektomie. Lagerung des Patienten: Reklinierte Rückenlage, der Kopf ist nach rechts gewendet.

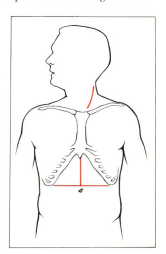

Abb. 3-23 Transmediastinale Ösophagektomie. Zugänge: Abdominal und zervikal.

Operationstechnik

Präparation des distalen Ösophagus

Erster Schritt der Operation ist die Ablösung des linken Leberlappens, der nach rechts weggeschlagen wird (siehe Abb. 6-2). Dann erfolgt die Eröffnung des Hiatus oesophageus (Abb. 3-24). Eine ausreichende Erweiterung des Hiatus oesophageus ist entscheidende Voraussetzung für die Operation. Diese Erweiterung erfolgt nach ventral und leicht links lateral. Selten einmal reicht diese Durchtrennung der vorderen Zwerchfellkommisur nicht aus, so daß zusätzlich auch der linke oder rechte Zwerchfellschenkel durchtrennt werden muß.

> **Cave**
> **Ungenügende Erweiterung des Hiatus oesophageus.**

Der terminale Ösophagus wird nach Durchtrennung des Peritoneum viscerale stumpf freipräpariert und angeschlungen (siehe Abb. 6-3 und 6-4). Nunmehr kann der erste orientierende Griff in das Mediastinum erfolgen, um die Resektabilität des Tumors abzuklären. Wenn der Tumor sich auslösen läßt, wird die transmediastinale Präparation der Speiseröhre an diesem Punkt unterbrochen und zunächst der Magen für die Interposition vorbereitet. Die Regeln der Magenpräparation sind in diesem Kapitel im Abschnitt Magenhochzug dargestellt.

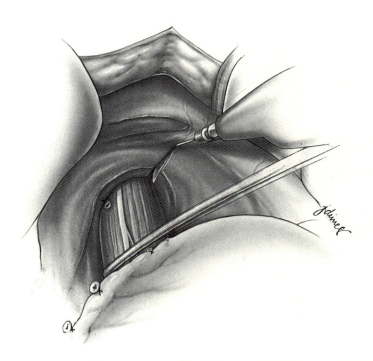

Abb. 3-24 Transmediastinale Ösophagektomie. Präparation und Anschlingen des intraabdominalen Ösophagus. Spaltung der Zwerchfellschenkel zur Erweiterung des Hiatus oesophageus.

Präparation des mediastinalen Ösophagus

Erst nach Mobilisation des Magens wird die transmediastinale stumpfe Aushülsung der Speiseröhre vorgenommen (Abb. 3-25). Die weitere Präparation des Ösophagus wird mit 2 bis 3 Fingern ausgeführt, wobei sich die Finger dicht an der Ösophaguswand zu halten haben, und mit spreizenden und umfahrenden Bewegungen den Ösophagus auslösen. Der Hiatus oesophageus muß so weit sein, daß die Hand des Operateurs zwanglos hindurchpaßt. Die Speiseröhre wird für diesen Eingriff mit einem möglichst dicken Gummischlauch intubiert (Charr. 42), um ihn besser tasten zu können. Alle sich anspannenden Gewebsbrücken können ohne Gefahr stumpf durchtrennt werden, so daß man dicht an der Ösophaguswand bleiben kann. Mit direkten aortalen Ästen ist in der unteren Hälfte nur im Ausnahmefall zu rechnen. Die einzigen nicht stumpf mit den Fingern zerreißbaren Strukturen sind die Stämme des N. vagus, die infolge ihrer mannigfaltigen Verzweigungen mehrmals im Laufe der Präparation angetroffen und scharf durchtrennt werden müssen.

Der Hiatus oesophageus kann mit 2 überlangen Brunner-Haken vom Assistenten so weit aufgehalten werden, daß das gesamte hintere Mediastinum bis hoch zur Trachealbifurkation ohne Schwierigkeiten eingesehen werden kann (Abb. 3-26). Etwaige Blutungen in diesem Bereich können unter Sicht gestillt werden.

Beachte:
Auch bei stärkeren Blutungen ist es nicht nötig, übereilt den Patienten umzulagern und zu einer Thorakotomie überzugehen.

In aller Regel lassen sich sämtliche Blutungen vom Abdomen her einstellen und versorgen.

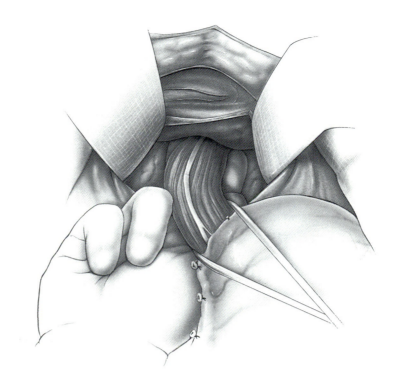

Abb. 3-25 Transmediastinale Ösophagektomie. Stumpfes Aushülsen des distalen Ösophagus aus dem hinteren Mediastinum nach Spaltung des Hiatus und Öffnen des hinteren Mediastinums mit 2 Brunner-Haken.

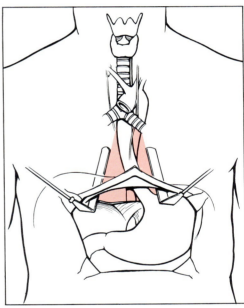

Abb. 3-26 Transmediastinale Ösophagektomie. Schematische Darstellung. Durch die 2 Brunner-Haken kann das untere hintere Mediastinum so weit eröffnet werden, daß es bis etwa in Höhe der Trachealbifurkation eingesehen werden kann. So kann auch eine eingeschränkte Lymphadenektomie im unteren hinteren Mediastinum erfolgen.

Präparation des proximalen Ösophagus

Inzwischen hat ein 2. Operateur mit der Freilegung des zervikalen Ösophagus begonnen. Der Zugang erfolgt von einem Hautschnitt an der Vorderkante des linken M. sternocleidomastoideus aus. Die Freipräparation des zervikalen Ösophagus ist meist ohne Schwierigkeiten möglich. Der N. recurrens sollte dargestellt und geschont werden. Die A. thyreoidea inferior muß durchtrennt werden (Abb. 3-27).

Nach zirkulärer Mobilisation gelingt es, den Ösophagus anzuschlingen. Die weitere Präparation der Speiseröhre im hinteren Mediastinum erfolgt stumpf (z. B. mit einem Stieltupfer) und so weit nach intrathorakal, wie von zervikal aus möglich. Der letzte Schritt der Ösophaguspräparation erfolgt dann bimanuell durch den 1. Operateur, d. h. er führt die rechte Hand durch den Hiatus oesophageus in das hintere Mediastinum ein und versucht, mit der linken Hand bzw. mit dem Stieltupfer vom Hals her Kontakt zur rechten Hand aufzunehmen (Abb. 3-28).

Beachte:
Meist gelingt es nicht, die Speiseröhre komplett digital freizupräparieren. Es verbleibt ein kurzes Stück oberhalb der Tracheal-Bifurkation, welches wirklich blind disseziiert werden muß.

Auch hier gilt die Regel, so dicht wie möglich an der Ösophaguswand zu bleiben. In diesem Bereich muß die Pars membranacea der Trachea geschont werden, ebenso die V. azygos.

> **Cave**
> **Verletzungen der Pars membranacea der Trachea und der V. azygos.**

Wenn die Mobilisation ausreichend erscheint, wird von zervikal her der Ösophagus so weit wie möglich nach oben gezogen und dann nach Verschluß des aboralen Endes, z. B. mit einem automatischen Nähapparat (TA™ 30), durchtrennt (Abb. 3-29). Auf diese Weise erhält man einen ausreichend langen zervikalen Ösophagusstumpf.

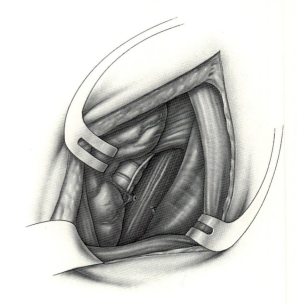

Abb. 3-27 Transmediastinale Ösophagektomie. Zervikale Freilegung der Speiseröhre. Durchtrennung der A. thyreoidea inferior.

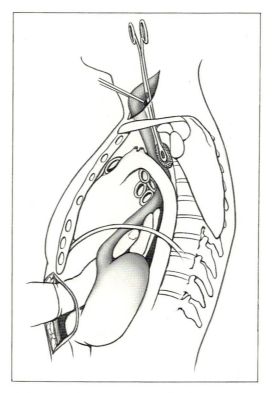

Abb. 3-28 Transmediastinale Ösophagektomie. Stumpfe Dissektion der Speiseröhre von abdominal und zervikal.

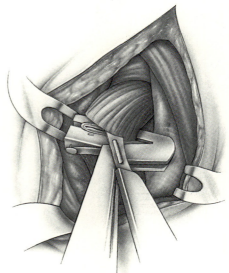

Abb. 3-29 Transmediastinale Ösophagektomie. Nach ausreichender Mobilisation der Speiseröhre Durchtrennung derselben im Halsbereich. Der aborale Speiseröhrenstumpf wird mit dem Stapler verschlossen (TA™ 30).

Transmediastinaler Durchzug und Absetzen des Ösophagus

Die Speiseröhre kann jetzt transhiatal unter energischem Zug nach unten durchgezogen werden, wobei der Operateur den Ösophagus so hoch wie möglich mit der Hand umfaßt, um ein Abreißen zu vermeiden (Abb. 3-30).

Nach Entfernung des Ösophagus wird das hintere Mediastinum mit einem heißen feuchten Bauchtuch tamponiert, das für 5 bis 10 Minuten in situ belassen wird. Nachdem bereits zuvor der Magen in typischer Weise (siehe Abschnitt Magenhochzug) freipräpariert worden ist, kann der Ösophagus mit dem gesamten Magen vor die Bauchhöhle gezogen werden.

Nun kann die Bildung eines Magenschlauches in der von Akiyama angegebenen Technik erfolgen, d.h. die kleine Kurvatur wird unterhalb etwa des 3. Astes der A. gastrica sinistra – d.h. oral des sogenannten Krähenfußes – freipräpariert. Eine Linie zwischen diesem Punkt und dem höchsten Punkt des Magenfundus (größte Länge!) stellt die Absetzungslinie dar (Abb. 3-31). Der Magen wird hier mit einem automatischen Nähapparat verschlossen.

Zum Abschluß wird das Bauchtuch aus dem hinteren Mediastinum entfernt und der Hiatus oesophageus erneut mit 2 überlangen Brunner-Haken aufgehalten. Unter Sicht kann jetzt das hintere Mediastinum auf Bluttrockenheit hin überprüft werden. Etwaige kleinere Blutungen können versorgt werden. Auch stärkere Blutungen können – wie beschrieben – fast immer transhiatal angegangen werden. Eine Thorakotomie ist nur sehr selten notwendig.

In aller Regel ist zumindest einseitig die Pleura mediastinalis eröffnet, häufig sogar beidseits. Ein Verschluß der Pleura ist nicht notwendig.

Beachte:
Hingegen sollte der Hiatus oesophageus verschlossen werden, um einer inneren Hernienbildung vorzubeugen und darüber hinaus den Thoraxraum gegenüber dem Abdominalraum abzudichten.

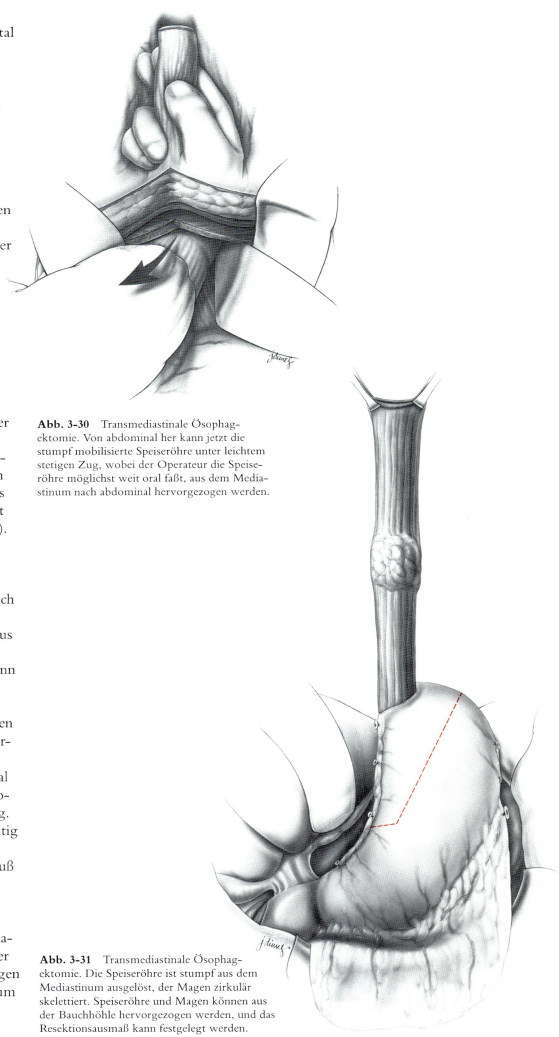

Abb. 3-30 Transmediastinale Ösophagektomie. Von abdominal her kann jetzt die stumpf mobilisierte Speiseröhre unter leichtem stetigen Zug, wobei der Operateur die Speiseröhre möglichst weit oral faßt, aus dem Mediastinum nach abdominal hervorgezogen werden.

Abb. 3-31 Transmediastinale Ösophagektomie. Die Speiseröhre ist stumpf aus dem Mediastinum ausgelöst, der Magen zirkulär skelettiert. Speiseröhre und Magen können aus der Bauchhöhle hervorgezogen werden, und das Resektionsausmaß kann festgelegt werden.

Rekonstruktion

Zur Rekonstruktion siehe bitte den Abschnitt zum *Ösophagusersatz* in diesem Kapitel.

Drainagen

Eine Pleuradrainage wird von uns routinemäßig nicht eingelegt. Ist das hintere Mediastinum jedoch nicht ganz bluttrocken, ist die Einlage von 1 oder auch 2 Bülau-Drainagen empfehlenswert.

Komplikationen

Eine Zusammenstellung der typischen Komplikationen während und nach transmediastinaler Ösophagektomie zeigt, daß intraoperative Komplikationen außerordentlich selten sind. Auch intraoperative Blutungen werden nur im Ausnahmefall beobachtet. Trachealverletzungen stellen ebenfalls eine Rarität dar (0–2%). In der frühen postoperativen Phase steht die Entwicklung eines Pneumothorax im Vordergrund. Dieser ist durch Drainage leicht zu therapieren. Ein Chylothorax als Folge einer Verletzung des Ductus thoracicus ist selten. Relativ häufig entwickeln sich dagegen Rekurrensparesen. Ursache ist die stumpfe digitale Durchtrennung des N. vagus während der Operation, so daß die Rekurrensparesen in allererster Linie als Folge einer intramediastinalen Nervenläsion entstehen. Die relativ hohe Rate an respiratorischen Insuffizienzen trotz der Vermeidung der Thorakotomie zeigt, daß die transmediastinale Ösophagektomie kein „kleinerer Eingriff" als die transthorakale Ösophagektomie ist, und zu den gleichen pathophysiologischen Konsequenzen führt wie diese (Tab. 3-2).

Tab. 3-2 Komplikationen der transmediastinalen Ösophagektomie (nach 31).

Intraoperative Blutung	0–8,6%
Pneumothorax	13,2–51%
Trachealverletzung	0–2%
Respiratorische Insuffizienz	11,6–18%
Anastomosen-Insuffizienz	5–37,5%
Chylothorax	0–3%
Rekurrens-Parese	5–37%

Partielle zervikale Ösophagektomie

Lagerung und Zugang

Da die Speiseröhre im Bereich des Halses eine linkskonvexe Schwingung ausführt, empfiehlt es sich in der Regel, einen Zugang von links zu wählen. Der Patient wird auf den Rücken gelagert, der Kopf so nach rechts gedreht, daß sich der linke M. sternocleidomastoideus deutlich sichtbar anspannt (Abb. 3-32). Die Speiseröhre selbst ist vor Beginn der Operation mit einer Gummisonde (Charr. 34–42) intubiert.

Die Hautinzision erfolgt am Vorderrand des gut tast- und sichtbaren M. sternocleidomastoideus in einer Länge von 5–8 cm. Handelt es sich um größere Tumoren oder ist eine Lymphadenektomie im Halsbereich geplant, empfiehlt es sich, diesen Schnitt nach vorne medial bis hin zur rechten Halsseite zu erweitern (Abb. 3-33). Gegebenenfalls ist auch ein großer Kocherscher Kragenschnitt indiziert. Der zervikale Zugang kann durch Resektion des medialen Drittels der Klavikula inklusive des Sternoklavikulargelenks erweitert werden (Abb. 3-34).

Besser noch ist eine mediane Sternotomie. Auf diese Weise gelingt es, das obere, vordere Mediastinum übersichtlich zu eröffnen. Die Lymphadenektomie kann dann unter Sicht vollständig erfolgen. Eine präliminäre Präparation beider Nn. vagi und recurrentes ist empfehlenswert.

Das zervikale und das obere mediastinale Segment der Speiseröhre können auch durch eine hohe rechtsseitige Thorakotomie erreicht werden.

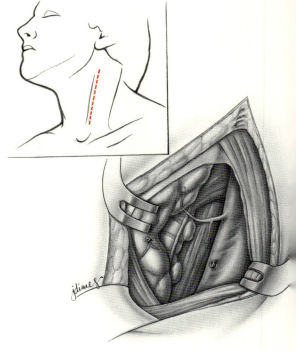

Abb. 3-32 Transmediastinale Ösophagektomie. Freilegung des zervikalen Ösophagus. Mobilisation des linken Schilddrüsenlappens. Ligatur der A. thyreoidea inferior.

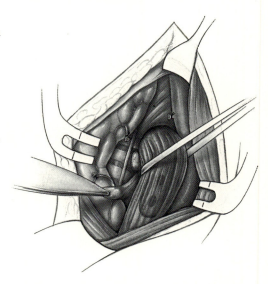

Abb. 3-33 Transmediastinale Ösophagektomie. Anschlingen der zervikalen Speiseröhre und Entfernung der paraösophagealen und paratrachealen Lymphknoten.

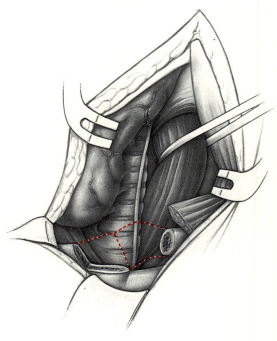

Abb. 3-34 Transmediastinale Ösophagektomie. Zur Erweiterung des zervikalen Zugangs kann gegebenenfalls eine Resektion des Sternoklavikulargelenks erfolgen.

Operationstechnik

Präparation

Nach Durchtrennung der oberflächlichen Halsfaszie (Fascia cervicalis) wird der M. sternocleidomastoideus in seinem medialen Anteil freipräpariert und mit einem Haken nach lateral gezogen. Dann wird die vordere Halsmuskulatur präpariert und entweder mit einem Haken nach medial gezogen oder durchtrennt. Man stößt nun auf den linken Schilddrüsenlappen, der allseits mobilisiert wird. Er wird dann mit einer Durchstechungsnaht angezügelt und nach ventral bzw. medial weggehalten. In dem Raum zwischen linkem Schilddrüsenlappen und A. carotis interna spannt sich die V. thyreoidea media an, die durchtrennt wird. Ebenso ist es in der Regel nötig, die A. thyreoidea inferior zu durchtrennen.

Die mit einem dicken Gummischlauch intubierte Speiseröhre ist leicht tastbar. Sie ist das hinterste, unmittelbar prävertebral gelegene Organ. Das sie umgebende Bindegewebe muß durchtrennt werden. Am leichtesten präpariert sich die Speiseröhre im Bereich ihrer Hinterwand, d. h. auf der Fascia praevertebralis.

Zum Zwecke der Resektion muß die Speiseröhre nun zirkulär freipräpariert werden, wobei der auf der Vorderwand der Speiseröhre gelegene N. recurrens geschont werden muß.

Diese „limitierte" zervikale Ösophagektomie hat am ehesten eine Indikation in Kombination mit einer prä- und postoperativen Radio-Chemotherapie.

> **Cave**
> **Verletzung des N. recurrens**

Von zervikal her ist es möglich, die Speiseröhre bis 3 bis 4 Querfinger oberhalb der Trachealbifurkation allseits mit dem Finger stumpf freizupräparieren (siehe auch Abschnitt Transmediastinale Ösophagektomie).

Beim zervikalen Ösophaguskarzinom ist die bilaterale Lymphadenektomie entlang der zervikalen Gefäßscheiden obligat. Darüber hinausreichende Resektionen, z. B. in Form einer „neck dissection" sind bei der schlechten Prognose des zervikalen Ösophaguskarzinoms nur in frühen Tumorstadien (T1/T2) indiziert. Sie haben ihren Platz im Rahmen der Behandlung des Hypopharynxkarzinoms.

Als 1. Schritt der Resektion erfolgt eine exakte digitale Überprüfung der Tumorausbreitung ggf. nach Eröffnung der Speiseröhre in Tumorhöhe. Erscheint der Tumor resezierbar, kann der Zugang noch erweitert werden, indem man eine vertikale Inzision von der 1. Inzision abwärts, über dem Sternum partiell oder bis ca. 2–5 cm kaudal des Processus xiphoideus führt (Abb. 3-35). Im Bereich der Linea alba wird die Rektusaponeurose ohne Eröffnung des Peritoneums durchtrennt, dann wird der Finger stumpf hinter dem Xiphoid in das vordere untere Mediastinum eingeführt. Der Retrosternalraum wird zunächst mit dem Finger, dann mit der ganzen Hand eröffnet, wobei sich die tastende Hand dicht an der Hinterseite des Sternums bewegt.

Das gleiche erfolgt auch von zervikal her.

Nach Freipräparation der Hinterfläche des Sternums kann dieses mit einer oszillierenden Säge längs gespalten werden. Kleinere Blutungen aus dem Sternum werden durch Knochenwachs gestillt. Ein selbsttragender Haken wird eingesetzt und langsam geöffnet.

Um den Ösophagus auf diesem Weg noch weiter freilegen zu können, kann die Durchtrennung der linken V. brachiocephalica notwendig werden. Auf diese Weise eröffnet man sich das Mediastinum, das links durch die A. carotis communis und rechts durch den Truncus brachiocephalicus begrenzt ist. Der N. laryngeus recurrens kann in der tracheoösophagealen Furche freigelegt und mit einem Faden angeschlungen werden. Der Ösophagus kann jetzt hinter der Trachea freigelegt und übersichtlich inklusive der zervikalen Lymphabflußwege reseziert werden.

Die Speiseröhre kann aber auch in toto entfernt werden. Dann muß die Mobilisation des übrigen aboralen Ösophagus nach den Prinzipien der stumpfen Dissektion (siehe Abschnitt Transmediastinale Ösophagektomie) erfolgen.

Rekonstruktion

Je nach Situation kann der zervikale Ösophagus durch ein freies Jejunuminterponat (siehe Abschnitt Operationstechnik des freien Jejunuminterponats) ersetzt werden.

Drainagen

Die Drainage erfolgt üblicherweise am besten mit geschlossenen Drainagesystemen, z. B. Redon-Drainage oder Robinson-Drainage.

Komplikationen

Spezielle Komplikationen bei der zervikalen Ösophagektomie können in Form einer Rekurrensparese entstehen. Die Rate derartiger Paresen sollte unter 5% liegen. Eine weitere typische Komplikationsmöglichkeit ist die Läsion des N. vagus mit konsekutiv sich entwickelndem Hornerschem Symptomenkomplex. Blutungen sind extrem selten.

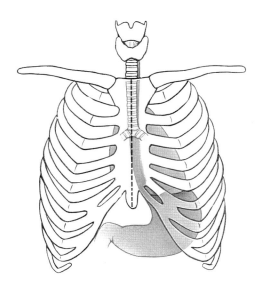

Abb. 3-35 Transmediastinale Ösophagektomie. Reicht der in Abbildung 3-24 angegebene Zugang nicht aus, kann auch eine komplette Spaltung des Sternums erfolgen und damit der Zugang zur oberen thorakalen Speiseröhre eröffnet werden.

Ösophagusersatz

Indikation und allgemeine Vorbemerkungen

Die Wiederherstellung der Intestinalpassage nach Ösophagektomien kann grundsätzlich durch Magen- oder Koloninterposition erfolgen. Nur selten erscheint der Dünndarm für den Gesamtersatz geeignet. Die Dünndarminterposition hat ihre Indikation beim partiellen Ösophagusersatz, sowohl proximal wie distal.

Die Mageninterposition ist die technisch einfachste Form des Speiseröhrenersatzes. Darüber hinaus ergibt sie gute Langzeitfunktionen. Deswegen ist die Mageninterposition die Methode der 1. Wahl.

Nur in solchen Fällen, in denen der Magen z. B. aufgrund von Voroperationen nicht zur Verfügung steht, muß auf die Koloninterposition ausgewichen werden.

Eine weitere wesentliche Frage, die bei der Planung des Ösophagusersatzes beantwortet werden muß, ist die Lokalisation der ösophagoenteralen Anastomose. Hier hat sich uns die zervikale Anastomose am meisten bewährt.

Intrathorakale Anastomosen sollen nur im Bereich der Pleurakuppel ausgeführt werden. Sie sind im Vergleich zu den zervikalen Anastomosen risikoreicher (zwar sind Anastomoseninsuffizienzen seltener, ihre Folgen aber in der Regel vital gefährdend). Ansonsten sind beide Anastomosenformen bezüglich der onkologischen Radikalität (verbleibender Speiseröhrenrest) und der Langzeitergebnisse gleich.

Schließlich muß die Lage des Interponats gewählt werden. Grundsätzlich stehen das hintere und vordere Mediastinum zur Verfügung. Für eine antesternale subkutane Lokalisation gibt es praktisch keine Indikation mehr. In den Fällen, in denen ein die Ösophaguswand überschreitender Tumor (T3/4) vorliegt, sollte auf eine Rekonstruktion im hinteren Mediastinum nach unserer Erfahrung verzichtet werden.

Zum einen ist mit der Entwicklung von Lokalrezidiven zu rechnen, zum anderen bedarf das hintere Mediastinum postoperativ einer intensiveren Bestrahlung. Aus diesem Grunde sollte das hintere Mediastinum frei bleiben und das Interponat in das vordere Mediastinum, d. h. retrosternal, eingebracht werden.

Bei kleinen, die Ösophaguswand nicht überschreitenden Karzinomen oder bei gutartigen Erkrankungen kann die Interposition des Magens im hinteren Mediastinum erfolgen. Es muß bedacht werden, daß die Schluckfunktion zumindest unmittelbar postoperativ bei Lage des Interponats im hinteren Mediastinum besser ist als im vorderen. Darüber hinaus muß bedacht werden, daß der Weg durch das hintere Mediastinum der kürzeste ist.

Letztendlich gilt es zu entscheiden, ob die Rekonstruktion einzeitig, zweizeitig oder mit aufgeschobener Dringlichkeit, z. B. nach 48 Stunden, erfolgen soll.

Beachte:
Anzustreben ist immer eine einzeitige Rekonstruktion.

Präoperative Dickdarmlavage

Bei jeder Form der Ösophagusersatzoperation muß präoperativ daran gedacht werden, daß möglicherweise auch das Kolon zur Interposition herangezogen werden muß. Aus diesem Grund sollte eine präoperative Kolonvorbereitung erfolgen. Diese besteht in allererster Linie in einer orthograden Dickdarmlavage, die so lange fortgesetzt wird, bis die Spülflüssigkeit klar per vias naturales austritt.

Wünschenswert ist eine unmittelbar präoperativ durchgeführte Koloskopie zum Ausschluß von Kolonadenomen oder gar eines Kolonkarzinoms. Die Dickdarmlavage dient dann sowohl der Vorbereitung zur möglichen Dickdarminterposition wie auch für die Koloskopie.

Magenhochzug

Anatomische Vorbemerkung

Wichtig für die Mageninterposition zum Speiseröhrenersatz ist die Kenntnis der arteriellen Versorgung des Magens (Abb. 3-36). Arteriell wird der Magen aus dem Truncus coeliacus versorgt. Dieses Gefäß bildet nur einen kurzen Stamm, der sich sofort in 3 Äste aufteilt. Von diesen verläuft die A. gastrica sinistra vom Peritoneum der hinteren Wand der Bursa omentalis bedeckt nach kranial und ventral. Subkardial biegt sie um und zieht die kleine Kurvatur entlang nach aboral, wo sie kleine Äste an die beiden Flächen des Magens abgibt. Die A. gastrica sinistra anastomosiert mit der A. gastrica dextra, welche aus der A. hepatica propria stammt und ihr vom Pylorus her entgegenkommt. So wird ein Arterienring an der kleinen Kurvatur geschlossen, dessen stärkerer Zufluß aus der A. gastrica sinistra stammt.

Das 2. Gefäß des Truncus coeliacus ist die A. lienalis. Sie verläuft von ihrem Ursprung am oberen Rand des Pankreas in der hinteren Wand der Bursa omentalis bis zum Hilus der Milz. Am Milzhilus entspringen die Aa. gastricae breves, welche durch das Lig. gastrolienale zur Funduskuppel und zum oralen Drittel der großen Kurvatur des Magens verlaufen. Außerdem kann ein starker Ast der A. lienalis, die A. gastrica posterior (in ca. 30–60% der Fälle) bestehen. Er versorgt die Dorsalseite des Magenfundus. Im weiteren Sinne ist diese Arterie als besonders starker Ast der Aa. gastricae breves zu betrachten. Weiter entspringt hier ein stärkerer Ast der A. lienalis, die A. gastroepiploica sinistra, welche am Lig. gastrocolicum parallel der großen Kurvatur des Magens nach aboral verläuft. Diese Arterie gibt Rr. gastrici zu beiden Flächen des Magens und Rr. epiploici zum Omentum majus ab. Sie anastomosiert mit der A. gastroepiploica dextra, welche vom Pylorus herkommt. So wird auch an der großen Kurvatur ein Gefäßring geschlossen, dessen stärkerer Zufluß aus der A. gastroepiploica dextra stammt.

Die A. gastroepiploica weist verschiedene anatomische Variationen auf, die für die Mageninterposition von Relevanz sein können (Abb. 3-36).

Das 3. Gefäß des Truncus coeliacus, die A. hepatica communis, wendet sich nach rechts hin zum Lig. hepatoduodenale des Omentum minus. Hier teilt sie sich kranial des Pylorus in die A. hepatica propria und die A. gastroduodenalis. Die A. hepatica propria zieht nach rechts ins Lig. hepatoduodenale zur Leber und gibt rückläufig die A. gastrica dextra ab, die zur kleinen Kurvatur des Magens gelangt. Als Variante kann die A. gastrica dextra auch aus der A. gastroduodenalis entspringen. Die A. gastroduodenalis verläuft hinter der Pars superior duodeni aboral des Pylorus und erscheint kaudal vom Duodenum, um sich hier in ihre beiden Endäste, die A. gastroepiploica dextra und die A. pancreaticoduodenalis superior, aufzuteilen. Alle Magenarterien anastomosieren direkt untereinander oder über ihre intra- und extramural verlaufenden Äste, so daß auch bei Unterbindung von 2 oder 3 Magenarterien die Blutversorgung des Magens unter normalen Umständen gesichert bleibt.

Die Venen des Magens führen das Blut zur V. portae. Sie entsprechen mit geringen Ausnahmen in ihrem Verlauf den 4 Magenarterien. Vom Magenfundus verlaufen die Vv. gastricae breves durch das Lig. gastrolienale zur V. lienalis. Dorthin zieht auch die von der großen Kurvatur nach links verlaufende V. gastroepiploica sinistra. Sie erreicht die Milzvene ebenfalls durch das Lig. gastrolienale. Die V. gastroepiploica dextra begleitet die gleichnamige Arterie nur bis etwa in Höhe des Pylorus. Hier wendet sie sich in die Tiefe und mündet in die V. mesenterica superior.

Auch an der kleinen Kurvatur verläuft mit den beiden Arterien ein Venenbogen (V. coronaria ventriculi). Pyloruswärts erfolgt sein Anschluß entlang der A. gastrica dextra zur V. portae, welche er innerhalb des Lig. hepatoduodenale erreicht. Kardiawärts folgt der Venenbogen der A. gastrica sinistra bis in die Nähe des Truncus coeliacus und mündet dann ebenfalls in die V. portae oder hinter dem Pankreas in die V. lienalis.

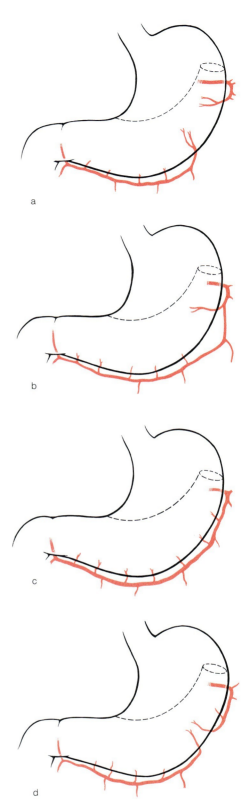

Abb. 3-36a bis d Speiseröhrenersatz. Magenschlauchbildung. Variationen im Verlauf der A. gastroepiploica. Am häufigsten erfährt die A. gastroepiploica eine Teilung im Bereich des mittleren Drittels der großen Kurvatur, d. h. die Aa. gastroepiploica dextra et sinistra anastomosieren nur im Bereich der Magenwand miteinander (a und d). Sehr viel seltener ist eine extragastrale Anastomosierung zwischen den Aa. gastroepiploica dextra et sinistra (b). Im Ausnahmefall kann auch ein direkter Übergang beider Arterien ineinander bestehen (c).

Lagerung und Zugang

Der Patient liegt in Rückenlage, den Kopf nach rechts gedreht, damit die linke Halsseite gut zugänglich ist. Eine Reklination über eine unterhalb der Schulterblätter eingebrachte Rolle verbessert den Zugang zum Oberbauch bzw. zum vorderen Mediastinum (Abb. 3-37).

Die Eröffnung des Abdomens erfolgt durch einen querverlaufenden Oberbauchschnitt mit Erweiterung in der Medianlinie in Richtung Processus xiphoideus. Auf diese Weise wird ein übersichtlicher Zugang zum Oberbauch erreicht (Abb. 3-38).

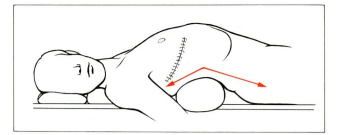

Abb. 3-37 Speiseröhrenersatz. Lagerung des Patienten für den Magenhochzug.

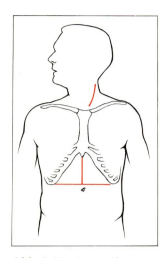

Abb. 3-38 Speiseröhrenersatz. Magenhochzug. Zugang.

Operationstechnik

Nach diagnostischer Revision des Abdomens zum Auffinden möglicher Fernmetastasen oder Zweitläsionen erfolgt die Vorbereitung des Magens zur Interposition.

Präparation des Magens

Die Skelettierung beginnt dabei entlang der großen Kurvatur peripher des Verlaufs von A. und V. gastroepiploica dextra bzw. sinistra. Die komplette Entfernung des großen Netzes muß nicht notwendigerweise durchgeführt werden. Das Lösen des großen Netzes vom Querkolon kann jedoch die Skelettierung der großen Kurvatur außerhalb der genannten Gefäße übersichtlicher machen. Die Skelettierung erfolgt schrittweise in Richtung Magenfundus.

Die Versorgung des Magens über die A. gastroepiploica dextra ist großen Variationen unterlegen (siehe Abb. 3-36). Dennoch reicht sie in praktisch allen Fällen aus, um den zu bildenden Magenschlauch suffizient zu durchbluten.

Nach Durchtrennung der A. gastroepiploica sinistra kann die Präparation oral davon im letzten Drittel des Magenfundus wandnah erfolgen.

Nach aboral hin muß die Präparation sorgfältig bis zum Abgang der A. gastroepiploica dextra aus der A. gastroduodenalis erfolgen (Abb. 3-39).

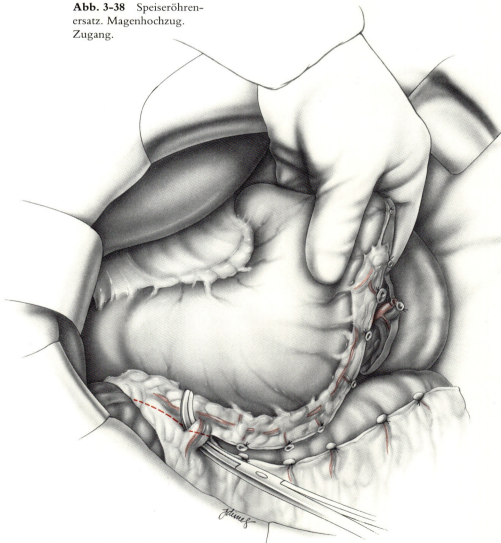

Abb. 3-39 Speiseröhrenersatz. Präparation des Magens zur Magenschlauchbildung. Die Skelettierung erfolgt außerhalb der gastroepiploischen Gefäße parallel zur großen Kurvatur.

Beachte:
Wichtig ist, den venösen Abfluß über die V. gastroepiploica dextra sorgfältig zu respektieren, d. h. diese Vene bis zu ihrer Einmündung in die V. mesenterica superior zu erhalten (Abb. 3-40).

Präparation des Kompartments II
Die Bursa omentalis ist jetzt gut zugänglich. Die Lymphadenektomie kann in typischer Weise suprapankreatisch im Bereich des sogenannten Kompartment II erfolgen (siehe Abb. 9-27). Dabei beginnt die Präparation mit der Darstellung der A. gastroduodenalis unmittelbar aboral des gut tastbaren Pylorus. Auf diese Weise gelingt es sicher und übersichtlich, die A. hepatica communis darzustellen. Die Präparation erstreckt sich vorwiegend nach medial hin, damit der Abgang der A. gastrica dextra aus der A. hepatica propria geschont wird. Die A. gastrica dextra kann für die Durchblutung des Mageninterponats von Nutzen sein, ist im Zweifelsfall aber zu entbehren. Die Lymphadenektomie erfolgt in gleicher Weise wie beim Magenkarzinom (siehe Kapitel 9, Abschnitt Standardgastrektomie), d. h. alle Lymphknoten entlang der A. hepatica communis, des Truncus coeliacus und der A. lienalis werden zusammen mit dem Präparat abgehoben. Ursprungsnah erfolgt die radikuläre Ligatur der A. gastrica sinistra und die Präparation der Lymphknoten (Abb. 3-41).

Nach Durchtrennung des kleinen Netzes kann aus dem Hiatus oesophageus der bei der transthorakalen Ösophagektomie abgesetzte und verschlossene Ösophagusstumpf hervorgezogen werden. Nunmehr kann der gesamte Magen inklusive des Lymphabflußgebietes des Kompartments II aus der Bauchhöhle hervorgehoben werden und zur abschließenden Bildung des Magenschlauches bereitgelegt werden.

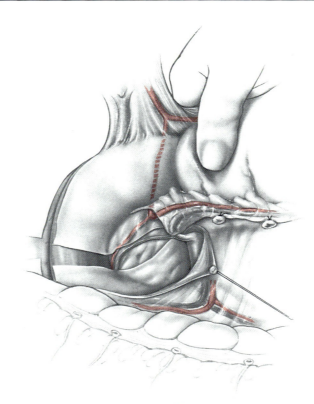

Abb. 3-40 Speiseröhrenersatz. Zur Sicherung der guten Durchblutung des Magenschlauches ist eine sichere Darstellung und Erhaltung der A. gastroepiploica dextra und der V. gastroepiploica dextra bis hin zu ihrer Einmündung in die V. mesenterica superior notwendig.

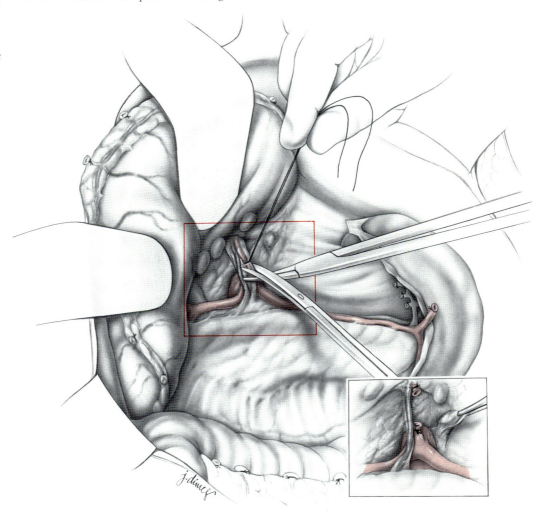

Abb. 3-41 Magenschlauch. Nach Skelettierung im Bereich der großen Kurvatur Fortsetzung der Skelettierung in der Bursa omentalis, Ligatur und Durchtrennung der A. gastrica sinistra einschließlich der V. coronaria ventriculi.

Bildung des Magenschlauches

Entsprechend der Empfehlung von Akiyama wird zunächst der höchste Punkt des Magens im Bereich des Magenfundus aufgesucht und mit 2 Haltefäden markiert (Abb. 3-42). Dieser Punkt ist in der Regel relativ weit links der Kardia gelegen.

Die Skelettierung im Bereich der kleinen Kurvatur muß etwa 2 Drittel der kleinen Kurvatur umfassen, d. h. sie beginnt aboral des 3. oder 4. Astes der A. gastrica sinistra – oraler Ast des sogenannten Krähenfußes – und setzt sich dann unmittelbar magenwandnah in Richtung Kardia fort. Das kleine Netz muß in diesem Bereich durchtrennt werden, die Gefäßarkade wird isoliert umstochen (Abb. 3-43). Nachdem die Magenwand hier über 3–4 cm freipräpariert ist, kann der Magen nunmehr schräg auf einer Linie, die sich zwischen diesem Skelettierungspunkt und dem höchsten Punkt des Magenfundus erstreckt, durchtrennt werden (gestrichelte Linien in Abb. 3-42 und 3-44).

Auf diese Weise wird gut die Hälfte des Magenfundus inklusive der Lymphabflußwege entlang der A. gastrica sinistra (Kompartment II) abgesetzt und später dem Präparat hinzugefügt.

Bevor der Magen auf dieser Linie endgültig durchtrennt wird, empfiehlt es sich, unmittelbar neben der Kardia im Bereich des zu entfernenden Magenfundus, eine kleine Stichinzision auszuführen und eine lange Kornzange einzufuhren. Mit dieser Kornzange kann eine intraluminale Pylorusdilatation ausgeführt werden (Abb. 3-44).

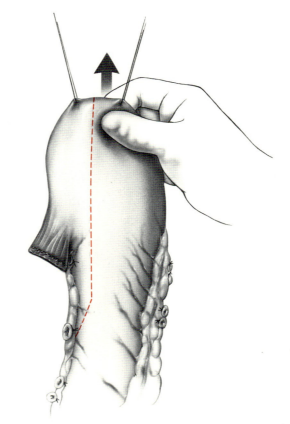

Abb. 3-42 Magenschlauch. Nach scharfer Durchtrennung des kleinen Netzes ist der Magen so weit mobil, daß er nun in die Länge gezogen werden kann. Es wird der höchste Punkt im Bereich des Magenfundus aufgesucht und durch 2 Haltefäden markiert. Die Resektionslinie kann festgelegt werden.

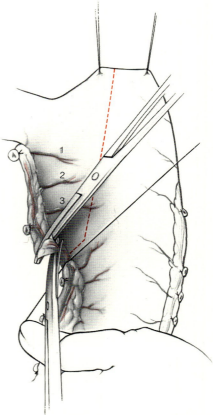

Abb. 3-43 Magenschlauch. Skelettierung der kleinen Kurvatur aboral des 3. bis 4. Astes der A. gastrica sinistra, d. h. am Oberrand des sogenannten Krähenfußes des N. vagus.

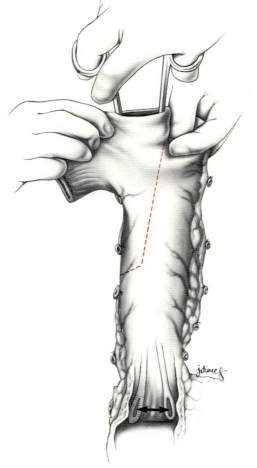

Abb. 3-44 Magenschlauch. Inzision im Bereich des zu resezierenden Magenfundus zum Einführen einer Kornzange, mit der eine intraluminale Pylorusdilatation ausgeführt werden kann.

Das Absetzen des Magens erfolgt am besten mit automatischen Nähapparaten (TA™ 90) (Abb. 3-45a).

Meist muß der TA™ 90 2mal angesetzt werden, um die relativ lange Resektionslinie zu verschließen (Abb. 3-45b).

Eine Übernähung dieser mechanischen Nahtreihe erscheint empfehlenswert. Diese sollte dann mit Einzelknopfnähten erfolgen (Abb. 3-46), um nicht die Länge des Interponats zu gefährden (Raffung durch fortlaufende Naht!).

Cave
Keine Übernähung der Klammernaht durch fortlaufende Naht.

Beachte:
Wichtig für die postoperative Funktion ist, daß der Magenschlauch möglichst englumig gebildet wird. Seine lichte Weite sollte nicht mehr als 3–4 cm betragen.

Duodenalmobilisation

Cave
Ungenügende Mobilisation des Duodenums.

Eine wesentliche Voraussetzung für eine spannungslose Mageninterposition ist die sorgfältige und ausgiebige Duodenalmobilisation. Diese erfolgt wie üblich von lateral her und muß so weit gehen, daß die V. cava und Aorta bis zum Abgang der A. mesenterica superior hin freigelegt sind. Auf diese Weise kann man Duodenum und Pankreaskopf frei umfassen und bewegen.

Ein weiterer wichtiger Schritt ist die komplette Ablösung der rechten Kolonflexur von Pankreaskopf und Duodenum. Diese Mobilisation der rechten Kolonflexur muß bis zur V. colica media bzw. bis zu ihrer Einmündung in die V. mesenterica superior hin erfolgen. Auf diese Weise kann der Pankreaskopf inklusive des Duodenums so mobilisiert werden, daß der Pylorus ohne Schwierigkeiten bis in den Hiatus oesophageus bzw. bis hinter den Processus xiphoideus nach oben geführt werden kann.

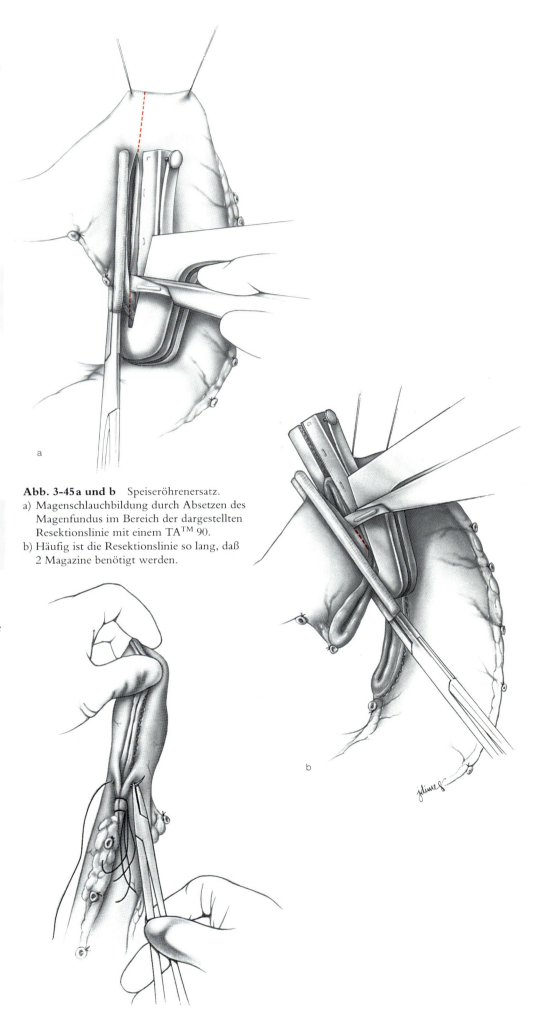

Abb. 3-45a und b Speiseröhrenersatz.
a) Magenschlauchbildung durch Absetzen des Magenfundus im Bereich der dargestellten Resektionslinie mit einem TA™ 90.
b) Häufig ist die Resektionslinie so lang, daß 2 Magazine benötigt werden.

Abb. 3-46 Speiseröhrenersatz. Serosierung der Resektionslinie des Magenschlauches durch Einzelknopfnähte.

Vorbereitung des Tunnels für das Interponat

Entsprechend den im Abschnitt Allgemeine Vorbemerkung aufgezeigten Kriterien muß jetzt entschieden werden, ob die Mageninterposition im hinteren oder im vorderen Mediastinum (retrosternal) erfolgen soll (Abb. 3-47).

Ist eine Interposition im hinteren Mediastinum geplant, muß von zervikal her ein Führer durch das hintere Mediastinum nach abdominal geschoben werden. Der Magenschlauch kann dann ohne weitere Vorbereitung in das Bett der Speiseröhre hineingezogen werden.

Soll die Mageninterposition im vorderen Mediastinum erfolgen, wird nunmehr retrosternal stumpf ein für die Aufnahme des Mageninterponats geeignet großer Tunnel gebildet (Abb. 3-48). Dies kann mit Hilfe von Stieltupfern erfolgen, wobei es wichtig ist, streng in der Mittellinie zu bleiben und immer Kontakt zur Hinterseite des Sternums zu halten. Hat der Stieltupfer die zervikale Inzision erreicht, gilt es, den Tunnel schrittweise zu erweitern, damit das Mageninterponat keine Kompression erfährt.

Hochzug des Magens und zervikale Anastomose

Zwischenzeitlich ist mit dem zervikalen Teil der Operation begonnen worden. Der Zugang erfolgte durch eine linkslaterale Inzision. Die Darstellung der zervikalen Speiseröhre erfolgt wie im Abschnitt Operationstechnik des freien Jejunuminterponats beschrieben (Abb. 3-49).

Nach transthorakaler Ösophagektomie gelingt es meist leicht, den Speiseröhrenrest stumpf mit dem Finger zu umfahren und das blind verschlossene Ende aus dem hinteren Mediastinum nach vorne hervorzuziehen. Es ist wichtig, die Präparation der Speiseröhre in Richtung Hypopharynx fortzusetzen, bis sie allseits mobilisiert ist, damit sie auf dem direktesten Wege (Vermeidung einer Knickbildung) zur Anastomose geführt werden kann.

Von zervikal her muß ebenfalls das vordere Mediastinum retrosternal eröffnet werden, so daß die Tunnelie-

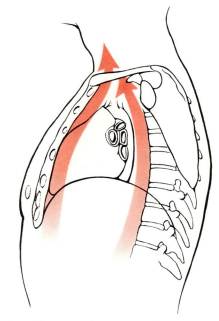

Abb. 3-47 Speiseröhrenersatz. Möglichkeiten der Interponatslage im hinteren oder vorderen Mediastinum (retrosternal).

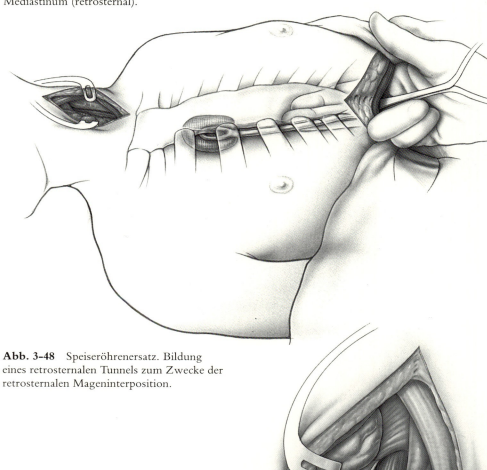

Abb. 3-48 Speiseröhrenersatz. Bildung eines retrosternalen Tunnels zum Zwecke der retrosternalen Mageninterposition.

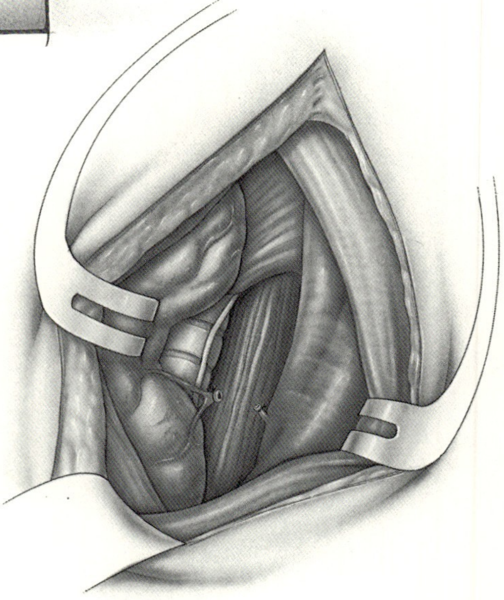

Abb. 3-49 Speiseröhrenersatz. Zervikale Freilegung des Ösophagus. Mobilisation des linken Schilddrüsenlappens. Durchtrennung der A. thyreoidea inferior. Freipräparation der Speiseröhre.

rung jetzt von abdominal und zervikal her komplettiert werden kann.

Das Hochziehen des Mageninterponates erfolgt am besten in einer schützenden Kunststofftüte, um eine Traumatisierung des Organs zu vermeiden.

Durch das vordere Mediastinum kann ein Schlauch durchgeführt werden, an den der Magen dann von abdominal her angenäht wird, nachdem er in eine Plastiktüte eingehüllt wurde. Nunmehr wird von zervikal her der Magen langsam und vorsichtig durch das vordere Mediastinum nach oben gezogen (Abb. 3-50).

Dabei ist es wichtig, daß von abdominal her das Interponatsorgan vorsichtig nach oben geschoben wird. Praktisch immer hat der Magenschlauch eine ausreichende, meist überschießende Länge und erreicht spannungslos den Hals (Abb. 3-51).

Cave
Zug am Mageninterponat.

Die zervikale Anastomose zwischen Ösophagusstumpf und hochgezogenem Magenschlauch erfolgt am besten durch End-zu-End-Anastomose.

Beachte:
Um die End-zu-End-Anastomose gut adaptieren zu können ist es wichtig, den Magenschlauch relativ schlank zu halten.

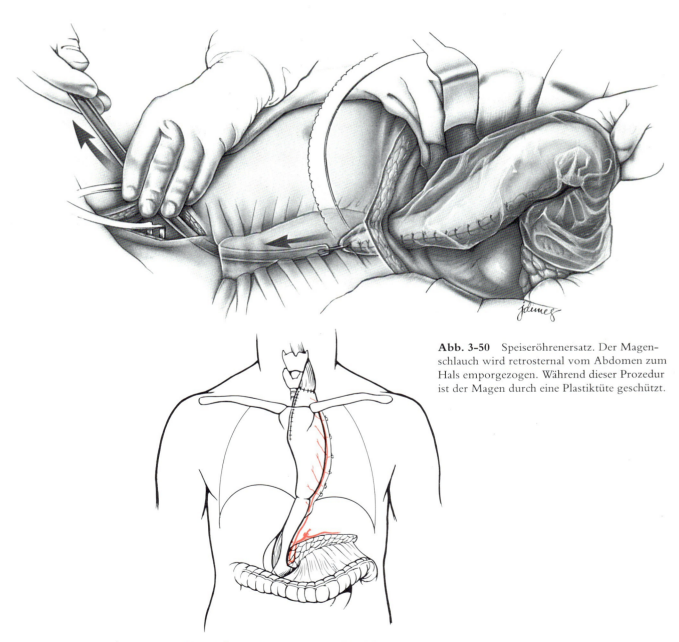

Abb. 3-50 Speiseröhrenersatz. Der Magenschlauch wird retrosternal vom Abdomen zum Hals emporgezogen. Während dieser Prozedur ist der Magen durch eine Plastiktüte geschützt.

Abb. 3-51 Speiseröhrenersatz. Der Magenschlauch liegt retrosternal. Seine Blutversorgung erfolgt überwiegend über die A. gastroepiploica dextra. Zervikale End-zu-End-Anastomose.

In aller Regel überlappen sich zervikaler Ösophagusstumpf und Magenschlauch, so daß eine Nachresektion im Bereich des Magens vorgenommen werden kann (Abb. 3-52a). Die meist in ihrer Durchblutung relativ unzuverlässige Fundusspitze kann abgetragen werden und die eigentliche Anastomose erfolgt dann etwa in Höhe des Magenkorpus mit dem zervikalen Ösophagus (Abb. 3-52b und c). Auch im Bereich des Ösophagusstumpfes kann meist eine Nachresektion erfolgen, so daß die onkologische Radikalität im Bereich des Ösophagus noch einmal histologisch überprüft werden kann.

Wenn sowohl Magen als auch zervikaler Ösophagusstumpf adäquat gekürzt werden, kommt die Anastomose etwa knapp oberhalb der Klavikula zu liegen.

Bevor die eigentliche Anastomose hergestellt wird, wird die Magenhinterwand im Bereich des Halses durch 2 bis 3 Einzelknopfnähte fixiert. Dann wird die Hinterwand durch schleimhautadaptierende, einzeln geknüpfte Rückstichnähte, die Vorderwand durch allschichtige einreihige Einzelknopfnähte genäht (Abb. 3-52b und c). Die Anastomose wird durch eine transnasal eingeführte Magensonde geschient, das Mageninterponat kann so postoperativ entlastet werden.

Die zervikale Anastomose ist damit beendet. Die Wunde wird durch Subkutan- und Hautnaht verschlossen.

Hochzug des Magens und intrathorakale Anastomose

Ist eine intrathorakale Anastomose vorgesehen, so sollte diese ausschließlich in der Pleurakuppel erfolgen. Wichtig für die postoperativen Langzeitergebnisse ist, daß der Magen komplett nach intrathorakal verlagert wird wie bei der zervikalen Anastomose. Aus diesem Grund muß die Vorbereitung des Magens in identischer Weise wie für die komplette Mageninterposition mit zervikaler Anastomose erfolgen. Auch die Resektion der kleinen Kurvatur inklusive der Lymphabflußwege hat nach den oben aufgezeigten Richtlinien zu erfolgen.

Ist die Magenpräparation abgeschlossen, wird der Magenschlauch zum Zwecke der intrathorakalen Anastomose durch den Hiatus oesophageus in das hintere Mediastinum bzw. in die rechte Pleurahöhle emporgeschoben. Der abdominale Zugang wird temporär verschlossen und der Patient wieder so gekippt, daß der zwischenzeitlich mit Tuchklemmen verschlossene Thorax wieder eröffnet werden kann. Der Magen kann von rechts thorakal her dann im hinteren Mediastinum so weit nach oben geführt werden, daß eine direkte Anastomose zwischen zervikalem Ösophagusstumpf und Magen entweder End-zu-End oder im Sinne einer Neueinpflanzung des Ösophagusstumpfes auf die Magenvorderwand erfolgen kann. Auch hier sollte die Hinterwand mit Rückstichnahttechnik genäht werden, die Vorderwand mit einreihig allschichtigen Einzelknöpfen.

Ist der Magenschlauch lang genug, daß ein blinder oraler Anteil des Magens oberhalb der Anastomose erhalten werden kann, so kann dieser zur Deckung der Anastomose benutzt werden.

Beendigung der abdominalen Operation

Nach Fertigstellung der ösophagogastrischen Anastomose wird auch die abdominale Operation beendet. Es erfolgt eine Revision des Operationsgebietes auf Bluttrockenheit. Eine Drainage des Bauchraumes ist nicht notwendig. Bei gut liegendem Interponat sollte der Pylorus knapp unterhalb oder in Höhe des Zwerchfells zu liegen kommen. Dafür ist eine optimale duodenale Mobilisation bis über die Aorta hinaus Voraussetzung (siehe Abschnitt Magenhochzug).

Abschließend schichtweiser Verschluß des Abdomens.

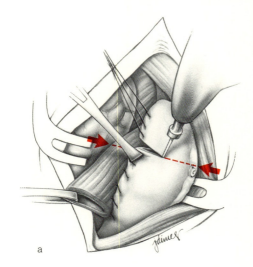

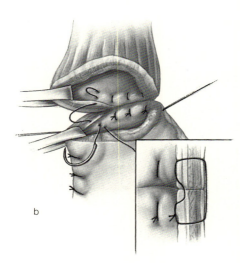

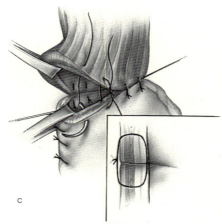

Abb. 3-52a bis c Speiseröhrenersatz. Zervikale Ösophagogastrostomie.
a) Magen wie Speiseröhre können nachgekürzt werden, so daß in sicher durchbluteten Arealen anastomosiert werden kann.
b) Die End-zu-End-Anastomose erfolgt in typischer Weise, d. h. die Hinterwand wird mit Rückstichnähten genäht,
c) die Vorderwand mit allschichtigen, die Mukosa tangential fassenden Standardnähten.

Drainagen

Die zervikale Anastomose bedarf einer suffizienten Drainage nach außen, z. B. durch Penrose- oder Easy-flow-Drains.

Bei intrathorakaler Lage der Anastomose sollte die Drainage der Pleurahöhle durch wenigstens 2 Bülau-Drainagen erfolgen.

Eine Drainage des Abdomens ist nicht notwendig.

Komplikationen

Die häufigste Komplikation des Magenhochzugs ist die Insuffizienz der zervikalen Anastomose. In der eigenen Erfahrung ist diese Komplikation dann selten, wenn eine End-zu-End-Anastomose ausgeführt und der Magenschlauch so weit wie möglich nach zervikal gezogen wird, um in gut durchbluteten Arealen anastomosieren zu können. Alle anderen Formen der zervikalen Anastomose, z. B. in Form von End-zu-Seit-Anastomosen empfehlen sich nicht, da häufig der oral der Anastomose gelegene Zipfel des Magenschlauches mangelhaft durchblutet ist und zur Nekrose neigt.

Kommt es zu einer Anastomoseninsuffizienz im Bereich des Halses, so entwickelt sich eine Speichelfistel, die in den allermeisten Fällen komplikationslos bei ausreichender externer Drainage abheilt.

Bei unzureichender Drainage kann sich jedoch eine Phlegmone im Bereich der Halsweichteile entwickeln. Bei allen unklaren Fieberzuständen postoperativ empfiehlt es sich, die zervikale Anastomose zu überprüfen. Dies kann radiologisch erfolgen. Sicherer noch ist die Freilegung der Anastomose durch Eröffnung der zervikalen Wunde. Die weitere Wundbehandlung im Bereich des Halses kann dann offen erfolgen. Läßt sich eine Anastomoseninsuffizienz verifizieren, empfiehlt es sich, diese über einen T-Drain zu schienen, um dem Patienten die längere Einlage einer transnasalen Magensonde zu ersparen.

Ist die Speichelfistel abgeheilt oder hat sich ein Granulationskanal gebildet, kann die zervikale Wunde sekundär verschlossen werden.

Beachte:
Diese aggressive externe Drainage ist notwendig, um ein Absacken der Infektion in das Mediastinum, zu vermeiden.

Nekrosen des interponierten Magens sind extrem selten, da der Magenschlauch in aller Regel über eine sehr gute arterielle Durchblutung verfügt.

In seltenen Ausnahmefällen kann postoperativ ein Pylorospasmus zu einer klinisch relevanten Magenentleerungsverzögerung führen. Eine derartige Situation kann leicht endoskopisch durch vorsichtige Dilatation behoben werden.

Eine Magenektasie als Folge einer postoperativen Paralyse ist bei der beschriebenen Technik der Magenschlauchbildung extrem selten. Ebenso selten kommt es zur Verlagerung des Interponats aus dem Mediastinum in eine der Pleurahöhlen.

Kommt auf den postoperativen Thoraxübersichtsaufnahmen eine pralle Luftfüllung des Interponats zur Darstellung, empfiehlt sich die vorübergehende Einlage einer Magensonde.

Koloninterposition

Anatomische Vorbemerkung

Die arterielle Versorgung des Kolons entstammt sowohl der A. mesenterica superior als auch der A. mesenterica inferior (Abb. 3-53). Es ist praktisch immer möglich, einen ausreichend langen und gut gefäßversorgten Kolonanteil zum Speiseröhrenersatz zu gewinnen. Voraussetzung ist eine sorgfältige, möglichst komplette Präparation des Kolons inklusive der Mobilisierung beider Kolonflexuren sowie des Colon ascendens und descendens. Auf diese Weise gelingt es, das Kolon praktisch aus dem Abdomen heraus zu verlagern. Die Überprüfung einer regelrechten Gefäßversorgung durch Diaphanoskopie ist wünschenswert.

Beachte:
Es empfiehlt sich nicht, individuelle Interpositionsformen zu wählen, sondern sich eines standardisierten Vorgehens zu bedienen.

Neben der arteriellen Versorgung ist auch die venöse Drainage des Interponats zu bedenken. Hier bietet der venöse Abfluß über die V. mesenterica inferior besondere Vorteile.

Schließlich muß entschieden werden, ob eine isoperistaltische oder anisoperistaltische Interposition erfolgen soll. Die isoperistaltische Interposition ist zu bevorzugen, obwohl es in der Literatur reichlich Hinweise dafür gibt, daß auch eine anisoperistaltische Interposition zu einem guten funktionellen Spätergebnis führen kann.

Lagerung und Zugang

Der Patient wird mit leichter Überstreckung auf den Rücken gelagert. Als Zugang empfiehlt sich eine lange mediane Laparotomie, um das Kolon insgesamt gut darstellen zu können.

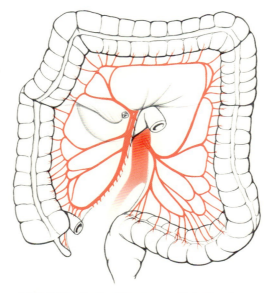

Abb. 3-53 Speiseröhrenersatz. Koloninterposition. Gefäßanatomie. Die für die Koloninterposition wesentlichsten Gefäße sind die A. colica media und der aufsteigende Ast der A. colica sinistra.

Operationstechnik der isoperistaltischen Koloninterposition

Die beste Form der Koloninterposition als Speiseröhrenersatz ist nach unserer Erfahrung das Kolon transversum inklusive der linken Kolonflexur, gestielt am aufsteigenden Ast der A. colica sinistra (siehe Abb. 3-54). Ihr Kaliber reicht in der Regel aus, um das gesamte Interponat gut zu ernähren. Ein wesentlicher Vorzug dieser Interpositionsform ist die gute venöse Drainage, die über die V. colica sinistra direkt in die V. mesenterica inferior hinein erfolgt.

Präparation des Interponats

Zunächst wird das große Netz vom Querkolon abgelöst (siehe Band III, Kapitel 7), danach können Netz und Magen nach oben weggehalten werden. Das Mesocolon transversum wird frei und übersichtlich. Die Präparation sowohl der rechten als auch der linken Kolonflexur erfolgt jeweils von lateral her. In der Regel müssen Colon ascendens und descendens ebenfalls komplett mobilisiert werden, um später eine spannungsfreie Anastomose des Restkolons zu gewährleisten.

Das Colon transversum mit beiden Kolonflexuren wird hochgehalten und das Mesokolon unter Diaphanie betrachtet. Es gelingt immer, die großen Stammgefäße zur Darstellung zu bringen (siehe Abb. 3-53):

– einmal die A. colica media, die als 1. Ast der A. mesenterica superior meist gut eine Handbreit aboral der rechten Flexur lokalisiert ist. Sie verfügt über besonders üppige Arkaden, und
– das 2. für die Koloninterposition wichtige Gefäß, die A. colica sinistra. Deren proximaler aufsteigender Ast findet sich in der Regel 3 bis 4 Querfinger aboral der linken Kolonflexur.

Am durchleuchteten Mesokolon werden A. und V. colica sinistra, hier insbesondere der aufsteigende Ast der A. colica sinistra, identifiziert. Dieser kann bis an seinen Ursprung aus der A. mesenterica inferior verfolgt werden.

Zu überprüfen ist nun, ob eine gute Randarkade das Colon transversum ernährt oder ob ein Kurzschluß, z. B. in Form einer Riolanschen Arkade, vorliegt. Gelegentlich ist dann die eigentliche Randarkade am Kolon schwach ausgebildet. Das Vorliegen dieser Anomalie kann dazu zwingen, eine andere Interpositionsform zu wählen. In der überwiegenden Mehrzahl der Fälle (ca. 90%) sind aber die Randarkaden so gut ausgebildet, daß sie für die Durchblutung des Koloninterponats ausreichen.

> **Cave**
> **Anomalien der Blutversorgung des Kolons.**

Als nächstes wird die A. colica media dargestellt und ihr Ursprung aus der A. mesenterica superior präpariert. In aller Regel muß die rechte Kolonflexur mit zur Interposition herangezogen werden, um eine ausreichende Kolonlänge zu erhalten. Zu diesem Zweck wird die A. colica media möglichst stammnah ligiert und durchtrennt. Auf diese Weise gelingt es, die meist üppigen Arkaden der A. colica media vollständig zu erhalten und damit eine gute Durchblutung der rechten Kolonflexur zu sichern.

Das gleiche Vorgehen gilt für die V. colica media.

Das gesamte avaskuläre Mesokolon zwischen dem aufsteigenden Ast der A. colica sinistra und der A. colica media kann jetzt scharf durchtrennt werden (Abb. 3-54).

Von einigen Autoren wird ein temporäres Abklemmen der Arterien mit Gefäßklemmen empfohlen, um die sichere Durchblutung des Kolons zu überprüfen. In der eigenen Erfahrung hat sich dies praktisch nie als notwendig erwiesen, solange man sich an der genannten Gefäßanatomie orientiert.

Das Kolon wird dann im Bereich der Arkade zwischen aufsteigendem Ast der A. colica sinistra und den übrigen Ästen der eigentlichen A. colica sinistra durchtrennt (Abb. 3-54). Dies entspricht etwa einer Durchtrennungslinie, die knapp handbreit aboral der linken Kolonflexur liegt. Es ist nicht sinnvoll, hier wesentlich an Länge zu gewinnen, da die Interpositionslänge von Colon transversum und der rechten Kolonflexur bestimmt wird.

Es empfiehlt sich, die Distanz zwischen Abdomen und zervikalem Ösophagusstumpf mit einem Zentimetermaß abzumessen, um in etwa die Länge des benötigten Kolons abschätzen zu können. Praktisch ist die benötigte Länge aber immer gleich, so daß wir das rechte Kolon immer knapp oral der rechten Kolonflexur durchtrennen (Abb. 3-54). Sollte sich das Kolon als zu lang erweisen, kann es jederzeit nachreseziert werden. Wird umgekehrt das Kolon zu knapp abgesetzt, ist eine Verlängerung nicht mehr möglich, das Interponat gerät unter Zug und der Operationserfolg ist gefährdet.

> **Cave**
> **Zu kurze Koloninterponate gefährden den Operationserfolg.**

Das so gewonnene Koloninterponat kann jetzt auf einem sterilen Tuch vor dem Thorax ausgebreitet werden. Die gute Durchblutung des Kolons kann noch einmal anhand der Pulsationen der Randarkaden überprüft werden.

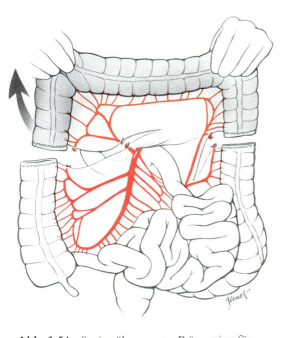

Abb. 3-54 Speiseröhrenersatz. Präparation für die Koloninterposition von linker Kolonflexur und Colon transversum gestielt am aufsteigenden Ast der A. colica sinistra. Die A. colica media wird durchtrennt, das Kolon wird jeweils 2 bis 3 Querfinger oral der rechten Kolonflexur und aboral der linken Kolonflexur durchtrennt.

Reanastomosierung des Kolons

Bevor das Kolon endgültig interponiert wird, führen wir zunächst die End-zu-End-Anastomose zwischen Colon ascendens und Colon descendens aus (Abb. 3-55). Die Anastomosentechnik ist wie üblich einreihig allschichtig. Beim Verschluß des Mesokolons muß darauf geachtet werden, daß der Stiel des Koloninterponats nicht torquiert oder stranguliert wird.

Interposition

Nunmehr erfolgt die eigentliche Interposition des Kolons. Ist der Magen noch vorhanden, wird das Kolon hinter dem Magen hindurchgeführt, so daß der Gefäßstiel retrogastral zu liegen kommt (Abb. 3-55). Die Interposition kann auch hier im vorderen oder im hinteren Mediastinum erfolgen. Wie bei der Mageninterposition wird das Kolon in eine Plastiktüte eingehüllt und dann mit einem Leader durch das hintere oder vordere Mediastinum nach zervikal geführt.

Beachte:

Das Interponat soll straff im Mediastinum liegen. Eine zu lockere Lage kann Anlaß zur Schleifenbildung geben. Eine Interposition unter Spannung ist jedoch nicht erwünscht.

Gastrokolische Anastomose

Bei erhaltenem Magen wird das aborale Kolonende dann mit der Magenvorderwand anastomosiert, wobei wiederum die Hinterwand mit Rückstichnähten, die Vorderwand mit allschichtigen Einzelknopfnähten an die Öffnung der Magenwand anastomosiert wird (Abb. 3-55).

Kolozervikale Anastomose

Die zervikale Anastomose sollte End-zu-End erfolgen (Abb. 3-55). Dabei wird das Kolon entsprechend der Erfordernis einer straffen Lage gegebenenfalls nachgekürzt.

Die Anastomosentechnik besteht im Bereich der Hinterwand aus allschichtigen schleimhautadaptierenden Rückstichnähten, die Naht der Vorderwand erfolgt mit allschichtigen Einzelknopfnähten.

Das Interponat muß durch eine transnasal eingeführte Sonde geschient werden, die Sonde sollte über beide Anastomosen bis in den Magen vorgeführt werden.

Ist der Magen nicht mehr vorhanden, erfolgt die Anastomosierung mit dem Duodenum (siehe Abschnitt Koloninterposition) oder mit der 1. Jejunalschlinge.

Zervikale mikrochirurgische Gefäßanastomose

Ist die Durchblutung des Interponats ausnahmsweise einmal nicht gesichert, so kann der Stamm der A. colica media bzw. der Stamm der V. colica media zur mikrochirurgischen Gefäßanastomosierung mit der A. carotis bzw. der V. jugularis benutzt werden. Zu diesem Zweck müssen diese beiden Gefäßstämme möglichst gut präpariert und lang gelassen werden. Sie werden durch Fäden markiert und extra neben dem Koloninterponat durch das Mediastinum nach oben gezogen, so daß sie im Gegensatz zur üblichen Interposition neben dem Kolon nach zervikal gezogen werden können. Die Anastomosierung erfolgt in mikrochirurgischer Technik (siehe Abschnitt Jejuminterposition).

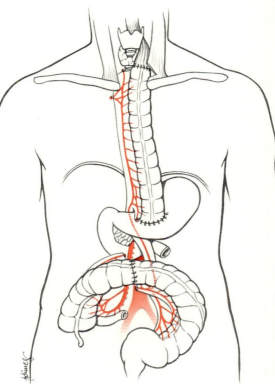

Abb. 3-55 Speiseröhrenersatz. Isoperistaltische Interposition der linken Kolonflexur mit Colon transversum. Die Durchblutung erfolgt über den aufsteigenden Ast der A. colica sinistra, der Gefäßstiel liegt retrogastral. Zervikale Ösophagokolostomie End-zu-End; distale Kologastrostomie End-zu-Seit; Wiederherstellung der Kolonpassage durch End-zu-End-Anastomose.

Operationstechnik der anisoperistaltischen Kolonintersposition

Ist selten einmal die oben beschriebene Interposition der linken Kolonflexur mit dem Colon transversum nicht möglich (Riolansche Anastomose, schwache A. colica sinistra), so kann eine anisoperistaltische Interposition des Colon transversum gestielt an der A. colica media erfolgen (Abb. 3-56). Zu diesem Zweck wird die A. und V. colica media isoliert präpariert. Die Durchtrennung des Colon ascendens erfolgt wiederum etwa eine Handbreit oral der rechten Kolonflexur, die Durchtrennung des linken Hemikolons etwa im Bereich der linken Kolonflexur (Abb. 3-56).

Die Interposition erfolgt sonst unter den gleichen technischen Kriterien wie bei der isoperistaltischen Kolonintersposition beschrieben (Abb. 3-57).

Beachte:
Eine Indikation für diese anisoperistaltische Interposition ist nur im Ausnahmefall gegeben.

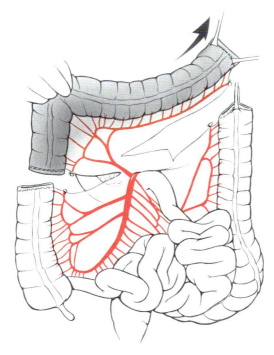

Abb. 3-56 Speiseröhrenersatz. Anisoperistaltische Kolonintersposition. Rechte Kolonflexur mit Colon transversum gestielt an der A. colica media.

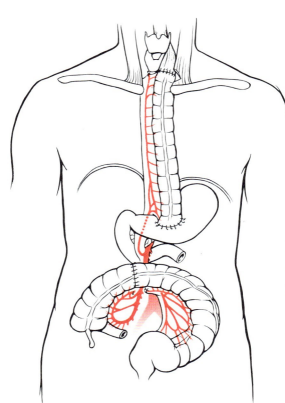

Abb. 3-57 Speiseröhrenersatz. Anisoperistaltische Kolonintersposition der rechten Kolonflexur mit Colon transversum. Die Durchblutung erfolgt über die A. colica media. Zervikale End-zu-End-Ösophagokolostomie; distale End-zu-Seit-Ösophagogastrostomie; Wiederherstellung der Kolonpassage durch End-zu-End-Anastomose.

Operationstechnik der isoperistaltischen Interposition des Colon ascendens mit Bauhinscher Klappe

Von einigen Autoren wird die Interposition des rechten Hemikolons mit Bauhinscher Klappe und terminalem Ileum empfohlen (Abb. 3-58). Die Ernährung des Interponats erfolgt über die A. colica media, die venöse Drainage über die V. colica media. Dieses Interponat ist meist ebenfalls gut durchblutet. Als Vorteil wird häufig die Anastomose zwischen zervikalem Ösophagusstumpf und Ileum betrachtet, weil diese beiden Organe annähernd lumenkongruent sind.

Beachte:
Bei der ileozökalen Interposition muß eine Appendektomie durchgeführt werden.

Die eigentliche Interposition erfolgt ebenfalls unter den gleichen operationstechnischen Kriterien wie oben beschrieben (Abb. 3-59).

Pyloroplastik und Koloninterposition

Bleibt bei der Koloninterposition der Magen in situ, sollte eine extramuköse Pyloroplastik durchgeführt werden (siehe Kapitel 10, Abschnitt Pyloroplastik), da nach der Ösophagektomie von einer trunkulären Vagotomie des Magens ausgegangen werden muß.

Drainagen

Die intraabdominalen Anastomosen sollten für 3 bis 4 Tage mit einer Easy-flow-Drainage versorgt werden.

Komplikationen

Die Koloninterposition ist insgesamt durchblutungsgefährdeter als die Mageninterposition. Aus diesem Grund stehen auch Durchblutungsstörungen des zervikalen Kolonendes mit Entwicklung von zervikalen Speichelfisteln ganz im Vordergrund. Bei Verdacht auf eine Interponatsnekrose muß möglichst frühzeitig eine endoskopische Kontrolle des Interponats stattfinden. Gegebenenfalls muß die Entfernung des Interponats stattfinden.

Darüber hinaus ist die Koloninterposition durch 2 weitere intraabdominale Anastomosen (Kolokolostomie und Kologastrostomie) belastet. Beide Anastomosen heilen in aller Regel unter exakter Berücksichtigung der Gefäßversorgung ohne Komplikationen. In Ausnahmefällen können jedoch auch Insuffizienzen auftreten.

Insgesamt ist somit das Risiko der Koloninterposition höher einzuschätzen als das der Mageninterposition.

Die Langzeitergebnisse sind allerdings gut, wenngleich eine propulsive Peristaltik im Kolon nicht stattfindet und sich auch nicht entwickelt.

Die Speisepassage erfolgt immer gemäß der Schwerkraft und muß durch häufiges Nachtrinken beschleunigt werden.

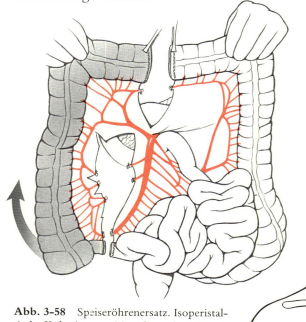

Abb. 3-58 Speiseröhrenersatz. Isoperistaltische Koloninterposition des rechten Hemikolons mit Bauhinscher Klappe. Durchblutung über die A. colica media.

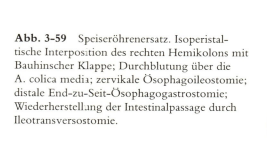

Abb. 3-59 Speiseröhrenersatz. Isoperistaltische Interposition des rechten Hemikolons mit Bauhinscher Klappe; Durchblutung über die A. colica media; zervikale Ösophagoileostomie; distale End-zu-Seit-Ösophagogastrostomie; Wiederherstellung der Intestinalpassage durch Ileotransversostomie.

Jejunuminterposition

Für den Speiseröhrenersatz kommt dem Dünndarm nur eine geringe klinische Bedeutung zu, da oftmals anatomische Gegebenheiten der Bildung eines ausreichend langen Dünndarmsegments entgegenstehen. Klinische Relevanz hat die Dünndarminterposition deshalb in erster Linie in folgenden Formen:

- als Ersatz der zervikalen Speiseröhre in Form der freien Transplantation bei erhaltener distaler Speiseröhre oder,
- am häufigsten als Ersatz der distalen Speiseröhre mit oder ohne gleichzeitiger Gastrektomie.

Die verschiedenen in der Literatur angegebenen Methoden der Dünndarminterposition unterscheiden sich nur durch ihre Verbindungen mit dem restlichen Intestinaltrakt innerhalb der Bauchhöhle. Die einfachste und empfehlenswerteste Technik stammt von Roux.

Er verwendete eine isolierte Dünndarmschlinge und anastomosierte das distale Ende mit der Vorderwand des Magens, so wie dies auch bei der Koloninterposition geschieht. Die Kontinuität des Dünndarms wird durch End-zu-End-Anastomose wiederhergestellt.

Ist der Magen nicht mehr erhalten, so wird das Jejunum nur einmal durchtrennt und der aborale Dünndarmschenkel bis zum oralen Speiseröhrenstumpf hinaufgezogen. Die Kontinuität in der Bauchhöhle wird durch terminolaterale Y-förmige Enteroanastomose wiederhergestellt (siehe Abb. 3-63b).

Anatomische Vorbemerkung

Die Länge jeder Jejunalschlinge hängt von der Länge des ernährenden Gefäßes und damit des Mesenteriums ab. Operativ kann dieser Gefäßstiel nur insoweit verlängert werden, wie sich die Mesenterialwurzel im Retroperitoneum von der Aorta abpräparieren läßt.

Im Prinzip wäre der geschlängelte, am Mesenterium aufgehängte Dünndarm immer lang genug, wenn man ihn bei erhaltener Durchblutung ausreichend strecken könnte (siehe Abb. 3-60a und b). Das Mesenterium steht einer derartigen Streckung aber entgegen. Gelegentlich kann man versuchen, durch Skelettierung des Hauptgefäßes oder radiäre Inzisionen des Mesenteriums eine Streckung des Dünndarms zu erreichen (siehe Abb. 3-62b). In der Regel können durch solche Maßnahmen aber nur wenige Zentimeter gewonnen werden.

Die individuelle Gefäßanatomie ist entscheidend dafür, ob eine Dünndarminterposition von ausreichender Länge möglich ist oder nicht. Welche individuelle Gefäßanatomie vorliegt, kann erst nach Eröffnung des Abdomens geklärt werden. Eine präoperative Angiographie der A. mesenterica superior bringt in der Regel keine Klarheit über die Gefäßversorgung. Besser ist es, intraoperativ mit einer Kaltlichtquelle (Diaphanie) das ausgespannte Mesenterium zu durchleuchten und so die Gefäßarchitektur zu analysieren. Dazu muß der Darm nicht weiter mobilisiert werden. Zwei Extremsituationen sind möglich:

- im günstigsten Fall teilt sich die A. mesenterica superior in wenige Hauptäste. Diese sind durch kräftige Randarkaden nahe am Darm miteinander verbunden (sogenannte blumenstraußartige Gefäßversorgung, Abb. 3-60a);
- im ungünstigsten Fall teilt sich die A. mesenterica superior in viele schwache Einzeläste. Die Anastomosen zwischen den einzelnen Aa. jejunales sind zwar zahlreich aber schwach (leiterartige Gefäßversorgung, Abb. 3-60b).

Dazwischen gibt es unzählige Varianten. Häufig beobachtet man, daß die Randarkade am Darm irgendwo zwischen 2 Aa. jejunales vollkommen unterbrochen oder nur durch ein sehr dünnes Gefäß verbunden sind.

Beachte:
Die genannte „leiterartige" Gefäßarchitektur bietet für einen Dünndarmersatz schlechte Voraussetzungen. In der Regel ist es besser, auf eine Dünndarminterposition in dieser Situation zu verzichten.

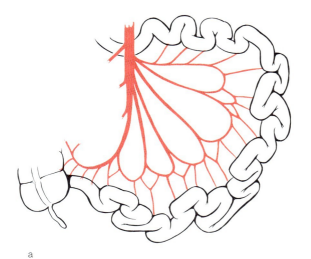

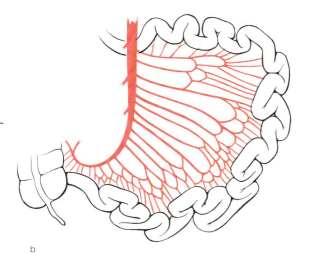

Abb. 3-60a und b Speiseröhrenersatz. Gefäßarchitektur des Dünndarms.
a) Günstige Gefäßarchitektur in Form der sogenannten blumenstraußartigen Gefäßversorgung.
b) Ungünstige Gefäßversorgung in Form der sogenannten leiterartigen Gefäßversorgung.

Lagerung und Zugang

Der Patient wird auf den Rücken gelagert und dabei leicht überstreckt. Als Zugang empfiehlt sich eine lange mediane Laparotomie, um das Jejunum gut darstellen zu können (Abb. 3-61).

Operationstechnik der kompletten Dünndarminterposition

Präparation des Jejunums

Aus anatomischen Gründen ist ein kompletter Speiseröhrenersatz durch Dünndarm nur in seltenen Ausnahmefällen möglich. Verwandt wird in der Regel das obere Jejunum. Der Eingriff beginnt mit der kritischen Überprüfung der Gefäßanatomie durch Diaphanie. Die Gefäßarchitektur kann am besten beurteilt werden, wenn hinter das Mesenterium eine Kaltlichtquelle gebracht wird oder die OP-Lampe gegenüber dem Operateur so eingestellt wird, daß der Lichtschein durch das Mesenterium fällt. Die für die Interposition vorgesehene Schlinge wird nun von distal nach proximal in genügendem Abstand von der Randarkade skelettiert (Abb. 3-62a).

Beachte:
Es empfiehlt sich, die zur Durchtrennung vorgesehenen Gefäße freizulegen und vorerst mit Gefäßklemmen zu verschließen (Abb. 3-62a).
Wenn der mit einer weichen Klemme abgeklemmte Darm am proximalen Ende eine Ernährungsstörung zeigt, verzichtet man auf die Dünndarminterposition und wählt ein anderes Verfahren.

Anderenfalls wird das Jejunum so weit proximal, wie es die Gefäßverhältnisse erlauben, mit einem automatischen Nähapparat (GIA™ oder TA™ 55) durchtrennt. Die mechanische Naht kann mit Einzelknöpfen übernäht werden, wobei die Fäden lang gelassen werden.
Durch Skelettierung des Hauptgefäßes oder radiäre Inzisionen des Mesenteriums kann man versuchen, eine Streckung des Dünndarms zu erreichen (Abb. 3-62b).

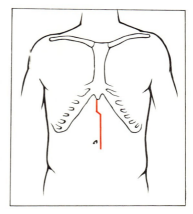

Abb. 3-61 Speiseröhrenersatz. Zugang zur Dünndarmpräparation zum Zwecke der Interposition.

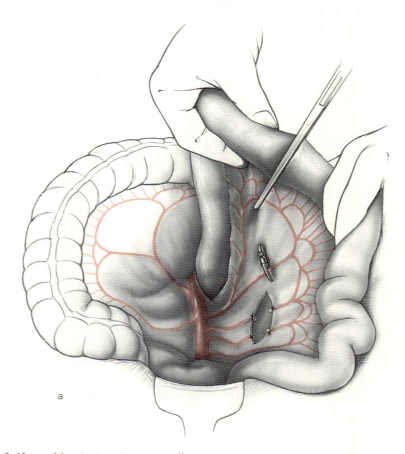

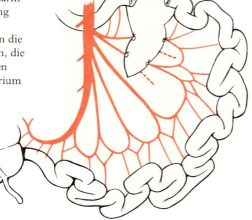

Abb. 3-62a und b Speiseröhrenersatz. Überprüfung der Gefäßarchitektur im Dünndarmmesenterium durch Diaphanie.
a) Versuch der Bildung eines langen Dünndarminterponats mit temporärer Ausklemmung der versorgenden Gefäße.
b) Bleibt die Durchblutung erhalten, können die mesenterialen Gefäße durchtrennt werden, die Stielung erfolgt an einer möglichst starken jejunalen Arterie, das gefäßfreie Mesenterium kann radiär inzidiert werden.

Interposition

Ist der Magen erhalten, wird die Bursa omentalis zwischen Magen und Querkolon eröffnet; der mobilisierte Dünndarm wird retrokolisch durch eine Öffnung im Mesokolon in die Bursa omentalis hinaufgezogen (siehe Abb. 3-63 a). Schließlich wird das kleine Netz durchtrennt und der Dünndarm durch diese Öffnung retrogastral in den Oberbauch gezogen.

Die Entscheidung, ob das Dünndarminterponat im hinteren oder vorderen Mediastinum hochgeführt werden soll, folgt nach den gleichen Kriterien wie bei der Koloninterposition. Ebenso erfolgt auch die retrosternale Tunnelbildung nach den dort beschriebenen Prinzipien.

Abdominale Anastomose

Die Intestinalpassage wird in der Bauchhöhle durch eine terminolaterale Y-förmige Jejunojejunostomie wiederhergestellt (Abb. 3-63 b). Der hochgezogene Dünndarm wird mit einigen Einzelknopfnähten im Mesokolon fixiert (Abb 3-63 b).

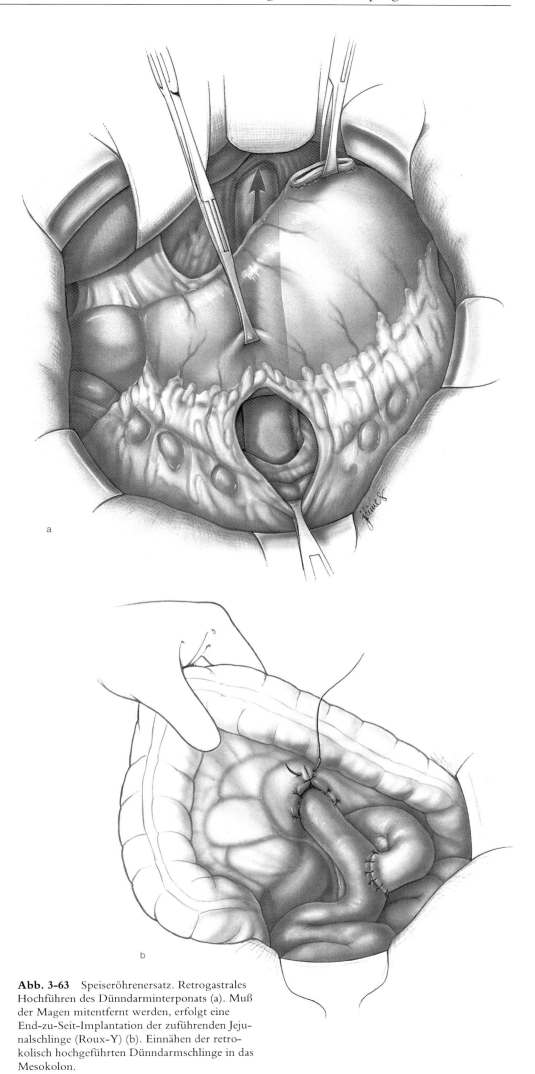

Abb. 3-63 Speiseröhrenersatz. Retrogastrales Hochführen des Dünndarminterponats (a). Muß der Magen mitentfernt werden, erfolgt eine End-zu-Seit-Implantation der zuführenden Jejunalschlinge (Roux-Y) (b). Einnähen der retrokolisch hochgeführten Dünndarmschlinge in das Mesokolon.

Zervikale Anastomose

Die Anastomose zwischen zervikalem Ösophagusstumpf und Dünndarm erfolgt End-zu-End. Als Nahttechnik kommen allschichtige Einzelknopfnähte zur Anwendung (Abb. 3-64). Die Hinterwand wird am besten mit schleimhautadaptierenden Rückstichnähten versorgt. Abbildung 3-65 zeigt den Situs postoperativ.

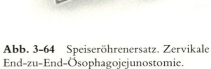

Abb. 3-64 Speiseröhrenersatz. Zervikale End-zu-End-Ösophagojejunostomie.

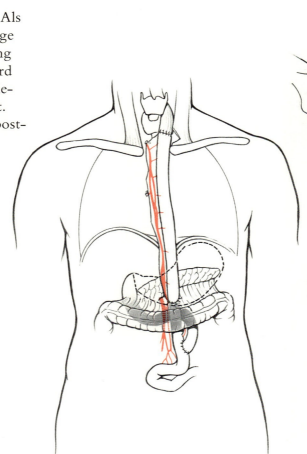

Abb. 3-65 Speiseröhrenersatz: Jejunuminterposition nach totaler Ösophagogastrektomie mit Duodenalverschluß und End-zu-Seit-Einpflanzung der zuführenden Schlinge in die interponierte Jejunumschlinge (Roux-Y).

Operationstechnik des freien Jejunuminterponats – Ersatz des zervikalen Ösophagus

H. U. Steinau und J. R. Siewert

Präparation des Jejunums

In Anbetracht der überreichlichen Gefäßversorgung ist die Transplantation des terminalen Ileums technisch oft günstig (Abb. 3-66a). Genausogut kann aber auch jedes, aufgrund seiner Gefäßarchitektur geeignete Areal des Jejunums zur freien Transplantation herangezogen werden (Abb. 3-66b).

In jedem Fall wird eine das Segment gut versorgende Darmarterie sowie die dazugehörige Vene möglichst nahe ihrem Ursprung aus der A. und V. mesenterica superior präpariert und dann zentral ligiert (Abb. 3-66a). Die Durchtrennung nach peripher hin sollte schräg erfolgen, um einen möglichst großen Gefäßquerschnitt zu erhalten.

Dann wird das gewählte Ileum- oder Jejunumsegment aus der Intestinalpassage ausgeschlossen.

Abdominale Anastomose

Die Darmkontinuität wird durch End-zu-End-Anastomose wiederhergestellt, das Abdomen kann verschlossen werden.

Interposition

Eine Perfusion des isolierten Darmsegmentes ist nicht erforderlich, da das Transplantat problemlos 3 bis 4 Stunden Ischämiezeit toleriert.

Im Bereich des Halses wird das Dünndarmsegment an das Gefäßsystem, je nach Situation durch End-zu-End-Anastomose, z. B. Dünndarmstammarterie und A. thyreoidea superior, A. thyreoidea inferior oder außerhalb des Bestrahlungsfeldes an die Gefäße in der Mohrheimschen Grube nach subkutaner Tunnelung angeschlossen. Der venöse Abfluß erfolgt über eine End-zu-Seit-Anastomose in die V. jugularis interna oder End-zu-End-Anastomose an die V. jugularis externa. (Abb. 3-66 c).

Beachte:
Es ist notwendig, die Gefäßanastomosen in mikrochirurgischer Operationstechnik unter dem Mikroskop auszuführen.

Ist eine sichere Durchblutung des Darmsegments gewährleistet, wird das transplantierte Segment zur Interposition zwischen Hypopharynx bzw. zervikalem Ösophagusstumpf und distalem Ösophagusstumpf vorbereitet, d. h. die Länge des Dünndarminterponats kann jetzt den Bedürfnissen angepaßt werden. Es ist sinnvoll, zunächst die intestinalen Anastomosen und dann erst die Gefäßanastomosen zu nähen (Vermeiden eines Abknickens der ernährenden Gefäße!).

Ist Dünndarm in überschießender Länge transplantiert worden, kann ein kleines Dünndarmsegment, gestielt an einer Gefäßarkade, nach außen vorverlegt werden, um postoperativ an ihm repräsentativ die Durchblutungsverhältnisse des interponierten Dünndarmsegments überprüfen zu können (sogenannter Monitor).

Die Interposition des Darmteils erfolgt isoperistaltisch mit jeweils 2 End-zu-End-Anastomosen oder durch End-zu-Seit-Anastomose (Abb. 3-66 c).

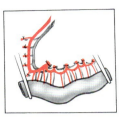
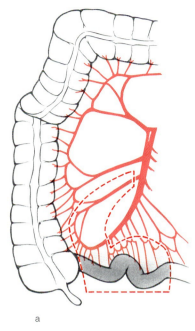
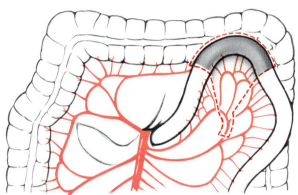

Abb. 3-66 a bis c Speiseröhrenersatz. Freie Dünndarmtransplantation.
a) Auswahl eines geeigneten Dünndarmsegmentes mit guter Stammarterie, z. B. der A. ileocolica oder eines ihrer Äste, Präparation des entsprechenden Ileumsegmentes.
b) Genausogut kann auch ein Jejunumsegment mit geeignet erscheinender Stammarterie und -vene präpariert werden.
c) Freie Dünndarmtransplantation zum Ersatz des zervikalen Ösophagus mit mikrochirurgischer Gefäßanastomosierung zwischen Gefäßstiel und V. jugularis bzw. A. thyreoidea sup. Die Intestinalpassage wird durch End-zu-Seit- oder End-zu-End-Anastomosen wiederhergestellt.

Radiogenes Ösophagostoma

Eine besondere Problematik bieten Patienten mit bestrahlungsbedingter Fistelbildung, die als Ösophago-Trachealfistel oder ösophagokutane Verbindung auftreten. Hier hat sich die Deckung des Defektes durch ein Dünndarm-Patch bewährt. Nach kontramesenterialer Eröffnung des Dünndarmsegmentes kann die Ösophaguswand reseziert und durch das Transplantat ersetzt werden. Überschüssig entnommenes Mesenterialfett sichert die Pars membranacea der Trachea zusätzlich ab.

Bei diesen schwerwiegenden Bestrahlungsfolgen sollte grundsätzlich der mikrochirurgische Gefäßanschluß in der Mohrheimschen Grube durchgeführt werden.

Operationstechnik der distalen Jejunuminterposition – Ersatz des distalen Ösophagus

Die Indikation zum Ersatz der distalen Speiseröhre durch Dünndarm ist in der Regel immer dann gegeben, wenn eine erweiterte Gastrektomie notwendig wird (z. B. beim Kardiakarzinom, siehe Kapitel 7).

Die einfachste Form des Ersatzes der distalen Speiseröhre ist die nach Roux ausgeschaltete Jejunumschlinge (siehe Abb. 3-63b). Die Präparation der Dünndarmschlinge erfolgt nach den im Abschnitt Operationstechnik der kompletten Dünndarminterposition angegebenen Prinzipien.

Naturgemäß kann die Schlinge entsprechend kürzer sein. Aus diesem Grunde ist der Ersatz der distalen Speiseröhre durch Dünndarm praktisch immer möglich. Die ösophagojejunale Anastomose erfolgt in der Regel End-zu-Seit. Es sind aber auch eine Fülle von speziellen Anastomosenformen in der Literatur beschrieben worden, die dem Schutz der Anastomose dienen und meist nach dem Prinzip der Jejunoplicatio funktionieren. Auf diese Techniken soll im Kapitel „Eingriffe beim Magenkarzinom" näher eingegangen werden.

Besonders dann, wenn die Anastomose deutlich oberhalb des Zwerchfells transhiatal angelegt werden soll (Vermeidung der Thorakotomie) hat sich die Anastomosierung mit einem EEA™-Instrument bewährt. Zu diesem Zweck wird der aborale Dünndarmschenkel offen belassen und durch diesen das EEA™-Gerät eingeführt. Durch eine Stichinzision wird der Dorn inmitten einer Tabaksbeutelnaht transmural nach außen geführt. Jetzt kann der Kopf des EEA™-Instrumentes aufgeschraubt und dann in die distale Speiseröhre eingeführt werden.

Die distale Speiseröhre muß mit einer zirkulären Tabaksbeutelnaht gefaßt werden. Diese kann entweder mit einer speziellen Wellenzange oder freihändig angelegt werden. Nachdem die zu anastomosierenden Enden durch die Tabaksbeutelnähte fest im EEA™ fixiert sind, wird die maschinelle Naht ausgeführt (siehe auch Abb. 11-23a bis c). Abschließend überprüft man die Dichtigkeit der Anastomose durch intraluminale Blau-Applikation oder besser durch digitale Austastung. Der blinde Schenkel der Jejunalschlinge kann abschließend mit einem TA™ 55 verschlossen werden (siehe auch Kapitel 11).

Drainagen

Für 6 bis 7 postoperative Tage wird die interponierte Dünndarmschlinge durch eine transnasal eingelegte Sonde entlastet. Der Bauchraum bzw. die Anastomose sollte für 3 bis 4 Tage mit einer Easy-flow-Drainage versorgt werden.

Komplikationen

In Anbetracht der oben dargestellten schwierigen Anatomie des Dünndarms muß bei jeder Form der Jejunuminterposition auch mit einer Mangeldurchblutung des Interponats gerechnet werden. In Anbetracht dieser Situation muß jede Abweichung vom postoperativen Verlauf die Aufmerksamkeit auf eine Interponatsnekrose lenken, die dann röntgenologisch oder endoskopisch bewiesen bzw. ausgeschlossen werden muß.

Ist es zu einer Interponatsnekrose gekommen, so verbleibt nur die Entfernung des Interponats mit Blindverschluß des oralen bzw. aboralen Intestinalorgans. Die Rekonstruktion muß sekundär nach vollständiger Abheilung der meist bestehenden Peritonitis oder Mediastinitis erfolgen.

Postoperative jejunale Ernährungssonde – Katheterjejunostomie
W. Brandmair

Nach jeder Form der Ösophagusersatzoperation, egal welches Organ zur Interposition verwandt worden ist, empfiehlt es sich, eine jejunale Ernährungssonde einzulegen. Damit können etwaige Insuffizienzen am Speiseröhrenersatzorgan postoperativ überbrückt werden. Langfristig kann bei allgemein verzögerter Rekonvaleszenz eine zusätzliche enterale Ernährung durchgeführt werden.

Zu diesem Zwecke bedient man sich mit Vorteil des jejunalen Stichkatheters. Bei dieser Kunststoffsonde stehen 2 zu öffnende Splitkanülen zur Verfügung.

Die 1. wird verwandt, um die Bauchdecke zu penetrieren, die 2. wird in die Serosa der 1. Dünndarmschlinge eingestochen und extramukös subserös in der Jejunalwand über 6–8 cm vorgeschoben (Abb. 3-67a). Dann erst wird die Mukosa des Jejunums perforiert und der Kunststoffkatheter in das Jejunallumen eingeführt (Abb. 3-67a), so daß das aborale Ende etwa 25 cm von der Einstichstelle entfernt zu liegen kommt. Die Durchtrittsstelle des Katheters am Dünndarm wird nach Entfernung der Stichkanüle mit einer Tabaksbeutelnaht verschlossen, darüber werden 3 bis 4 seroseröse Einzelknopfnähte angelegt (Abb. 3-67b bis e). Diese Fäden werden jeweils lang gelassen und an der lateralen Bauchwand fixiert.

Beachte:
Diese Nähte sind sehr sorgfältig durchzuführen, da die Verklebung zwischen viszeralem und parietalem Peritoneum an der Katheterdurchtrittsstelle bei sekundärer Katheterdislokation vor einer intraperitonealen Infusion und Ausbildung einer diffusen Peritonitis schützt.

Bevor der Katheter postoperativ benutzt werden kann, muß er röntgenologisch auf seine exakte Position hin kontrolliert werden. Nur bei so dokumentierter adäquater Lage kann eine enterale Ernährung begonnen werden. Nach der eigenen Erfahrung sollte diese Ernährung nicht zu früh postoperativ einsetzen. Ein geeigneter Zeitraum scheint der 6. bis 8. postoperative Tag zu sein, wobei zur Vermeidung von Nebenwirkungen die enterale Nährstoffzufuhr stufenweise aufgebaut werden sollte.

Nach Beendigung der enteralen Zusatzernährung kann der Jejunalkatheter einfach perkutan entfernt werden. Dünndarmfisteln haben wir nie beobachtet.

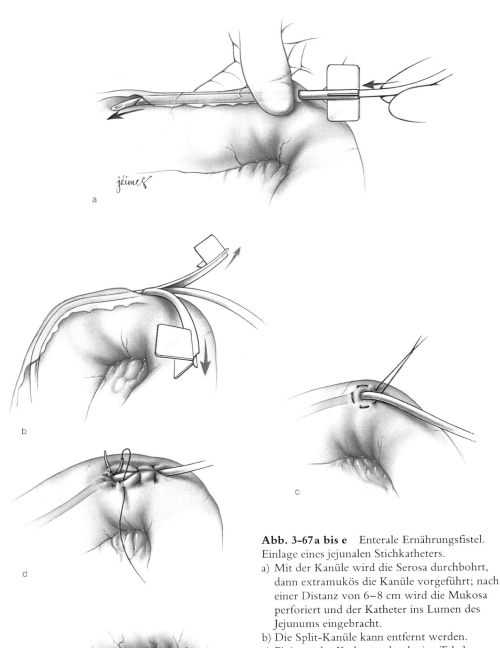

Abb. 3-67a bis e Enterale Ernährungsfistel. Einlage eines jejunalen Stichkatheters.
a) Mit der Kanüle wird die Serosa durchbohrt, dann extramukös die Kanüle vorgeführt; nach einer Distanz von 6–8 cm wird die Mukosa perforiert und der Katheter ins Lumen des Jejunums eingebracht.
b) Die Split-Kanüle kann entfernt werden.
c) Fixieren des Katheters durch eine Tabaksbeutelnaht.
d) Darüber hinaus wird der Katheter mit einigen Einzelknopfnähten eingewitzelt.
e) Abschließend wird die Insertionsstelle an das Peritoneum parietale der vorderen Bauchwand durch Einzelknopfnähte fixiert.

Weiterführende Literatur

1. Akiyama, H.: Surgery for carcinoma of the esophagus. Curr. Probl. Surg. XVII(2) (1980) 55
2. Akiyama, H., M. Tsurumaru, T. Kawamura et al.: Principles of surgical treatment for carcinoma of the esophagus. Analysis of lymph node involvement. Ann. Surg. 194 (1981) 438
3. Barbier, P. A., C. D. Becker, H. E. Wagner: Esophageal carcinoma: Patient selection for transhiatal esophagectomy. A prospective analysis of 50 consecutive cases. World J. Surg. 12 (1988) 263
4. Barbier, P. A., P. J. Luder, G. Schüpfer et al.: Quality of life and patterns of recurrence following transhiatal esophagectomy for cancer: Results of a prospective follow-up in 50 patients. World J. Surg. 12 (1988) 270
5. DeMeester, T. R., A. P. Barlow: Surgery and current management for cancer of the esophagus and cardia: Part I and II. Curr. Probl. Surg. 25 (1988) 477–605
6. Fink, U., A. Gossmann, G. Ries, P. Lukas, J. R. Siewert: Nichtchirurgische prä- und postoperative Therapieverfahren beim Plattenepithelcarcinom des Ösophagus. Z. Herz-, Thorax-, Gefäßchir. 2 (1988) 139–145
7. Finley, R. J., M. Gracé, J. H. Duff: Esophagogastrectomy without thoracotomy for carcinoma of the cardia and lower part of the esophagus. Surg. Gynec. Obstet. 160 (1985) 49
8. Flynn, M. B., R. D. Acland: Free intestinal autografts for reconstruction following pharyngo-laryngo-esophagectomy. Surg. Gynec. Obstet. 149 (1979) 858
9. Giuli, R., H. Sancho-Garnier: Diagnostic, therapeutic, and prognostic features of cancers of the esophagus: Results of the international prospective study conducted by the OESO group (790 patients). Surgery 99 (1986) 614
10. Heimlich, H. J.: Reversed gastric tube (RGT). Esophagoplasty for failure of colon, jejunum and prosthetic interposition. Ann. Surg. 182 (1975) 154
11. Ishida, K., S. Mori, K. Okamoto et al.: Results of extended dissection of lymph nodes in operation for thoracic esophageal cancer. In: Siewert, J. R., A. H. Hölscher (eds.): Diseases of the Esophagus, p. 694. Springer, Berlin–Heidelberg–New York–London–Paris–Tokyo 1988
12. Japanese Committee for Registration of Esophageal Cancer: A proposal for a new TNM classification of esophageal carcinoma. Jap. J. Clin. Oncol. 14 (1985) 625
13. Kodama, M., J. Shibata, Y. Shiogai, H. Yamagishi, T. Oka: Analysis of surgical treatment of esophageal cancer with the aim of obtaining better results. In: Siewert, J. R., A. H. Hölscher (eds.): Diseases of the Esophagus, p. 700. Springer, Berlin–Heidelberg–New York–London–Paris–Tokyo 1988
14. Kunath, U.: Ergebnisse und Erfahrungen mit der Oesophagektomie durch stumpfe Dissektion. Chirurg 52 (1981) 706
15. Kunath, U., P. Fischer: Radikalität und Lebenserwartung beim operierten Ösophagus- und Cardiakarzinom. Dtsch. med. Wschr. 109 (1984) 450
16. Lehr, L., N. Rupp, J. R. Siewert: Assessment of resectability of esophageal cancer by computed tomography and magnetic resonance imaging. Surgery 103 (1988) 344
17. Liebermann-Meffert, D., M. Raschke, J. R. Siewert: Quality of vasularisation of the gastric tube provided by the greater curvature? (in Vorbereitung)
18. Logan, A.: The surgical treatment of carcinoma of the esophagus and cardia. J. thorac. cardiovasc. Surg. 46 (1963) 150
19. McKeown, K. C.: Total three-stage oesophagectomy for cancer of the esophagus. Brit. J. Surg. 63 (1976) 259
20. Nishihira, T., T. Watanabe, M. Ohmori et al.: Long-term evaluation of patients treated by radical operation for carcinoma of the thoracic esophagus. World J. Surg. 8 (1984) 778
21. Ong, G. B., J. Wong: Jejunal replacement after pharyngo-laryngo-esophagectomy for carcinoma of hypopharynx. World J. Surg. 3 (1979) 381
22. Orringer, M. B.: Transhiatal esophagectomy without thoracotomy for carcinoma of the thoracic esophagus. Ann. Surg. 200 (1984) 282
23. Orringer, M. B., J. S. Orringer: Esophagectomy without thoracotomy: A dangerous operation? J. thorac. cardiovasc. Surg. 85 (1983) 72
24. Peracchia, A., R. Bardini, A. Ruol et al.: Blunt esophagectomy without thoracotomy for carcinoma of the esophagus: Experience in 127 patients. In: Siewert, J. R., A. H. Hölscher (eds.): Diseases of the Esophagus, 394. Springer, Berlin–Heidelberg–New York–London–Paris–Tokyo 1988
25. Roka, R., J. Funovics, B. Niederle, A. Fritsch: Die Entfernung des Karzinoms im Brustabschnitt der Speiseröhre ohne Thorakotomie. Wien. klin. Wschr. 94 (1982) 57
26. Sasaki, K., T. Muto, O. Tanaka, J. Sog: The significance of systemic lymphadenectomy for thoracic esophageal carcinoma. In: Siewert, J. R., A. H. Hölscher (eds.): Diseases of the Esophagus, p. 697. Springer, Berlin–Heidelberg–New York–London–Paris–Tokyo 1988
27. Siewert, J. R.: Esophageal cancer from the german point of view. Jap. J. Surg. 19 (1988)
28. Siewert, J. R.: Leistungen der Tumorchirurgie bei Tumoren der Speiseröhre. Langenbecks Arch. Chir. (Kongreßbericht 1988) 119
29. Siewert, J. R., A. H. Hölscher (eds.): Diseases of the Esophagus. Springer, Berlin–Heidelberg–New York–London–Paris–Tokyo 1988
30. Siewert, J. R., A. H. Hölscher, J. Adolf, H. Bartels, M. Hölscher, H. F. Weiser: Esophageal cancer: En-bloc esophagectomy with mediastinal lymphadenectomy and esophageal reconstruction with delayed urgency. In: Siewert, J. R., A. H. Hölscher (eds.): Diseases of the Esophagus. Springer, Berlin–Heidelberg–New York–London–Paris–Tokyo 1988
31. Siewert, J. R., A. H. Hölscher, Ö. P. Horváth: Transmediastinale Oesophagektomie. Langenbecks Arch. Chir. 367 (1986) 203
32. Siewert, J. R., A. H. Hölscher, J. D. Roder: Die en-bloc Resektion der Speiseröhre beim Oesophaguscarcinom. Langenbecks Arch. Chir. 373 (1988) 367–376
33. Siewert, J. R., J. Lange, K. Böttcher, K. Becker, A. Stier: Lymphadenektomie beim Magencarcinom. Langenbecks Arch. Chir. 368 (1986) 137
34. Siewert, J. R., J. D. Roder: Chirurgische Therapie des Plattenepithelcarcinoms des Oesophagus – erweiterte Radikalität. Langenbecks Arch. Chir. (Kongreßbericht) 372 (1987) 129
35. Skinner, D. B.: En bloc resection for neoplasms of the esophagus and cardia. J. thorac. cardiovasc. Surg. 85 (1983) 59
36. Skinner, D. B., M. K. Ferguson, A. Soriano, A. G. Little, V. M. Staszak: Selection of operation for esophageal cancer based on staging. Ann. Surg. 204 (1986) 391
37. Skinner, D. B., A. Soriano, A. G. Little, M. K. Ferguson: Selection of patients for en bloc esophagectomy. In: Siewert, J. R., A. H. Hölscher (eds.): Diseases of the Esophagus, p. 411. Springer, Berlin–Heidelberg–New York–London–Paris–Tokyo 1988
38. Steichen, F. M., M. M. Ravitch: Mechanical sutures in esophageal surgery. Ann. Surg. 191 (1980) 373
39. Steiger, Z., R. F. Wilson: Comparison of the results of esophagectomy with and without a thoracotomy. Surg. Gynec. Obstet. 153 (1981) 653
40. Steinau, H. U., E. Biemer, M. Bader, M. Hölscher, J. R. Siewert: Reconstruction of the cervical esophagus by microsurgical transfer of an intestinal segment. In: Siewert, J. R., A. H. Hölscher (eds.): Diseases of the Esophagus. Springer, Berlin–Heidelberg–New York–London–Paris–Tokyo 1988, p. 504–507
41. Steinau, H. U., E. Biemer: Plastisch-chirurgische Therapie des ausgedehnten radiogenen Pharyngo-Ösophagostomarezidivs. Chirurg 57 (1986) 746–752
42. Thomas, D. M., R. M. Langford, C. G. Russell, L. P. Le Quesne: The anatomical basis for gastric mobilization in total oesophagectomy. Brit. J. Surg. 66 (1979) 230
43. Ulrich, B., R. Kasperk, K. Grabitz, K. Kremer: Die Oesophagusresektion ohne Thorakotomie beim Carcinom. Chirurg 56 (1985) 251
44. Wadell, W. R., J. G. Scannell: Anterior approach to carcinoma of the superior mediastinal and cervical segments of the esophagus. M. thorac. Surg. 33 (1957) 663
45. Watanabe, H.: Surgical treatment of thoracic esophageal cancer. 38° Congresso Uruguayo de Cirugia, Montevideo, Dec. 7–11, 1987, Uruguay
46. Yamato, T., Y. Hamanaka, S. Hirata, K. Sakai: Esophagoplasty with an autogenous tubed gastric flap. Amer. J. Surg. 137 (1979) 597
47. Yoshida, M., M. Iwatsuka: Extended lymph node dissection for thoracic esophageal cancer. In: Siewert, J. R., A. H. Hölscher (eds.): Diseases of the Esophagus, p. 421. Springer, Berlin–Heidelberg–New York–London–Paris–Tokyo 1988

4 Eingriffe bei gutartigen Ösophaguserkrankungen

J. R. Siewert und A. H. Hölscher

Myotomie 57
Kurze distale Myotomie 57
   Definition 57
   Indikation 57
   Lagerung und Zugang 57
   Operationstechnik 57
   Präparation 57 – Myotomie 57 – Antirefluxoperation 58
   Drainagen 58
Lange distale Myotomie 59
   Definition 59
   Indikation 59
   Lagerung und Zugang 59
   Operationstechnik 59
   Präparation 59 – Myotomie 60 – Antirefluxoperation 60
   Drainagen 60
Komplikationen 60
Divertikulektomie 61
Zenkersches Hypopharynxdivertikel – Divertikelabtragung und obere Myotomie 61
   Definition 61
   Indikation 61
   Lagerung und Zugang 61
   Operationstechnik 61
   Präparation 61 – Myotomie 62 – Divertikelabtragung 62 – Divertikulopexie 62
   Drainagen 62
   Komplikationen 62
Epiphrenisches Divertikel – Divertikelabtragung und distale Myotomie . . 63
   Definition 63
   Indikation 63
   Lagerung und Zugang 63
   Operationstechnik 63
   Präparation 63 – Myotomie 64 – Divertikelabtragung 64 – Antirefluxoperation 64
   Drainagen 64
Traktionsdivertikel 65
   Zugang 65
   Operationstechnik 65
   Drainagen 65
Komplikationen 66
Weiterführende Literatur 66

Myotomie

Kurze distale Myotomie

Definition

Unter Myotomie versteht man die extramuköse Spaltung der Ösophagusmuskulatur, hier der distalen Ösophagusmuskulatur bis auf den Magen.

Indikation

Die distale Myotomie ist die adäquate Therapie der Achalasie. Sie kann auch für andere Motilitätsstörungen des unteren Ösophagussphinkters (hypertoner Sphinkter, etc.) herangezogen werden.

Lagerung und Zugang

Empfehlenswert ist eine Rückenlagerung des Patienten (Abb. 4-1). Dabei sollte der Patient über einer Rolle rekliniert werden, um einen guten Zugang zum Oberbauch zu gewinnen. Der Zugang erfolgt durch einen Oberbauchmedianschnitt.

Über Jahre ist die Frage des transabdominalen oder transthorakalen Zugangs diskutiert worden. Allgemein wird bei der kurzen distalen Myotomie heute der transabdominale Zugang bevorzugt. Er ist schonender und eröffnet einen besseren Zugang zur distalen Speiseröhre. Darüber hinaus können Antirefluxoperationen leicht gleichzeitig ausgeführt werden.

Operationstechnik

Präparation

Erster Schritt ist die Darstellung und Inzision des Peritoneum viszerale, das die vordere Seite des intraabdominalen Ösophagus deckt. Nachdem dieses Peritoneum eröffnet ist, kann die Speiseröhre, die auch bei der Achalasie im Sphinkterbereich schlank ist, zirkulär stumpf mit dem Finger umfahren und dieses Areal mit einem Zügel angeschlungen werden. Jetzt kann man die Speiseröhre, die möglichst mit einer dicken Gummisonde (Charr. 42) geschient ist, weiter in das Abdomen hineinziehen.

Myotomie

Die Myotomie selbst wird am besten links vom Truncus anterior des N. vagus, auf der Vorderseite oberhalb der Serosaumschlagfalte, also im Bereich des terminalen Ösophagus begonnen (Abb. 4-2). Im Bereich des Ösophagus ist die Ablösung der Muskulatur von der Schleimhaut leichter und gefahrloser als im Magenfundusbereich. Nachdem die Adventitia des Ösophagus mit der Schere inzidiert ist, dringt man am besten stumpf mit der Overholtschen Klemme schräg durch die muskuläre Ösophaguswand und durchtrennt die auf dem gespreizten Overholt sich anspannenden Muskelfasern. So gelangt man in eine relativ gut erkennbare submuköse Schicht, die sich mit der gebogenen Klemme leicht nach oral hin verfolgen und aufspreizen läßt. Die eigentliche Myotomie sollte ca. 4–5 cm lang

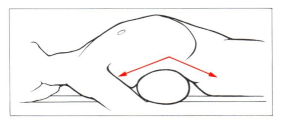

Abb. 4-1 Transabdominale Myotomie. Lagerung des Patienten und Zugang.

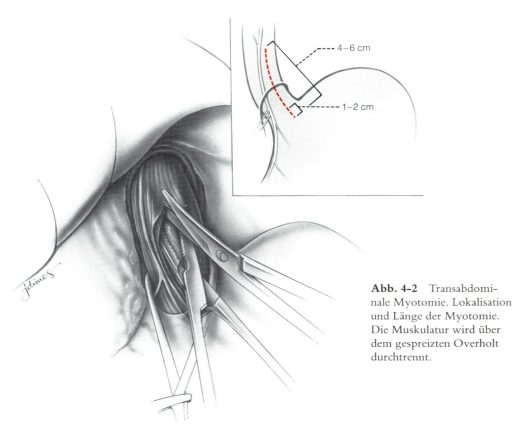

Abb. 4-2 Transabdominale Myotomie. Lokalisation und Länge der Myotomie. Die Muskulatur wird über dem gespreizten Overholt durchtrennt.

sein, entsprechend der manometrisch verifizierten Länge des unteren Ösophagussphinkters. Ist die Spaltung der Muskulatur komplett, wölbt sich die Ösophagusschleimhaut kissenartig aus der Myotomie hervor. Es dürfen keine zirkulären Fasern der Ösophagusmuskulatur zurückgelassen werden.

Beachte:
Die Myotomie muß nach aboral hin sicher die Magenwand erreichen.

Auf der anderen Seite ist es nicht notwendig, die Myotomie darüber hinaus auf der Magenwand fortzuführen. Im Gegenteil, es sollte die sogenannte Muskelschlinge nach Willis erhalten werden, da so postoperativ eine bessere Refluxkontrolle möglich ist.

Antirefluxoperation

Die Frage, ob nach Myotomie als Prophylaxe eines in etwa 20–30% der Fälle postoperativ auftretenden gastroösophagealen Refluxes gleichzeitig mit der Myotomie auch eine Antirefluxoperation ausgeführt werden sollte oder nicht, ist in der Literatur noch umstritten. Wir empfehlen die Anlage einer Antirefluxoperation, wobei man die Antirefluxventilbildung nicht zu aggressiv ausführen darf, um die ohnehin motilitätsgestörte Speiseröhre in ihrer Entleerung nicht zu behindern.

Am besten bewährt hat sich die Deckung der Myotomie mit einer sogenannten „Funduszipfelplastik" in Anlehnung an Thal.

Zu diesem Zweck wird der Magenfundus durch umschriebene Skelettierung an der großen Kurvatur mobilisiert und dann zipfelförmig in die Myotomie eingenäht. Zunächst erfolgen Einzelknopfnähte zwischen der Hinterkante der Magenfunduswandfalte und dem hinteren Muskelrand der Myotomie (Abb. 4-3a). Anschließend wird in einer 2. Nahtreihe die Vorderkante des Magenfunduszipfels mit dem vorderen Muskelrand der Speiseröhre wiederum durch Einzelknopfnähte vereinigt (Abb. 4-3b und c).

Vorteile dieser Magenfundusplastik sind die folgenden:

– die Plastik ist in der Lage, den postoperativen gastroösophagealen Reflux zu verhindern oder zumindest zu reduzieren,
– das Einnähen des Magenfunduszipfels hält die Myotomie offen und macht narbige Strikturen oder Rezidive selten,
– etwaige kleinere primäre oder sekundäre Perforationen der Ösophagusschleimhaut werden durch die Plastik sicher abgedeckt.

Drainagen

Im Falle der Deckung der Myotomie durch einen Magenfunduszipfel kann das Abdomen primär ohne Drainage verschlossen werden, gegebenenfalls kann ein Blutungsdrain für 24 bis 48 Stunden eingelegt werden.

Die postoperative Nahrungsaufnahme ist spätestens nach 48 Stunden gestattet.

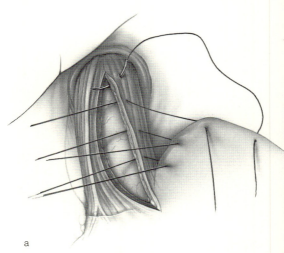

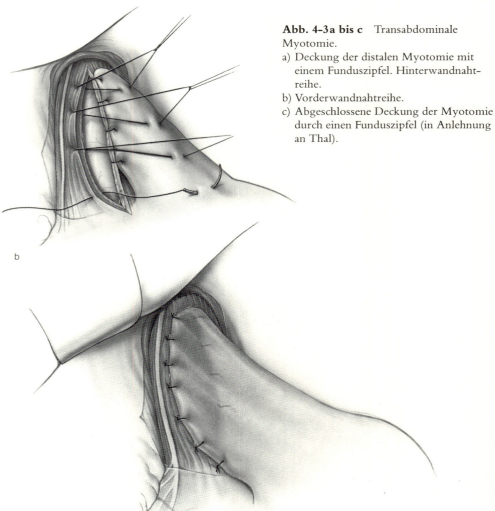

Abb. 4-3a bis c Transabdominale Myotomie.
a) Deckung der distalen Myotomie mit einem Funduszipfel. Hinterwandnahtreihe.
b) Vorderwandnahtreihe.
c) Abgeschlossene Deckung der Myotomie durch einen Funduszipfel (in Anlehnung an Thal).

Lange distale Myotomie

Definition

Spaltung der Ösophaguswandmuskulatur extramukös über eine längere Strecke des glattmuskulären distalen Ösophagus.

Indikation

Manometrisch verifizierter, konservativ nicht befriedigend therapierbarer diffuser Ösophagusspasmus oder Spasmen der Speiseröhre anderer Genese.

Lagerung und Zugang

Für die lange Myotomie ist ein linksseitiger transthorakaler Zugang empfehlenswert. Nur so kann übersichtlich und ausreichend lang die Speiseröhrenmuskulatur gespalten werden. Die Inzision erfolgt bei Rechtsseitenlage (90°) im 7. ICR links (Abb. 4-4a und b).

Operationstechnik

Nach Thorakotomie im 7. ICR wird die linksseitige Lunge mit einem feuchten Bauchtuch nach oben weggestopft und mit einem Haken aus dem Operationsfeld herausgehalten.

Präparation

Vor der Eröffnung der Pleura mediastinalis sollte die Speiseröhre mit einem dicken Gummirohr (Charr. 42) intubiert sein, so daß sie leicht hinter dem Herzen und jenseits der gut tastbaren Aorta identifiziert werden kann. Die Speiseröhre wird teils stumpf, teils scharf ausgelöst und dann mit einem Zügel angeschlungen.

Es ist nötig, die distale Speiseröhre aus dem Hiatus oesophageus auszulösen und das Zwerchfell über einige wenige Zentimeter nach links radiär zu spalten, um den Magenfundus mobilisieren zu können.

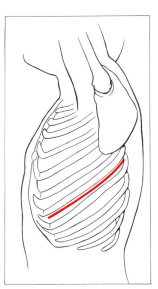

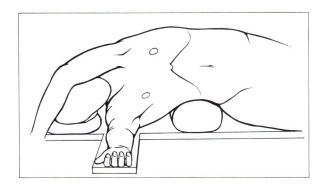

Abb. 4-4a und b Transthorakale linksseitige lange Myotomie. Lagerung des Patienten und Zugang.

Myotomie

Die eigentliche Myotomie beginnt wiederum mit einer schrägen Durchtrennung der Ösophagusmuskulatur mit einer Overholtschen Klemme (Abb. 4-5). Die sich anspannenden Muskelfasern werden jeweils durchtrennt. Man gelangt auf diese Weise in die gut präparierbare submuköse Wandschicht der Speiseröhre. Nun werden schrittweise die Muskelfasern mit der Overholtschen Klemme aufgeladen und dann über der gespreizten Klemme durchtrennt. Auf diese Weise kann je nach präoperativ erhobenem manometrischen Befund eine Myotomie über 10 oder auch 20 Zentimeter, gegebenenfalls bis zum Aortenbogen, durchgeführt werden. Beim diffusen Spasmus finden sich typische kleine myomähnliche Muskelknoten in der Speiseröhrenwand. Auch hier muß dafür Sorge getragen werden, daß die Myotomie sicher die Magenwand erreicht, aber sich auf dieser nicht wesentlich weiter nach aboral erstreckt.

Antirefluxoperation

Unter den gleichen Gesichtspunkten wie bei der kurzen Myotomie wird auch hier eine Magenfundusplastik durchgeführt, wobei die Zipfelbildung nicht die gesamte Myotomie decken kann, sondern ausschließlich die unteren 3–4 cm (Abb. 4-6). Die Operationstechnik entspricht der im Abschnitt „Kurze distale Myotomie" dargestellten.

Drainagen

Bei transthorakalem Zugang wird die Pleurahöhle wie üblich mit einer Saugdrainage verschlossen.

Komplikationen

Komplikationen nach distalen Myotomien sind in der beschriebenen Technik extrem selten. Gelegentlich beobachtete primäre oder sekundäre Schleimhautdefekte sind durch die Fundusplastik abgedeckt und kommen somit klinisch nicht zum Tragen.

Sehr selten einmal ist die Myotomie nicht ausreichend genug bis auf den Magen durchgeführt worden, so daß verbleibende querverlaufende Muskelfasern eine postoperative Dysphagie verursachen können. Diese kann aber durch eine zusätzliche Dilatation etwa 3 bis 4 Wochen postoperativ leicht überwunden werden.

Läsionen des N. vagus mit Motilitätsstörung des Magens sollten nicht vorkommen.

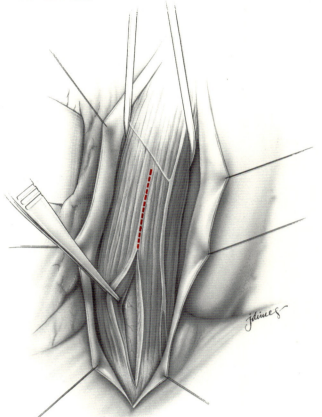

Abb. 4-5 Transthorakale lange Myotomie. Extramuköse Spaltung der Ösophagusmuskulatur. Die Länge der Myotomie richtet sich nach dem präoperativ erhobenen manometrischen Befund.

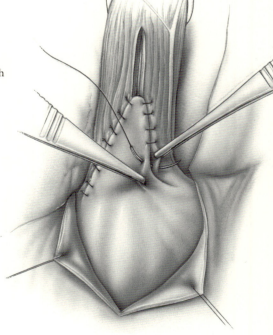

Abb. 4-6 Transthorakale lange Myotomie. Deckung des unteren Teils der langen Myotomie durch eine Funduszipfelplastik. Der Magenfundus wird transhiatal nach kurzer Spaltung des Zwerchfells präpariert.

Divertikulektomie

Zenkersches Hypopharynxdivertikel – Divertikelabtragung und obere Myotomie

Definition

Die Therapie des zervikalen Hypopharynxdivertikels besteht heute in der einzeitigen Divertikelabtragung mit gleichzeitiger Behandlung der zugrundeliegenden Funktionsstörung des oberen Ösophagussphinkters in Form einer proximalen Myotomie.

Das Hypopharynxdivertikel entwickelt sich immer oberhalb des oberen Ösophagussphinkters (anatomisch prominentester Anteil ist die Pars transversa des M. cricopharyngeus) und tritt im Bereich des sogenannten Kilianschen Dreiecks an der Hinterwand des Hypopharynx aus. Es entwickelt sich zwischen Ösophagus und Wirbelsäule mit einer Tendenz nach links hin.

Indikation

Jedes zervikale Hypopharynxdivertikel mit entsprechender Symptomatik.

Lagerung und Zugang

Der Patient wird auf den Rücken gelagert. Unter die Schultern wird eine Rolle gelegt, damit eine Reklination im Bereich der Halswirbelsäule stattfindet. Der Kopf wird nach rechts gedreht, damit die linke Halsseite gut zugängig wird.

Die Freilegung erfolgt durch eine Inzision entlang des Vorderrandes des linken M. sternocleidomastoideus (Abb. 4-7).

Operationstechnik

Bei Beginn der Operation ist eine dicke Gummisonde in den Ösophagus eingeführt worden. Gelegentlich gelingt dies in Anbetracht des Spasmus des oberen Ösophagussphinkters nicht, so daß die Sonde erst unter Fingerleitung durch den Chirurgen nach Freilegung der zervikalen Speiseröhre eingelegt werden kann.

Präparation

Nach Durchtrennung der Halsfaszie und Darstellung des linken Schilddrüsenlappens wird dieser mit einem Haltefaden nach vorne und medial luxiert. Die Speiseröhre ist aufgrund der Intubation mit einer Gummisonde leicht zu identifizieren. Die Operation beginnt mit der Darstellung des Hypopharynxdivertikels, das meist gut tastbar ist, da es häufig Speisereste enthält (Abb. 4-8). Das Divertikel besteht entsprechend der Pulsionsgenese nur aus Schleimhaut. Schrittweise müssen die häufig relativ dicken bindegewebigen Hüllen des Divertikels scharf durchtrennt werden, das Divertikel muß bis auf seinen Stiel hin zirkulär freipräpariert werden. Das Divertikel wird dann mit Ellis-Klemmen gefaßt und zunächst nach oral hin weggezogen (Abb. 4-9). Die Abtragung des Divertikels erfolgt erst später.

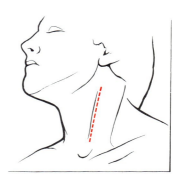

Abb. 4-7 Hypopharynxdivertikel. Zugang.

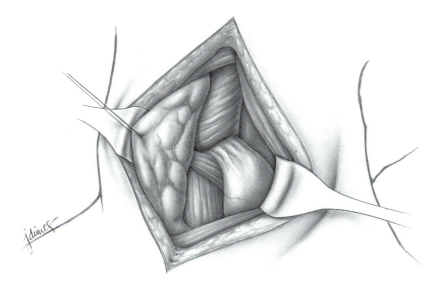

Abb. 4-8 Hypopharynxdivertikel. Darstellung. Freipräparation des linken Schilddrüsenlappens und Hervorluxieren desselben. Das Divertikel findet sich an der Hinterwand der Speiseröhre.

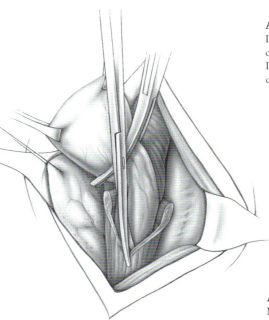

Abb. 4-9 Hypopharynxdivertikel. Myotomie. Nach Präparation des Divertikels wird die zervikale Myotomie über 4–5 cm ausgeführt.

Myotomie

Am Unterrand des Divertikelhalses findet sich nun die Pars transversa des M. cricopharyngeus, die meist deutlich verdickt ist und leicht identifiziert werden kann. Mit der Overholtschen Klemme wird diese Muskelschlinge unterfahren und dann durchtrennt (Abb. 4-9).

Beachte:
Die Pars transversa des M. cricopharyngeus selbst ist nur ca. 1 cm lang, die Myotomie muß aber über etwa 4–5 cm ausgeführt werden und umfaßt damit auch die Spaltung der oberen Speiseröhrenmuskulatur.

Auch hier ist eine sehr gut zu präparierende submuköse Schicht zu identifizieren, die mit der sich spreizenden Overholtschen Klemme geöffnet wird. Die sich auf dem gespreizten Instrument anspannenden Muskelfasern werden schrittweise durchtrennt.

Divertikelabtragung

Erst nach kompletter Myotomie erfolgt die Abtragung des Hypopharynxdivertikels. Diese kann entweder über einer Klemme mit einem Verschluß des Stieles durch fortlaufende Naht oder aber auch mit einem automatischen Nähapparat (TA™ 30) erfolgen (Abb. 4-10 a und b).

Eine weitere Deckung des Abtragungsrandes ist nicht notwendig.

Divertikulopexie

Bei kleineren Divertikeln kann auf die Divertikelabtragung verzichtet und statt dessen eine Divertikulopexie durchgeführt werden. Zu diesem Zweck wird das Divertikel an der Hinterwand des Hypopharynx nach oral hin gezogen und an prävertebralen Membranen mit 3 oder 4 Stichen fixiert (Abb. 4-11). Die Divertikulopexie hat den Vorteil, daß die Divertikelabtragung und damit die Versorgung des Divertikelhalses unterbleibt. Insuffizienzen sind damit ausgeschlossen.

Drainagen

Das Operationsgebiet wird mit einem Penrose- oder Easy-flow-Drain drainiert.

Abschließend wird die dicke Gummisonde durch eine normale Magensonde ersetzt, die jetzt meist ohne Probleme einführbar ist. Sie verbleibt für 3 bis 4 Tage.

Komplikationen

Bei der Präparation des zervikalen Divertikels und der Myotomie muß der N. recurrens links in seinem Verlauf dargestellt bzw. kontrolliert werden, um Läsionen zu vermeiden. Dennoch kommt es in 2–4% der Fälle zu postoperativen einseitigen Rekurrensparesen.

In 3–4% der Fälle entwickeln sich postoperativ Speichelfisteln als Folgen einer Insuffizienz an der Abtragungsfläche. Diese Speichelfisteln heilen bei guter äußerer Drainage in der Regel folgenlos ab. Allerdings machen sie eine vorübergehende parenterale Ernährung oder Ernährung über eine intestinale Sonde notwendig.

Eine seltene, aber besonders unangenehme Komplikation ist die Entwicklung einer Ösophagusstenose als Folge der Divertikelabtragung. Derartige Stenosen können auch über eine Speichelfistel und damit verbundener narbiger Ausheilung entstehen. Sie können aber auch Folge einer zu ausgedehnten Schleimhautmobilisation und Resektion bei der Divertikelabtragung sein. Aus diesem Grund darf die Divertikelabtragung immer nur über einer dicken Gummisonde erfolgen. Es ist der kleinere Fehler, ein Divertikel unvollständig abzutragen (spontane Rückbildung nach Myotomie!) als eine zu ausgedehnte Divertikelabtragung vorzunehmen. Die Letalität der zervikalen Divertikelabtragung ist deutlich unter 0,3%.

> **Cave**
> **Postoperative Stenosen bei zu radikaler Abtragung des Divertikels.**

Die Häufigkeit der Rezidiventwicklung steht in unmittelbarem Zusammenhang mit der Art des durchgeführten Eingriffes. Bei kombinierter Operation, d. h. Divertikelabtragung und Myotomie, ist die Rezidivquote unter 2%.

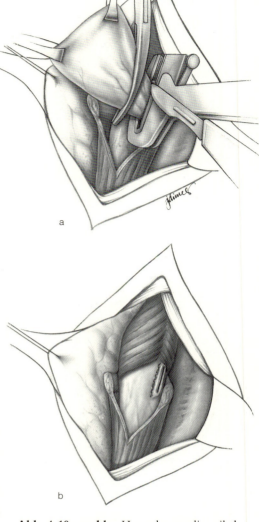

Abb. 4-10 a und b Hypopharynxdivertikel.
a) Abtragen des Divertikels und Verschluß der Basis mit automatischem Nähapparat (TA™ 30).
b) Abschlußbild. Der Divertikelhals ist verschlossen, die Myotomie vollständig.

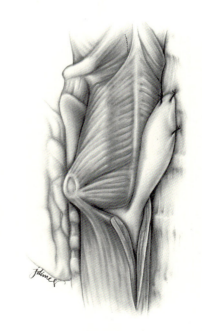

Abb. 4-11 Hypopharynxdivertikel. Divertikulopexie. Nach zervikaler Myotomie wird das Divertikel nach oral geschlagen und an der prävertebralen Membran fixiert.

Epiphrenisches Divertikel – Divertikelabtragung und distale Myotomie

Definition

Auch bei den epiphrenischen Divertikeln handelt es sich um sogenannte Pulsionsdivertikel, d. h. sie bestehen nur aus Mukosa und Submukosa. Sie sind praktisch immer Folge einer Motilitätsstörung im Bereich des unteren Ösophagussphinkters. Deshalb muß diese Motilitätsstörung mitbehandelt werden.

Indikation

Die Indikation zur Divertikulektomie leitet sich vom klinischen Beschwerdebild her. Üblich ist das Hervorwürgen unverdauter Nahrungsbestandteile, mögliche Aspiration sowie Refluxbeschwerden. Selten einmal können auch Funktionsstörungen wie bei der Achalasie das Bild beherrschen.

Lagerung und Zugang

90°-Seitenlagerung. Epiphrenische Divertikel müssen von linksthorakal (7. ICR) freigelegt und abgetragen werden (Abb. 4-12).

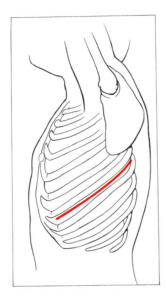

Abb. 4-12 Epiphrenisches Divertikel. Lagerung und Zugang.

Operationstechnik

Präoperativ sollte wiederum eine Schienung des Ösophagus mit einer dicken Gummisonde (Charr. 36–42) erfolgt sein.

Präparation

Nach Spaltung der Pleura mediastinalis wird die durch die Gummisonde leicht identifizierbare Speiseröhre zwischen Herz und Aorta freipräpariert und zunächst stumpf umfahren und angezügelt. Das Ösophagusdivertikel hat sich in aller Regel nach rechts und hinten hin entwickelt und muß hier zunächst allseits mobilisiert werden. Es kann dann mit Ellis-Klemmen gefaßt und nach vorne in das Operationsgebiet hineingezogen werden. Die Speiseröhre muß auch aboral dieses Divertikels angeschlungen sein (siehe Abb. 4-13).

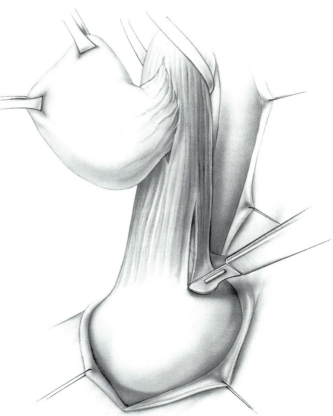

Abb. 4-13 Epiphrenisches Divertikel. Nach Präparation des Divertikels etwas seitlich in Richtung auf die große Kurvatur versetzte Myotomie.

Myotomie

Da die epiphrenischen Divertikel praktisch immer mit Funktionsstörungen des unteren Ösophagussphinkters (präoperative Manometrie!) einhergehen, ist als Regeleingriff die distale Myotomie der Divertikelabtragung hinzuzufügen.

Die Divertikelabtragung erfolgt auch hier erst nach der distalen Myotomie.

Die distale Myotomie wird nach Auslösung der Speiseröhre aus dem Hiatus oesophageus und Spaltung des Zwerchfells durch den Zwerchfellschenkel hindurch, wie im Abschnitt „Zenkersches Hypopharynxdivertikel" beschrieben, ausgeführt (Abb. 4-13).

Divertikelabtragung

Erst dann kann das epiphrenische Divertikel abgetragen werden. Auch dabei empfiehlt es sich, die Abtragung mit einem automatischen Nähapparat (TA™ 55) vorzunehmen (Abb. 4-14). Die Abtragung darf nicht zu basisnah erfolgen, um eine Schleimhautstenose im Bereich der Speiseröhre zu vermeiden. Steht genügend Muskelwand zur Verfügung, kann diese über die Naht gedeckt werden.

Antirefluxoperation

Hier schließt sich die Deckung der Myotomie mit einer Funduszipfelplastik an (Abb. 4-15).

Beachte:
Um diese Plastik spannungslos ausführen zu können, sollte die Myotomie an anderer Stelle als die Divertikelabtragung erfolgen (links des N. vagus truncus anterior).

Drainagen

Die linke Pleurahöhle wird mit einer Bülau-Drainage drainiert, das Zwerchfell rekonstruiert.

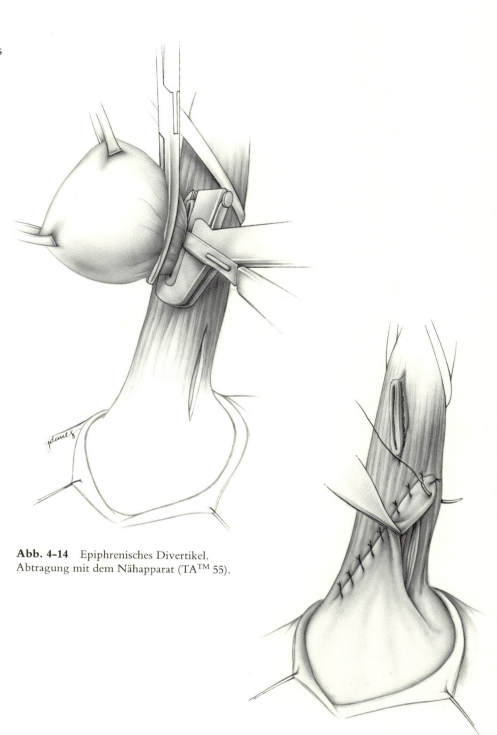

Abb. 4-14 Epiphrenisches Divertikel. Abtragung mit dem Nähapparat (TA™ 55).

Abb. 4-15 Epiphrenisches Divertikel. Deckung der Myotomie mit Funduszipfelplastik.

4 Eingriffe bei gutartigen Ösophaguserkrankungen 65

Traktionsdivertikel

Zugang

Die Freilegung des Traktionsdivertikels erfolgt durch eine rechtsseitige Thorakotomie im 5. oder 6. ICR (Abb. 4-16a und b).

Operationstechnik

Präoperativ sollte eine Gummisonde in die Speiseröhre eingeführt werden.
Das Divertikel wird freipräpariert und die Speiseröhre oral und aboral des Divertikels angeschlungen (Abb. 4-17). Das Divertikel entsteht hier aus der gesamten Ösophaguswand, also inklusive Muskulatur, und ist immer nach links hin zur Trachea bzw. zur Trachealbifurkation entwickelt. Das Divertikel wird abgetragen (Abb. 4-17 und 4-18) und die Basis mit dem Nähapparat oder durch fortlaufende Naht versorgt (Abb. 4-19a und b). Häufig besteht eine bindegewebige Brücke zur Pars membranacea der Trachea, die mit Umstechungsligatur versorgt wird.
Abschließend wird die Gummisonde aus der Speiseröhre entfernt und eine normale transnasal eingeführte Magensonde eingelegt.

Drainagen

Bülau-Drainage der rechten Pleurahöhle und schichtweiser Thoraxverschluß.

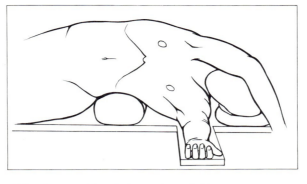
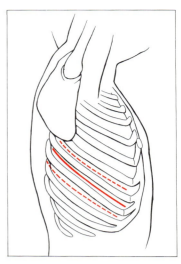

Abb. 4-16a und b Traktionsdivertikel im mittleren Drittel. Lagerung des Patienten. Zugang von rechts thorakal (5. oder 6. ICR).

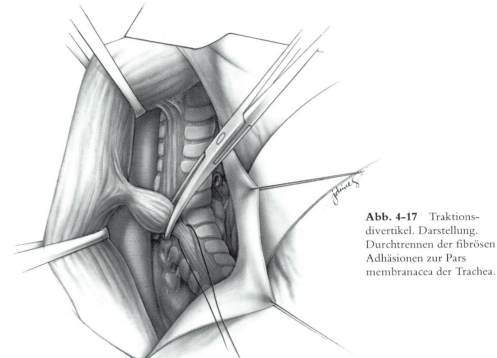

Abb. 4-17 Traktionsdivertikel. Darstellung. Durchtrennen der fibrösen Adhäsionen zur Pars membranacea der Trachea.

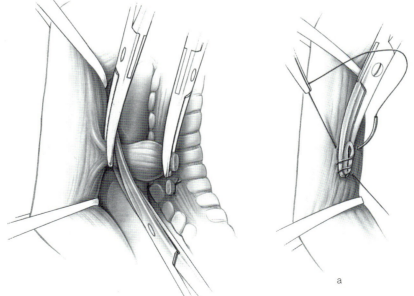
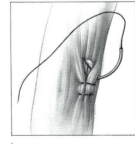

Abb. 4-18 Traktionsdivertikel. Abtragung des Divertikelhalses an der Ösophaguswand.

Abb. 4-19a und b Traktionsdivertikel.
a) Versorgung des Divertikelhalses durch fortlaufende Naht.
b) Gegebenenfalls Deckung der Naht durch Adaptation der Ösophagusmuskulatur mittels Einzelknopfnähten.

Komplikationen

Nach jeder Divertikelabtragung kann es zu einer Insuffizienz an der Abtragungslinie kommen. Deswegen ist eine gute gezielte äußere Drainage wichtig. Diese Insuffizienzen sind bei Verwendung des automatischen Nähapparates deutlich seltener geworden. Bei gleichzeitig ausgeführter distaler Myotomie heilen derartige Fisteln meist rasch und spontan bei innerer und äußerer Drainage ab.

Beachte:
Die Insuffizienz ist eine ernstzunehmende Komplikation und kann zum Pleuraempyem führen. Deswegen sollte der Versorgung der Divertikelabtragungsebene besondere Aufmerksamkeit gewidmet werden.

Weiterführende Literatur

1. Allen, T., O. T. Clagett: Changing concepts in the surgical treatment of pulsion diverticula of the lower esophagus. J. thorac. cardiovasc. Surg. 50 (1965) 455
2. Bonavina, L., N. A. Khan, T. R. DeMeester: Pharyngeoesophageal dysfunctions. Arch. Surg. 120 (1985) 541
3. Bruggemann, L. L., W. B. Seaman: Epiphrenic diverticula. An analysis of 80 cases. Amer. J. Roentgenol. 119 (1973) 266
4. Clagett, O. T., W. S. Payne: Surgical treatment of pulsion diverticula of the hypopharynx. One-stage resection in 478 cases. Dis. Chest 37 (1960) 257
5. Debas, H. T., W. S. Payne, A. J. Cameron, H. C. Carlsson: Physiopathology of lower esophageal diverticulum and its implications for treatment. Surg. Gynec. Obstet. 151 (1980) 593
6. Duranceau, A., M. J. Rheault, G. G. Jamieson: Physiologic response to cricopharyngeal myotomy and diverticulum suspension. Surgery 94 (1983) 655
7. Ellis, F. H.: Upper esophageal sphincter in health and disease. Surg. Clin. N. Amer. 51 (1971) 553
8. Ellis, F. H., J. F. Schlegel, V. P. Lynch, W. S. Payne: Cricopharyngeal myotomy for pharyngo-esophageal diverticulum. Ann. Surg. 170 (1969) 340
9. Evander, A., A. G. Little, M. K. Ferguson, D. B. Skinner: Diverticula of the mid- and lower esophagus: Pathogenesis and surgical management. World J. Surg. 10 (1986) 820
10. Goodman, H. I., I. H. Parne: Epiphrenic diverticula of the esophagus. J. Thorac. Surg. 23 (1952) 145
11. Habein, H. C. jr., H. J. Moersch, J. W. Kirklin: Diverticula of the lower part of the esophagus. A clinical study of 149 nonsurgical cases. Arch. intern. Med. 97 (1956) 768
12. Postlethwait, R. W.: Diverticula of the esophagus. In: Postlethwait, R. W. (ed.): Surgery of the esophagus, p. 119. Appelton-Century-Crofts, New York 1979
13. Vantrappen, G., W. Deloof: Esophageal diverticula. In: Schwiegle, H. (Hrsg.): Handbuch der inneren Medizin, Bd. 3, Teil 1: Diseases of the Esophagus, p. 591. Springer, Berlin–Heidelberg–New York 1974

5 Lokale Eingriffe bei Ösophagusvarizen

J. R. Siewert und H. Feussner

Definition	69
Indikation	69
Transmurale Varizenumstechung	69
Lagerung und Zugang	69
Operationstechnik	70
Präparation	70
Varizenumstechung	72
Drainagen	73
Komplikationen	73
Apparative Sperroperation	73
Indikation	73
Lagerung und Zugang	73
Operationstechnik	73
Präparation	73
Einbringen des Klammerapparates	74
Drainagen und Komplikationen	75
Weiterführende Literatur	75

Definition

Lokale chirurgische Verfahren zur Unterbrechung blutungsgefährdeter Ösophagusvarizen sind ein regionales Behandlungskonzept der portalen Hypertension, wie auch die endoskopische Sklerosierungsbehandlung, im Gegensatz zu den portosystemischen Shuntverfahren. Von den im Gefolge einer portalen Hypertension auftretenden Kollateralkreisläufen sind nur die portoazygalen Verbindungswege über die Vv. gastricae breves und die V. gastrica sinistra (V. coronaria ventriculi) des ösophagokardialen Übergangs klinisch bedeutungsvoll. Da die submuköse Lage der dilatierten Venenkonvolute in den distalen 5–8 cm des Ösophagus bei Ruptur der Gefäße zu lebensbedrohlichen intraluminalen Blutungen führt, erscheint es therapeutisch sinnvoll, den venösen Zustrom in diesen blutungsgefährdeten Abschnitt zu drosseln bzw. zu sperren, ohne die portale Leberperfusion zu beeinträchtigen (Abb. 5-1). Prinzipiell lassen sich die dazu vorgeschlagenen operationstechnischen Verfahren untergliedern in:

- Umstechungsverfahren
- transmurale Diskonnektionen
- Resektionen.

Indikation

Resektive Verfahren können aufgrund der hohen Letalität im allgemeinen nicht empfohlen werden.

Transmurale Diskonnektionen, auch unter Verwendung des Staplerapparates, sind zwar technisch einfach durchführbar, jedoch häufig von klinisch bedeutsamen Nebenwirkungen, wie z. B. Dysphagien, begleitet.

Unter den Umstechungsverfahren hat sich uns die Technik der transmuralen Varizenumstechung mit nachfolgender Fundoplicatio als einfaches und relativ schonendes Verfahren bewährt.

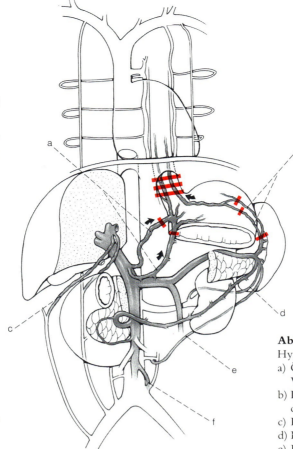

Transmurale Varizenumstechung

Lagerung und Zugang

Der Patient liegt in Rückenlagerung und leicht erhöhtem Oberkörper; der untere Thoraxbereich ist durch ein Polster angehoben (Abb. 5-2a).

Transnasal wird eine Magensonde der Stärke Charr. 36–42 gelegt.

Regelzugang ist der linksseitige Rippenbogenrandschnitt, der gegebenenfalls großbogig nach rechts erweitert werden kann. Noch bessere Übersicht verschafft eine quere Inzision im Oberbauch mit zusätzlicher Erweiterung in der Medianlinie zum Processus xiphoideus hin (Standardzugang zum Oberbauch, Abb. 5-2b).

Die transdiaphragmale Freilegung des distalen Ösophagus und Magenfundus durch eine linksseitige anterolaterale Thorakotomie (7. ICR) ist möglich, wird aber nur in Sonderfällen zu erwägen sein und kann nicht generell empfohlen werden.

Abb. 5-1 Portosystemische Shunts bei portaler Hypertension. Von 6 prinzipiellen Abflußwegen
a) Ösophagogastrale Anastomosen über die V. coronaria ventriculi
b) Lienogastroösophageale Anastomosen über die Vv. gastricae breves
c) Rekanalisierte Nabelvene
d) Direkte splenorenale Kollateralen
e) Kollateralen zwischen V. lienalis und retroperitonealem Venenplexus sowie zum
f) Plexus haemorrhoidalis
ziehen 2 durch die Kardia: Diese werden durch die transmurale Umstechung unterbrochen.

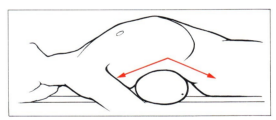

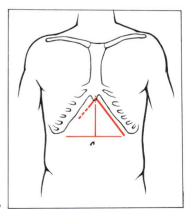

Abb. 5-2a und b Transmurale Varizenumstechung.
a) Lagerung. Der Patient liegt in Rückenlage; die untere Thoraxapertur ist durch ein Polster angehoben.
b) Zugang. Regelzugang ist der linksseitige Rippenbogenrandschnitt, der gegebenenfalls nach rechts erweitert werden kann (gestrichelte Linie). Eine sehr gute Übersicht bietet auch die quere Oberbauchlaparotomie mit zusätzlicher Inzision zum Xyphoid.

Operationstechnik

Präparation

Als 1. Operationsschritt erfolgt die Skelettierung des Magenfundus an der großen Kurvatur, beginnend etwa an der Grenzlinie zwischen den Versorgungsgebieten der A. gastroepiploica dextra und sinistra. Die Bursa omentalis wird dort eröffnet und der gesamte Magenfundus oralwärts serosanah skelettiert (Abb. 5-3).

Grundsätzlich muß die Präparation und Skelettierung mit großer Sorgfalt und schrittweise erfolgen, da die zugrundeliegende portale Hypertension starke Blutungen auch aus kleinsten Gefäßen begünstigt. Bereits minimale Läsionen der Vv. gastricae breves oder der immer vergrößerten Milz erschweren durch massive Blutung das weitere Vorgehen.

Beachte:
Deswegen hat jedem Operationsschritt eine sorgfältige Blutstillung zu folgen.

Die Milz wird nicht routinemäßig entfernt, doch kann die Splenektomie bei technischen Problemen das weitere Vorgehen erleichtern oder auch zur Behandlung eines Hypersplenismus indiziert sein.

Nach vollständiger Skelettierung des Magenfundus im Bereich der großen Kurvatur erfolgt von links her die Freipräparation des Ösophagus, dessen Darstellung durch Palpation der präoperativ gelegten Magensonde erleichtert wird. Die präösophageale peritoneale Umschlagfalte wird durchtrennt und der Ösophagus von links mit dem Zeigefinger umfahren und mit einem Zügel angeschlungen (Abb. 5-4). Die Trunci N. vagi sollen dabei, wenn möglich, geschont werden. Der hintere Stamm liegt deutlich vom Ösophagus disloziert, so daß er meist keine Probleme bereitet. Der anteriore Stamm ist dagegen gefährdeter, er sollte deshalb dargestellt werden. Trotzdem kommt es bei der Umstechung häufig zur Läsion; die funktionellen Folgen sind aber gering.

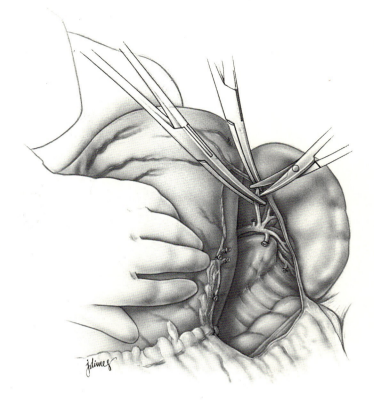

Abb. 5-3 Transmurale Varizenumstechung. Die Unterbindung entlang der großen Kurvatur beginnt am Ende des Versorgungsgebietes der A. gastroepiploica, zusätzlich erfolgt die Ligatur der A. lienalis.

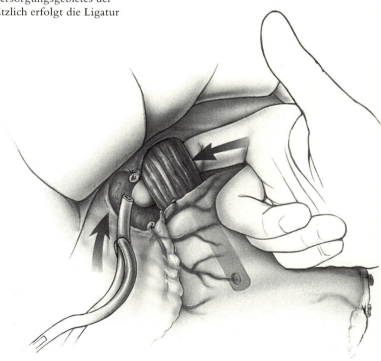

Abb. 5-4 Nach Inzision der präösophagealen Umschlagfalte wird der distale Ösophagus ausgelöst, von links mit dem Zeigefinger umfahren und mit einem Zügel angeschlungen. Der hintere Stamm des N. vagus wird nicht miteinbezogen.

Eine Vergrößerung des linken Leberlappens bei zirrhotischer Leber kann den Zugang zum distalen Ösophagus erheblich erschweren, da der linke Leberlappen den Hiatus überdecken und nicht zurückgeschlagen werden kann. In diesen Fällen ist es möglich, die Leber vorsichtig unter Durchtrennung des Lig. triangulare vom Zwerchfell abzulösen und die Freilegung des distalen Ösophagus oberhalb der Leber subphrenisch durchzuführen (Abb. 5-5).

Nach Auslösung des Ösophagus wird die Skelettierung entlang der kleinen Kurvatur rechts des Ösophagus fortgesetzt (Abb. 5-6). Hier erfolgt die Skelettierung nur so weit, daß die nachfolgende Fundoplicatio spannungslos angelegt werden kann.

Zur Unterbrechung der rechtsseitigen Varizenzuflüsse wird das kleine Netz möglichst nah der Pars flaccida der Leber angeschlungen und die V. coronaria ventriculi mit einem dicken Seidenfaden ligiert (Abb. 5-7a).

Damit ist auch der rechtsseitige Zufluß zu den Varizen über die kleine Kurvatur gesperrt. Die V. coronaria ventriculi muß ein 2. Mal an ihrem Abgang aus der V. portae ligiert werden (Abb. 5-7b). Dazu wird der Magen hochgeschlagen und die Vene am Oberrand des Pankreas, vor der A. gastrica sinistra aufgesucht und umstochen.

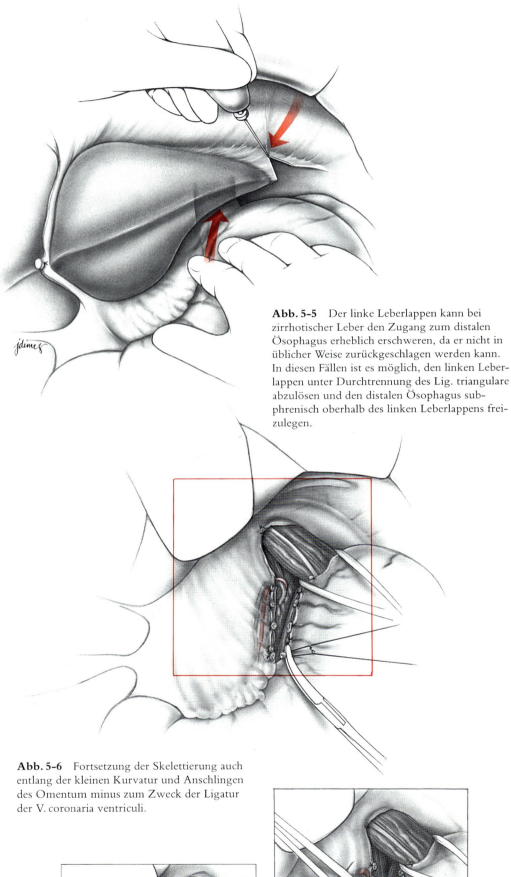

Abb. 5-5 Der linke Leberlappen kann bei zirrhotischer Leber den Zugang zum distalen Ösophagus erheblich erschweren, da er nicht in üblicher Weise zurückgeschlagen werden kann. In diesen Fällen ist es möglich, den linken Leberlappen unter Durchtrennung des Lig. triangulare abzulösen und den distalen Ösophagus subphrenisch oberhalb des linken Leberlappens freizulegen.

Abb. 5-6 Fortsetzung der Skelettierung auch entlang der kleinen Kurvatur und Anschlingen des Omentum minus zum Zweck der Ligatur der V. coronaria ventriculi.

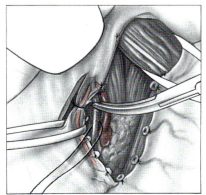

Abb. 5-7a und b
a) Anschlingen der Pars flaccida mit Ligatur der V. coronaria ventriculi magennah.
b) Zusätzliche Ligatur der V. coronaria pfortadernah.

Varizenumstechung

Die eigentliche Varizenumstechung wird mit synthetischem resorbierbarem Nahtmaterial (3–0) in Form von Einzelknopfnähten, die die gesamte Ösophaguswand einbeziehen, durchgeführt. Dabei wird die Nadel durch die gesamte Wand hindurch bis auf die Magensonde geführt, 1–2 mm zurückgezogen und dann (transmural) ausgestochen, um sicher die unmittelbar submukös gelegenen Venen zu umstechen und so zu tamponieren, die Naht aber extramukös zu legen. Die einzelnen Nähte werden treppenförmig in 5 bis 6 Reihen übereinander angelegt, beginnend am kranialen Fundus und sich erstreckend über 5–6 cm des distalen Ösophagus (Abb. 5-8).

Dabei muß auch die Hinterwand des Ösophagus übersichtlich dargelegt und versorgt werden, da hier der Hauptzufluß zu den Varizen erfolgt. Eine ausreichende Mobilisation des Ösophagus ist dabei wesentliche Voraussetzung.

Bei noch liegendem Magenschlauch wird dann eine Fundoplicatio in typischer Weise aus der Magenfundusvorderwand gebildet. Dazu wird die Fundusvorderwand auf einen Finger aufgeladen, hinter den distalen Ösophagus geführt, rechts mit einer Ellis-Klemme gefaßt und dann mit einer korrespondierenden Partnerfalte der linken Vorderwand vernäht (Abb. 5-9a bis c) (siehe auch Kapitel 6, Abschnitt Fundoplicatio).

Beachte:
Die Anlage der Fundoplicatio ist ein wesentlicher Bestandteil dieses operativen Vorgehens, um

– den transmural durchstochenen distalen Ösophagus im Falle einer lokalen Nekroseentstehung zu sichern, und
– zusätzlich eine Tamponade von Magenfundusvarizen zu erreichen.

In Analogie zur Fundoplicatio bei der Refluxösophagitis wird die Fundusmanschette locker um den mit der Magensonde intubierten Ösophagus gelegt und durch 3 bis 4 seroseröse Einzelknopfnähte vernäht. Nur mit dem distalsten Stich wird die Magenvorderwand miterfaßt (Abb. 5-9b).

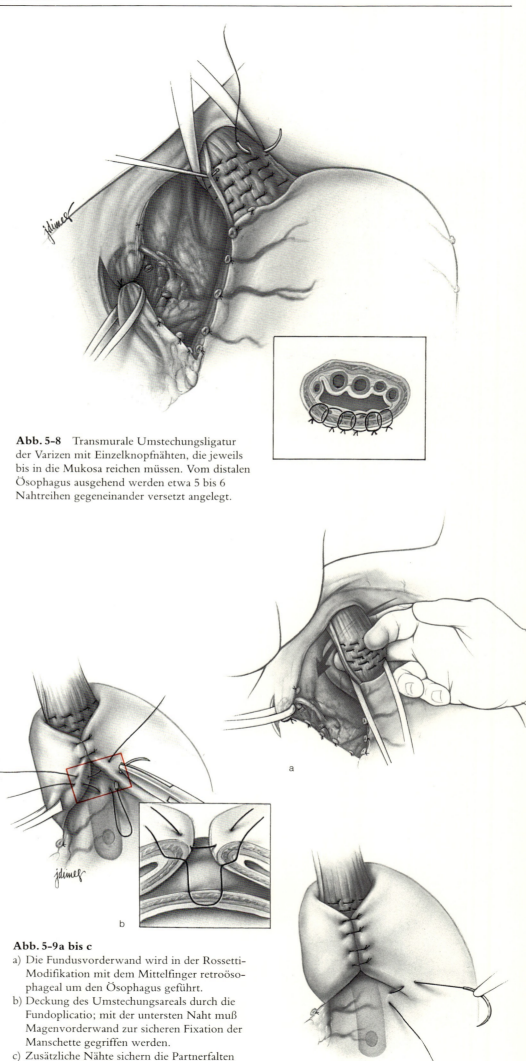

Abb. 5-8 Transmurale Umstechungsligatur der Varizen mit Einzelknopfnähten, die jeweils bis in die Mukosa reichen müssen. Vom distalen Ösophagus ausgehend werden etwa 5 bis 6 Nahtreihen gegeneinander versetzt angelegt.

Abb. 5-9a bis c
a) Die Fundusvorderwand wird in der Rossetti-Modifikation mit dem Mittelfinger retroösophageal um den Ösophagus geführt.
b) Deckung des Umstechungsareals durch die Fundoplicatio; mit der untersten Naht muß Magenvorderwand zur sicheren Fixation der Manschette gegriffen werden.
c) Zusätzliche Nähte sichern die Partnerfalten am Unterrand (2 bis 3 Stiche).

Drainagen

Eine Blutungsdrainage und eine dünne Magensonde für die ersten 1 bis 2 postoperativen Tage sind empfehlenswert. Die Nahrungsaufnahme kann ab dem 3. postoperativen Tag begonnen werden (flüssigbreiige Diät).

Komplikationen

In Anbetracht der portalen Hypertension, die auch am Ende der Operation keine Entlastung, sondern eher eine Verstärkung durch multiple Ligaturen erfährt, sind Nachblutungen nicht selten. Wichtig ist deshalb eine sorgfältige Blutstillung während der Operation und an ihrem Ende.

Als Folge der Skelettierung und der Umstechung im Bereich des terminalen Ösophagus sind kleinere oder ausgedehntere Ösophaguswand- oder Magenfundusnekrosen denkbar.

Beachte:
Diese sind dann häufiger, wenn präoperativ mehrere Sklerosierungen stattgefunden haben.

Bei guter Drainage können derartige Wandnekrosen konservativ behandelt werden. Häufig kommt es aber zu einem Infekt des meist bestehenden Aszites mit folgender diffuser Peritonitis, die dann in der Mehrzahl der Fälle letal verläuft.

Wird am Ende der Operation die Fundoplicatio erzwungen, d. h. nicht spannungsfrei angelegt, können postoperative Manschettenkomplikationen entstehen (siehe Kapitel 6, Abschnitt Fundoplicatio).

Apparative Sperroperation

Indikation

Mit zunehmender Verbreitung der Nähapparate (EEA^{TM}-Stapler bzw. STPU-Apparat, siehe auch Kapitel 11) bietet sich als Alternativverfahren die apparative Sperroperation mittels Stapler an. Bei ausreichender Erfahrung mit den maschinellen Klammerapparaten ist die apparative transmurale Diskonnektion des distalen Ösophagus technisch unproblematisch und zur Beherrschung der Ösophagusvarizenblutung (nicht der Fundusvarizenblutung) ausreichend effektiv.

Lagerung und Zugang

In analoger Weise zur Technik der transmuralen Umstechung wird der Patient mit leicht erhöhtem Oberkörper gelagert (siehe Abb. 5-2a).
Zugangsweg ist der Oberbauchmittelschnitt oder die anderen oben angegebenen Zugänge (siehe Abb. 5-2b).

Operationstechnik

Präparation

Nach Darstellung des Hiatus oesophageus wird ein ausreichender Anteil des Magens an der großen und kleinen Kurvatur skelettiert, an die die Freipräparation und Anzügelung des Ösophagus angeschlossen wird. Hierbei gelten dieselben Regeln wie beim Vorgehen zur transmuralen Varizenumstechung. Die kleine Kurvatur wird kurzstreckig skelettiert, das Omentum minus angeschlungen und die V. coronaria ventriculi, wie oben beschrieben, ligiert.

Einbringen des Klammerapparates

Etwa 2 bis 3 Querfinger unterhalb der Kardia wird eine ca. 5 cm lange, in der Korpuslängsachse verlaufende Gastrotomie zwischen 2 Haltefäden angelegt, die den Durchtritt des Staplerkopfes gestatten muß. Bei der meist ausgeprägten portalen Hypertension sind submuköse Umstechungsnähte sinnvoll (siehe Abb. 5-8).

Nach Entfernen des den Ösophagus schienenden Magenschlauches und Vorlegen einer Resektionsligatur wird der Nähapparat in den Ösophagus vorgeschoben und nach Positionierung des Kopfes unmittelbar oberhalb des ösophagokardialen Übergangs geöffnet (Abb. 5-10a). Der Ösophagus wird nun im Bereich der Distanzstrecke zwischen den beiden Kopfhalbschalen des Staplers ligiert, so daß die Resektionsligatur dem Geräteschaft fest anliegt, der Nähapparat sodann geschlossen (Abb. 5-10b).

Cave

Gelegentlich ist die Ösophaguswand so dick und fibrös, daß dieses Manöver nicht oder nur unvollständig gelingt. In diesen Fällen muß auf die manuelle transmurale Umstechung ausgewichen werden.

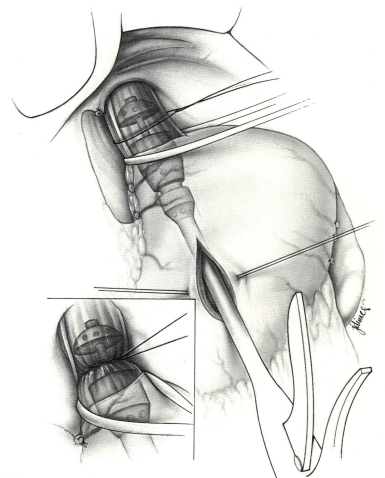

Abb. 5-10a Der Maschinenkopf wird über die Gastrostomie bis in Höhe des terminalen Ösophagus vorgeschoben. Die Dissektionsligatur ist vorbereitet.

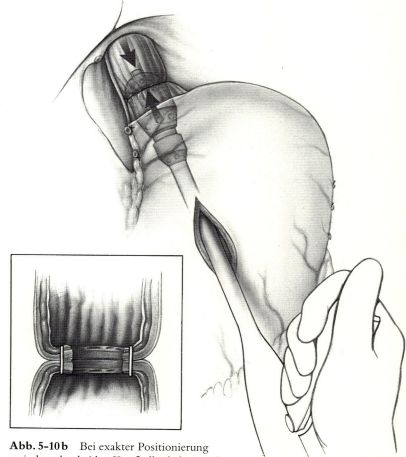

Abb. 5-10b Bei exakter Positionierung zwischen den beiden Kopfhalbschalen wird die Dissektionsligatur geknüpft und der EEA™-Stapler geschlossen.

Eine exakte Ausrichtung des Apparateschaftes in der Längsachse des Ösophagus ist unbedingt erforderlich, da ein Verkanten der Klammernaht eine Insuffizienz erheblich begünstigt. Vor Entfernen des Staplers überzeuge man sich vom kompletten Schluß des Gerätes.

Bevor die Gastrotomie in üblicher Weise verschlossen werden kann (Abb. 5-11), muß die resezierte Ösophagusmanschette überprüft werden. Sie besteht aus einem geschlossenen, ca. 1 cm breiten Ösophagussegment. Darüber hinaus kann die Ösophagusnaht von intraluminal mit dem tastenden Finger kontrolliert werden.

Vor Beendigung der Operation wird unter Fingerführung eine dünne Magensonde über die Resektionsstelle in den Magen eingelegt.

Beachte:
Eine Blau-Instillation kann die Dichtigkeit der Naht noch einmal absichern.

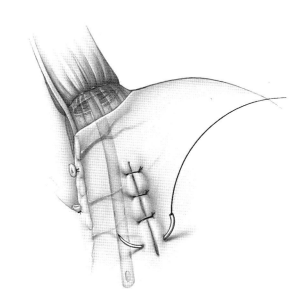

Abb. 5-11 Verschluß der Gastrostomie mit einreihigen Einzelknopfnähten.

Drainagen und Komplikationen

Die Sonde sollte für 3 bis 5 Tage belassen werden, wobei eine Dauerabsaugung des Magens sinnvoll ist. Auch diese Operation kann durch eine Fundoplicatio ergänzt werden (siehe Kapitel 6, Abschnitt Fundoplicatio).

Jede apparative Sperroperation führt letztendlich zu einer Anastomosierung im Bereich des terminalen Ösophagus, die wie jede Anastomose insuffizient werden kann. Derartige Insuffizienzen können bei guter innerer und äußerer Drainage konservativ behandelt werden und günstig verlaufen. Häufig kommt es aber, wie bei den Wandnekrosen, nach Umstechung zu einer Infektion des meist bestehenden Aszites mit folgender Peritonitis.

In diesem Fall besteht eine hohe vitale Gefährdung.

Eine andere typische Komplikation ist die Entwicklung einer Striktur. Mit derartigen Strikturen ist in 10–20% der Fälle zu rechnen. Sie bedürfen der postoperativen Bougierung.

Weiterführende Literatur

1. Johnston, G. W.: Oesophageal transsection and devascularization procedures. In: Westaby, D., B. R. D. Macdougall, R. Williams (eds.): Variceal Bleeding, Pitman, London 1982
2. Siewert, J. R., H. D. Becker: Transmurale Varizenumstechung und Fundoplicatio als Notoperation der akuten Ösophagusvarizenblutung. Chirurg 50 (1979) 82
3. Sugiura, M., S. Futagawa: Results of 636 oesophageal transsections and paraoesophagogastric devascularization in the treatment of oesophageal varices. J. Vasc. Surg. 1 (1984) 254
4. Wanamaker, S. R., H. Cooperman, L. C. Carey: Use of EEA stapling instrument for control of bleeding esophageal varices. Surgery 94 (1983) 620
5. Weese, J. L., J. R. Starling, C. E. Yale: Control of bleeding esophageal varices by transabdominal esophageal transsection, gastric devascularization and splenectomy. Surg. Gastroenterology 3 (1984) 31

6 Eingriffe bei Refluxkrankheit

Mit Teilbeiträgen von
C. Aelvoet, M. R. Christiaens, A. Csendes,
J. A. Gruwez, O. Korn, T. Lerut, M. Rossetti,
J. R. Siewert und H. F. Weiser

Fundoplicatio
J. R. Siewert und H. F. Weiser 79
Definition 79
Indikation 79
Lagerung und Zugang 79
Operationstechnik 80
Präparation 80
Fundoplicatio 81
Drainagen 82
Komplikationen 83
Weiterführende Literatur 84

Belsey-Mark-IV-Operation
T. Lerut, M. R. Christiaens, C. Aelvoet und J. A. Gruwez 85
Definition 85
Lagerung und Zugang 85
Operationstechnik 85
Präparation 85
Vernähen der Zwerchfellschenkel 87
Fundoplicatio 87
Subdiaphragmale Redression 89
Drainagen 89
Komplikationen 89
Weiterführende Literatur 89

Antirefluxprothese aus Silikon nach Angelchik
H. F. Weiser und J. R. Siewert 90
Definition 90
Indikation 90
Lagerung und Zugang 90
Operationstechnik 90
Präparation 90
Einbringen der Prothese 91
Einengung des Hiatus oesophageus 92
Fundopexie 92
Drainagen 92
Komplikationen 93
Weiterführende Literatur 94

Die modifizierte Operation nach Hill
A. Csendes und O. Korn 95
Definition 95
Indikation 95
Lagerung und Zugang 96
Operationstechnik 96
Selektiv proximale Vagotomie 96
Einengung der Kardia („Cardia calibration") 97

Einengung des Hiatus oesophageus 98
Hintere Gastropexie 98
Vordere Gastropexie 99

Drainagen 99
Weiterführende Literatur 99

Vorgehen bei Hiatushernien, extrahiatalen Hernien, Zwerchfellruptur und Relaxatio diaphragmatica
M. Rossetti 100

Hiatushernien 100

Definition 100
    Axiale Hernie 100 – Paraösophageale Hernie 100 – Gemischte Hiatushernie 100

Indikation 101
Lagerung und Zugang 101
Operationstechnik bei der paraösophagealen Hiatushernie bzw. Mischhernie 101
    Reposition 101 – Hiatuseinengung 102 – Fundoplicatio und Gastropexie 102

Drainagen 103
Extrahiatale Hernien 104

Definition, Indikation, Lagerung und Zugang 104
Operationstechnik 104
    Zwerchfellinzision 104 – Zwerchfellnaht 104

Traumatische Zwerchfellruptur 105
Relaxatio diaphragmatica 105
Weiterführende Literatur 105

Fundoplicatio

J. R. Siewert
und H. F. Weiser

Definition

Unter Fundoplicatio versteht man eine zirkuläre Umscheidung der terminalen Speiseröhre mit einer Fundusmanschette zum Zwecke der Wiederherstellung einer kardialen Ventilfunktion.

Indikation

Die chirurgische Antirefluxtherapie ist indiziert, wenn nach konsequent durchgeführter konservativer Therapie über mindestens 3 bis maximal 6 Monate kein Abheilen bzw. keine Befundbesserung der Refluxösophagitis erreicht werden konnte, oder wenn unter konsequent durchgeführter konservativer Therapie Komplikationen im Sinne von Blutungen, Ulzera oder floriden Stenosen auftreten. Eine weitere Indikation zur chirurgischen Intervention stellen Refluxrezidive dar, die in bis zu 40% der Fälle unter medikamentöser Langzeittherapie zu erwarten sind, und die durch erneute H_2-Rezeptor-Antagonisten-Therapie nicht oder nur unzureichend zu beeinflussen sind.

Lagerung und Zugang

Der Eingriff wird in Rückenlage des Patienten, nach Unterpolsterung der Wirbelsäule distal der Schulterblätter mit einer ca. 10 cm im Durchmesser messenden, quergelegten Tuchrolle durchgeführt (Abb. 6-1 a).

Beachte:
Vor Beginn der Operation wird der Ösophagus mit einem Schlundrohr (Charr. 36–42 F) intubiert, um so nicht nur die intraoperative Identifizierung des Ösophagus zu erleichtern, sondern auch um eine unerwünschte Lumeneinengung der Speiseröhre bei Schluß der Fundoplicatio zu verhindern.

Der Zugang erfolgt über eine mediane Oberbauchlaparotomie. Die Inzision wird genau in der Mittellinie unter linkskonvexer Umschneidung des Nabels geführt (Abb. 6-1 b). Kranial des Nabels verbleibt die Inzision streng im Bereich der Linea alba, so daß in der Regel nur eine Faszienschicht durchtrennt werden muß, bis das präperitoneale Fett zum Vorschein kommt. Der spätere Bauchdeckenverschluß erfolgt allschichtig einreihig mit einer fortlaufend doppelt geführten, monofil-resorbierbaren Naht der Stärke 2–0.

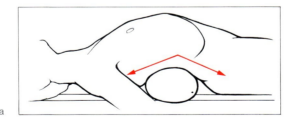

Abb. 6-1a und b Fundoplicatio.
a) Lagerung des Patienten: Reklinierte Rückenlage.
b) Zugang: Oberbauchmedianschnitt.

Operationstechnik

Präparation

Zunächst wird das Lig. triangulare sinistrum scharf durchtrennt und der linke Leberlappen nach rechts umgeschlagen. Auf diese Weise kann der Hiatus oesophageus übersichtlich eingestellt werden (Abb. 6-2).

Unter Zug am Magen in der Längsachse des Ösophagus wird die präösophageale peritoneale Umschlagfalte beidseits bis zum Erreichen der Zwerchfellschenkel inzidiert (Abb. 6-2). Nach stumpfem Abschieben der Membrana oesophagophrenica findet man laterodorsal der Pars abdominalis oesophagei auf beiden Seiten den Zugang zum unteren hinteren Mediastinum.

Nun wird das dorsal des Ösophagus liegende lockere Bindegewebe mit dem tastenden Finger stumpf abgedrängt und der abdominale Ösophagus umfahren (Abb. 6-3). Die digitale Präparation wird nach oralwärts fortgesetzt, bis allseits lockeres mediastinales Bindegewebe erreicht ist. Rechte und linke Pleuraumschlagfalte bleiben dabei unverletzt.

Abschließend wird der über 3–4 cm mobilisierte terminale Ösophagus mit einem Gummizügel angeschlungen (Abb. 6-3 und 6-4).

> **Cave**
> **Perforationsgefahr der Ösophagushinterwand bei stumpfer Mobilisation der terminalen Speiseröhre.**

Die vagale Innervation bleibt bei diesen Operationsschritten unberührt. Bei der Isolierung des Ösophagus sind die beiden Stämme des N. vagus leicht darstellbar. Der vordere Truncus, der in der Regel der Ösophaguswand dicht anliegt, kommt später innerhalb der Manschette zu liegen, während der hintere Truncus wegen seiner nur lockeren Verbindung zum Ösophagus im dorsalen mediastinalen Bindegewebe, d. h. außerhalb der später zu formenden Fundusmanschette verbleibt. Die Rr. hepatici bleiben ebenfalls unverletzt, die Manschettenbildung erfolgt oral der Rr. hepatici (siehe Abb. 6-5).

Beachte:
Nach Anschlingen des abdominalen Ösophagus ist eine Skelettierung der großen Kurvatur des Fundus in jedem Fall erforderlich, um eine ausreichende Beweglichkeit des Fundus als wesentliche Voraussetzung für die spannungsfreie Anlage der Fundusmanschette zu erreichen (Abb. 6-4).

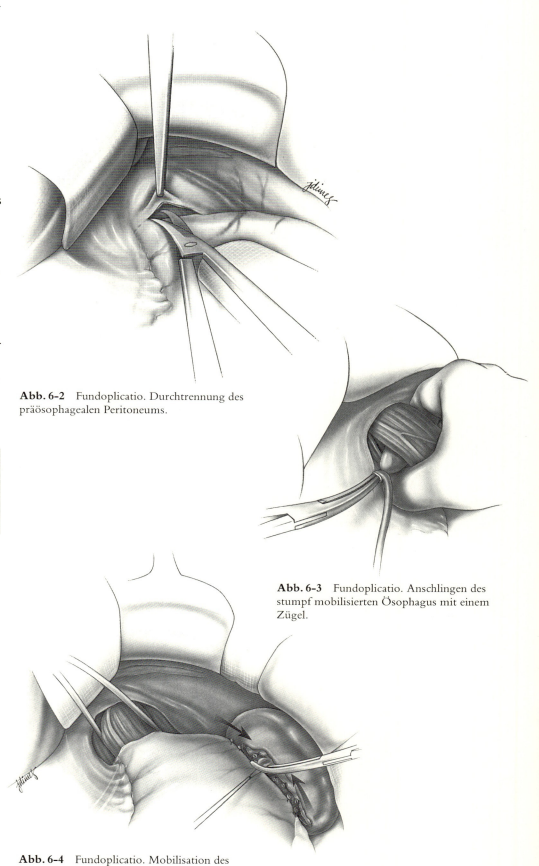

Abb. 6-2 Fundoplicatio. Durchtrennung des präösophagealen Peritoneums.

Abb. 6-3 Fundoplicatio. Anschlingen des stumpf mobilisierten Ösophagus mit einem Zügel.

Abb. 6-4 Fundoplicatio. Mobilisation des Magenfundus. Durchtrennung der Vasa brevia im Lig. gastrolienale.

Fundoplicatio

Nach partieller Durchtrennung des Lig. gastrolienale (Abb. 6-4) kann nun eine aus Fundusvorderwand bestehende Fundusfalte mit einem Finger hinter der Speiseröhre und vor dem im mediastinalen Bindegewebe fixierten hinteren Vagusstamm hindurchgeführt werden (Abb. 6-5 und 6-6).

Die Kontur dieser Falte erscheint rechts vom Ösophagus (Abb. 6-6); sie wird mit 2 Ellis-Klemmen gefaßt und so in situ gehalten (Abb. 6-7). Bei ausreichender Skelettierung des Magenfundus kann spannungslos eine ausreichend weite Manschette gebildet werden.

> **Cave**
> **Magenwandverletzung durch zu starken Zug an den Ellis-Klemmen.**

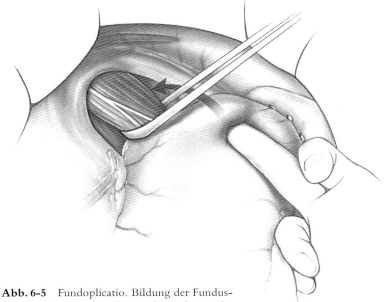

Abb. 6-5 Fundoplicatio. Bildung der Fundusfalte aus der Magenvorderwand (Vorderwand-Technik der Fundoplicatio).

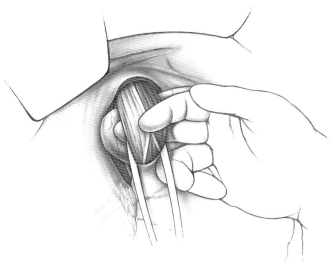

Abb. 6-6 Fundoplicatio. Bildung der Fundusmanschette. Retroösophageales Herumführen der Magenfundusfalte.

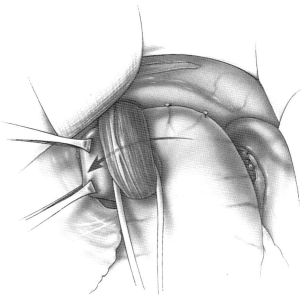

Abb. 6-7 Fundoplicatio. Bildung der Fundusmanschette. Fassen der Magenfundusfalte mit 2 Ellis-Klemmen.

Zum Manschettenschluß genügen 3 bis 4 Einzelknopfnähte (Abb. 6-8).

Beachte:
Die Manschette soll nicht breiter als 2 bis 3 cm sein.

Zur Vermeidung einer möglichen Ösophaguswandläsion verzichten wir auf eine Fixation der Fundoplicatio an der Ösophagusvorderwand. Eine Ausnahme bildet lediglich die letzte, aboral gelegene Naht, bei der in Höhe der peritonealen Umschlagfalte die Serosa der Kardiaregion mitgefaßt wird (Abb. 6-8).

Beachte:
Die unterste Naht dient der Fixation der Manschette.

> **Cave**
> **Streng seromuskuläre Stichführung! Bei transmuraler Stichführung und postoperativer Magendistension Ausreißen der Fäden und Magenfistelbildung möglich.**

Als Nahtmaterial werden intermittierend 3–0 synthetische resorbierbare und nichtresorbierbare Fäden verwandt, um so unter Mitverwendung nichtresorbierbaren Nahtmaterials einer Manschettenlösung durch vorzeitige Fadenresorption entgegenzuwirken.

Nach Schluß der Manschette muß diese so locker liegen, daß der Operateur mit dem Zeigefinger zwischen intubiertem Ösophagus und Fundusmanschette ohne weiteres hindurchfassen kann (Abb. 6-9).

Einengungen im Bereich des Hiatus sind nur notwendig, wenn der Hiatus besonders weit ist und eine intrathorakale Verlagerung der Manschette zu erwarten ist.

Beachte:
Die Manschette soll so locker wie möglich angelegt werden.

Am Ende der Operation werden, um eine Auskrempelung der Manschette zu verhindern, zwischen dem Unterrand der Manschette und der Magenvorderwand 2 bis 3 Einzelknopfnähte gelegt (Abb. 6-10). Die Stichführung ist ebenfalls streng seromuskulär.

Durchgreifende Nähte sind auch hier wegen der Gefahr der postoperativen Fistelung zu vermeiden.

Drainagen

Eine Drainage ist nicht notwendig. Ist das Operationsgebiet nicht ganz bluttrocken, kann eine Easy-flow-Drainage für 24 Stunden eingelegt werden.

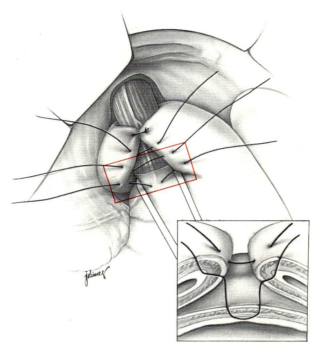

Abb. 6-8 Fundoplicatio. Schluß der Fundusmanschette. Fixation der Fundusmanschette durch seromuskuläres Mitfassen der Kardiawand mit der untersten Naht.

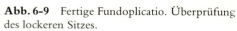

Abb. 6-9 Fertige Fundoplicatio. Überprüfung des lockeren Sitzes.

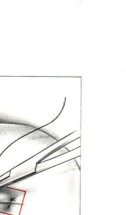

Abb. 6-10 Fundoplicatio. Fixation der Fundusmanschette auf der Magenfundusvorderwand.

Komplikationen

Von einem *Refluxrezidiv* nach Antirefluxoperation muß gesprochen werden, wenn ein gastroösophagealer Reflux nach einem längeren oder kürzeren Zeitintervall postoperativ erneut nachweisbar wird. Dies ist in aller Regel der Fall, wenn es postoperativ zu einem *Öffnen der Fundusmanschette* (Abb. 6-11 d) gekommen ist. Ursache dafür kann eine primär zu eng angelegte, d. h. unter Spannung stehende Fundoplicatio (Abb. 6-11 e), selten einmal ein ungewolltes Lösen von Knoten bzw. ein vorzeitiges Brüchigwerden von resorbierbarem Nahtmaterial sein.

Eine typische, wenn auch seltene Komplikation der Fundoplicatio ist das postoperative Auskrempeln der Manschette, das sogenannte *Teleskopphänomen* (Abb. 6-11 c). Die Kardia steigt bei dieser Komplikation, dem Längszug des Ösophagus folgend – einem Teleskopmechanismus vergleichbar – aus der Manschette empor. Die umgekrempelte Manschette kann ihre Funktion nicht mehr erfüllen, da sie im Bereich des Magenfundus bzw. Korpus zu liegen kommt. Die Folgen sind, wie bei der Manschettenlösung, ein Refluxrezidiv und zusätzlich Passagestörungen im Bereich des Magenfundus aufgrund der manschettenbedingten Einengung. Ursache für diese Komplikation ist in der Regel eine unzureichende Befestigung der Manschette, insbesondere bei gleichzeitig durchgeführter proximalgastrischer Vagotomie.

Die schwerwiegendste Komplikation der Fundoplicatio ist die *Ösophagusperforation*. Wird die Läsion intraoperativ bemerkt, so läßt sich die Situation durch Übernähung und sorgfältige Deckung der Naht durch die Fundusmanschette beherrschen. Die früh postoperativ auftretende bzw. intraoperativ unbemerkt verbliebene Ösophaguswandläsion verläuft dagegen in einem hohen Prozentsatz tödlich.

Magenfisteln, die als Folge eines Ausreißens von Manschettennähten entstehen, gehen ebenfalls mit einer hohen Letalität einher. Eine geeignete Technik, d. h. streng seromuskuläre Stichführung und Vermeiden von Magenwandläsionen durch Instrumentenzug sind die beste Prophylaxe gegen diese Komplikationen.

Durch Zug am Fundus oder aber durch direkte Traumatisierung kann es zu *Milzverletzungen* kommen, die eine Splenektomie erfordern. Die Rate derartiger akzidenteller Splenektomien wird mit 5–7% angegeben. Daß diese Milzentfernung eine nicht unbedeutende Begleiterscheinung ist, zeigt die sprunghaft ansteigende Komplikationsrate. Subphrenische Abszesse (1:10) sowie Wundinfektionen (1:16) werden praktisch nur nach Splenektomie beobachtet.

Neben passageren postoperativen Dysphagien durch eine im Laufe von 3 Monaten nachlassende Superkontinenz der Manschette kann eine Reihe von Fundoplicatio-typischen Langzeitkomplikationen zur Beobachtung kommen.

Folge mangelhafter Operationstechnik ist die *zu enge Manschette* (siehe Abb. 6-11 e) mit dadurch hervorgerufenen persistierenden Dysphagien. Bei unzureichender Fundusmobilisierung kann es gelegentlich einmal vorkommen, daß zuwenig Material zur Bildung der Fundusmanschette zur Verfügung steht. Wird in einem derartigen Fall die Manschettenbildung erzwungen, entsteht das Bild der zu engen Manschette.

Auch eine zu *tief angelegte Manschette* führt zum Rezidiv (Abb. 6-11 b).

In ca. 3% der Fälle ist mit einem sogenannten *Denervationssyndrom* (Abb. 6-11 f) zu rechnen, das mit einer Magendilatation, gelegentlich verbunden mit passageren Diarrhöen und gehäuften Blähungen, einhergeht. Die Kombination aus zu enger Manschette und ungewollter Magendenervierung kann zu ausgeprägter Magendilatation im Sinne des Gasbloat-Syndroms Anlaß geben (Abb. 6-11 f).

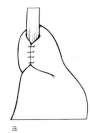 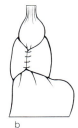 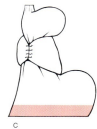

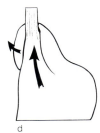 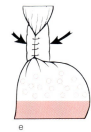 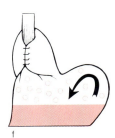

Abb. 6-11a bis f Manschettenkomplikationen nach Fundoplicatio.
a) Normalbefund.
b) Zu tief angelegte Manschette.
c) Teleskop-Phänomen.
d) Gelöste Manschette.
e) Zu enge Manschette.
f) Denervationssyndrom bzw. Gas-bloat-Syndrom.

Weiterführende Literatur

1. Ackermann, C., L. Margreth, C. Muller: Symptoms ten or twenty years after fundoplication. In: Siewert, J. R., A. H. Hölscher (eds.): Diseases of the Esophagus, p. 1198. Springer, Berlin–Heidelberg–New York–London–Paris–Tokyo 1988
2. Bancewicz, J., M. Mughal, M. Marples: The lower esophageal sphincter after floppy Nissen fundoplication. Brit. J. Surg. 74 (1987) 162
3. Boesby, S., H. R. Sorensen, T. Madsen, L. Wallin: Failures after surgical treatment of patients with hiatus hernia and reflux symptoms. Scand. J. Gastroent. 17 (1982) 219
4. Brand, D. L., I. R. Eastwood, D. Martin, W. B. Carter, C. E. Pope: Esophageal symptoms, manometry, and histology before and after antireflux surgery. Gastroenterology 76 (1979) 1393
5. DeMeester, T. R., L. Bonavina, M. Albertucci: Nissen fundoplication for gastroesophageal reflux disease: evaluation of primary repair in 100 consecutive patients. Ann. Surg. 204 (1986) 9
6. DeMeester, T. R., L. F. Johnson, A. H. Kent: Evaluation of current operations for the prevention of gastroesophageal reflux. Ann. Surg. 180 (1974) 511
7. DeMeester, T. R., H. R. Matthews (eds.): International Trends of General Thoracic Surgery, Volume 3: Benign Esophageal Disease. Mosby, St. Louis 1987
8. DeMeester, T. R., D. B. Skinner (eds.): Esophageal Disorders: Pathophysiology and Therapy, p. 191. Raven Press, New York 1985
9. Donahue, P. E., S. Samelson, L. M. Nyhus, C. T. Bombeck: The floppy Nissen fundoplication: effective long-term control of pathologic reflux. Arch. Surg. 120 (1985) 663
10. Ellis, H. F., R. E. Crozier: Reflux control by fundoplication: A clinical and manometric assessment of the Nissen operation. Ann. thorac. Surg. 38 (4) (1984) 387
11. Festen, C.: Paraesophageal hernia: a major complication of Nissen's fundoplication. J. pediat. Surg. 16 (4) (1981) 496
12. Gouge, T. H.: The complete, loose fundoplication: results of operation for severe reflux esophagitis 1975–1985. In: Siewert, J. R., A. H. Hölscher (eds.): Diseases of the Esophagus, p. 1226. Springer, Berlin–Heidelberg–New York–London–Paris–Tokyo 1988
13. Henderson, R. D., G. Maryatt: Total fundoplication gastroplasty: Long-term follow-up in 500 patients. J. thorac. cardiovasc. Surg. 85 (1983) 81
14. Hennessy, T. P. J.: Surgery of the Oesophagus. Ballière Tindall, Paris 1986
15. Jamieson, G. G.: Anti-reflux operations: How do they work? Brit. J. Surg. 74 (1987) 155
16. Leonardi, H. K., H. F. Ellis: Complications of the Nissen fundoplication. Surg. Clin. N. Amer. 63 (6) (1983) 1155
17. Maher, J. W., M. P. Hocking, E. R. Woodward: The fate of the intrathoracic fundoplication: review of 112 cases. In: DeMeester, T. R., D. B. Skinner (eds.): Esophageal Disorders: Pathophysiology and Therapy, p. 191. Raven Press, New York 1985
18. Mansour, K. A., H. G. Burton, J. I. Miller, C. R. Hatcher jr.: Complications of intrathoracic Nissen fundoplication. Ann. thorac. Surg. 32 (2) (1981) 173
19. Negre, J. B.: Post-fundoplication symptoms. Do they restrict the success of Nissen fundoplication? Ann. Surg. 198 (6) (1983) 698
20. Nissen, R.: Eine einfache Operation zur Behandlung der Refluxösophagitis. Schweiz. med. Wschr. 86 (1956) 590
21. Postlethwait, R. W.: Surgery of the Oesophagus, 2nd edition. Appleton-Century-Crofts, Hemel Hempstead 1986
22. Siewert, J. R., A. L. Blum: Postsurgical syndromes: The esophagus. Clin. Gastroent. 8 (2) (1984) 271
23. Siewert, J. R., H. Feussner: Treatment of peptic esophagitis: Nissen repair. In: Nyhus, L. M., R. E. Condon (eds.): Hernia, 3. ed. Lippincott, Philadelphia 1989
24. Siewert, J. R., H. F. Weiser: Reinterventionen nach Antirefluxoperationen. Chirurg 55 (1984) 373
25. Siewert, J. R., H. F. Weiser, G. Lepsien, G. Schattenmann, H. J. Peiper: Das Teleskop-Phänomen. Chirurgie 48 (1977) 640
26. Skinner, D. B.: Complications of surgery for gastroesophageal reflux. World J. Surg. 1 (1977) 485
27. Weiser, H. F., J. R. Siewert: Chirurgische Therapie der Refluxösophagitis. Verdauungskrankheiten 4 (1986) 130
28. Weiser, H. F., Y. Q. Wu, J. R. Siewert: Supercontinence following antireflux surgery–evaluation by pH-metry. Dig. Surg. 1 (1984) 1985

Belsey-Mark-IV-Operation

T. Lerut, M. R. Christiaens, C. Aelvoet und J. A. Gruwez

Definition

Das Prinzip der Belsey-Mark-IV-Operation ist die Wiederherstellung eines intraabdominalen Abschnitts des Ösophagus, der durch den positiven Druck im Abdomen verschlossen werden soll.

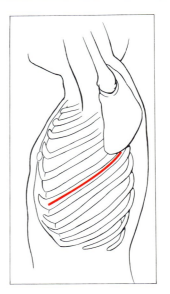

Abb. 6-12 Die Inzision verläuft am Oberrand der 6. Rippe links der langen Rückenmuskulatur an der Dorsalseite bis zum Rippenknorpel an der Ventralseite.

Lagerung und Zugang

Die Operation wird durch eine Thorakotomie im 7. ICR ausgeführt (Abb. 6-12). Diese erlaubt eine ausgiebige Mobilisierung des Ösophagus bis zum Aortenbogen, im Gegensatz zu den von abdominal her ausgeführten Operationen, welche diese Mobilisierung nur beschränkt erlauben.

Operationstechnik

Präparation

Nach Inzision der mediastinalen Pleura wird der distale Ösophagus freipräpariert und mobilisiert (Abb. 6-13).

Der Ösophagus mit dem ihm anliegenden N. vagus wird nach ventral hochgezogen und die gegenüberliegende Pleura sanft abgeschoben.

Beachte:
Man vermeide hierbei sorgfältig eine Schädigung der vagalen Nerven sowie das Öffnen der gegenüberliegenden Pleura.

Meist gelingt diese Präparation ohne größere Mühe. Die ausgiebige Mobilisation des Ösophagus wird bis zu dem Punkt ausgeführt, an dem die vagalen Nerven in Höhe des Aortenbogens von den Lungenhili zum Ösophagus verlaufen (Abb. 6-14).

Meistens findet man am Übergang des mittleren zum unteren Drittel eine ösophageale Arterie, die von der Aorta descendens abzweigt. Diese wird ligiert, genau wie auch der ösophageale Ast der unteren Bronchialarterie.

Man mobilisiert nun die Kardia durch Inzision von 3 Elementen:

- die mediastinale Pleura,
- die phrenoösophageale Membran und
- das Peritoneum.

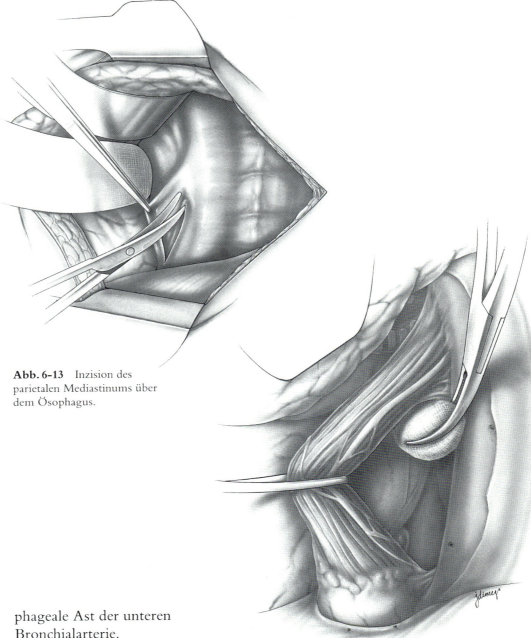

Abb. 6-13 Inzision des parietalen Mediastinums über dem Ösophagus.

Abb. 6-14 Der Ösophagus wird bis zum Aortenbogen mobilisiert. Die Blutversorgung bleibt über den Ösophagusast der A. gastrica sinistra und über die Ösophagusäste der Bronchialarterien in der Umgebung des Aortenbogens erhalten.

Die Inzision wird zirkulär um die Kardia bis zu dem Punkt herumgeführt, an dem das Bauchfell die große und die kleine Bursa omentalis unterteilt (Abb. 6-15).

Im oberen Anteil der phrenoösophagealen Membran befindet sich ein kleines Gefäß, die Arterie nach Belsey, ein Ast der A. phrenica (Abb. 6-16b). Diese Arterie ist eine Verbindung zwischen der unteren A. phrenica und den ösophagealen Ästen der A. gastrica sinistra. Auch diese wird ligiert. Am einfachsten geht dies, wenn man nach Mobilisation des Ösophagus den Zeigefinger unterhalb dieser Arterie hindurchführt (Abb. 6-16a). Nach Durchtrennung dieser Struktur kann man die Kardia völlig mobilisieren, so daß man den Ösophagus später über einen Abschnitt von 4–5 cm unterhalb des Diaphragmas verankern kann.

Die Arterie muß sicher ligiert werden, da eine unzureichende Versorgung dieses Gefäßes zu einer intraperitonealen Blutung führen kann.

> **Cave**
> **Intraperitoneale Blutung bei unzureichender Versorgung der Arterie nach Belsey.**

Als nächstes wird das Fettgewebe im Bereich des ösophagogastrischen Überganges entfernt, da der Magenfundus später gut am Ösophagus verankert werden muß und dieses Fettgewebe sonst die gewünschten Verwachsungen verhindern kann. In dem Fettgewebe sind zahlreiche kleine Blutgefäße, die ligiert werden müssen.

Gleichzeitig werden beide Nn. vagi freipräpariert, so daß sie vom Ösophagus abgehoben werden können und die Fundusfaltung möglich wird (Abb. 6-17).

Beachte:
Manchmal ist es nötig, die oberen gastrolienalen Gefäße im Bereich der großen Kurvatur des Magenfundus zu durchtrennen, um die Kardia genügend mobilisieren zu können.

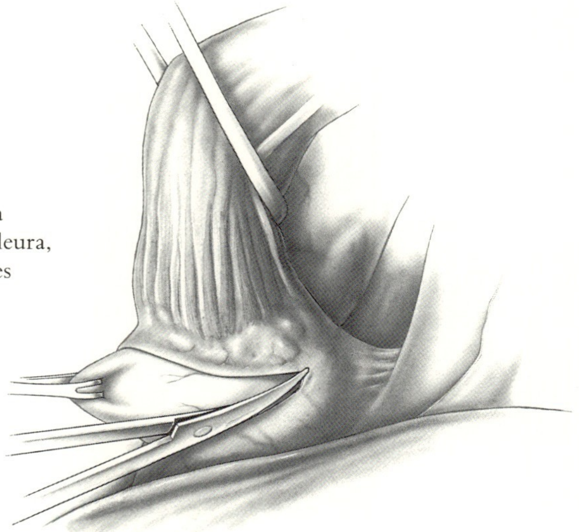

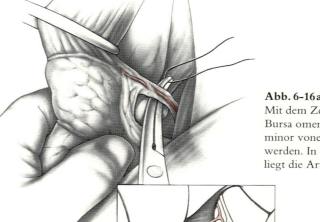

Abb. 6-15 Die Mobilisierung der Kardia wird durch eine Inzision der Mediastinalpleura, der phrenoösophagealen Membran und des Peritoneums begonnen.

Abb. 6-16a Ligatur der Arterie nach Belsey. Mit dem Zeigefinger kann das Bauchfell, das Bursa omentalis major und Bursa omentalis minor voneinander abgrenzt, leicht durchtrennt werden. In der Spitze des Lig. gastrohepaticum liegt die Arterie nach Belsey.

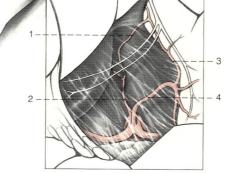

Abb. 6-16b Gefäßversorgung im Kardiabereich.
1) Arterie nach Belsey.
2) A. phrenica.
3) R. oesophageus a. gastricae sinistrae.
4) A. gastrica sinistra.

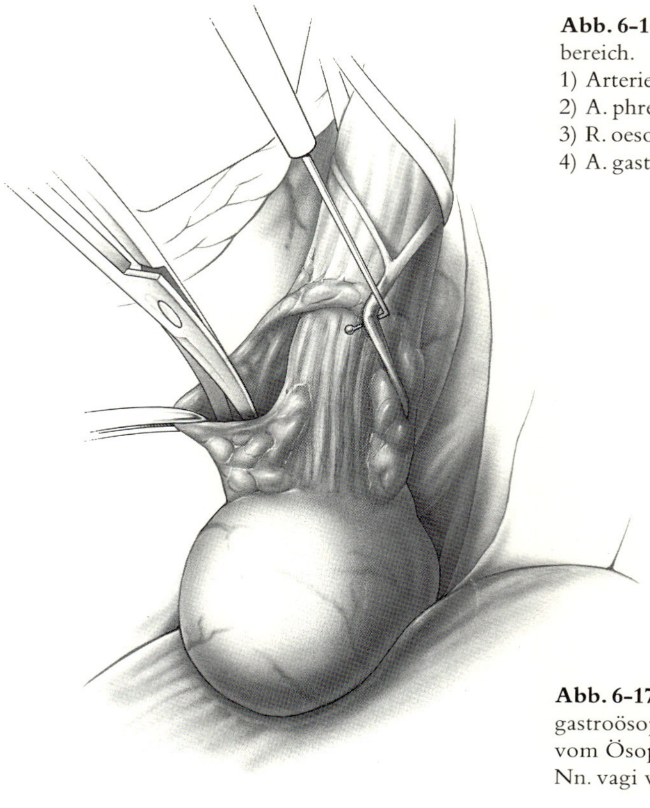

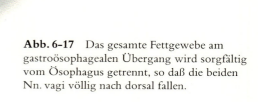

Abb. 6-17 Das gesamte Fettgewebe am gastroösophagealen Übergang wird sorgfältig vom Ösophagus getrennt, so daß die beiden Nn. vagi völlig nach dorsal fallen.

Vernähen der Zwerchfellschenkel

Nach der Mobilisierung des Ösophagus besteht das 2. Prinzip der Belsey-Mark-IV-Operation in der Schaffung eines hinteren Widerlagers durch Vernähung der 2 Schenkel des rechten Zwerchfellschenkels, der den Hiatus bildet. Der Ösophagus kann dieses Lager als Hypomochlium benutzen. Um diese Nahtreihe einfacher auszuführen, übt man einen kontinuierlichen Zug auf das Centrum tendineum des Diaphragmas aus, also genau vor dem muskulären Hiatus, so daß der fibröse Anteil des rechten Crus angespannt wird (Abb. 6-18). Man muß die Nahtreihe in diesen fibrösen Anteil legen, da die Naht im Muskelgewebe leicht ausreißt.

Die Nahtreihe wird von hinten nach vorne in Abständen von einem halben Zentimeter gelegt, bis sich ein festes Nahtlager bilden läßt, ohne den Hiatus einzuengen.

Beachte:
Diese Nahtreihe wird erst am Ende der Operation geknüpft.
Es handelt sich meist um 3 bis 4 Stiche (Abb. 6-18).

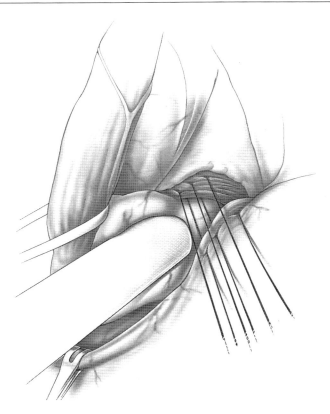

Abb. 6-18 Durch die Pfeiler des Hiatus oesophageus werden 3 bis 4 Nähte gelegt.

Fundoplicatio

Man führt nun die Fundoplicatio aus. Hierzu nimmt man Anteile des Magens bis zur peritonealen Umschlagfalte. Dort erfolgt der Einstich (Abb. 6-19a).

Danach faßt man oralwärts mit einem Stich Anteile der ösophagealen Muskulatur. Hierzu wird die Ösophaguswand mit 2 Fingern angehoben, um die Muskulatur von der Mukosa abzuheben. Dieser quere Stich erfaßt ungefähr 0,5–1 cm der Ösophaguswand. Die Stichrichtung wird nun umgedreht, zurück zum Magen (Abb. 6-19a). Dieser vertikale U-Stich oder Matratzenstich gewährt einen guten Sitz sowohl im zirkulären als auch im longitudinalen Ösophagusmuskel (Abb. 6-19b).

Die ösophagealen Stiche setzt man ungefähr 2 cm oberhalb des ösophagogastrischen Übergangs. Es ist dies ein eher schwieriger Teil für den Ungeübten, da es einige Erfahrung voraussetzt, die Tiefe dieser Stiche

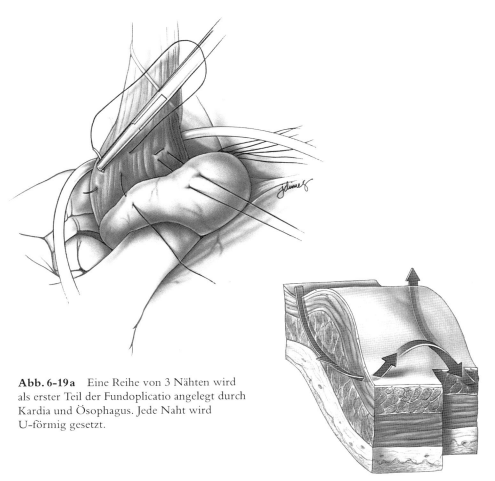

Abb. 6-19a Eine Reihe von 3 Nähten wird als erster Teil der Fundoplicatio angelegt durch Kardia und Ösophagus. Jede Naht wird U-förmig gesetzt.

Abb. 6-19b Wenn der Ösophagus mit der Hand hochgedrückt und gekürzt wird, wird die Schleimhaut des Ösophagus von der Muskelwand getrennt. Die Abbildung illustriert, wie der U-förmige Stich in seinem Längsverlauf die innere Zirkulärschicht fest durchsticht, während der quere Teil des Stiches die äußere Längsschicht fixiert. Dadurch kann das Durchreißen der Naht vermieden werden.

gut abzuschätzen. Meistens zeigt sich die Tendenz, zu kleine und zu oberflächliche Stiche zu setzen, welche leicht ausreißen.

Cave
Bei zu tiefen Stichen kann die Schleimhaut leicht verletzt werden (Gefahr der Fistelbildung).

In dieser Art werden 3 Matratzennähte aus nichtresorbierbarem Nahtmaterial, Stärke 2–0 oder 1–0 gelegt.

Nach dieser 1. Nahtreihe sollten 2 Drittel des Umfangs der unteren 2 cm des Ösophagus innerhalb der Fundoplicatio liegen, so daß der Ösophagus zu gut 240° mit Magen umschlossen ist (Abb. 6-19c).

Beachte:
Es ist sehr wichtig, diese Nahtreihe sanft zu knüpfen, mit guter Gewebeadaptation unter Vermeidung einer Strangulation.

Unerfahrene Operateure knoten diese Nahtreihe häufig zu fest, so daß der Faden aus dem Gewebe ausreißt, was natürlich zum Rezidiv führt.

Die 2. Nahtreihe faßt das Diaphragma von oben nach unten, am Übergang vom muskulären zum tendinösen Anteil. Im Verlauf gleicht sie der 1. Nahtreihe, d. h. sie wird in Form von Matratzennähten gelegt. Bei Fehlen einer Periösophagitis läßt sich diese Nahtreihe sehr leicht legen. Sie wird erst nach subdiaphragmaler Redression des Ösophagus geknüpft (siehe Abb. 6-20a und b und 6-21).

Das Legen dieser Nahtreihe wird erheblich durch Einführung eines Löffels (nach Belsey) erleichtert (Abb. 6-20a und b).

Er schafft unterhalb des Diaphragmas einen Freiraum. So vermeidet man sicher eine Verletzung von abdominalen Strukturen beim Legen dieser Stiche (Abb. 6-20a).

Diese Nahtreihe wird je 2 cm oberhalb und unterhalb der 1. Reihe am Ösophagus und am Magen gelegt.

Der Ösophagus muß zusätzlich umgedreht werden, was durch die vorher ausgeführte Mobilisation, vor allem hinten, sehr erleichtert wird.

Beim 3. Stich dieser Sequenz muß man den Löffel zurückziehen, um so die 240°-Fundoplicatio vervollständigen zu können.

Diese 240°-Fundoplicatio vermeidet das Gas-bloat-Syndrom der Nissen-Operation mit ihrer 360°-Fundoplicatio.

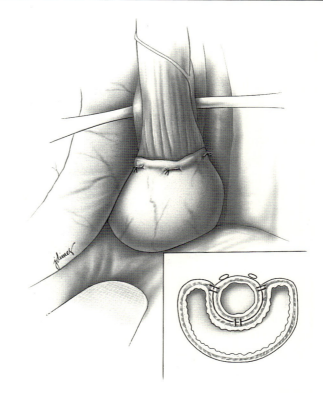

Abb. 6-19c Nach Ablauf der 1. Nahtreihe ist der distale Ösophagus über 240° von Magengewebe umschlossen. Die beiden Nn. vagi liegen ungestört dorsal dieser Fundoplicatio.

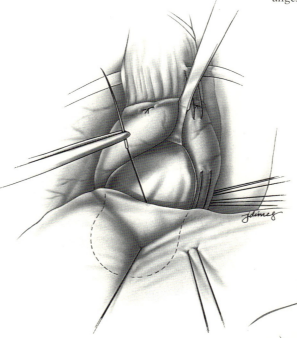

Abb. 6-20a Die 2. Nahtreihe der Fundoplicatio wird vorgelegt. Hierbei wird der „Löffel von Belsey" benützt. Der Rand des Hiatus oesophageus liegt in einer Einkerbung an beiden Seiten des Löffels.

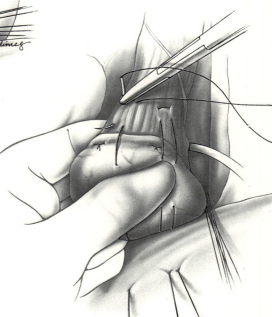

Abb. 6-20b Auch für die 2. Nahtreihe werden 3 Nähte auf die gleiche U-förmige Weise, 2 cm oral und aboral der 1. Reihe angelegt.

Subdiaphragmale Redression

Als nächstes wird der Fundus zusammen mit den unteren 4 bis 5 cm des Ösophagus manuell unterhalb des Diaphragmas redressiert (Abb. 6-21).

Bei genügender Mobilisation des Ösophagus zeigt sich keine Tendenz des „Wiederaufsteigens".

Die vorgelegte Nahtreihe wird nun sanft geknüpft, um die Redression zu stabilisieren.

Nach Redression und Fundoplicatio wird die Nahtreihe des hinteren Zwerchfellschenkels geknüpft, wobei man eine Strangulation des Omentums und der Nn. vagi vermeiden soll. Vor dem Knüpfen der letzten Naht wird die Öffnung des Hiatus kontrolliert, um eine zu hochgradige Einengung auszuschließen (Abb. 6-22). Auch hier ist Erfahrung eine wichtige Voraussetzung für den Erfolg. Ein zu enger Hiatus bedeutet Stenose und Dysphagie.

Drainagen

Da die Operation transthorakal links durchgeführt wird, wird der Eingriff mit einer pleuralen Saugdrainage beendet.

Komplikationen

Die Notwendigkeit zur postoperativen Dilatation des Ösophagus deutet meistens auf einen technischen Fehler hin. Man muß stets einen Finger hinten durch den Hiatus stecken können und dabei das Gefühl eines entspannten analen Sphinkters haben (Abb. 6-22). Mit der Technik nach Belsey-Mark-IV werden 4–5 cm des unteren Ösophagus in die hohe Druckzone unterhalb des Diaphragmas gebracht und ein hinteres Widerlager gefertigt, so daß der positive intraabdominale Druck diesen Ösophagusabschnitt komprimieren kann (Abb. 6-22).

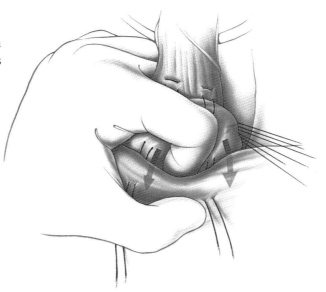

Abb. 6-21 Nach Beendigung der Fundoplicatio wird der distale Ösophagus mit der Fundoplicatio zwanglos unter das Zwerchfell gedrückt.

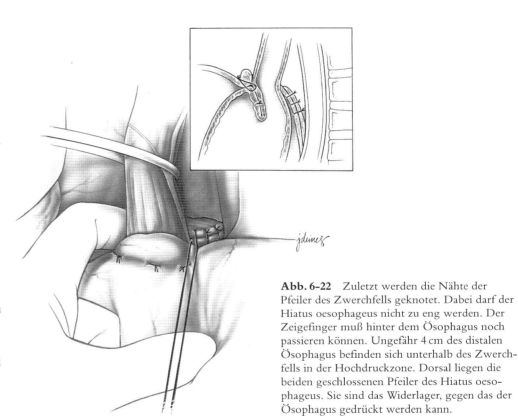

Abb. 6-22 Zuletzt werden die Nähte der Pfeiler des Zwerchfells geknotet. Dabei darf der Hiatus oesophageus nicht zu eng werden. Der Zeigefinger muß hinter dem Ösophagus noch passieren können. Ungefähr 4 cm des distalen Ösophagus befinden sich unterhalb des Zwerchfells in der Hochdruckzone. Dorsal liegen die beiden geschlossenen Pfeiler des Hiatus oesophageus. Sie sind das Widerlager, gegen das der Ösophagus gedrückt werden kann.

Weiterführende Literatur

1. Belsey, R. H. R., D. B. Skinner: Surgical treatment: Thoracic approach. In: Skinner, D. B., R. H. R. Belsey, T. R. Hendrix, G. D. Zuidema (eds.): Gastro-oesophageal reflux and hiatal hernia. Little Brown, Boston 1972
2. De Meester, T. R., J. A. Wernly, G. H. Brant: Clinical and in vitro analysis of determinants of gastro oesophageal competence. Amer. J. Surg. (1979) 137
3. Lerut, T., M. R. Christiaens, J. A. Gruwez: The Belsey Mark IV Antireflux Procedure. In: Siewert, J. R., A. H. Hölscher (eds.): Diseases of the Esophagus, p. 1269. Springer, Berlin–Heidelberg–New York–Tokyo 1988
4. Orringer, M., D. B. Skinner, R. H. R. Belsey: Longterm results of the Mark IV operation for hiatal hernia and analysis of recurrences and their treatment. J. thoracic cardiovasc. Surg. 63 (1972) 25

Antirefluxprothese aus Silikon nach Angelchik

H. F. Weiser
und J. R. Siewert

Definition

Die Angelchik-Prothese ist eine ringförmige, den distalen Ösophagus umfassende Silikonprothese.

Indikation

Die Prothese kann als Alternative zur Fundoplicatio gesehen werden. Somit gelten die gleichen Indikationen (siehe Abschnitt Fundoplicatio).

Lagerung und Zugang

Wie bei der Fundoplicatio (Abb. 6-23a und b).

Operationstechnik

Entsprechend dem operativen Vorgehen bei der Fundoplicatio nach Nissen-Rossetti (siehe Abschnitt Fundoplicatio) wird, nach Intubation des Ösophagus mit einem Schlundrohr (Charr. 36–42F), zur Einlage einer Silikonantirefluxprothese nach Angelchik zunächst der linke Leberlappen nach rechts abgedrängt.

Präparation

Unter Zug am Magen in der Längsachse des Ösophagus wird die Kardia in das Abdomen gezogen und der Ösophagus gestreckt gehalten. Die auf diese Weise angespannte peritoneale Umschlagfalte kann nun quer über dem abdominalen Ösophagus bis zum Erreichen beider Zwerchfellschenkel inzidiert werden (Abb. 6-24).

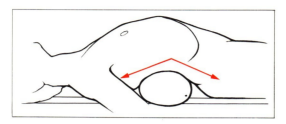
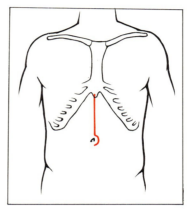

Abb. 6-23a und b
Antirefluxprothese nach Angelchik.
a) Silikonprothese. Lagerung: Reklinierte Rückenlage.
b) Silikonprothese. Zugang: Oberbauchmedianschnitt.

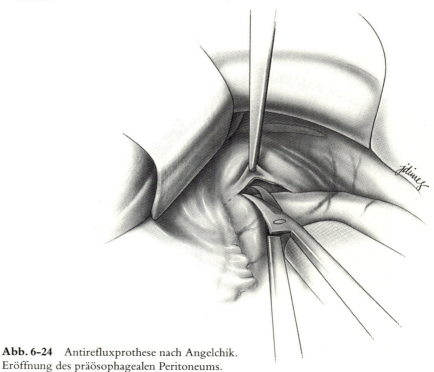

Abb. 6-24 Antirefluxprothese nach Angelchik. Eröffnung des präösophagealen Peritoneums.

Nach stumpfem Abschieben der Membrana oesophagophrenica findet sich laterodorsal des Ösophagus auf beiden Seiten der Zugang zum unteren hinteren Mediastinum. Nun wird das dorsal des Ösophagus liegende lockere Bindegewebe mit dem Finger wie bei der Fundoplicatio stumpf abgedrängt, der abdominale Ösophagus aber nur mit einem Finger umfahren (Abb. 6-25). Die vagale Innervation bleibt bei diesem Manöver unberührt.

Beachte:
Um einen sicheren Prothesensitz zu gewährleisten, ist besonders darauf zu achten, daß die retroösophageal gelegene Bindegewebslücke lediglich die Prothesenpassage, nicht jedoch eine freie Beweglichkeit des Implantats ermöglicht.

Cave
Perforationsgefahr der Ösophagushinterwand bei stumpfer Mobilisation der terminalen Speiseröhre.

Einbringen der Prothese

Unter Fingerführung wird nun mit Hilfe einer Overholt-Klemme eines der Fixationsbänder der Prothese dorsal zwischen hinterem Stamm des N. vagus und der Ösophagushinterwand von rechts nach links lateral hindurchgeführt (Abb. 6-26). Bei diesem Operationsschritt ist darauf zu achten, daß die retroösophageal gelegene Bindegewebslücke nicht stumpf erweitert wird.

Die endgültige retroösophageale Einlage der Prothese erfolgt unter leichtem Zug am Verschlußband bzw. leichtem manuellen Druck von rechts lateral am Prothesenkörper (Abb. 6-27).

Der vordere Truncus des N. vagus, der in der Regel der Ösophaguswand dicht anliegt, kommt nach Prothesenschluß innerhalb des Silikonringes zu liegen, der hintere Truncus verbleibt im dorsalen mediastinalen Bindegewebe, d. h. außerhalb der Silikonprothese. Die Rr. hepatici bleiben in jedem Fall unberührt, d. h. die Silikonantirefluxprothese wird oral der Rr. hepatici plaziert.

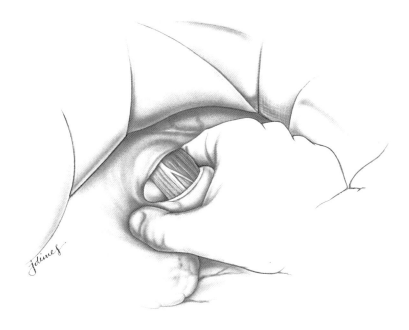

Abb. 6-25 Antirefluxprothese nach Angelchik. Stumpfe Mobilisation des Ösophagus mit nur einem Finger.

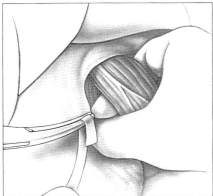

Abb. 6-26 Antirefluxprothese nach Angelchik. Retroösophageales Einführen des Fixationsbandes der Silikonprothese.

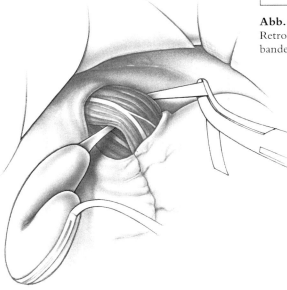

Abb. 6-27 Antirefluxprothese nach Angelchik. Einlage der Prothese unter Führung durch das Fixationsband.

Cave
Instrumentelle Verletzungen der Prothesenhülle müssen vermieden werden!
Ein postoperativer Austritt des Prothesengels führt zum Funktionsverlust der Prothese und damit zu persistierendem Reflux.

Nach Überprüfung des korrekten Implantatsitzes werden die ventral des abdominalen Ösophagus liegenden Prothesenschenkel durch Knüpfen der Silikonverschlußbänder auf Stoß fixiert (Abb. 6-28a).

Infolge mangelhafter Knotensicherheit der zum Prothesenschluß verwandten Silikonbänder ist der Prothesenknoten mit einem Hämoclip zu sichern (Abb. 6-28b).

Um den lockeren Prothesensitz zu überprüfen, sollte abschließend, ähnlich wie bei der Fundoplicatio, der Zeigefinger des Operateurs mühelos zwischen intubiertem Ösophagus und Silikonantirefluxprothese eingelegt werden können (Abb. 6-29).

Einengung des Hiatus oesophageus

Im Gegensatz zu den Valvuloplastiken, bei denen in der Regel auf eine Einengung der Hiatusschenkel bzw. auf eine zusätzliche Fundopexie verzichtet werden kann, sollte nach Einlage einer Silikonantirefluxprothese bei klaffendem Hiatus oesophageus dieser, ohne den Ösophagus zu stenosieren, durch 2 bis 3 Einzelknopfnähte mit nichtresorbierbarem Nahtmaterial eingeengt werden. Auf diese Weise kann eine Dislokation der Prothese nach thorakal vermieden werden.

Fundopexie

Eine zusätzliche Fundopexie, entsprechend der Empfehlung von Angelchik, kann zur Sicherung der Prothesenlage hinzugefügt werden, dürfte jedoch keinen Einfluß auf die Funktion der Silikonantirefluxprothese ausüben (Abb. 6-30). Die Stichtechnik ist streng seromuskulär, durchgreifende Nähte sind wegen der Gefahr der postoperativen Fistelbildung zu vermeiden.

Drainagen

Eine Drainage ist nicht notwendig. Ist das Operationsgebiet nicht komplett bluttrocken, kann eine Easy-flow-Drainage für 24 Stunden eingelegt werden.

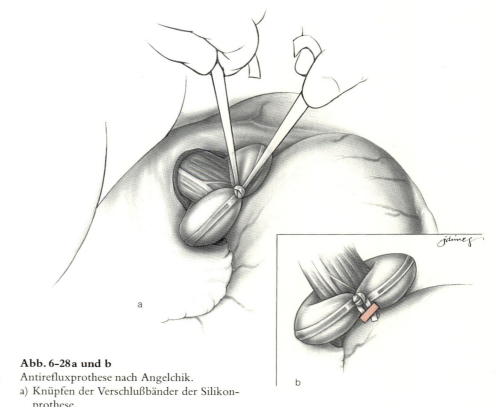

Abb. 6-28a und b
Antirefluxprothese nach Angelchik.
a) Knüpfen der Verschlußbänder der Silikonprothese.
b) Sicherung des Knotens mit einem Hämoclip.

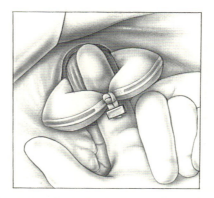

Abb. 6-29 Antirefluxprothese nach Angelchik. Überprüfung des Sitzes der Silikonprothese. Die Prothese darf den Ösophagus nur locker umschließen.

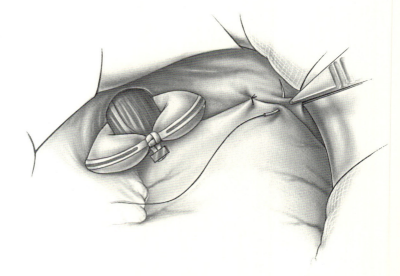

Abb. 6-30 Antirefluxprothese nach Angelchik. Fundopexie zur Sicherung des Prothesensitzes.

Komplikationen

Passagere Dysphagien, die sich in den ersten 3 bis 4 Monaten spontan zurückbilden, werden nach Silikonantirefluxprothese in 10–15% der Fälle beobachtet. Neben einer möglichen Behinderung der Erschlaffung des unteren Ösophagussphinkters während der Boluspassage durch den Silikonring muß auch eine Behinderung des Hochtretens der Kardia beim Schlucken als Operationsfolge diskutiert werden.

Die erwünschte Wirkung der Silikonantirefluxprothese, den pathologischen gastroösophagealen Reflux zuverlässig zu vermeiden, bedeutet in der Regel auch eine Unterbrechung des physiologischen gastroösophagealen Refluxes. Diese als Superkontinenz bezeichnete Folge wird vom Patienten gelegentlich als störend, selten als belästigend empfunden.

Prothesendislokationen werden in einer Häufigkeit von etwa 10–15% beobachtet. Entsprechend der Ausrichtung der Ösophagus-Magenachse ist sowohl die transhiatale Dislokation nach oral (8–15%, Abb. 6-31 d) als auch die Verlagerung der Prothese nach aboral (0,4–0,8%, Abb. 6-31 e) möglich. In diesem Fall stülpt sich der geschlossene Silikonring über den Magenfundus und führt zu einer sanduhrförmigen Stenosierung und Separierung des Magens. Eine zu ausgiebige Fundusmobilisation oder eine Skelettierung der kleinen Kurvatur, insbesondere eine proximal-gastrische Vagotomie sind häufige Ursachen für diese Komplikation. Verantwortlich für die Prothesendislokation nach oral ist in der Regel ein weit klaffender, primär nicht eingeengter Hiatus communis oder aber ein erneut klaffender Hiatus oesophageus nach Lösung von Fixationsnähten.

Die Prothesenlösung mit der Folge eines Refluxrezidivs hat in der Regel ihre Ursache in einer unzureichenden Fixation der zum Prothesenverschluß dienenden, seitlich an der Prothese aufvulkanisierten Silikonbänder (Abb. 6-31b). Nach Verbesserung der Operationstechnik bzw. durch Modifizierung des Prothesenfertigungsver-

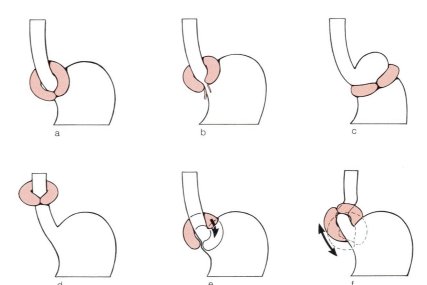

Abb. 6-31a bis f Komplikationsmöglichkeiten der Antirefluxprothese nach Angelchik.
a) Normaler Sitz.
b) Prothesenöffnung.
c) Dislokation nach aboral.
d) Dislokation nach oral.
e) Perforation der Prothese in das Magenlumen.
f) Rotation der Prothese mit Abknickung der Ösophagusachse.

fahrens konnte die Rate der Prothesenlösung unter Beachtung der technischen Besonderheiten des Silikons auf 0,6% gesenkt werden.

Eine ernste Komplikation nach Prothesenimplantation ist die Deviation des abdominalen Ösophagus, die in Korrelation zum Ausmaß der Achsenabweichung zu persistierenden Dysphagien führt (Abb. 6-31 f). Ursächlich kommt die sogenannte Prothesendrehung durch bindegewebige Fixation des Prothesenverschlusses an der präaortalen Membran in Frage.

Eine für die Silikonantirefluxprothese nach Angelchik spezifische Komplikation ist die Entwicklung von Ulzera im distalen Ösophagus, die in einer Häufigkeit von ca. 1% beobachtet werden. Pathomechanisch ist das Ulkus wahrscheinlich Folge einer kontinuierlichen Kompression der Ösophaguswand durch das Eigengewicht der Prothese (Abb. 6-31 e). In etwa 0,1% der Fälle kommt es als Endzustand nach Druckläsion des terminalen Ösophagus zur stummen Perforation der Prothese nach endoluminal.

Weiterführende Literatur

1. Angelchik, J. P., R. Cohen: A new surgical procedure for the treatment of gastrooesophageal reflux and hiatal hernia. Surg. Gynec. Obstet. 14 (1979) 246
2. Angelchik, J. P., R. Cohen, R. E. Kravetz: A ten year appraisal of the antireflux prosthesis. Amer. J. Gastroent. 78 (1983) 671
3. Benjamin, S. B., R. Kerr, D. Cohen, U. Motaparthy, D. O. Castell: Complications of the Angelchik antireflux prosthesis. Ann. intern. Med. 100 (1984) 570
4. Burke, P. M., W. J. Chwals, F. H. Ellis: Complications after use of the Angelchik antireflux prosthesis. Arch. Surg. 120 (1985) 498
5. Condon, R. E.: More misadventures with the esophageal collar. Surgery 93 (1983) 477
6. Deitel, M., S. S. Basi, R. Ilves: The Angelchik antireflux prosthesis. Can. J. Surg. 28 (1985) 176
7. Durrans, D., C. P. Amstrong, T. U. Taylor: The Angelchik antireflux prosthesis – some reservations. Brit. J. Surg. 72 (1985) 525
8. Gear, M. W. L., E. N. Gillison, B. L. Dowling: Randomized prospective trial of the Angelchik antireflux prosthesis. Brit. J. Surg. 71 (1984) 681
9. Kozarek, R. A., C. M. Brayko, R. A. Sanowski et al.: Evaluation of Angelchik's reflux prosthesis: long-term results. Dig. Dis. Sci. 30 (1985) 723
10. Lackey, C., J. Potts: Penetration into the stomach: A complicatio of the antireflux prosthesis. J. Amer. med. Ass. 248 (1982) 350
11. Peloso, O. A.: Intra-abdominal migration of an antireflux prosthesis. A cause of bizarre pain. J. Amer. med. Ass. 248 (1982) 351
12. Petterson, G. B., C. T. Bombeck, L. M. Nyhus: Lower esophageal sphincter: Mechanisms of opening and closure. Surgery 88 (1980) 307
13. Pickleman, J.: Disruption and migration of an Angelchik esophageal antireflux prosthesis. Surgery 93 (1983) 467
14. Samelson, S. L., H. F. Weiser, C. T. Bombeck, J. R. Siewert et al.: A new concept in the surgical treatment of gastrooesophageal reflux. Ann. Surg. 197 (1983) 254
15. Sapala, M. A., J. A. Sapala, M. H. Hurtado, J. Y. Jung: A technique for anatomical placement of the Angelchik antireflux prosthesis. Surg. Gynec. Obstet. 158 (1984) 179
16. Siewert, J. R., H. Feussner: Die Angelchik-Prothese – Zwischenbilanz und Wertung. Z. Gastroent. 26 (1988) 421
17. Siewert, J. R., H. F. Weiser: Die Silikon-Prothese als Antirefluxoperation. Dtsch. med. Wschr. 108 (1983) 1601
18. Starling, J. R., J. W. Hamilton, M. Reichendorfer, T. Yamato, J. R. Pellet, F. O. Belzer: Assessment of the Angelchik prosthesis for treatment of symptomatic esophageal reflux. World J. Surg. 11 (1987) 350
19. Starling, J. R., M. O. Reicheldorfer, J. R. Pellet, F. O. Belzer: Treatment of symptomatic gastroesophageal reflux using the Angelchik prosthesis. Ann. Surg. 195 (1982) 686
20. Wale, R. J., C. M. S. Roystone, J. R. Bennett, G. K. Buckton: Prospective study of the Angelchik anti-reflux prosthesis. Brit. J. Surg. 72 (1985) 520
21. Weiser, H. F., A. H. Hölscher, F. E. Isemer, J. R. Siewert: Die Silikonprothese – eine artifizielle Fundoplicatio? Langenbecks Arch. Chir. 357 (1982) 295

Die modifizierte Operation nach Hill

A. Csendes und O. Korn

Übersetzung: H. Feussner

Definition

Die hintere Gastropexie wurde von Hill als ein Antirefluxeingriff für Patienten mit Refluxösophagitis beschrieben. Diesem Verfahren liegt das Prinzip zugrunde, die vorderen und hinteren Anteile der phrenoösophagealen Membran am paraaortalen Lig. arcuatum zu verankern, um auf diese Weise ein langes und dauerhaft intraabdominales Segment des Ösophagus zu schaffen. Wir modifizierten diese Operation insofern, als wir als zusätzlichen Schritt eine Einengung der Kardia hinzufügten („Cardia calibration"). Dieses zusätzliche Manöver zielt darauf ab, den Durchmesser des muskulären Anteils der ösophagogastralen Übergangszone (oder „Kardia") zu normalisieren, oder den Durchmesser über das Normalmaß hinaus zu verringern.

Darüber hinaus haben wir eine selektiv proximale Vagotomie hinzugefügt.

Zur Operation gehören folgende Schritte:

1. Selektiv proximale Vagotomie.
2. Verschluß und Einengung des Crus dexter des Zwerchfells hinter dem Ösophagus.
3. Einengung der Kardia mit 3 bis 4 Einzelknopfnähten, wobei ein Bougie der Größe Charr. 30 zur inneren Schienung dient („Cardia calibration").
4. Hintere Gastropexie durch 2 Einzelknopfnähte an das hintere Lig. arcuatum mediale (sogenannte präaortale Membran).
5. Vordere Gastropexie durch 2 Einzelknopfnähte an das Zwerchfell, um die Spätentwicklung einer vorderen paraösophagealen Hernie als Operationsfolge zu vermeiden.

Indikation

Der Hauptgrund für die selektiv proximale Vagotomie als additiver Maßnahme ist die technische Erleichterung des eigentlichen Eingriffs an der Kardia. Gelegentlich findet sich bei Patienten mit Refluxösophagitis, und noch ausgeprägter, bei Patienten mit einer Hiatushernie, eine ausgedehnte Schicht von Bindegewebe und Fett, die eine exakte Darstellung des distalen Ösophagus und des ösophagokardialen Übergangs erschweren kann. Die transmurale Entzündung kann selten einmal auch die Oberfläche der Ösophaguswand betreffen, die dann der Magenserosa ähnelt, das Fettgewebe nimmt zu und es kommt zu einer deutlichen Dilatation des Ösophagus und der Kardia.

Beachte:
Aus diesem Grund kann es technisch schwierig sein, eine korrekte Antirefluxoperation durchzuführen, da mit den Nähten häufig nur Fettgewebe erfaßt werden kann, was zu einem Rezidiv durch Lockerung der Nähte führen kann.

Die Skelettierung der kleinen Kurvatur im Rahmen der Vagotomie ist eine wesentliche Hilfe bei der übersichtlichen Darstellung des distalen Ösophagus.

Ein weiterer Vorteil der selektiv proximalen Vagotomie ist, daß die Vagusstämme und damit die Innervation des übrigen Bauchraumes erhalten bleiben. Bei unübersichtlicher Präparation im Kardiabereich kann es leicht zu unbeabsichtigten Läsionen der Vagusstämme mit entsprechenden funktionellen Störungen kommen.

Allgemein anerkannt ist, daß die Magensäuresekretion eine wichtige Rolle in der Pathogenese der Refluxkrankheit spielt. In etwa 25% der Fälle tritt die Refluxösophagitis zusammen mit Ulcera duodeni auf.

Ein weiteres Argument ist, daß die medikamentöse Behandlung mit H_2-Rezeptorenblockern über die Reduktion der Magensäuresekretion wirkt, und so zu einer symptomatischen Besserung und Abheilung der makroskopischen Ösophagitis führt. Auch in diesem Sinn hat die selektiv proximale Vagotomie einen günstigeren Effekt als ein dauerhafter „Säuresekretionsblocker".

Auf der anderen Seite ist belegt, daß die extrinsische Denervation des distalen Ösophagus und des ösophagogastralen Übergangs nicht die Funktion des gastroösophagealen Sphinkters beeinflußt.

Lagerung und Zugang

Der Patient wird auf einem Luftkissen mit halberhöhtem Oberkörper gelagert, so daß der Dünndarm nach unten rutscht (sogenannte Grassi-Lagerung). Es wird ein medianer Oberbauchschnitt angelegt. Immer wird ein selbsttragender Bauchdeckenhaken benutzt, der eine ausgezeichnete Exposition des supramesokolischen Raumes erlaubt.

Operationstechnik

Selektiv proximale Vagotomie

Siehe hierzu bitte die Abbildungen 10-4 bis 10-17, Kapitel 10.

Die selektiv proximale Vagotomie wird mit der Präparation im Hisschen Winkel begonnen.

Dann wird das kleine Netz unter besonderer Schonung der vorderen Leberäste des N. vagus eröffnet.

Die linke Hand wird durch diese Öffnung eingeführt, um den N. Latarjet zu palpieren und durch Zug darzustellen. Der Assistent spannt den Magen mit einer Faßzange nach unten und links durch Zug an der großen Kurvatur an, wobei der transnasal eingelegte Magenschlauch (Charr. 36–42) als Orientierung dient. Dadurch wird die kleine Kurvatur übersichtlich exponiert.

Die eigentliche selektive Vagotomie beginnt mit der Durchtrennung des proximalen Astes des Krähenfußes des vorderen N. Latarjet.

Jedes Gefäß mit seinem Begleitnerv wird Schritt für Schritt durchtrennt. Daraufhin werden die hinteren Äste des N. Latarjet durchtrennt, indem das hintere Blatt des kleinen Netzes eröffnet und durchtrennt wird. Die Präparation entspricht der im Bereich des vorderen Blattes.

Die serosafreie kleine Kurvatur des Magens wird dann mit Einzelknopfnähten (2–0/3–0) reperitonealisiert.

In Höhe des ösophagokardialen Übergangs wird die Dissektion auf der Vorderwand nach links weitergeführt, wobei auf diese Weise der übliche Fettbürzel bis zum Hisschen Winkel durch- oder abgetrennt wird. Damit wird das Fett im Bereich des ösophagokardialen Übergangs einschließlich des kleinen Netzes, der vagalen Trunci oder der beiden Anteile des N. Latarjet nach oben und rechts verlagert. Nervale Schädigungen können so vermieden werden.

Zu diesem Zeitpunkt führt der Operateur seine linke Hand hinter dem Ösophagus ein und zieht einen Penrose-Zügel hinter dem Ösophagus durch, womit der Zug auf den abdominalen Ösophagus erleichtert wird.

Die beiden ersten Vv. gastricae breves der großen Kurvatur werden unter Zug am Magen von hinten durch die Bursa omentalis durchtrennt, wobei zusätzlich der Ösophagus nach vorne und links mobilisiert wird. Der Ramus criminalis nach Grassi wird, soweit vorhanden (in etwa 40% der Fälle), links des intraabdominalen Ösophagus durchtrennt.

Einengung der Kardia

Die Einengung der Kardia („Cardia calibration") ist der bei diesem Antirefluxverfahren wesentliche Schritt. Er wird zur Kaliberverringerung des dilatierten distalen Ösophagus und des ösophagokardialen Übergangs durchgeführt.

Beachte:
Wesentlich ist die Schienung des Ösophagus mit einem Gummi-Bougie (Charr. 30 F), der eine zu starke Einengung des Kardiadurchmessers auf < 10 mm verhindert.

Zur Kardiaeinengung wird ein nicht resorbierbarer Faden (2–0) 1–2 cm unterhalb der Serosagrenze des Magens und der Muskelwand des Ösophagus in die Vorderwand des Magens, senkrecht zur Kardiamitte eingestochen, so daß dieser Stich gerade an der anatomischen Grenze der Kardia wieder austritt, ohne den Ösophagus miteinzubeziehen (Abb. 6-32). Dieser Stich muß die Seromuskularis greifen, sollte aber die Mukosa aussparen, da das Miterfassen der Mukosa eine Perforation an dieser Stelle oder ein Ulkus infolge der durch die Naht entstandenen Nekrosen verursachen könnte.

Aus diesem Grund muß die Naht auch den muskulären Teil des gastroösophagealen Übergangs und einige Fasern des Fundusgeflechts einschließen.

Der Magen kann jetzt sehr leicht nach links gekippt werden. Dies ermöglicht die Inspektion der Magenhinterwand, wobei die Naht dann so plaziert wird, daß sie in ihrem Verlauf exakt symmetrisch zur Vorderwand zu liegen kommt.

Sie tritt daher in Höhe des hinteren muskulären Anteils des ösophagokardialen Übergangs ein und wird 2 cm distal an der Magenhinterwand ausgestochen.

Die gleiche Naht wird dann noch 2- bis 3mal zur linken Seite der Kardia hin und zum Hisschen Winkel in der Weise wiederholt (Abb. 6-32), daß schließlich 3 bis 4 Nähte zur Einengung vorliegen. Die Nähte werden dann überkreuzt und über dem in den Magen vorgeschobenen Gummi-Bougie (30 F) geknüpft (Abb. 6-33a).

Der Operateur invaginiert den Magen mit dem tastenden Finger und folgt der Spitze des Bougies beim Zurückziehen, bis ein muskulärer Ring in Höhe der Kardia palpiert wird. Nach Ziehen des Bougies kann die Reduktion des Kardiadurchmessers palpatorisch kontrolliert werden. Der Bougie sollte leicht passieren können, doch muß die Kardia unter palpatorischer Kontrolle komplett schließen, sobald die Spitze des Bougies in den Ösophagus zurückgezogen wird. Dabei fühlt man einen Ring von Muskelgewebe (Abb. 6-33b).

Wenn das Ergebnis primär noch nicht überzeugend ist, kann ein weiterer Stich linksseitig angelegt werden. Die Naht wird dann, nachdem der Bougie wieder in den Magen vorgeführt wurde, geknüpft.

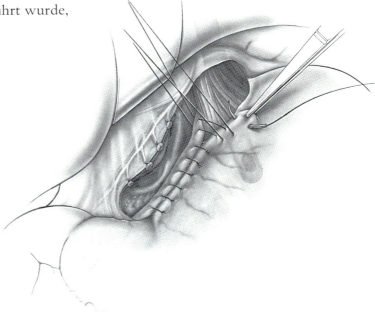

Abb. 6-32 Peritonealisierende Naht des kleinen Netzes mit 3–0-Einzelknopfnähten und Nähte zur Einengung der Kardia. 3 oder 4 Einzelknopfnähte (0) greifen die Kardia an der Vorder- und Hinterwand.

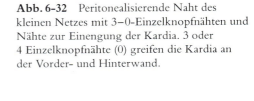

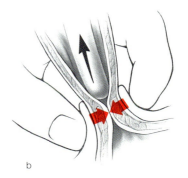

Abb. 6-33a und b Schematische Abbildungen der Kardiaeinengung unter Verwendung eines 30-F-Bougies zur Vermeidung einer übermäßigen Einengung der Kardia.

Einengung des Hiatus oesophageus

Der Verschluß des Hiatus oesophageus erfolgt mit 2 oder 3 Einzelknopfnähten (nicht resorbierbar, Stärke 2–0 oder 3–0) hinter dem Ösophagus (Abb. 6-34). Liegt bei dem Patienten eine sehr große Hiatushernie vor (was in 20% der Fall ist), wird der Hiatus auch präösophageal eingeengt.

Hintere Gastropexie

Vorbereitend für die hintere Gastropexie werden dann seromuskuläre, nicht resorbierbare Nähte im Bereich von Vorder- und Hinterwand der kleinen Kurvatur des Magens gelegt (Abb. 6-35). Diese Nähte können zum Anspannen des Magens benutzt werden, um auf diese Weise noch einmal die inspektorische Kontrolle der Vorder- und Hinterwand der Kardia durchzuführen. Sie dürfen nicht zum Einengen der Kardia verwendet werden.

Die hintere Gastropexie wird dann unter Verwendung dieser an der kleinen Kurvatur angelegten Nähte durchgeführt. Diese werden zunächst unter Belassen der Nadel geknüpft (Abb. 6-35), dann wird das Lig. arcuatum vor der Aorta, unmittelbar oberhalb des Truncus coeliacus und unterhalb der Vereinigung beider Schenkel des Hiatus diaphragmaticus dargestellt. Der 2. und 3. Finger des Operateurs zieht den Truncus coeliacus nach distal (Abb. 6-36). Um die präaortale Faszie einschließlich des mittleren Lig. arcuatum gut zu greifen, wird eine große Babcock-Klemme benutzt. Ohne weitere Präparation werden dann beide Stiche durch dieses Bindegewebe geführt; dabei wird die Klemme nach oben gezogen, was ein leichtes Durchstechen der Fäden ohne Läsion der Aorta gestattet (Abb. 6-36).

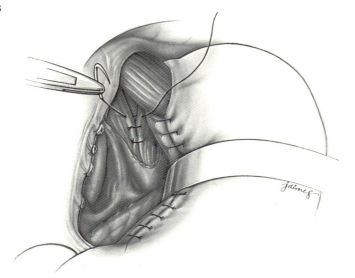

Abb. 6-34 Verschluß des Hiatus mit 2–0- oder 3–0-Seide-Einzelknopfnähten hinter dem Ösophagus.

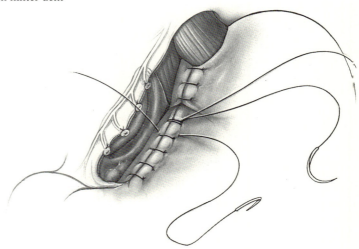

Abb. 6-35 Vorlegen 2er Nähte (0) zur Gastropexie an der kleinen Kurvatur am Übergangspunkt zwischen Kardia und abdominalem Ösophagus. Diese Nähte werden nicht zur Einengung der Kardia benutzt.

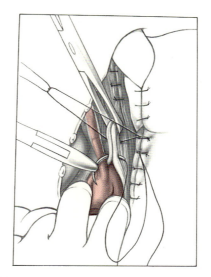

Abb. 6-36 Die Nähte für die hintere Gastropexie werden am Kreuzungspunkt des rechten und linken Zwerchfellschenkels befestigt, exakt vor dem mittleren Lig. arcuatum, das hinter und unmittelbar oberhalb des Truncus coeliacus liegt.

Vordere Gastropexie

Schließlich werden 2 Serosanähte vom Magenfundus zur phrenoösophagealen Membran bzw. zur Zwerchfellunterfläche zur Durchführung einer vorderen Gastropexie angelegt (Abb. 6-37). Dies verhindert postoperativ die Entwicklung einer vorderen paraösophagealen Hernie. Diese Hernie kann sonst im Gefolge der periösophagealen Präparation und Mobilisation der großen Kurvatur auftreten.

Die Einengung der Kardia wird abschließend mit dem Bougie überprüft, der während aller dieser genannten Manöver im Magen verblieben ist und schließlich zurückgezogen wird.

Drainagen

Eine weiche nasogastrale Sonde wird korrekt plaziert; eine Bauchhöhlendrainage ist nicht erforderlich.

Die Magensonde wird 24 Stunden nach dem Eingriff gezogen und der Patient kann 48 Stunden danach trinken.

Domperidon (10 mg alle 8 Stunden) wird während der beiden ersten postoperativen Wochen gegeben. Der übliche Klinikaufenthalt beträgt 5 Tage. Dem Patienten wird passierte Kost für die ersten 1 bis 2 postoperativen Monate empfohlen, da viele Patienten bei normaler Kost oder Schonkost über Dysphagie klagen.

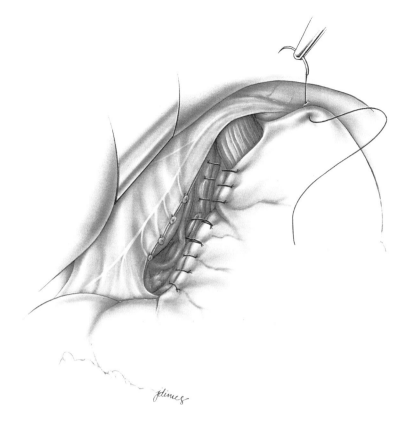

Abb. 6-37 Situs nach Durchführung des Eingriffs. Erkennbar ist die vollständige selektive Vagotomie, die Einengung der Kardia, die hintere Gastropexie an das mediale Lig. arcuatum und die beiden Nähte zur vorderen Pexie der großen Kurvatur an das Zwerchfell zur Vermeidung einer vorderen paraösophagealen Hernie.

Weiterführende Literatur

1. Csendes, A.: A modified posterior cardiogastropexy for surgical treatment of gastroesophageal reflux with the adding of highly selective vagotomy and bougie calibration. In: Stipa, S., R. H. R. Belsey, A. Misaldi (eds.): Medical and Surgical Problems of the Esophagus, Symposium No. 43, p. 91. Academic Press, London 1981
2. Csendes, A., A. Larrain: Effect of posterior gastropexy on gastroesophageal sphincter pressure and symptomatic reflux in patients with hiatal hernia. Gastroenterology 63 (1972) 19
3. Csendes, A., M. Oster, M. Brandsborg, I. T. Moller et al.: Effect of vagotomy on human gastroesophageal sphincter pressure in the resting state and following increases in intraabdominal pressure. Surgery 85 (1979) 419
4. Csendes, A., M. Oster, I. T. Moller, M. Brandsborg et al.: Effect of extrinsic denervation of the lower end of the esophagus on study and cholinergic stimulated gastroesophageal sphincter in man. Surg. Gynec. Obstet. 148 (1979) 375
5. Hermeck, A. S., N. R. Coates: Results of the Hill antireflux operation. Amer. J. Surg. 140 (1980) 764
6. Hill, L. D.: An effective operation for hiatal hernia: An eight year appraisal. Ann. Surg. 166 (1967) 681
7. Hill, L. D.: Editorial: Surgery and gastroesophageal reflux. Gastroenterology 63 (1972) 183
8. Hill, L. D.: Progress in the surgical management of hiatal hernia. World J. Surg. 1 (1977) 425
9. Larrain, A.: Technical consideration in posterior gastropexy. Surg. Gynec. Obstet. 122 (1971) 299
10. Vansant, J. H., J. W. Baker, D. G. Ross: Modification of the Hill technique for repair of hiatal hernia. Surg. Gynec. Obstet. 143 (1976) 637

Vorgehen bei Hiatushernien, extrahiatalen Hernien, Zwerchfellruptur und Relaxatio diaphragmatica

M. Rossetti

Hiatushernien

Definition

Axiale Hernie

Bei der axialen Hiatushernie (Gleithernie) verlagern sich, bei meist nur geringer Ausweitung des Hiatus, Kardia und kardianaher Magen durch Lockerung eines komplexen Systems von Stabilisatoren (Abb. 6-38a und b) in den Mediastinalraum. Die verschieden große Bruchbildung ist, meist im Liegen, radiologisch oder endoskopisch sichtbar.

Eine perifokale Vernarbung als Folge einer Refluxösophagitis kann die Hernie im Sinne des Brachyösophagus selten einmal thorakal fixieren. Ein früher häufig vermuteter primärer Brachyösophagus existiert praktisch nie.

Paraösophageale Hernie

Bei der paraösophagealen Hernie bewegt sich, und rotiert gleichzeitig, bei fixierter Kardia die große Kurvatur nach ventral und kranial. Die hier immer große Bruchbildung ist nur bei eindeutiger, oft erheblicher Hiatuserweiterung möglich.

Gemischte Hiatushernie

Eine rein paraösophageale Hernie ist eine Rarität; meist lockert sich auch die Fixation der Kardia und begleitet als gemischte Hiatushernie die thorakale Magenverlagerung. Fast immer bildet eine angeborene Anomalie, der Hiatus communis, d. h. der gleichzeitige Durchtritt von Ösophagus und Aorta durch einen Hiatus, die Grundlage dieser Bruchform. Meist mit zunehmendem Alter und nur selten bei Jugendlichen nimmt sie durch das abdominothorakale Druckgefälle an Volumen zu und wird aufgrund von Beschwerden oder als Zufallsbefund entdeckt. Die Drehung um Längs- und Querachse bildet einen partiellen (meist proximalen, selten distalen) oder totalen Magenvolvulus (upside-down-stomach).

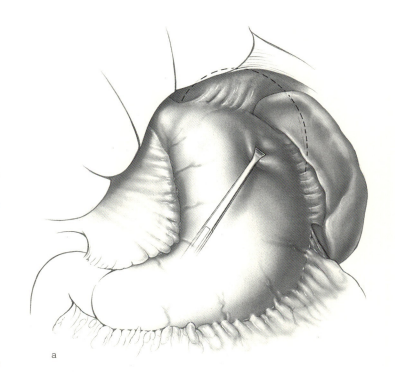

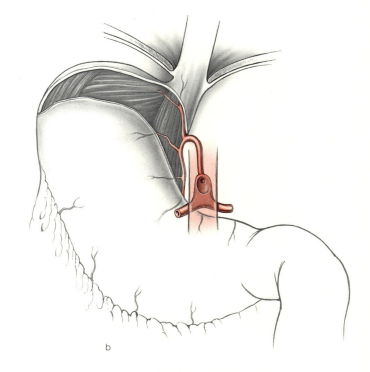

Abb. 6-38a und b
Anatomische Stabilisierung der Kardia.
a) Ansicht von vorne, mit Lig. gastrohepaticum, Lig. gastrophrenicum und Lig. gastrolienale.
b) Ansicht von hinten, mit retroperitonealer Verklebung am Oberrand der Bursa omentalis, Membrana oesophagophrenica und A. gastrica sinistra (Anker des Magens).

Indikation

Nach jahrelangen diagnostischen Unsicherheiten werden heute die verschiedenen Bruchformen wie folgt beurteilt:

- Die meisten axialen Gleithernien sind harmlose, nicht therapiebedürftige Zufallsbefunde. Eine operative Indikation resultiert nur aus einer begleitenden Refluxkrankheit.
- Bei den paraösophagealen und gemischten Hiatushernien ergibt sich die Indikation zur chirurgischen Therapie aus aktuellen oder potentiellen Gefahren (chronische Inkarzeration, Magenentleerungsstörungen, Anämie, Ulkus am Schnürring) mit Magenvolvulus und gelegentlich einer gleichzeitigen Refluxkrankheit.

Lagerung und Zugang

Nach langer Kontroverse wird jetzt der abdominale Zugang wegen des geringen Traumas, notwendiger Exploration des Bauchraumes, Behandlung von häufigen Begleiterkrankungen (z. B. Gallensteinen) allgemein bevorzugt. Gestreckte Oberkörperhochlagerung (Anti-Trendelenburg), Polsterung der linken Thoraxseite, Rippenbogenhaken (nur für die nötige Zeit wegen postoperativer Atemschmerzen), lange Instrumente und gute Beleuchtung sind bei tiefem Operationsfeld und häufiger Adipositas wesentliche Erleichterungen (Abb. 6-39).

Beachte:
Eine feste, dicke Magensonde hilft, den Ösophagus zu identifizieren und zu schützen; sie soll beim paraösophagealen Volvulus erst bei offenem Bauch unter Kontrolle der Hand in den Magen vorgeschoben werden.

Eine dünne Magensonde wird parallel dazu eingeführt.
Unsere bevorzugte Schnittführung ist die mediane. Wir erachten sie als vorteilhafter gegenüber dem subkostalen Zugang.

Operationstechnik bei der paraösophagealen Hiatushernie bzw. Mischhernie

Die Operation besteht aus den 4 Schritten:

- Reposition,
- Hiatuseinengung,
- evtl. Fundoplicatio und
- Gastropexie.

Reposition

Die abdominale Reposition des Bruchinhaltes ist durch sanften Zug meist problemlos. Bruchsackverwachsungen sind selten, gelegentlich bestehen aber fibröse ösophagofundale Adhäsionen.

Mitunter sind Verwachsungen in Verbindung mit einer schweren Refluxkrankheit oft mit sekundärem Brachyösophagus aber ausgeprägt, und wegen der Gefahr von Wandläsionen mit Vorsicht und Übersicht zu lösen.

Beachte:
Eine Ablösung des mediastinalen Bruchsackes ist unnötig und wegen der pleuroperikardialen Nachbarstrukturen gefährlich.

Der Bruchsack kollabiert und obliteriert spontan durch Anpassung und Entfaltung der Thoraxorgane.
Eine Drainage des Bruchsackes ist nicht notwendig.

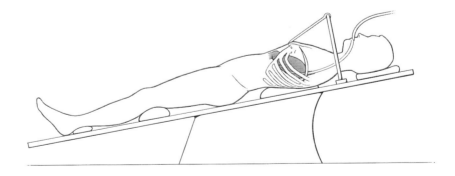

Abb. 6-39 Oberkörperhochlagerung (Anti-Trendelenburg), Rippenbogenhaken, feste Magensonde zur Identifizierung und zum Schutz des Ösophagus. Eine dorsale Anhebung der linken Thoraxseite durch Polsterung ist von Vorteil.

Hiatuseinengung

Eine vernünftige Einengung des weiten Hiatus bei faust- bis kindskopfgroßem Bruchsack ist eine wichtige Komponente der Korrektur.

Von lateral her (Abb. 6-40) oder beim Hiatus communis (mit der Aorta als Hinterwand des Bruchringes) von ventral her (Abb. 6-41) werden 2 bis 3 kräftige Nähte (Stärke 0 oder 1, nicht oder langsam resorbierbar) angelegt.

Fundoplicatio und Gastropexie

Da bei präoperativ diagnostizierter Refluxkrankheit ein postoperativer Reflux nach alleiniger Gastropexie häufig persistiert, empfiehlt sich in diesen Fällen, die Gastropexie mit einer Fundoplicatio zu kombinieren.

Nach der Reposition des Magens werden distaler Ösophagus und Funduskonvexität, die meist in verklebten Bruchsackfalten und periösophagitischen Pannus verstrickt sind, behutsam und unter Beachtung der Vagusäste freigelegt. Nach der Hiatuseinengung folgt die Fundoplicatio mit lockerer spannungsfreier Vorderwandfalte (Abb. 6-42 a und b).

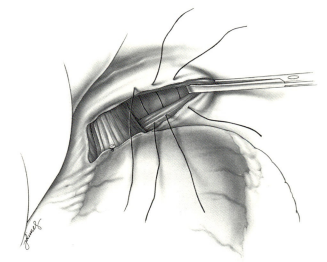

Abb. 6-40 Hiatuseinengung von lateral her mit 2 bis 3 kräftigen Einzelnähten. Der Hiatusrand wird mit 1 oder 2 langen Klemmen vorgezogen, um Nahtanlage und Einengung gut zu dosieren.

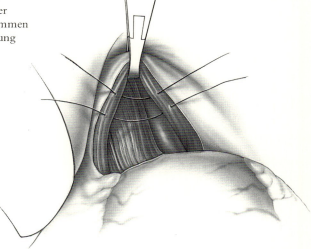

Abb. 6-41 Einengung des Hiatus communis mit der allein durch Peritoneum überdeckten Aorta als Hinterwand. Hier erfolgt die Nahtanlage von ventral nach dorsal, da der hintere Teil des Bruchringes kein Widerlager bietet.

Abb. 6-42 a bis c
Operation bei gemischter oder paraösophagealer Hernie.

Abb. 6-42 a Hiatuseinengung.

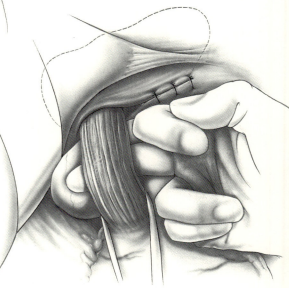

Abb. 6-42 b Fundoplicatio.

Danach wird die Gastropexie (Fadenstärke 3–0, nicht resorbierbar) so angelegt, daß sie Freiraum und Funktion der Fundoplicatio in keiner Weise, etwa durch Zug, Spannung, Zerrung oder anatomische Deformierung, stören kann (Abb. 6-42c).

Die doppelte Gastropexie wird in 2 Schritten ausgeführt, einer Fundophrenopexie und einer Korpoventropexie (Abb. 6-43a bis c). Einzelnähte der Stärke 3–0, nicht resorbierbar, vereinigen zuerst die Funduskonvexität in 1 oder 2 Reihen mit der Zwerchfellunterfläche, meist am vorderen Teil des Centrum tendineum, um das Mitfassen von Phrenikusästen zu vermeiden (siehe Abb. 6-45).

Eine zweite Nahtreihe verankert die Magenvorderwand in schräger Linie von kranial nach kaudal, und von der Minor- zur Majorseite, etwa als Fortsetzung der Ösophagusachse, an der vorderen Bauchwand. Die Nähte fassen magenwärts die Seromuskularis, peritonealwärts auch die hintere Faszienaponeurose. Die Pexien berühren den Magenausflußtrakt nicht und beeinträchtigen somit Peristaltik und Entleerung nicht.

Drainagen

Die feste Sonde wird am Ende der Operation entfernt, die dünne Magensonde dabei digital festgehalten und etwa 1 Tag belassen. Eine Bauchdrainage ist fakultativ. Da wir eine postoperative Thromboembolieprophylaxe grundsätzlich anwenden, lohnt es sich, die Kardiagegend für 24 Stunden zu drainieren (z. B. Easy-flow). Bei akzidenteller Wandverletzung oder Verletzungen umliegender Strukturen, vor allem der Milz, sind Penrose-Drains für 3 bis 4 Tage am Platz.

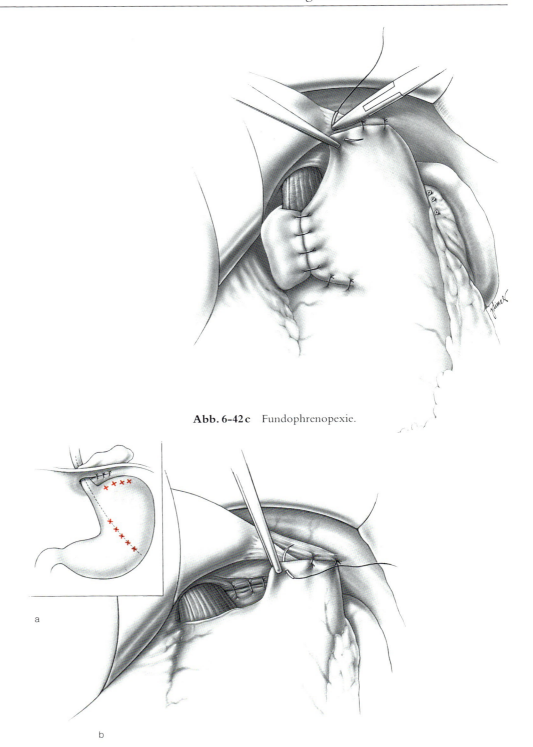

Abb. 6-42c Fundophrenopexie.

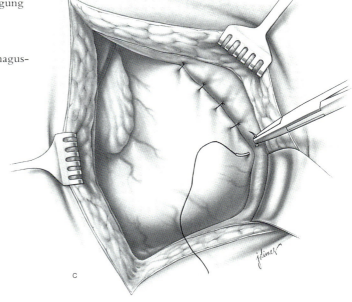

Abb. 6-43a bis c Abdominale doppelte Gastropexie, nach Hiatuseinengung von lateral her.
a) Pexielinien am Magen.
b) Fundophrenopexie am Zwerchfell.
c) Korpoventropexie entlang der Ösophagusachse mit Einzelnähten.

Extrahiatale Hernien

Definition, Indikation, Lagerung und Zugang

Zwerchfellhernien außerhalb des Hiatus sind selten. Bevorzugte Lokalisation sind kongenital schwache Stellen (Abb. 6-44).

Beim Neugeborenen finden sich Defekte oder Relaxation mit oft extremem Hochstand und dramatischer Raumbeengung, vorwiegend links.

Beachte:
Die Sofortoperation ist lebensrettend; die meisten Kinderchirurgen bevorzugen den abdominalen Zugang.

Hernien und Defekte beim Erwachsenen bedürfen zu Indikation und Taktik eine klare Diagnose und Abgrenzung gegenüber neoplastischen oder entzündlichen Prozessen der Nachbarorgane durch konventionelle Radiologie, Ultraschall oder Computertomographie. Lokalbefund, Begleitläsionen und Allgemeinzustand bestimmen die Wahl des Verfahrens.

Operationstechnik

Der Chirurg, der am Zwerchfell operiert, soll über Erfahrung und Ausrüstung für thorakoabdominale Prozeduren verfügen. Das gesunde Zwerchfell ist exzellent vaskularisiert und heilt gut, das atrophische bleibt schwach und auch nach Straffung und Doppelung funktionell beeinträchtigt.

Zwerchfellinzision

Bei der Wahl der Zwerchfellinzision kann die Schnittführung maßgeblich die postoperative Zwerchfellfunktion beeinflussen, wenn die Aufteilung der Phrenikusäste und die arterielle Versorgung nicht berücksichtigt wird (Abb. 6-45).

Zwerchfellnaht

Die meisten mehr oder weniger umschriebenen Defekte und Lücken lassen sich durch direkte Naht, offene oder geschlossene Doppelung beheben.

Nur nach Zwerchfellresektion oder zum Verschluß ausgedehnter Defekte kann ein alloplastischer Ersatz notwendig werden. Nichtresorbierbare oder langsam resorbierbare Netze werden eingenäht und relativ schnell von Bindegewebe umgeben.

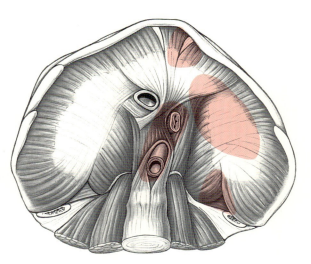

Abb. 6-44 Typische extrahiatale Bruchpforten und Lücken des Zwerchfells. Beachte die ventrale sternokostale und die dorsale lumbokostale Lücke als Grundlagen der Morgagni- und der Bochdalek-Hernie.

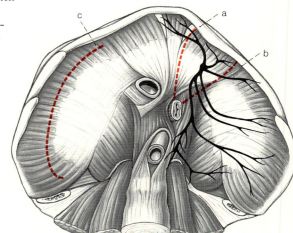

Abb. 6-45 Funktionsschonende Inzisionen des Zwerchfells. Vermeidung von Innervationsdefekten bei Zwerchfellinzisionen. Die Schnittführung (a) medial der Eintrittsstelle des N. phrenicus unterbricht nur einige anteromediale Äste, die Schnittführung (b) lateral der Eintrittsstelle unterbricht sämtliche laterodorsalen Nervenäste mit entsprechendem Funktionsausfall. Die randständige Phrenotomie (c) nahe am Rippenansatz ist nervenschonend und funktionell günstig.

Traumatische Zwerchfellruptur

Die linke Seite wird im Verhältnis 4:1 bevorzugt; die obligate Organverlagerung kann sofort zu Inkarzeration oder Strangulation führen oder zweizeitig nach Intervallen von Wochen bis Jahren klinisch entdeckt werden. Bei Verletzungen rechts verhindert die Masse der oft mitrupturierten Leber einen Prolaps. Ein Hämatothorax durch Ansaugen des Blutes in den Pleuraraum kann hier wegweisend sein. Begleitverletzungen (Polytrauma) können Diagnose, Indikation und Operation erschweren und verzögern. Das Vorherrschen eines akuten Abdomens oder eines akuten Thorax, sowie die Art des Wundkanals bei penetrierenden Wunden sind für Zugang und Taktik bestimmend.

Beachte:
Frische Zwerchfellrupturen werden meist von abdominal her angegangen, ältere mitunter thorakal.

Der Zwerchfellverschluß geschieht mit kräftigen, breit fassenden Nähten, laterale Risse werden an die Brustwand genäht.

Relaxatio diaphragmatica

Das heute noch als „idiopathisch" geltende Zustandsbild, links weit häufiger und ausgeprägter (Abb. 6-46a), meist bei Betagten und ohne gravierende Symptome, ergibt nur ausnahmsweise eine operative Indikation. Grund dazu sind dann kardiopulmonale, seltener digestive Beschwerden, die man eindeutig auf die Organveränderung oder -verlagerung zurückführen kann. Die schonendere abdominale Raffung oder Doppelung ist der früher empfohlenen, mit Schmerzgefahr verbundenen perikostalen Anheftung vorzuziehen (Abb. 6-46b und c). Die Operation kann lediglich die Organverschiebung verbessern, nicht aber die Zwerchfellfunktion wiederherstellen. Häufig ist zusätzlich eine Gastropexie (siehe oben) zur Beseitigung des Magenvolvulus notwendig.

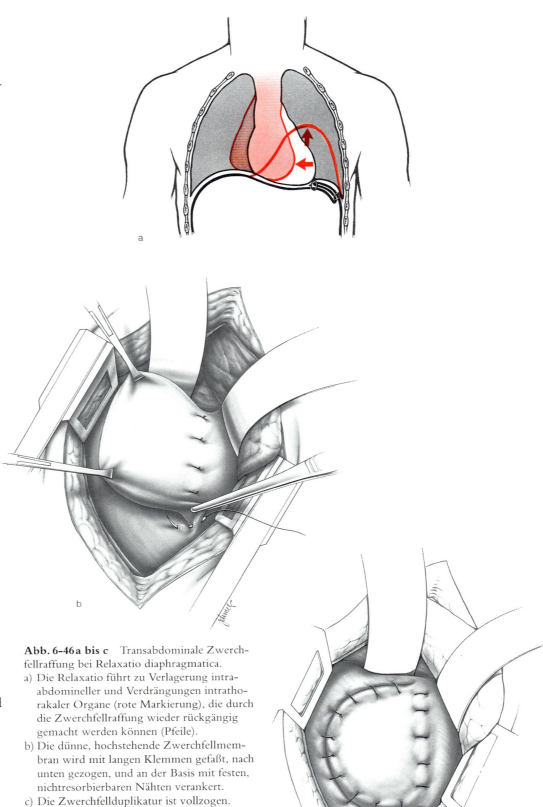

Abb. 6-46a bis c Transabdominale Zwerchfellraffung bei Relaxatio diaphragmatica.
a) Die Relaxatio führt zu Verlagerung intraabdomineller und Verdrängungen intrathorakaler Organe (rote Markierung), die durch die Zwerchfellraffung wieder rückgängig gemacht werden können (Pfeile).
b) Die dünne, hochstehende Zwerchfellmembran wird mit langen Klemmen gefaßt, nach unten gezogen, und an der Basis mit festen, nichtresorbierbaren Nähten verankert.
c) Die Zwerchfellduplikatur ist vollzogen.

Weiterführende Literatur

1. Nissen, R.: Gastropexie als alleiniger Eingriff bei Hiatushernien. Dtsch. med. Wschr. 81 (1956) 1985
2. Nissen, R., M. Rossetti, J. R. Siewert: Fundoplicatio und Gastropexie bei Refluxkrankheit und Hiatushernien. Thieme, Stuttgart 1981
3. Rossetti, M.: Die Refluxkrankheit des Ösophagus. Hippokrates, Stuttgart 1966
4. Rossetti, M.: Hiatushernien und andere Erkrankungen des Zwerchfells. In: Allgöwer, M., F. Harder, L. F. Hollender, H. J. Peiper, J. R. Siewert (Hrsg.): Chirurgische Gastroenterologie, Bd. 1, Springer, Berlin–Heidelberg–New York 1981

Eingriffe an der Kardia

7 Eingriffe beim Adenokarzinom des gastroösophagealen Überganges

J. R. Siewert und A. H. Hölscher

Definition	109
Indikation	109
Transmediastinale subtotale Ösophagektomie	110
Erweiterte totale Gastrektomie	110
Totale Ösophagogastrektomie mit Koloninterposition	110
Lagerung und Zugang	110
Operationstechnik	110
Gastrektomie	110
Extragastrales Resektionsausmaß	112

Retroduodenale und paraaortale Lymphknoten 112 – Pankreaslinksresektion 112
Transmediastinale Ösophagektomie 112

Rekonstruktion	113
Drainagen	114
Komplikationen	114
Regionale Kardiaresektion mit Ösophagogastrostomie	114
Indikation	114
Lagerung und Zugang	114
Operationstechnik	115
Präparation und Mobilisation des Magens	115
Kardiaresektion und Lymphadenektomie	116
Ösophagogastrostomie	117
Drainagen	118
Komplikationen	119
Weiterführende Literatur	119

Definition

Der Begriff Adenokarzinom des gastroösophagealen Überganges hat die Bezeichnung Kardiakarzinom ersetzt und umfaßt alle Tumoren, die im Bereich von 5 cm oral bzw. aboral des unteren Ösophagussphinkters ihr Zentrum haben. Distale Ösophaguskarzinome und subkardiale Magenkarzinome werden nur zu dieser Kategorie gezählt, wenn sie die Kardia, d. h. den Bereich des unteren Ösophagus infiltrieren. Die folgende Klassifikation in 3 verschiedene Adenokarzinomtypen hat sich uns bewährt (Abb. 7-1, [13]).

– Adenokarzinom im Endobrachyösophagus, soweit es sich in den genannten Grenzen entwickelt (Typ I),
– eigentliches, von der Kardiaschleimhaut ausgehendes Kardiakarzinom (Typ II), und
– subkardiales oder Funduskarzinom des Magens, das den distalen Ösophagus meist submukös infiltriert (Typ III).

Indikation

Zur chirurgischen Behandlung dieser Karzinomtypen stehen 4 Verfahren zur Verfügung, von denen 3 als empfehlenswert einzustufen sind (Abb. 7-2a bis d).

– Die transmediastinale subtotale Ösophagusresektion mit proximaler Gastrektomie ist für Typ-I-Karzinome angelegt (Abb. 7-2a). Hinsichtlich der Technik siehe Kapitel 3, Abschnitt Transmediastinale Ösophagektomie.
– Die erweiterte totale Gastrektomie mit distaler Ösophagusresektion über einen zusätzlichen isolierten rechtsthorakalen oder einen transhiatalen Zugang wird für die Behandlung des Typs II (Abb. 7-2c) in frühen Tumorstadien (Stadium 1 und 2) und den Typ III eingesetzt (Abb. 7-2d). Die Technik dieser Operation ist im Kapitel 3, Abschnitt Transthorakale En-bloc-Ösophagektomie dargestellt.
– Die totale Ösophagogastrektomie (Abb. 7-2b) ist das Verfahren der Wahl für fortgeschrittene Tumorstadien des Typs II (Stadium 3 und 4).
– Als weiteres Verfahren ist noch die regionale Kardiaresektion zu nennen, die häufig aber vom onkologischen Standpunkt her für keine der 3 Typen als ausreichend angesehen werden kann, darüber hinaus zu belastenden Folgekrankheiten (alkalischer Reflux) Anlaß gibt, und daher nur in seltenen Fällen angewendet wird (siehe auch Abschnitt Regionale Kardiaresektion mit Ösophagogastrostomie).

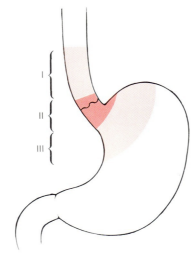

Abb. 7-1 Klassifikation des Adenokarzinoms des gastroösophagealen Überganges.
Typ I: (Adenokarzinom im Endobrachyösophagus.
Typ II: Eigentliches Kardiakarzinom.
Typ III: Subkardiales Magenkarzinom mit Infiltration der distalen Speiseröhre.

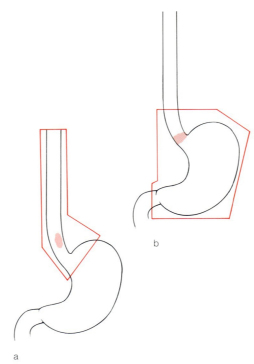

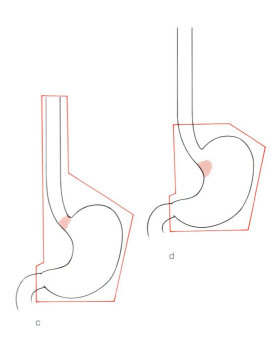

Abb. 7-2a bis d Resektionsausmaß beim Adenokarzinom des gastroösophagealen Überganges.
a) Typ I (Adenokarzinom im Endobrachyösophagus): subtotale Ösophagektomie mit proximaler Gastrektomie.
b) Typ II (eigentliches Kardiakarzinom im Tumorstadium 1 und 2): erweiterte totale Gastrektomie mit Resektion des distalen Ösophagus.
c) Typ II (eigentliches Kardiakarzinom im fortgeschrittenen Tumorstadium 3 und 4): totale Ösophagogastrektomie.
d) Typ III (subkardiales Magenkarzinom mit Infiltration des terminalen Ösophagus): erweiterte totale Gastrektomie mit Resektion des distalen Ösophagus.

Transmediastinale subtotale Ösophagektomie

Siehe hierzu bitte die Ausführungen in Kapitel 3, Abschnitt Transmediastinale Ösophagektomie.

Erweiterte totale Gastrektomie

Siehe hierzu bitte die Ausführungen im Kapitel 9, Abschnitt Gastrektomie.

Totale Ösophagogastrektomie mit Koloninterposition

Lagerung und Zugang
Rückenlagerung mit verstärkter Lordosierung.

Der Eingriff beginnt transabdominal. Zu diesem Zweck ist ein großer Oberbauchquerschnitt mit proximaler Erweiterung im Bereich der Mittellinie empfehlenswert (Abb. 7-3). Der 2. Zugang, etwas zeitversetzt, erfolgt von links zervikal her.

Operationstechnik

Gastrektomie

Die Abbildung 7-4 verdeutlicht nochmals das Ausmaß der geplanten Resektion. Nach Überprüfung der onkologischen Situation im Abdomen (Fernmetastasen?) und Absicherung der lokalen Resektabilität des eigentlichen Tumors beginnt der Eingriff mit der typischen Präparation des Magens für die Gastrektomie (siehe auch Kapitel 9, Abschnitt Standardgastrektomie). Zu diesem Zweck wird das große Netz vom Kolon abgetrennt (Abb. 7-5), dann werden die A. gastroepiploica dextra ebenso wie die V. gastroepiploica dextra und schließlich die linksseitigen gastroepiploischen Gefäße zwischen Ligaturen durchtrennt.

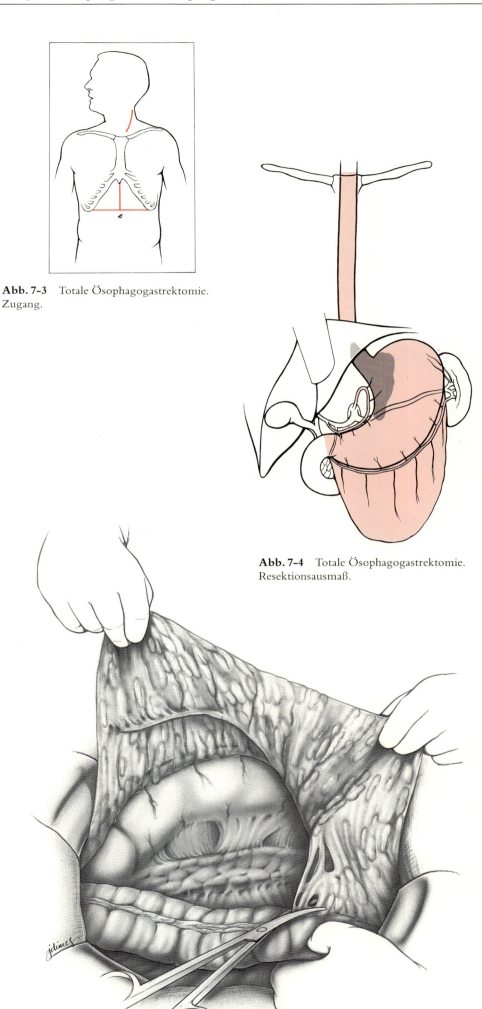

Abb. 7-3 Totale Ösophagogastrektomie. Zugang.

Abb. 7-4 Totale Ösophagogastrektomie. Resektionsausmaß.

Abb. 7-5 Totale Ösophagogastrektomie. Präparation zur Gastrektomie. Loslösen des großen Netzes vom Querkolon.

In Anbetracht der Tatsache, daß es sich um ein Kardiakarzinom handelt, bereitet die Präparation und die Versorgung des Duodenalstumpfes in aller Regel keinerlei Probleme. Das Duodenum sollte etwa 2 cm aboral des Pylorus (also in Höhe der A. gastroduodenalis) abgesetzt werden. Dafür empfiehlt sich die Verwendung des TA™ 55 (Abb. 7-6). Die Deckung des Stumpfes durch seroseröse Einzelknopfnähte ist fakultativ.

Nachdem nun auch das kleine Netz durchtrennt worden ist, gelingt es, den Magen hochzuschlagen und mit der Präparation des eigentlichen Tumors zu beginnen.

Auch anfangs nicht oder nur schwer resezierbar erscheinende große Kardiakarzinome lassen sich häufig dann entfernen, wenn die Präparation wie bei der Lymphadenektomie des Kompartments II (siehe Kapitel 9) auf der Adventitia der A. hepatica communis erfolgt (Abb. 7-7). Die A. hepatica communis läßt sich immer zuverlässig und leicht finden, wenn man die A. gastroduodenalis, die ohnehin bei der Duodenalstumpfpräparation dargestellt worden ist, nach zentral hin verfolgt. Auf der Adventitia der A. hepatica communis gelangt man dann von rechts her zum Truncus coeliacus. Alles Gewebe vor der A. hepatica communis kann geopfert werden.

Ein wichtiger Schritt ist noch die Darstellung des Abganges der A. lienalis.

Erst danach darf man sicher sein, daß die A. hepatica communis komplett dargestellt ist, und somit sicher erhalten werden kann. Oberhalb des Zusammenflusses der A. hepatica communis und der A. lienalis stößt man sehr rasch auf die A. gastrica sinistra, die möglichst nahe des Truncus coeliacus nach Ligatur durchtrennt werden soll. Zuvor muß noch die V. coronaria ventriculi durchtrennt werden. Läßt sich die A. hepatica communis nicht präparieren, kann sie geopfert werden, wenn die arterielle Leberdurchblutung über die A. gastroduodenalis oder über atypische Leberarterien gesichert ist (siehe sogenanntes Appleby-Verfahren, Kapitel 9). In dieser Ebene lassen sich praktisch alle Kardiakarzinome von der Aortenwand, gegebenenfalls unter Mitresektion der Zwerchfellschenkel abheben und somit resezieren. In der eigenen Erfahrung brechen Kardiakarzinome nur extrem selten in die genannten Arterien ein.

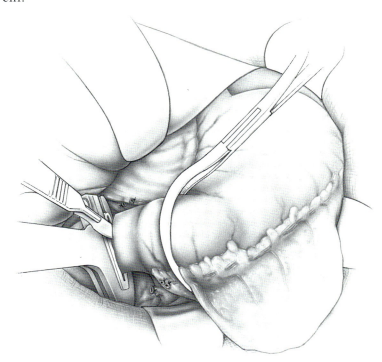

Abb. 7-6 Totale Ösophagogastrektomie. Durchtrennen des Duodenums 2–3 cm postpylorisch, Verschluß des Duodenalstumpfes mit Stapler (TA™ 55).

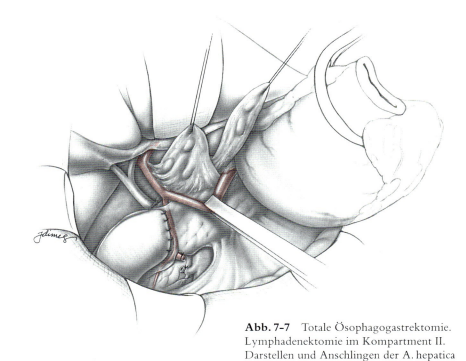

Abb. 7-7 Totale Ösophagogastrektomie. Lymphadenektomie im Kompartment II. Darstellen und Anschlingen der A. hepatica communis, Entfernung der Lymphknoten vom Lig. hepatoduodenale und vom Oberrand des Pankreas.

Extragastrales Resektionsausmaß

Retroduodenale und paraaortale Lymphknoten

Auch bei den Kardiakarzinomen empfiehlt es sich, die Lymphknoten der sogenannten Station 13, d.h. die retroduodenalen und retropankreatischen Lymphknoten, zu entfernen. Zu diesem Zweck wird ein ausgedehntes Kochersches Manöver durchgeführt. Der Duodenalstumpf kann an den noch erhaltenen seroserösen Nähten gut nach medial und oben gezogen werden, so daß die laterale Mobilisation keine Probleme bereitet. Hier befindliche Lymphknoten werden exzidiert.

Es folgt nun die weitere Mobilisation des Tumors von links her. Hierbei stellt man nicht selten einen Tumorausbruch an der Fundushinterwand fest. Zumindest finden sich hier oft sehr innige Adhäsionen zum Pankreaskorpus. Der Tumor bricht gelegentlich auch in den Pankreasschwanz bzw. Pankreaskorpus ein, so daß zu seiner radikalen Entfernung eine Linkspankreatektomie notwendig wird (siehe auch Kapitel 9, Abschnitt Abdominal erweiterte linksregionale Gastrektomie).

Pankreaslinksresektion

Hat die Revision die Notwendigkeit einer Linkspankreatektomie ergeben, empfiehlt es sich, möglichst frühzeitig das Pankreas in Höhe der V. mesenterica superior zu untertunneln und zu durchtrennen. Ebenfalls ist es empfehlenswert, vorsorglich die A. lienalis an ihrem Abgang aus dem Truncus coeliacus zu umfahren und zu ligieren.

Schließlich sollte die V. lienalis an ihrer Einmündungsstelle in die V. mesenterica superior umfahren, ligiert und dann durchtrennt werden. Nach der Versorgung der genannten Gefäße kann das linke Hemipankreas inklusive der Milz aus dem Retroperitoneum gemeinsam mit dem Tumor „en bloc" hervorgehoben werden.

Transmediastinale Ösophagektomie

Die Operation wendet sich nunmehr der transmediastinalen subtotalen Ösophagektomie zu. Zu diesem Zweck empfiehlt es sich, den Hiatus oesophageus großzügig nach vorne median zu erweitern, damit er mit der Hand des Operateurs passiert werden kann. Die transmediastinale stumpfe Ösophagusdissektion erfolgt nach den im Kapitel 3 wiedergegebenen Prinzipien.

Alle sub- und epiphrenischen Lymphknoten sowie die Lymphknoten des unteren hinteren Mediastinums können transhiatal übersichtlich entfernt werden.

Zwischenzeitlich hat von zervikal her ein 2. Operationsteam mit der Freilegung der Speiseröhre von links her begonnen (siehe Kapitel 3, Abschnitt Partielle zervikale Ösophagektomie). Nach Verschluß der aboralen Speiseröhre und Durchtrennung derselben (Abb. 7-8), kann diese durch das Mediastinum nach abdominal gezogen werden. Nunmehr ist der gesamte Magen zusammen mit der Kardia und der Speiseröhre mobilisiert und kann entfernt werden (Abb. 7-9).

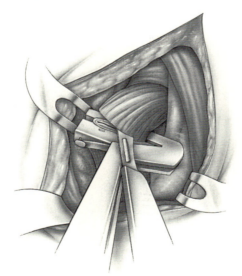

Abb. 7-8 Totale Ösophagogastrektomie. Zervikale Freilegung des Ösophagus. Nach allseitiger Mobilisation Durchtrennung des zervikalen Ösophagus, Verschluß des aboralen Schenkels mit automatischem Nähapparat (TA™ 30).

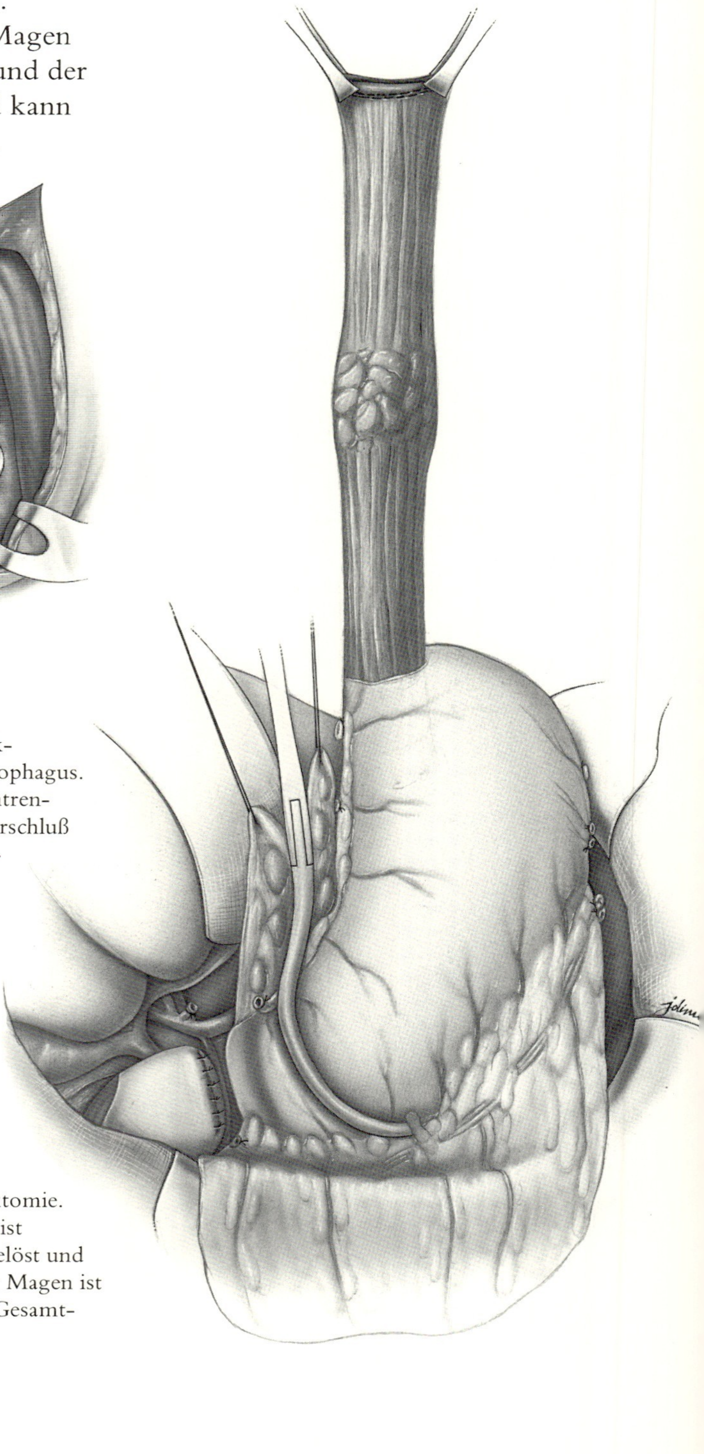

Abb. 7-9 Totale Ösophagogastrektomie. Abschlußsituation. Die Speiseröhre ist stumpf transhiatal/mediastinal ausgelöst und nach abdominal hervorgezogen, der Magen ist komplett freipräpariert, so daß das Gesamtpräparat entfernt werden kann.

Rekonstruktion

Die Rekonstruktion der Intestinalpassage erfolgt am besten durch Koloninterposition. Der Dünndarm erfüllt in aller Regel nicht die anatomischen Voraussetzungen für einen Totalersatz von Magen und Speiseröhre.

Hierfür bewährt sich am besten die linke Kolonflexur mit Colon transversum, wobei die Durchblutung über den aufsteigenden Ast der A. colica sinistra erfolgt (Abb. 7-10).

Entsprechend den oben angegebenen Indikationsstellungen führen wir diesen Eingriff nur bei fortgeschrittenen Kardiakarzinomen durch, so daß die Rekonstruktion nicht im Tumorbett erfolgen sollte. Besser geeignet erscheint die Koloninterposition im vorderen Mediastinum. Deshalb wird als nächster Schritt ein retrosternaler Tunnel eröffnet, durch den dann das Kolon nach zervikal nachgezogen werden kann (siehe Kapitel 3, Abschnitt Koloninterposition).

Im Bereich des Halses erfolgt eine zervikale Ösophagokolostomie End-zu-End in einreihig allschichtiger Nahttechnik (Hinterwand: Rückstichnaht; Vorderwand: allschichtige Standardnaht). Der aborale Anschluß des Kolons erfolgt an das Duodenum (Abb. 7-11). Entweder ist zu diesem Zweck das Duodenum primär offengelassen worden, so daß dann eine Koloduodenostomie End-zu-End möglich ist (Hinterwand: Rückstichnaht; Vorderwand: allschichtige Standardnaht), oder der Duodenalstumpf ist bereits verschlossen, dann kann eine End-zu-Seit-Anastomosierung erfolgen, wobei das Kolon auf die Vorderwand des Duodenums genäht wird.

Die Kolonkontinuität wird ebenfalls durch End-zu-End einreihige allschichtige Nahttechnik wiederhergestellt.

Steht selten einmal das Duodenum zur Anastomosierung nicht mehr zur Verfügung oder ist es durch multiple Voroperationen nur schwer freizupräparieren, kann das aborale Ende des Kolons auch mit der 1. oder 2. Jejunalschlinge End-zu-Seit anastomosiert werden. Eine Braunsche Fußpunktanastomose ist hier empfehlenswert.

Der Eingriff ist damit beendet (Abb. 7-11). Das Koloninterponat wird durch eine transnasal eingeführte Magensonde geschient. Vor Beginn der enteralen Ernährung ist eine Überprüfung der Anastomosensituation durch einen Kontrastmittelschluck ca. am 7. postoperativen Tag angezeigt.

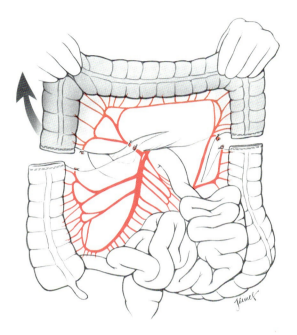

Abb. 7-10 Totale Ösophagogastrektomie. Koloninterposition. Isoperistaltische Interposition der linken Kolonflexur mit Colon transversum, arterielle Versorgung über den aufsteigenden Ast der A. colica sinistra.

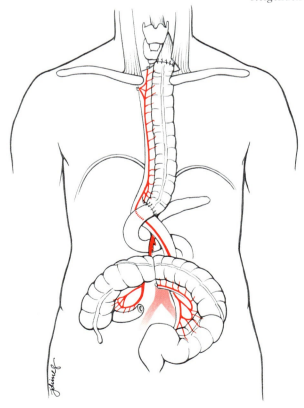

Abb. 7-11 Totale Ösophagogastrektomie. Isoperistaltische Koloninterposition (linke Kolonflexur und Colon transversum gestielt an dem aufsteigenden Ast der A. colica sinistra). Direkte zervikale Ösophagokolostomie End-zu-End; End-zu-End-Koloduodenostomie.

Drainagen

Eine oder 2 Drainagen des Bauchraumes (Kolonanastomose, Duodenokolostomie) und der zervikalen Anastomose sind notwendig (z. B. Easy-flow).

Komplikationen

Die Komplikationen nach totaler Ösophagogastrektomie resultieren in erster Linie aus einer möglichen Mangeldurchblutung des Koloninterponats. Derartige Interponatsnekrosen sind relativ selten (unter 10%), sie müssen jedoch bei jeder Abweichung vom erwarteten postoperativen Verlauf mit in die Überlegungen einbezogen und durch Röntgenuntersuchung, besser noch durch frühzeitige Endoskopie, nachgewiesen oder ausgeschlossen werden.

Zervikale Insuffizienzen sind häufig, ohne daß es zu einer kompletten Interponatsnekrose kommt. Diese heilen bei guten inneren und äußeren Drainagen leicht aus. Da es bei derartigen Speichelfisteln immer zu einer Mischinfektion kommt, ist die Entwicklung einer Phlegmone im Bereich der Halsweichteile nicht selten, so daß so früh wie möglich die zervikale Wunde weit eröffnet werden sollte, damit eine offene Spülbehandlung durchgeführt werden kann. Gegebenenfalls empfiehlt es sich, die Speichelfistel mit einem T-Drain zu drainieren.

Insuffizienzen an der Koloduodenostomie sind extrem selten. Treten sie auf, zwingen sie zur operativen Revision.

Ansonsten sind alle Komplikationen denkbar, wie sie nach Ösophagektomie und Gastrektomie beobachtet werden.

Regionale Kardiaresektion mit Ösophagogastrostomie

Indikation

Diese Operation ist für kleine, durch regionale Resektion kurativ zu entfernende Kardiakarzinome, in erster Linie aber für Kardiaresektionen mit palliativer Zielsetzung geeignet. Voraussetzung ist, daß neben der Kardiaresektion auch eine sorgfältige Lymphadenektomie des Kompartments II erfolgt.

Diese ursprünglich von Sweet angegebene Operationstechnik war über viele Jahre sehr beliebt, ist in den letzten Jahren jedoch weitgehendst verlassen worden. Dies hat 2 Gründe:

- die intrathorakale Ösophagogastrostomie geht zwar nur selten mit einer Insuffizienz einher, kommt es aber zu einer Insuffizienz, sind die Folgen meist letal,
- die Langzeitergebnisse sind unbefriedigend, da die intrathorakale Ösophagogastrostomie, insbesondere wenn Teile des Magens noch intraabdominal verbleiben, postoperativ sehr häufig zu einer schweren alkalischen Refluxösophagitis führen, die die Lebensqualität des Patienten schwer belasten kann.

Vor allen Dingen aus dem letztgenannten Grunde werden heute die transmediastinale subtotale Ösophagektomie und die erweiterte totale Gastrektomie bevorzugt.

Lagerung und Zugang

Der Patient wird in 45°-Schräglage rechts angehoben gelagert. Der Patient kann dann so gekippt werden, daß zunächst eine Laparotomie erfolgen kann. Standardzugang ist die mediane Laparotomie (Abb. 7-12).

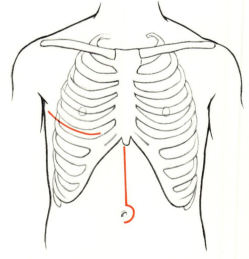

Abb. 7-12 Regionale Kardiaresektion. Zugang: Mediane Oberbauchlaparotomie, rechtsseitige anterolaterale Thorakotomie im 6. und 7. ICR.

Operationstechnik

Die Abbildung 7-13 zeigt das vorgesehene Resektionsausmaß.

Präparation und Mobilisation des Magens

Nach Revision des Abdomens erfolgt die Präparation des Magens für die thorakale Transposition.

Nach Lokalisation von A. und V. gastroepiploica dextra erfolgt die Skelettierung des Magens außerhalb und parallel dieser Gefäße in kleinen Schritten, damit keine Massenligaturen entstehen. Dabei muß die Pulsation der Arterie ständig überprüft werden, um sie sicher zu erhalten. Die Skelettierung wird zunächst nach oral hin ausgeführt. Die A. gastroepiploica reicht nur etwa bis zum Übergang vom mittleren zum oralen Drittel des Magens. Von hier an kann die Skelettierung des Magenfundus wandnäher erfolgen. Die A. gastroepiploica sinistra wird an der Stelle durchtrennt, an der sie den Magen in Richtung Milzhilus verläßt. Danach wird die Skelettierung nach aboral hin fortgesetzt. Die Erhaltung des Stammes der A. gastroepiploica dextra muß sorgfältig beachtet werden. Sodann kann der Magen angeschlungen und die Präparation entlang der kleinen Kurvatur, ebenfalls außerhalb der Gefäßarkade, fortgesetzt werden.

Hier ist die Erhaltung der A. gastrica dextra sinnvoll. Die radikuläre Ligatur der A. gastrica sinistra erfolgt am besten bei hochgeschlagenem Magen durch die Bursa omentalis. Selbstverständlicher Bestandteil auch dieser Operation ist die suprapankreatische Lymphadenektomie, wie im Kapitel 9 beschrieben.

Zum Abschluß erfolgt noch die Mobilisation des Duodenums von lateral her über die V. cava hinaus, so daß der Pankreaskopf inklusive des Lig. hepatoduodenale von hinten umfaßt werden kann.

Nur so wird eine ausreichende Beweglichkeit dieses Areals erreicht.

Zum Abschluß erfolgt die Durchtrennung der retroperitonealen Fixation des Magenfundus. Der Magen ist nunmehr so mobil, daß er ohne Schwierigkeiten nach transthorakal verlagert werden kann. Je sorgfältiger die Mobilisation erfolgt, um so weiter kann der Magen nach oben gebracht werden. Die Operation wird nun von rechts thorakal fortgesetzt. Dazu wird der OP-Tisch zurückgedreht, bis eine fast reine Seitenlage resultiert. Zugang 6. oder 7. ICR.

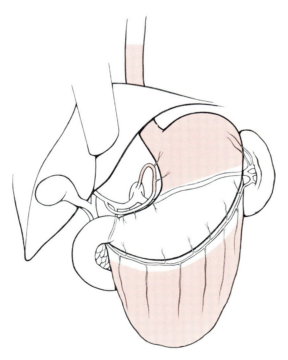

Abb. 7-13 Regionale Kardiaresektion. Resektionsausmaß.

Kardiaresektion und Lymphadenektomie

Der Magen inklusive des distalen Ösophagus werden nach thorakal hochgezogen und dann die Resektionslinien festgelegt. Je nach onkologischer Situation muß unterschiedlich ausgedehnt reseziert werden. Immer ist es notwendig, das proximale perigastrische Lymphabflußgebiet mitzuresezieren. Um dieses Lymphabflußgebiet resezieren zu können, erfolgt die Unterbrechung der arteriellen Arkade an der kleinen Kurvatur des Magens aboral des 3. Astes der A. gastrica sinistra. Aus diesem Grunde liegt die Resektionslinie im Bereich der kleinen Kurvatur relativ weit aboral, so daß ein Magenschlauch entlang der großen Kurvatur unter Aussparung der Funduskuppel entsteht (Abb. 7-14). Dieser Magenanteil ist dann vorwiegend über die A. gastroepiploica dextra versorgt. Die Untersuchungen von Yamamoto [14] zeigen, daß diese Versorgung in praktisch allen Fällen für den größten Teil der großen Kurvatur ausreicht.

Die Funduskuppel kann allerdings in gut 40% der Fälle unzureichend durchblutet sein, so daß die beschriebene partielle Resektion des Magenfundus nicht nur aus onkologischen Gründen, sondern auch aus gefäßanatomischen Überlegungen heraus sinnvoll erscheint.

Das Absetzen im Bereich des Magens erfolgt am besten mit dem Nähapparat von thorakal her (Abb. 7-14), die Resektionslinie wird übernäht (Abb. 7-15). Die orale Absetzungsebene wird dann ebenfalls festgelegt und der Ösophagus scharf durchtrennt (Abb. 7-16). Der orale Ösophagusstumpf wird nur mit Haltenähten fixiert; ein traumatisches Anklemmen des Ösophagus wird vermieden.

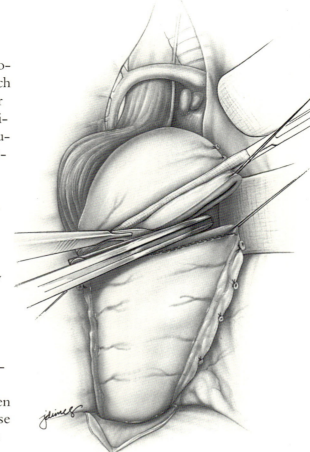

Abb. 7-14 Regionale Kardiaresektion. Nach Mobilisierung des Magens kann dieser durch den Hiatus oesophageus in den Thorax gezogen werden. Proximale Gastrektomie, Verschluß des aboralen Magens durch automatischen Nähapparat (TA™ 90).

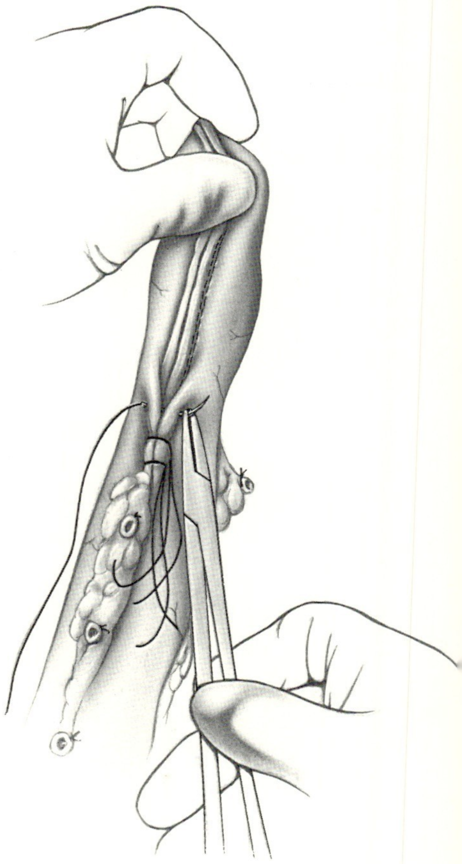

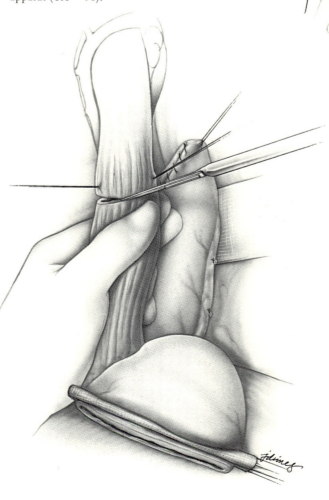

Abb. 7-15 Regionale Kardiaresektion. Übernähung der Resektionslinie des aboralen Magenrestes.

Abb. 7-16 Regionale Kardiaresektion. Festlegen des oralen Resektionsausmaßes. Durchtrennung der Speiseröhre ca. 3 Querfinger oberhalb des oralen Tumorrandes.

Ösophagogastrostomie

Der Magen wird nunmehr spannungslos in das hintere Mediastinum gelegt. Dabei kommt die große Kurvatur hinter den Ösophagusstumpf zu liegen (Abb. 7-17a).

Die Einpflanzung des Ösophagus erfolgt auf der Magenvorderwand in der Form, daß ein gut 2–3 cm breites Magenareal mit der großen Kurvatur an der Spitze hinter den Ösophagus geführt und zur Deckung der Hinterwand verwendet werden kann. Die orale Resektionslinie des Magens kommt dabei rechts neben der Anastomose und dem Ösophagusstumpf zu liegen und steht zur späteren Deckung der Vorderwand zur Verfügung (siehe Abb. 7-18a und b).

Nach Fixation der großen Kurvatur an der Ösophagushinterwand durch 3, maximal 4 Einzelknopfnähte wird im Bereich der Magenvorderwand eine oväläre Exzision entsprechend dem Ösophaguslumen durchgeführt (Abb. 7-17a). Die Naht der Anastomosenhinterwand erfolgt durch Rückstichnähte (Abb. 7-17b), die Vorderwand wird allschichtig einreihig genäht (Abb. 7-17c). Das Nahtmaterial ist wie üblich synthetisch und resorbierbar (3–0).

Zum Zweck der postoperativen Ernährung wird in die erste Jejunalschlinge eine Ernährungssonde, sowie eine die Anastomose entlastende transnasale Magensonde, eingelegt (siehe Kapitel 3, Abschnitt Postoperative jejunale Ernährungssonde – Katheterjejunostomie).

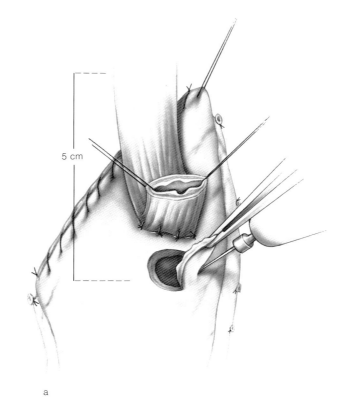

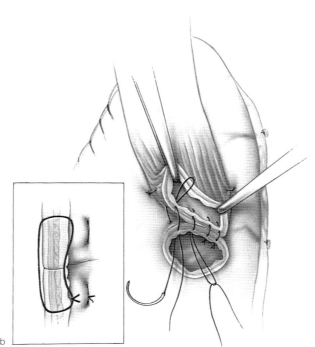

Abb. 7-17 a bis c Regionale Kardiaresektion. Ösophagogastrostomie.
a) Nach Fixation des aboralen Magenrestes hinter der Speiseröhre Insertion des oralen Ösophagusstumpfes in die Magenvorderwand. Gastrotomie durch Exzision eines ovalären Magenwandareals aus der Vorderwand.
b) Ösophagogastrostomie. Hinterwandnaht. Rückstichnähte unter Beachtung einer einwandfreien Mukosaadaptation.
c) Ösophagogastrostomie. Vorderwand-Standardnahttechnik mit allschichtigen, die Mukosa tangential fassenden Einzelknopfnähten.

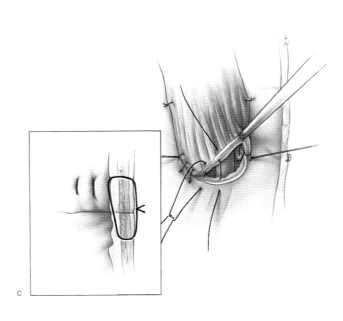

Zum Abschluß der Anastomose kann die Vorderwand durch den überstehenden Magenrest gedeckt werden (Abb. 7-18a). Die Fixation des Resektionsrandes erfolgt zu diesem Zweck linkslateral der Anastomose auf der Magenvorderwand (Abb. 7-18b und 7-19).

Eine Pyloroplastik führen wir nicht aus. Seltene postoperativ auftretende Passagestörungen bilden sich meist spontan zurück.

Drainagen

Zum Abschluß werden 2 Bülau-Drainagen eingelegt. Eine Drainage kommt in die Pleurakuppel zur Drainage des Pleuraraumes zu liegen, eine weitere in den unmittelbaren Bereich der Anastomose.

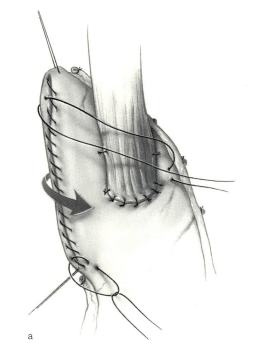

Abb. 7-18a und b Regionale Kardiaresektion. Ösophagogastrostomie.
a) Deckung der Anastomose durch freien Zipfel des Magenstumpfes.
b) Ist der Magenzipfel ausreichend groß, gelingt eine komplette Einwitzelung der Anastomose.

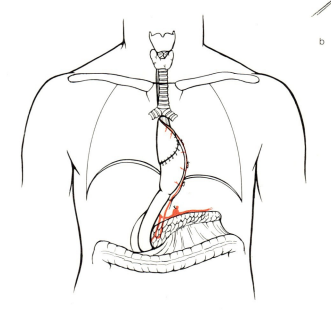

Abb. 7-19 Regionale Kardiaresektion. Abschlußsituation. Intrathorakale Ösophagogastrostomie, Deckung der Anastomose durch Zipfelplastik.

Komplikationen

Extra- und intraluminale Nachblutungen müssen je nach Blutungsintensität konservativ oder operativ angegangen werden. Bei intraluminalen Nachblutungen sollte durch präoperative Endoskopie die Blutungslokalisation geklärt sein.

Eine Anastomoseninsuffizienz nach regionaler Kardiaresektion und Ösophagogastrostomie ist wegen der intrathorakalen Lage der Anastomose besonders gefährlich. Tritt diese Leckage innerhalb der ersten 3 bis 4 Tage auf, so muß meist eine Reoperation erfolgen. Eine erneute Anastomosierung auch bei guten Durchblutungsverhältnissen ist meist nicht empfehlenswert. Sicherer ist die Anlage einer Speichelfistel und einer Gastrostomie. Beim späteren Auftreten der Anastomoseninsuffizienz ist in erster Linie auf eine gut funktionierende intrathorakale Drainage sowie intraluminale Sondenplazierung zu achten.

Weiterführende Literatur

1. Allum, W. H., C. Rokinski, J. W. L. Fielding, B. G. Jones, D. J. Ellis, J. A. H. Waterhouse, V. S. Brookes: Adenocarcinoms of the cardia. A 10-year review. World J. Surg. 10 (1986) 462
2. Ellis, F. H., P. R. Maggs: Surgery for carcinoma of the lower esophagus and cardia. World J. Surg. 5 (1981) 527
3. Hölscher, A. H., J. R. Siewert: Surgical treatment of adenocarcinoma of the gastroesophageal junction. Results of a European questionnaire. Dig. Surg. 2 (1985) 1
4. Kunath, B., T. Joka: Überlegungen zur Operationstaktik beim Adenocarcinom der Cardia. Dtsch. med. Wschr. 108 (1983) 94
5. Miholic, J., P. Moeschl, Ch. Schwarz, W. Klepetko, N. Neuhold, V. Schreiber, F. Stellwag-Carion, E. Wolner: Prognostische Faktoren beim Kardiacarcinom. Chirurg 58 (1987) 656
6. Moreaux, J., S. Msika: Carcinoma of the gastric cardia: Surgical management and long-term survival. World J. Surg. 12 (1988) 229
7. Moreno González, E., M. Gomez Gutierrez, I. Landa Garcia, I. Galleja Kempin, I. Garcia Garcia: Total extended esophagogastrectomy without thoracotomy as surgical treatment of carcinoma of the cardia. In: Siewert, J. R., A. H. Hölscher (eds.): Diseases of the Esophagus, p. 589. Springer, Berlin–Heidelberg–New York–London–Paris–Tokyo 1988
8. Orel, J. J., J. J. Erzen, B. A. Hrabar: Results of resection for carcinoms of the esophagus and cardia in 196 patients. World J. Surg. 5 (1981) 295
9. Orringer, M. B., D. Goldfaden, H. D. Appelman, R. Kalish: Adenocarcinoma of the distal esophagus and gastric cardia. Comparison of results of transhiatal esophagectomy and thoracoabdominal esophagogastrectomy. In: Siewert, J. R., A. H. Hölscher (eds.): Diseases of the Esophagus, p. 599. Springer, Berlin–Heidelberg–New York–London–Paris–Tokyo 1988
10. Papachristou, D. N., J. G. Fortner: Adenocarcinoma of the gastric cardia. The choice of gastrectomy. Ann. Surg. 192 (1980) 58
11. Sasse, W., H. Bünte, A. Heinicke: Zur Prognose des Kardiacarcinoms. Langenbecks Arch. Chir. 365 (1985) 205
12. Siewert, J. R., A. H. Hölscher (eds.): Diseases of the Esophagus. Springer, Berlin–Heidelberg–New York–London–Paris–Tokyo 1988
13. Siewert, J. R., A. H. Hölscher, K. Becker, W. Gössner: Cardiacarcinom: Versuch einer therapeutisch relevanten Klassifikation. Chirurg 58 (1987) 25
14. Yamamoto, T., Y. Hamanaka, S. Hirata, K. Sasaki: Oesophagoplasty with autogenous tubed gastric flap. Amer. J. Surg. 137 (1979) 597

Eingriffe am Magen

8 Vorbemerkungen zur Magenchirurgie

Mit Teilbeiträgen von
J. Lange, W. Rau und J. R. Siewert

Anatomische Vorbemerkungen (J. Lange und J. R. Siewert) 123
Arterien 123
Venen 123
Lymphknoten 124
Weiterführende Literatur 124

Zugang zum Oberbauch (W. Rau) 125
Definition 125
Oberbauchquerschnitt 126
Operationstechnik 127
  Eröffnung 127 – Verschluß 127
Medianer Oberbauchlängsschnitt 128
Operationstechnik 128
  Eröffnung 128 – Verschluß 129
Der umgekehrte Oberbauch-T-Schnitt 129
Weiterführende Literatur 130

Anatomische Vorbemerkungen

J. Lange
und J. R. Siewert

Arterien

Der Magen wird arteriell komplett aus dem Truncus coeliacus über folgende Arterien versorgt (Abb. 8-1):

- A. gastrica sinistra.
  Sie entspringt direkt aus dem Truncus coeliacus und versorgt kleinkurvaturseitig Fundus und Korpus. Sie anastomosiert mit der A. gastrica dextra.
- A. gastrica dextra.
  Sie geht in aller Regel aus der A. hepatica propria hervor, zieht zur kleinen Kurvatur, versorgt das Antrum und kommuniziert mit der A. gastrica sinistra. Gelegentlich kann sie auch aus der A. gastroduodenalis oder hepatica communis hervorgehen.
- A. gastroepiploica dextra.
  Als ein Endast der A. gastroduodenalis zieht sie vom Unterrand der Pars superior des Duodenums aus entlang der großen Kurvatur und anastomosiert mit der A. gastroepiploica sinistra.
- A. gastroepiploica sinistra.
  Sie stammt aus der A. lienalis, versorgt den Korpus- und Fundusbereich großkurvaturseitig und kommuniziert häufig mit der A. gastroepiploica dextra.
- Aa. gastricae breves.
  Sie stammen aus der A. lienalis und ziehen zum Fundus.

Beachte:
Eine anatomische Variante stellt die A. gastrica posterior dar, die ebenfalls von der A. lienalis ausgehen und zur Hinterwand des Magens im Kardia- und Fundusbereich ziehen kann.

Venen

Die Venen des Magens laufen parallel zu den gleichnamigen Arterien, haben jedoch gegenüber dem Ursprung der Arterien unterschiedliche Abflußgebiete. Die V. gastrica sinistra und die V. gastrica dextra (= V. coronaria ventriculi) münden in die V. portae, die V. gastroepiploica dextra in die V. mesenterica superior und die V. gastroepiploica sinistra in die V. lienalis.

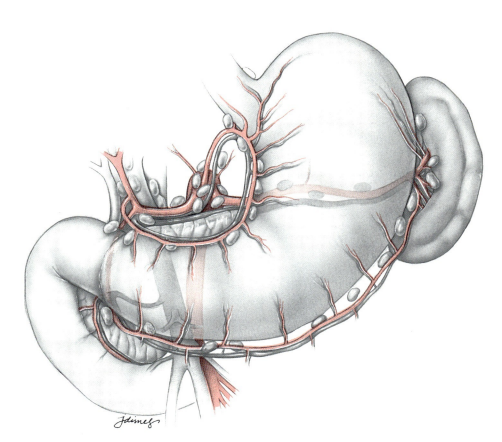

Abb. 8-1 Gefäßversorgung des Magens über A. und V. gastroepiploica dextra und sinistra, A. und V. gastrica dextra, A. gastrica sinistra und V. coronaria ventriculi.

Lymphknoten

Aus operationstechnischen Erwägungen und aus Praktikabilitätsgründen werden die Lymphabflußwege in 3 Kompartments unterteilt. Es empfiehlt sich, die von der Japanese Research Society for Gastric Cancer vorgeschlagene Numerierung der Lymphknotenstationen zu verwenden.

Zum Kompartment I (Abb. 8-2a) gehören sämtliche Lymphknoten, die sich direkt am Magen befinden (perigastrische Lymphknoten). Es sind dies die parakardialen Lymphknoten (Nr. 1, Nr. 2), die Lymphknoten an der kleinen und großen Kurvatur (Nr. 3, Nr. 4) sowie die supra- und infrapylorischen Lymphknoten (Nr. 5, Nr. 6).

Zum Kompartment II (Abb. 8-2b) gehören vorwiegend Lymphknoten entlang der großen Gefäße, der A. gastrica sinistra (Nr. 7), der A. hepatica communis (Nr. 8) und des Truncus coeliacus (Nr. 9), ferner die Lymphknoten entlang der A. lienalis und im Milzhilus (Nr. 10, Nr. 11).

Das Kompartment III (Abb. 8-2c) umfaßt die Lymphknoten entlang des Lig. hepatoduodenale (Nr. 12), hinter dem Pankreaskopf (Nr. 13), an der Mesenterialwurzel (Nr. 14), dem Mesenterium (Nr. 15) und entlang der Aorta abdominalis (Nr. 16).

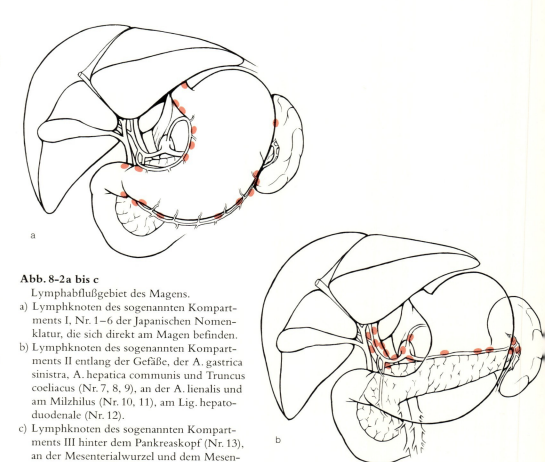

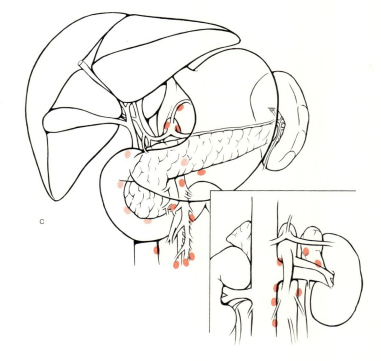

Abb. 8-2a bis c
Lymphabflußgebiet des Magens.
a) Lymphknoten des sogenannten Kompartments I, Nr. 1–6 der Japanischen Nomenklatur, die sich direkt am Magen befinden.
b) Lymphknoten des sogenannten Kompartments II entlang der Gefäße, der A. gastrica sinistra, A. hepatica communis und Truncus coeliacus (Nr. 7, 8, 9), an der A. lienalis und am Milzhilus (Nr. 10, 11), am Lig. hepatoduodenale (Nr. 12).
c) Lymphknoten des sogenannten Kompartments III hinter dem Pankreaskopf (Nr. 13), an der Mesenterialwurzel und dem Mesenterium (Nr. 14, 15), entlang der Aorta abdominalis (Nr. 16).

Weiterführende Literatur

1. Japanese Research Society for Gastric Cancer: The general rules for the gastric cancer study in surgery and pathology. Jap. J. Surg. 11 (1981) 127
2. Siewert, J. R., J. Lange, K. Böttcher, K. Becker, A. Stier: Lymphadenektomie beim Magencarcinom. Langenbecks Arch. Chir. 368 (1986) 137

Zugang zum Oberbauch
W. Rau

Definition

Operationen an den Organen des Oberbauches stellen einen massiven Eingriff in die Integrität des Gesamtorganismus dar. Sie sind unter allen abdominalchirurgischen Eingriffen mit der höchsten Rate frühpostoperativer pulmonaler Komplikationen behaftet. Die Wahl der Schnittführung hat daher mehrere, teils widersprüchliche Forderungen zu erfüllen.

Durch den Schnitt soll eine möglichst komplette Exposition des Operationssitus erreicht werden. Aus der Sicht des Operateurs ist ein großzügiger Zugang immer vorzuziehen. Viele Fehler und Gefahren, die in der Abdominalchirurgie möglich sind, resultieren aus einem primär zu kleinen Zugang und dem nicht rechtzeitigen Entschluß zu seiner Erweiterung. Schon bei der primären Wahl des Zugangs sollten daher Ausweitungen der Operation in Betracht gezogen werden; die Möglichkeit der raschen Erweiterbarkeit muß bereits beim Bauchdeckenschnitt berücksichtigt werden.

Ein operativer Zugang, der anatomische Gegebenheiten, wie natürliche Schwachstellen, den Verlauf der Innervation und der Blutversorgung der Bauchdecke berücksichtigt, strebt darüber hinaus die Bildung einer stabilen, funktionell bedeutungslosen Narbe an.

Der Muskelmantel der Bauchhöhle wird von 2 Muskelsystemen gebildet, dem Längsband des M. rectus abdominis an der vorderen Bauchwand, und dem System der schrägen und queren Bauchmuskeln, die alle in die Rektusscheide einstrahlen. Durch den M. obliquus externus wird ein Zug auf die Mittellinie ausgeübt, der vor allem mediane Inzisionen belastet. Im Bereich des Oberbauchs ist die Spannung, welche auf einem Längsschnitt lastet, 4mal so hoch wie auf querverlaufenden Inzisionen.

Die metamere Innervation der Bauchmuskulatur erfolgt querverlaufend, wobei die Interkostaläste bzw. ihre kaudalen Äquivalente zwischen dem M. transversus und dem M. obliquus internus verlaufen. Ihre Endäste treten von dorsal in die laterale Hälfte der Rektusscheide und des geraden Bauchmuskels ein (Abb. 8-3).

Schon aus diesen anatomischen Gegebenheiten sind einige historische Schnittführungen heute als obsolet zu betrachten.

Dies gilt vor allem für den Pararektalschnitt und den lateralen transrektalen Längsschnitt. Beide denervieren langstreckig die medial gelegene Muskulatur. Neben einer höheren Rate von Bauchdeckenbrüchen sehen wir hier oft Lähmungen der Bauchmuskulatur, die auf den ersten Blick wie eine Hernie imponieren, deren Verschluß mit autochtonem biologischem Material jedoch sehr viel schwieriger, ja manchmal kaum möglich sein kann.

Auch der Subkostalschnitt und der Rippenbogenrandschnitt sind prinzipiell ähnlicher Kritik ausgesetzt, und es gibt für diese verbreitete Schnittführung im Bereich der Gallengangschirurgie Alternativen, die eine gleichgute, wenn nicht bessere Exposition erreichen lassen.

Historisch ist hier vor allem der kostoumbilikale Schnitt nach Kausch zu erwähnen, der vom Rippenbogen bis knapp oberhalb des Nabels zieht. Er kann unter Eröffnung der Rektusscheide der Gegenseite über die Mittellinie verlängert oder nach kaudal in eine mediane Laparotomie übergeführt werden. Nach Spaltung des Rippenbogens kann er in den 6. ICR nach kranial verlängert werden und bietet nach Spaltung des Zwerchfells einen großzügigen Zugang zum rechten Leberlappen.

Er gilt als alternativer Zugang vor allem in der Gallengangschirurgie, liefert jedoch im Vergleich zum Oberbauchquerschnitt ein schlechteres kosmetisches Ergebnis und ist darüber hinaus auch technisch aufwendiger zu verschließen. Linksseitig kann er als idealer Zugang zur transmuralen Dissektion bei Ösophagusvarizen gelten, da von diesem Schnitt aus auch eine simultane Splenektomie bei portaler Hypertension sicher durchzuführen ist.

Im folgenden sollen empfehlenswerte Standardzugänge zum Oberbauch dargestellt werden, auf welche in den folgenden Kapiteln Bezug genommen wird.

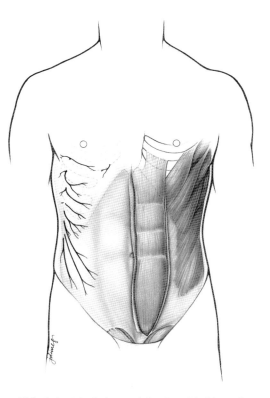

Abb. 8-3 Muskelmantel der Bauchhöhle und seine metamere Innervation.

Oberbauchquerschnitt

Der Oberbauchquerschnitt gilt als der Standardzugang bei Operationen am Pankreas inklusive der Linksresektion und der Duodenopankreatektomie, der Antrumresektion, der elektiven Splenektomie, der Anlage eines Warren-Shunts bei der portalen Hypertension und der gesamten Gallenblasen- und Gallengangschirurgie (Abb. 8-4a).

Bei Eingriffen, welche eine maximale Exposition des Oberbauchs erfordern, z. B. Gastrektomie mit Lymphadenektomie, wird der Oberbauchquerschnitt durch eine mediane Inzision erweitert (Abb. 8-4b).

Es gibt 3 anatomische Argumente für die Bevorzugung muskeldurchtrennender Querschnitte:

– durch eine Schnittführung parallel zu den Leitstrukturen wird die metamere Innervation der Bauchwand nicht beeinträchtigt,
– durch die Inzision in Verlaufsrichtung der anatomisch vorgegebenen Hautspaltlinien resultiert selbst bei langstreckiger Schnittführung eine unauffällige Narbe. Hypertrophe Narben im Verlauf eines Oberbauchschnitts stellen eine Rarität dar,
– die Durchtrennung der Muskulatur ist, wie auch ihre Naht, mit einem größeren Arbeitsaufwand verbunden, gewährleistet jedoch die Bildung einer Narbe im stets gut durchbluteten Muskelgewebe. Eine querverlaufende Narbe des geraden Bauchmuskels ist funktionell gesehen bedeutungslos, nicht viel mehr als eine zusätzliche Intersectio tendinea.

Beachte:
In kontrollierten Studien ist es bislang nicht gelungen, einen Einfluß der Schnittführung auf die Atemfunktion und die Rate pulmonaler Komplikationen zu belegen.

Es entspricht jedoch der Erfahrung, daß vergleichbare Eingriffe im Oberbauch bei horizontaler oder schräger Schnittführung die geringere Belastung des Patienten darstellen.

Oberbauchquerschnitte sind dem Zug der schrägen Bauchmuskulatur in geringerem Maße ausgesetzt als Längsschnitte. Schon am Ende einer Oberbauchoperation liegen die Wundränder eines Querschnittes oft spannungsfrei aneinander, während sie nach einer Medianlaparotomie klaffen.

Erhöhungen des intraabdominalen Drucks, wie sie vor allem im Rahmen der postoperativen Darmatonie oder beim Abhusten auftreten, belasten einen Längsschnitt 4mal stärker als einen Querschnitt.

Die Rate aseptischer Wundheilungsstörungen ist nach Querschnitten geringer als nach längsverlaufenden Inzisionen.

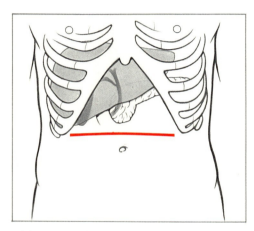

Abb. 8-4a Oberbauchquerschnitt.

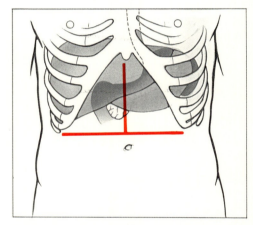

Abb. 8-4b Erweiterung des Oberbauchquerschnitts durch eine mediane Inzision.

Operationstechnik

Eröffnung

Nach Inzision der Haut in Verlaufsrichtung der Langerschen Spaltlinien wird die Subkutis mit dem Diathermiemesser durchtrennt. Es ist Wert auf eine sorgfältige Blutstillung zu legen, welche schon während der Eröffnung der Bauchhöhle durchgeführt wird. Die Verwendung der Diathermie auch zur Koagulation subkutaner und epifaszialer Blutungen ist nicht nachteilhaft. Ein Verzicht dagegen auf die Unterbindung mit resorbierbarem Nahtmaterial im Bereich der epifaszialen Schichten ist anzuraten.

Die Eröffnung des vorderen Blattes der Rektusscheide erfolgt mit einem frischen Skalpell. Die Durchtrennung des M. rectus kann mit dem Messer unter Koagulation punktförmiger Blutungen aus dem Muskel mit der Diathermie erfolgen.

Hierbei ist die Einführung einer Holz- oder Kunststoffrinne zwischen Muskelbauch und hinterem Blatt der Rektusscheide hilfreich.

Beachte:
Während der Inzision sichtbare, den Schnitt kreuzende Gefäße im Muskel werden vor der Durchtrennung koaguliert, da sie dazu neigen, sich mit dem durchtrennten Muskel zu retrahieren.

Auf der hinteren Rektusscheide stößt man dann auf die A. epigastrica, welche zwischen Umstechungsligaturen durchtrennt wird (Abb. 8-5). Nach ein- bzw. beidseitiger Freilegung des hinteren Blattes der Rektusscheide erfolgt die Eröffnung der Bauchhöhle, wobei Fascia transversalis und Peritoneum mit Pinzetten angehoben werden. Unter Führung des in die Bauchhöhle eingeführten Fingers wird nun der Schnitt vervollständigt. Im medialen Teil der Wunde wird das Lig. falciforme zwischen Klemmen durchtrennt und mit Umstechungsligaturen versorgt. Die Erweiterung der Wunde nach lateral erfolgt schichtweise, wobei es weitgehend möglich ist, den schrägen und queren Bauchmuskel in Faserrichtung zu spalten. Nach nochmaliger Kontrolle der Blutstillung folgt die Abdeckung der Wunde und das Einführen von Spekula.

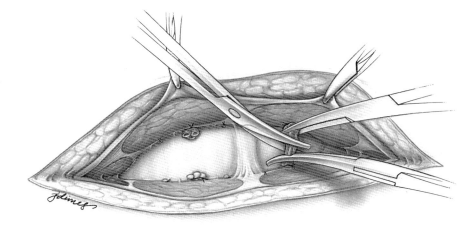

Abb. 8-5 Nach Durchtrennung der Mm. recti abdominis werden die epigastrischen Gefäße zwischen Durchstechungsligaturen durchtrennt.

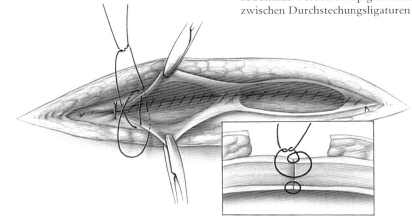

Abb. 8-6 Verschluß der Querlaparotomie durch fortlaufend überwendliche Naht von Peritoneum und Fascia transversalis, sowie Einzelknopfnaht der Muskulatur mit dem Vorderblatt der Rektusscheide.

Verschluß

Der Verschluß dieser Inzision rekonstruiert den anatomischen Bau der Bauchdecken (Abb. 8-6). Nach fortlaufender Naht des Peritoneums, welche lateral im Zusammenhang mit der Fascia transversalis, medial mit dem gesamten hinteren Blatt der Rektusscheide mit synthetischem resorbierbarem Nahtmaterial durchgeführt wird, folgt die Adaptation der Muskulatur. Diese ist im lateralen Wundbereich spannungsfrei zusammen mit der Faszie durchzuführen.

Beachte:
Beim Verschluß der Rektusinzision empfiehlt es sich, die Muskelbäuche zusammen mit dem Vorderblatt der Rektusscheide zu nähen. Diese Naht hat vor allem Bedeutung zur Vermeidung postoperativer Nachblutungen aus dem Muskel.

Sie ist am einfachsten und sichersten in Einzelnahttechnik durchzuführen. Der 1. tiefe Stich faßt das vordere Blatt zusammen mit dem Muskelquerschnitt in einem weiten Bogen. Der 2. Stich wird mit demselben Faden in gleicher Richtung durchgeführt und adaptiert bei korrektem Zug das vordere Blatt. Auf eine Subkutannaht kann immer verzichtet werden. Subkutane Fettgewebsnekrosen und Serome sind eher die Folge subkutaner Nähte, als daß sie durch diese verhindert würden. Bei sehr adipösen Bauchdecken ist die Einlage einer Saugdrainage der Versenkung resorbierbaren Nahtmaterials in der Subkutis vorzuziehen.

Medianer Oberbauchlängsschnitt

Bei Oberbaucheingriffen, die eine großzügige Exposition des Hiatus oesophageus und des Subphreniums erfordern, hat der Querschnitt seine natürlichen Grenzen. Diese werden bei einem spitzen Rippenwinkel, wie er sich in typischer Weise beim Astheniker findet, früher erreicht als beim stumpfen Subkostalwinkel des Pyknikers oder des Emphysematikers. Die proximal gastrische Vagotomie, die Fundoplicatio, die abdominale Kardiomyotomie und hohe Magenresektionen werden daher sinnvollerweise von einem Oberbauchlängsschnitt ausgeführt (Abb. 8-7).

Der symmetrische Aufbau der Bauchwand wird in der Mittellinie durch ein Fasersystem vervollständigt, das in seiner kraniokaudalen Ausdehnung eine unterschiedliche Charakteristik bietet. Im Oberbauch wird durch ein System sich kreuzender Faserzüge eine aponeurotische Platte gebildet, in deren Bereich sich ein sicherer und schneller Zugang zu den Organen des Oberbauches bietet. Aus dieser Gegebenheit, wie wohl auch aus der Tatsache, daß hier ein leicht in kraniokaudaler Ausdehnung erweiterbarer Zugangsweg existiert, resultiert die Beliebtheit des medianen Längsschnittes als klassischem Standardzugang zur Bauchhöhle.

Beachte:
Die Medianlaparotomie mit linkslateraler Umschneidung des Nabels hat aus diesen Gründen nach wie vor als Standardzugang bei allen unklaren Prozessen in der Bauchhöhle, bei der diagnostischen Laparotomie, sowie bei der programmierten Relaparotomie in der Behandlung der diffusen Peritonitis zu gelten.

Schnittführungen in der Medianlinie beeinträchtigen nicht die Innervation der Muskelschichten, unterliegen jedoch dem Zug, der durch das System der schrägen Bauchmuskeln auf die Linea alba ausgeübt wird. Im Oberbauch gilt dies in besonderem Maße für den M. obliquus externus, der die Rektusscheide zum Rippenbogen hin ausspannt. Beim Verschluß von Narbenhernien nach Medianlaparotomien des Oberbauches läßt sich oft erst durch die ursprungsnahe Durchtrennung dieses Muskels am Rippenbogen ein spannungsfreier Wundverschluß in der Mittellinie durchführen (Abb. 8-8). In Kombination mit einer Resektion des Rippenbogens lassen sich Narbenhernien im Bereich von Oberbauchlängsschnitten und umgekehrten T-Inzisionen spannungsfrei verschließen.

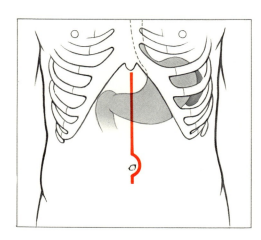

Abb. 8-7 Oberbauchlängsschnitt.

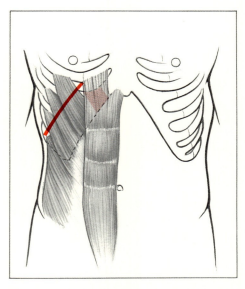

Abb. 8-8 Aufhebung des Zugs der M. obliquus externus an der Rektusscheide und der Linea alba durch eine Obliquotomie nach Schaal. Spannungsfreier Verschluß von Narbenhernien im Bereich von Oberbauchlängsschnitten und umgekehrten Inzisionen durch Kombination mit einer Resektion des Rippenbogens.

Operationstechnik

Eröffnung

Nach Durchtrennung der Haut, deren Haarwirbel auch bei adipösen Personen die genaue Lage der Mittellinie anzeigen, wird die Subkutis mit dem elektrischen Messer durchtrennt. Der Schnitt führt senkrecht auf die Linea alba, ohne daß durch das Abschieben subkutanen Fetts mit dem Messer zusätzliche Hohlräume geschaffen werden. Die Eröffnung der Linea alba erfolgt genau in der Mittellinie, die medialen Ränder der geraden Bauchmuskeln weichen nun spontan auseinander. Bei der folgenden Eröffnung des Peritoneums orientiert man sich am linken Schnittrand der Linea alba. Man vermeidet so die Präparation im Lig. falciforme und gelangt oberhalb des Nabels rasch in die Bauchhöhle. Das Lig. falciforme wird nun mit der in die Wunde eingeführten linken Hand nach links gehalten, der Schnitt in kraniokaudaler Ausdehnung vervollständigt. Ist eine Erweiterung des Schnittes nach kaudal nötig, wird er im Bogen links um den Nabel geführt. Kranial reicht der Schnitt bis zum Xiphoid, welches man einseitig umgehen kann, ohne es zu resezieren.

Verschluß

Der Verschluß der medianen Laparotomie ist sehr viel einfacher und schneller als der des Querschnitts. Er erfolgt durch überwendlich fortlaufende Naht, welche entweder mit nichtresorbierbaren monofilen Kunststoffäden oder mit resorbierbarem synthetischem Material durchgeführt wird.

Beachte:
Die Haltbarkeit einer fortlaufenden Naht übertrifft die einer Einzelnahtreihe, wenn darauf geachtet wird, daß genügend Gewebe gefaßt wird.

Ein wesentlicher Punkt ist die Verankerung der Knotenschlingen außerhalb der Wunde, da sie zwar auf Zug, nicht jedoch auf Querspannung belastbar sind.

Bei einer Erstlaparotomie kann ein zweireihiger Verschluß von Peritoneum und Linea alba durchgeführt werden. Dieser ist jedoch der einreihig zweischichtigen Naht von Bauchfell und Faszie nicht überlegen.

Nach einer Wiedereröffnung der Bauchhöhle im Bereich der Mittellinie wird grundsätzlich ein einreihiger Verschluß durchgeführt.

Auch beim Medianschnitt verzichten wir auf das Einbringen subkutaner Nähte zugunsten einer sorgfältigen Blutstillung mit der Diathermie. Der Hautverschluß wird bei Einzelknopftechnik eine größere Anzahl von Nähten pro Längeneinheit erfordern als dies beim Querschnitt der Fall ist. Die Verwendung einer fortlaufenden Hautnaht beschleunigt diesen Akt wesentlich und verhindert darüber hinaus Nachblutungen aus den subpapillären Gefäßen.

Der umgekehrte Oberbauch-T-Schnitt

Onkologische Eingriffe im Oberbauch mit radikaler Lymphadenektomie erfordern einen großzügigen Zugang mit guter Exposition des Hiatus oesophageus. Die Lagerung stellt einen wesentlichen Teil des Zugangs dar. Eine Unterstützung des Oberkörpers und das Einführen eines Rippenbogenretraktors entfaltet die untere Thoraxapertur und bietet einen freien Zugang zum Hiatus (Abb. 8-9a).

Der Rippenbogenretraktor nach Stuhler (Fa. Heinrich C. Ulrich, Ulm) läßt sich vom Operateur stufenlos einstellen, ohne daß die Asepsis gefährdet wird. Er ist in der Handhabung älteren Konstruktionen überlegen (Abb. 8-9b).

Beim stumpfen Subkostalwinkel des Pyknikers ist eine hinreichende Freilegung des Oberbauchs durch einen zur Mittellinie nach oben geschwungenen queren muskeldurchtrennenden Schnitt möglich. Vor allem bei schlanken Personen nähert sich diese Schnittführung jedoch einem beidseitigen Subkostalschnitt. Dieser denerviert beidseits die Oberbauchmuskulatur.

Bei Eingriffen wie der Tumorgastrektomie ist eine Erweiterung des Oberbauchquerschnitts durch eine kurze mediane Inzision vorteilhaft (siehe Abb. 8-4b).

Beachte:
Mit dieser Schnittführung, die uns zum Regelzugang bei der Gastrektomie mit Lymphadenektomie und der Ösophagektomie mit Magenhochzug oder Koloninterposition geworden ist, läßt sich eine Exposition erreichen, wie sie kein anderer Zugang bietet.

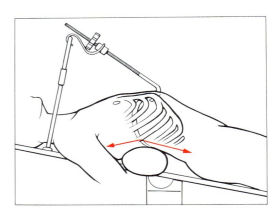

Abb. 8-9a Umgekehrter Oberbauch-T-Schnitt. Lagerung.

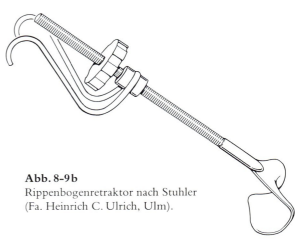

Abb. 8-9b Rippenbogenretraktor nach Stuhler (Fa. Heinrich C. Ulrich, Ulm).

In Kombination mit dem Rippenbogenretraktor läßt sich von diesem Schnitt aus der gesamte Oberbauch einschließlich des Subphreniums ohne weitere Manipulationen überblicken (Abb. 8-10). Durch den Muskelzug ist dieser Schnitt gegenüber dem reinen Querschnitt benachteiligt. Funktionell ist er eher als Längsschnitt mit querer Erweiterung zu betrachten.

Der Verschluß dieses Schnittes erfordert Sorgfalt; vorangegangene großzügige Rippenbogenrandschnitte können seine Anwendung verbieten.

Der Verschluß erfolgt zunächst im Bereich des Querschnitts, wobei auf eine exakte Reposition der Rektusscheidenränder geachtet werden muß. Auf jeden Fall ist, wie bei jedem Querschnitt, die Bildung von Hohlräumen in der Rektusscheide, die zur Entstehung von Hämatomen und Dehiszenzen führen können, zu vermeiden. Es schließt sich dann der fortlaufende Verschluß der medianen Inzision an.

Der Nachteil dieser Schnittführung ist seine Tendenz zur Entwicklung von Narbenbrüchen, deren Verschluß die Mobilisation des Ursprungs des M. externus erforderlich machen kann.

Die Grenzen dieser standardisierten Schnittführungen werden bei vorausgegangenen Operationen im Oberbauch erreicht, die ein individuelles Vorgehen erfordern.

Gesichtspunkte, die bei der Wahl des Zugangs bei vorbestehenden Narben eine Rolle spielen, sind die Durchblutung der Bauchdecken und die Möglichkeit, die freie Bauchhöhle abseits der alten Schnittführung zu erreichen. Dies setzt eine entsprechende Erfahrung des Operateurs voraus, die weit über das Repertoire standardisierter Zugänge hinausreicht.

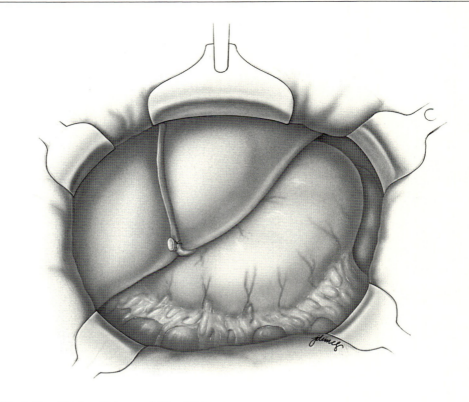

Abb. 8-10 Oberbauchsitus nach Durchführung der T-Laparotomie und Einführen des Rippenbogenretraktors.

Weiterführende Literatur

1. Fuchsig, P.: Ursachen, Vorkommen und Verhinderung der Bauchnarbenbrüche. Langenbecks Arch. Klin. Chir. 304 (1963) 275
2. Greenall, M. J., M. Evans, A. V. Pollock: Midline or transverse laparotomy? A randomized controlled clinical trial. Brit. J. Surg. 67 (1980) 188
3. Schaal, W. W.: Externus-Obliquotomie und Spaltung des Rippenbogens zur Beseitigung von Bauchwandbrüchen in Oberbauchmitte. Chir. Praxis 8 (1964) 359
4. Schlosser, D.: Veränderung der Lungenvolumina, der Ventilation und der Blutgase nach Oberbaucheingriffen unter besonderer Berücksichtigung der Schnittführung. Langenbecks Arch. Klin. Chir. 330 (1972) 348

9 Eingriffe beim Magenkarzinom

Mit Teilbeiträgen von K. E. Frede, F. Harder,
Ch. Herfarth, A. H. Hölscher,
B. Kremer, J. Lange, H.-J. Meyer, R. Pichlmayr,
J. R. Siewert und H. F. Weiser

Gastrektomie   J. Lange und J. R. Siewert   133

Standardgastrektomie / En-bloc-Gastrektomie   133
   Definition   133
   Indikation   133
   Lagerung   133
   Zugang   133
   Operationstechnik   134
      Gastrektomie und Lymphadenektomie des Kompartments I 134 – Lymphadenektomie des Kompartments II 137 – Splenektomie 140

   Drainagen   140
   Komplikationen   140
   Weiterführende Literatur   141

Subtotale Magenresektion   J. Lange und J. R. Siewert   141
   Definition   141
   Indikation   141
   Lagerung   141
   Zugang   141
   Operationstechnik   142
      Magenresektion 142 – Lymphadenektomie 142 – Rekonstruktion 143

   Drainagen   143
   Komplikationen   143

Abdominal erweiterte, linksregionale Gastrektomie
J. R. Siewert und J. Lange   144

   Definition   144
   Indikation   144
   Lagerung   144
   Zugang   144
   Operationstechnik   145
      Standardgastrektomie 145 – Lymphadenektomie des Kompartments II 145 – Gastrektomie ohne Resektion von Milz und Pankreas 146 – Gastrektomie mit Resektion von Milz und Pankreas 146 – Lymphadenektomie des Kompartments III 148 – Rekonstruktion 148

   Drainagen und Komplikationen   148

Erweiterte linksregionale Gastrektomie mit Resektion des Truncus coeliacus (Operation nach Appleby)   J. R. Siewert und J. Lange   149

   Definition und Indikation   149
   Lagerung und Zugang   149
   Operatives Vorgehen   149
      Präoperative Angiographie 149 – Operationstechnik 150

   Rekonstruktion der Kontinuität   151
   Drainagen   151
   Weiterführende Literatur   151

Abdominal erweiterte, rechtsregionale Gastrektomie
J. R. Siewert und J. Lange   152

   Definition   152
   Indikation   152
   Lagerung   152
   Zugang   152
   Operationstechnik   152
      Gastrektomie 152 – Lymphadenektomie 153 – Rekonstruktion 155

   Drainagen und Komplikationen   155

Transmediastinal erweiterte Gastrektomie
J. R. Siewert und J. Lange 156

    Definition 156
    Indikation 156
    Lagerung 156
    Zugang 156
    Operationstechnik 156
        Gastrektomie und partielle Ösophagektomie 156 – Rekonstruktion 157

    Drainagen 158
    Komplikationen 158

Magenersatz 159

Prinzipien der Magenersatzbildung   A. H. Hölscher und J. R. Siewert   159

    Reservoirbildung 159
    Antirefluxplastik 159
    Duodenalpassage 159
    Weiterführende Literatur 159

Magenersatz durch Roux-Y-Schlinge   K. E. Frede und F. Harder   160

    Definition und Indikation 160
    Operationstechnik 160
        Präparation der Roux-Y-Schlinge 160 – Ösophagojejunale Anastomose 162 – Y-Anastomose 164

    Drainagen 165
    Komplikationen 165
    Weiterführende Literatur 165

Magenersatz durch Ösophagojejunoplicatio
J. R. Siewert und H. F. Weiser 166

    Definition und Indikation 166
    Operationstechnik bei manueller Anastomosierung 167
        Enteroanastomose 167 – Ösophagojejunostomie 169 – Ösophagojejunoplicatio 170 – Ösophagojejunoplicatio und Interposition 170 – Drainagen 171 – Komplikationen 171

    Operationstechnik mit Klammernahtgeräten 171
        Enteroanastomose 171 – Ösophagojejunostomie 172 – Ösophagojejunoplicatio 172 – Drainagen 173 – Komplikationen 173

    Weiterführende Literatur 173

Modifizierte Ösophagojejunoplicatio   Ch. Herfarth 174

    Definition 174
    Lagerung und Zugang 174
    Operationstechnik 174
    Weiterführende Literatur 177

Magenersatz durch Jejunuminterposition
H.-J. Meyer und R. Pichlmayr 178

    Definition 178
    Lagerung und Zugang 178
    Operationstechnik 178
        Präparation des Interponats 178 – Ösophagojejunostomie 180 – Anastomose mit manueller Naht 180 – Anastomose mit Klammernahtgerät 183 – Jejunoduodenostomie und Jejunojejunostomie 184

    Drainagen und endoluminäre Sonden 185
    Weiterführende Literatur 185

Magenersatz durch Interposition mit Jejunoplicatio   B. Kremer 186

    Definition 186
    Indikation 186
    Kontraindikation 186
    Operationstechnik 186
        Ausschalten des jejunalen Segments 186 – Manuelle Anastomosen 188 – Maschinelle Anastomosen 190

    Komplikationen 191
        Insuffizienz der proximalen Anastomose 191 – Nekrose des Interponats 191

    Weiterführende Literatur 192

Gastrektomie

Standardgastrektomie / En-bloc-Gastrektomie

J. Lange und J. R. Siewert

Definition

Unter Standardgastrektomie wird die Resektion des gesamten Magens, einschließlich Pylorus und Kardia verstanden (Abb. 9-1). In aller Regel wird sie beim Vorliegen eines Magenkarzinoms zusammen mit einer Lymphadenektomie des Kompartments I und II vorgenommen, so daß sie dann als En-bloc-Gastrektomie bezeichnet werden kann.

Sie kann aus onkologischen Gesichtspunkten abdominal durch Pankreaslinksresektion und Ausräumung des Lymphknotenkompartments III, durch Resektion des Colon transversum oder partielle Duodenopankreatektomie erweitert werden.

Bei der transhiatal erweiterten Gastrektomie wird der distale Ösophagus mitreseziert.

Indikation

Das kurativ resezierbare Magenkarzinom (R0 – makroskopisch und mikroskopisch komplette Tumorentfernung) stellt eine absolute Indikation zur Gastrektomie dar, vorausgesetzt, es bestehen von seiten der Vitalfunktionen keine allgemeinen Kontraindikationen. Ausnahmen sind das Magenfrühkarzinom, T1- und T2-Tumoren vom intestinalen Typ bei Lokalisation im Antrum. Diese können auch durch eine subtotale Magenresektion mit Lymphadenektomie kurativ behandelt werden.

Eine relative Operationsindikation besteht bei ausgedehnten, nicht kurativ resezierbaren Tumoren (R1 – mikroskopischer Tumorrest und R2 – makroskopischer Tumorrest). Hier dient die Gastrektomie der Verbesserung der Lebensqualität, der Wiederherstellung der Intestinalpassage und schließlich der Vermeidung von tumorbedingten Komplikationen wie Blutungen oder Perforation.

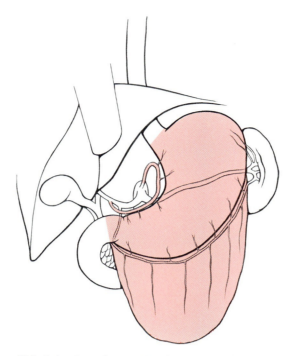

Abb. 9-1 Gastrektomie. Resektionsausmaß.

Lagerung

Rückenlage; es empfiehlt sich, den Thorax durch eine in Mamillenebene untergelegte Rolle anzuheben (Abb. 9-2).

Zugang

Eine großzügige Übersicht gewährleistet der Schnitt in Form eines auf dem Kopf stehenden T, d. h. eine quere Oberbauchlaparotomie, die in der Medianlinie durch eine zum Processus xiphoideus reichende Längsinzision erweitert wird (Abb. 9-3). Durch einen selbsthaltenden Rippenbogenretraktor wird der Zugang erweitert.

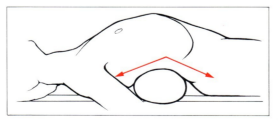

Abb. 9-2 Gastrektomie. Lagerung: Rückenlage.

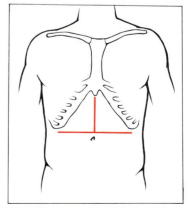

Abb. 9-3 Zugang zur Gastrektomie.

Operationstechnik

Gastrektomie und Lymphadenektomie des Kompartments I

Um zu beurteilen, ob die Gastrektomie abdominal oder aufgrund der Tumorausdehnung abdominothorakal durchgeführt werden muß, wird zunächst der Ösophagus dargestellt. Der linke Leberlappen wird vom Zwerchfell abpräpariert (Abb. 9-4) und mit einem Haken zur Seite gehalten. Das präösophageale Peritoneum wird inzidiert (Abb. 9-5), der Hiatus oesophageus stumpf eröffnet, und der Ösophagus stumpf präpariert (Abb. 9-6). Die Speiseröhre kann nun mit einem Zügel angeschlungen werden, und die Tumorausdehnung nach kranial ist exakt zu beurteilen (Abb. 9-7).

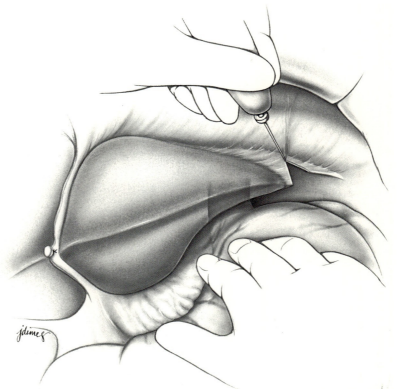

Abb. 9-4 Gastrektomie. Lösen des linken Leberlappens, um den Zugang zum Hiatus oesophageus zu eröffnen.

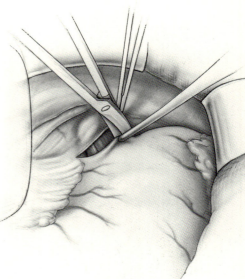

Abb. 9-5 Gastrektomie. Durchtrennung des präösophagealen Peritoneums.

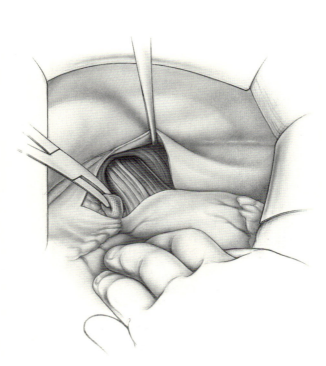

Abb. 9-6 Gastrektomie. Stumpfe Mobilisierung des intraabdominalen Ösophagus.

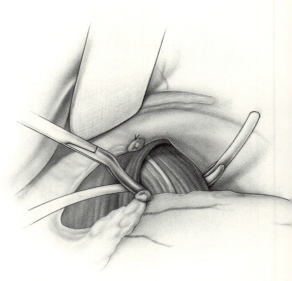

Abb. 9-7 Gastrektomie. Anschlingen des intraabdominalen Ösophagus.

Es folgt die Abpräparation des Omentum majus vom Colon transversum und die Eröffnung der Bursa omentalis (Abb. 9-8).

A. und V. gastroepiploica sinistra werden möglichst ursprungsnah ligiert und durchtrennt (Abb. 9-9).

Die rechte Kolonflexur wird gelöst und das Duodenum nach Kocher mobilisiert (Abb. 9-10).

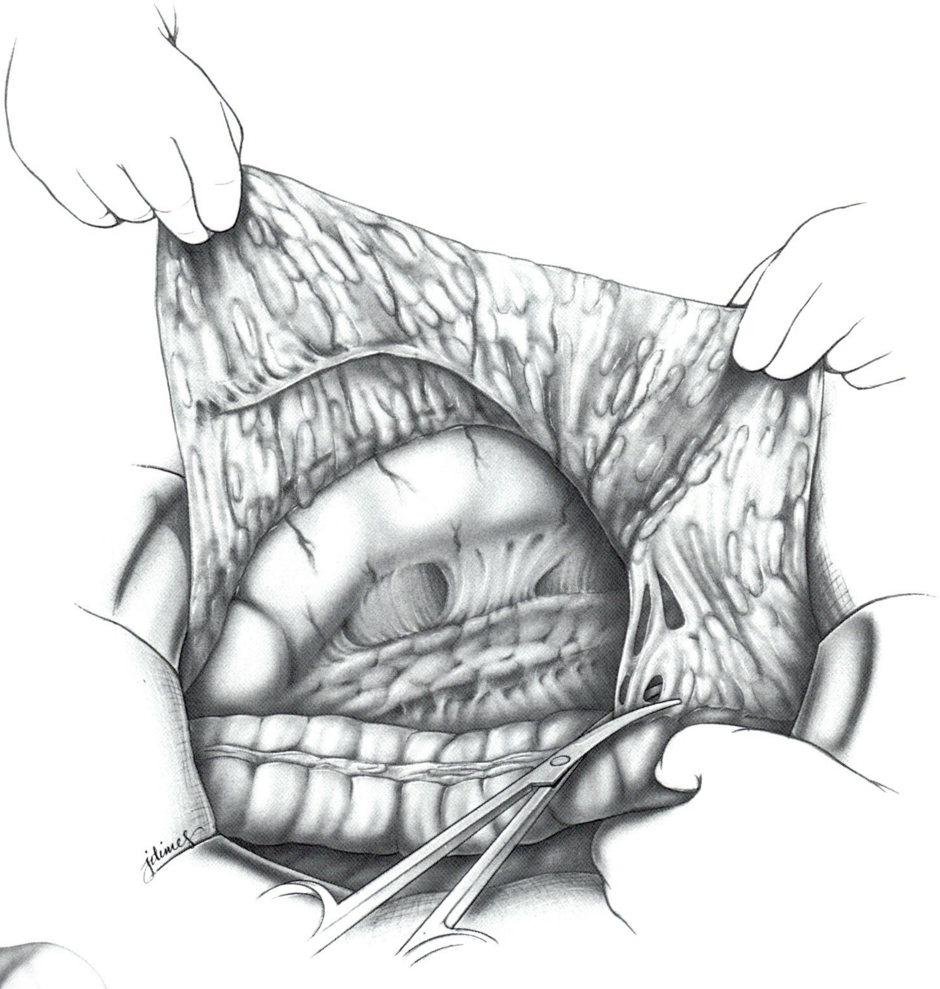

Abb. 9-8 Gastrektomie. Lösen des großen Netzes vom Querkolon.

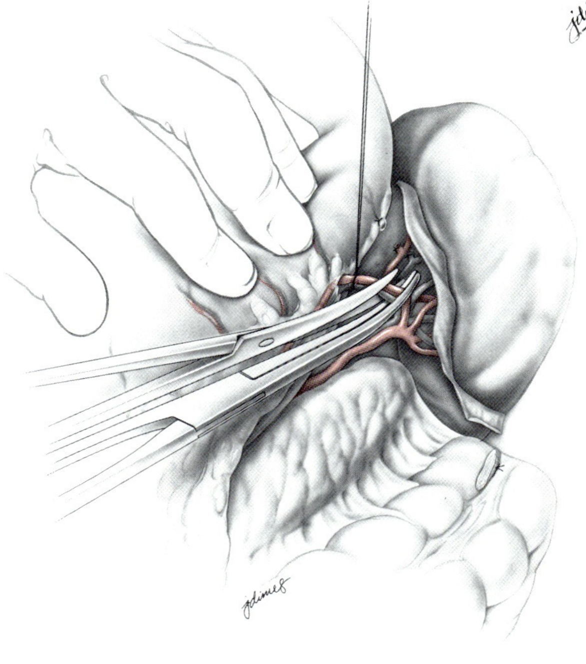

Abb. 9-9 Gastrektomie. Durchtrennung der Vasa brevia im Lig. gastrolienale.

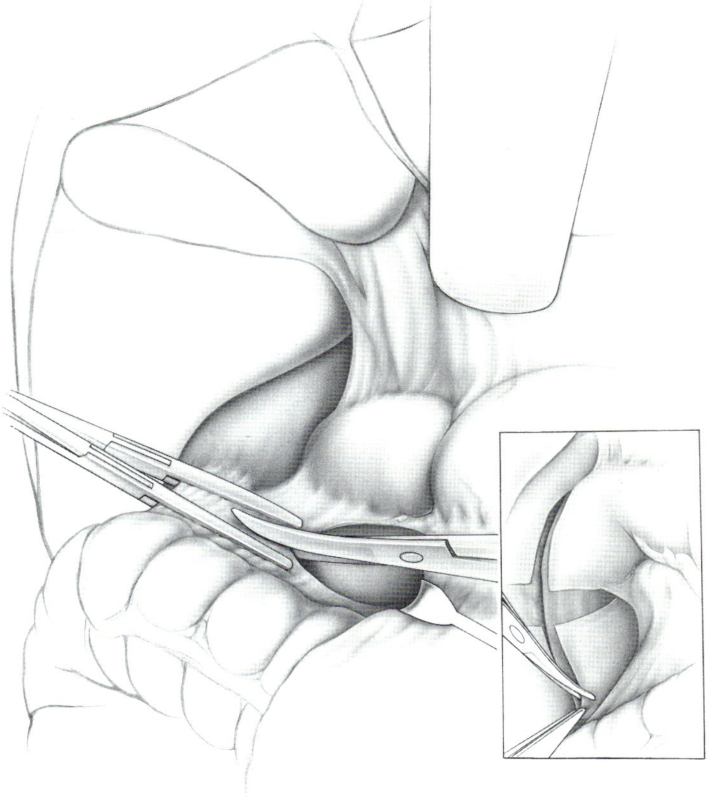

Abb. 9-10 Gastrektomie. Abpräparieren der rechten Kolonflexur vom Duodenum und Mobilisation des Duodenums.

Bei der Präparation des Duodenums wird die V. gastroepiploica dextra am Ursprung aus der V. mesenterica superior ligiert und durchtrennt, die A. gastroepiploica dextra am Abgang aus der A. gastroduodenalis (Abb. 9-11a und b). Auf diese Weise werden die infrapylorischen Lymphknoten (Nr. 6) mitreseziert und verbleiben am Magenpräparat. Das kleine Netz wird möglichst lebernah durchtrennt.

> **Cave**
> **Gelegentlich entspringt die A. hepatica sinistra aus der A. gastrica sinistra und zieht durch das kleine Netz zur Leber. Handelt es sich um einen stärkeren Ast, muß dieser geschont werden und darf beim Durchtrennen des kleinen Netzes nicht ligiert werden.**

Nach Durchtrennung der A. gastrica dextra sind Pylorus und Duodenum zirkulär mobilisiert und können angeschlungen werden (Abb. 9-12). Nach Setzen einer Abwurfklemme magenwärts wird das Duodenum ca. 2 cm distal des Pylorus mit einem Stapler (TA™ 55) abgesetzt (Abb. 9-13). Die Resektionslinie kann fakultativ mit seromuskulären Einzelknopfnähten (3–0) übernäht werden.

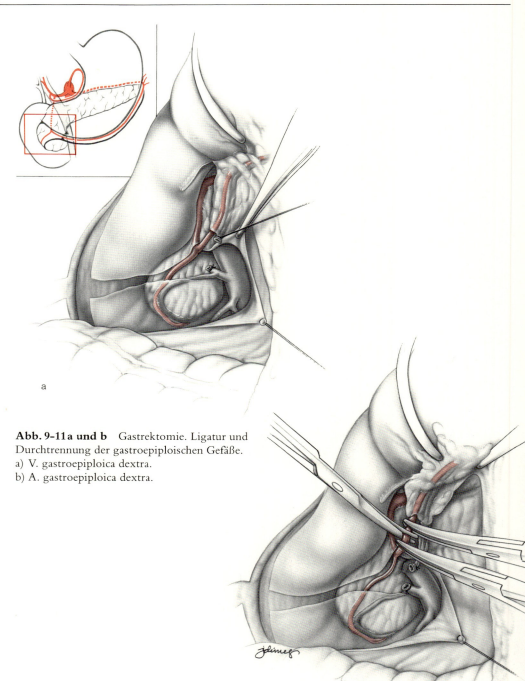

Abb. 9-11a und b Gastrektomie. Ligatur und Durchtrennung der gastroepiploischen Gefäße.
a) V. gastroepiploica dextra.
b) A. gastroepiploica dextra.

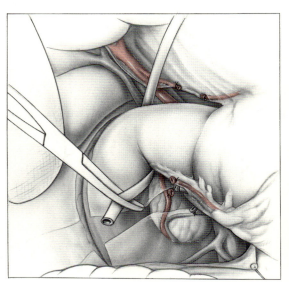

Abb. 9-12 Gastrektomie. Postpylorisches Anschlingen des Duodenums.

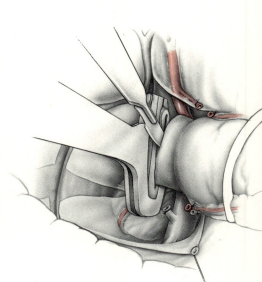

Abb. 9-13 Gastrektomie. Absetzen des Duodenums ca. 2 cm postpylorisch. Verschluß des Duodenums mit automatischem Nähapparat (TA™ 55).

Lymphadenektomie des Kompartments II

Im Kompartment II sind die Lymphknotenstationen Nr. 7–12 der japanischen Nomenklatur zusammengefaßt. Die Ausräumung des Kompartments II erfolgt chirurgisch-technisch am einfachsten „en bloc", wobei das Kompartment am Magenpräparat belassen wird.

Die Präparation beginnt an der A. gastroduodenalis, die bereits vorher dargestellt wurde und direkt am Duodenalstumpf zu finden ist. Präpariert man an ihr entlang, so stößt man auf die A. hepatica communis (Abb. 9-14). Es folgt die Lymphadenektomie am Lig. hepatoduodenale (LK-Station Nr. 12, Abb. 9-14). Die Lymphknoten werden am Präparat belassen, der Grenzlymphknoten mittels Faden markiert (Abb. 9-14). Bei der Lymphknotendissektion entlang des Lig. hepatoduodenale stößt man in aller Regel nochmals auf die A. gastrica dextra, die nun radikulär an ihrem Abgang aus der A. hepatica propria ligiert und durchtrennt wird.

Die Lymphadenektomie schreitet weiter medianwärts fort, entlang der A. hepatica communis, wobei die Lymphknoten am Oberrand des Pankreas sowie vor und hinter der A. hepatica communis abpräpariert werden (Abb. 9-15a und b). Um die Lymphknoten hinter der A. hepatica communis darzustellen, empfiehlt es sich, die Arterie anzuschlingen.

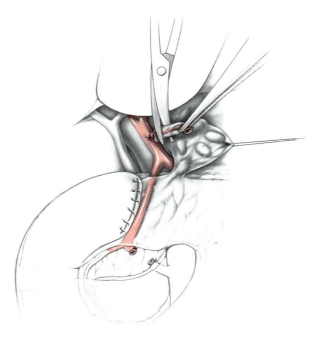

Abb. 9-14 Gastrektomie. Beginn der Lymphadenektomie im Bereich des Lig. hepatoduodenale. Stammnahe Ligatur der A. gastrica dextra.

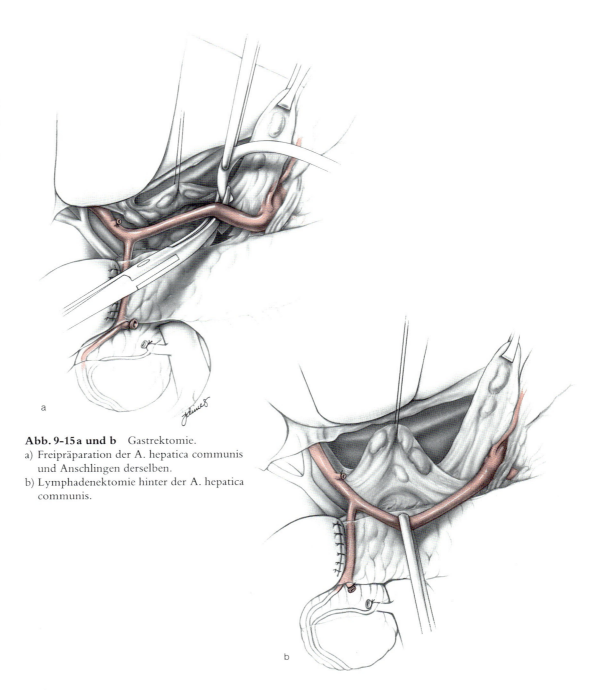

Abb. 9-15a und b Gastrektomie.
a) Freipräparation der A. hepatica communis und Anschlingen derselben.
b) Lymphadenektomie hinter der A. hepatica communis.

Um die V. portae besser zu präparieren und die Lymphknoten hinter ihr mitzudisseziieren, wird das Lymph- und Bindegewebe mit dem Zeigefinger der linken Hand durch das Foramen Winslowi nach vorne geschoben (Abb. 9-16). Auf diese Weise gelingt es leicht, die Lymphknoten zu entfernen und die V. portae freizupräparieren.

Die Dissektion setzt sich nun weiter nach medial, truncuswärts fort. Hierbei stößt man auf die V. coronaria ventriculi, die in aller Regel vor der A. hepatica communis entlangzieht (Abb. 9-17). Diese wird ligiert und durchtrennt. Bei der Darstellung des Truncus coeliacus und der Lymphknotendissektion in diesem Bereich wird die A. gastrica sinistra freipräpariert und radikulär durchtrennt (Abb. 9-18).

> **Cave**
> **Entspringt eine starke A. hepatica sinistra aus der A. gastrica sinistra, so kann die A. gastrica sinistra erst nach Abgang der Leberarterie durchtrennt werden. Die Lymphadenektomie erfolgt entlang der A. gastrica sinistra.**

Die Lymphknotendissektion wird jetzt entlang der A. lienalis in den Milzhilus fortgesetzt.

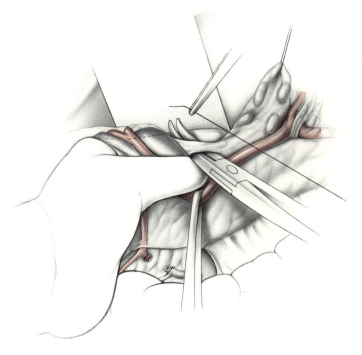

Abb. 9-16 Gastrektomie. Vordrängen der V. porta mit dem durch das Foramen Winslowi eingeführten Zeigefinger des Operateurs. Freipräparation der V. portae, um die hier gelegenen Lymphknoten zu entfernen.

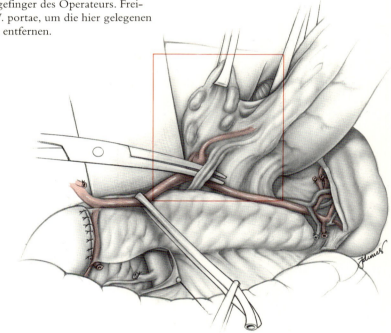

Abb. 9-17 Gastrektomie. Ligatur der V. coronaria ventriculi am Oberrand des Pankreas vor der A. gastrica sinistra.

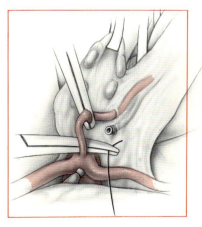

Abb. 9-18 Gastrektomie. Stammnahe Ligatur der A. gastrica sinistra.

9 Eingriffe beim Magenkarzinom 139

Nach Durchtrennen der verbleibenden retrogastralen starken Bindegewebszüge (Abb. 9-19, Treitzsches Band) liegt der Hiatus oesophageus mit den Zwerchfellschenkeln frei. Der Magen ist nun allseits en bloc mit den Kompartments I und II freipräpariert.

Es folgt noch die Ausräumung der Lymphknoten hinter dem Pankreaskopf (Nr. 13), indem die Mobilisation nach Kocher bis über die Aorta hinweg ausgedehnt wird (Abb. 9-20). So können die Lymphknoten am Pankreaskopf, hinter dem Lig. hepatoduodenale und zwischen Aorta und V. cava entfernt werden (Abb. 9-21).

Zum Absetzen des Magens wird eine Abwurfklemme an die Grenze zwischen Ösophagus und Magenfundus gesetzt.

Beachte:
Um am Ösophagus Länge zu gewinnen, empfiehlt es sich, die beiden Nn. vagi möglichst weit proximal zu durchtrennen.

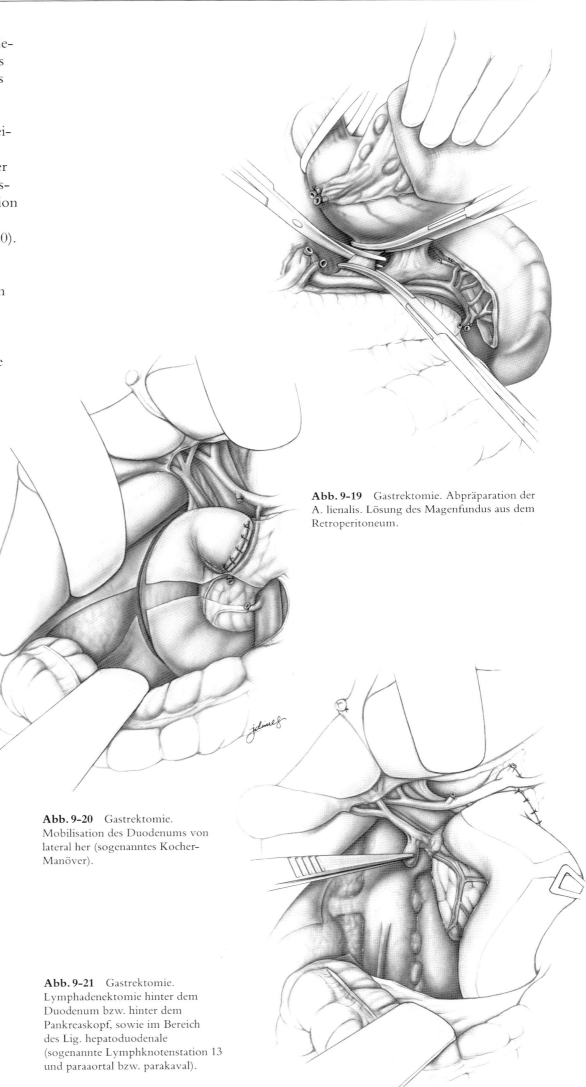

Abb. 9-19 Gastrektomie. Abpräparation der A. lienalis. Lösung des Magenfundus aus dem Retroperitoneum.

Abb. 9-20 Gastrektomie. Mobilisation des Duodenums von lateral her (sogenanntes Kocher-Manöver).

Abb. 9-21 Gastrektomie. Lymphadenektomie hinter dem Duodenum bzw. hinter dem Pankreaskopf, sowie im Bereich des Lig. hepatoduodenale (sogenannte Lymphknotenstation 13 und paraaortal bzw. parakaval).

140   9 Eingriffe beim Magenkarzinom

Beim Absetzen des Magens vom Ösophagus wird der Ösophagus durch 4 transmurale Haltefäden (2–0) fixiert, um ein Zurückgleiten zu verhindern (Abb. 9-22a bis c, keine Traumatisierung des Ösophagus durch Klemme!).

Die Gastrektomie ist damit beendet (Abb. 9-23).

Splenektomie

Die immunologische Bedeutung der Milz im Rahmen der Onkologie ist bisher noch nicht geklärt, so daß wir eine Splenektomie nur bei fortgeschrittenen Karzinomen im Kardia- oder Fundusbereich bzw. bei positiven Lymphknoten im Milzhilus routinemäßig durchführen.

Es hat sich gezeigt, daß die alleinige Splenektomie keine wesentliche Erweiterung der Lymphadenektomie und damit der Radikalität mit sich bringt. Wir führen daher die Splenektomie immer in Kombination mit einer Pankreaslinksresektion durch, um das Lymphknotenkompartment III partiell mitresezieren zu können.

Drainagen

Obligat ist eine Drainage der späteren ösophagointestinalen Anastomose. Diese kommt am besten im linken Subphrenium zu liegen und wird durch eine eigene linkslaterale Inzision ausgeleitet. Besonders geeignet sind Easy-flow-Drainagen. Die Drainage des Duodenalstumpfes ist fakultativ. Weitere Drainagen sind nicht notwendig (siehe auch den Abschnitt zum Magenersatz in diesem Kapitel).

Komplikationen

Auf die Gastrektomie zu beziehende Komplikationen sind die Duodenalstumpfinsuffizienz und die Lymphfistel.

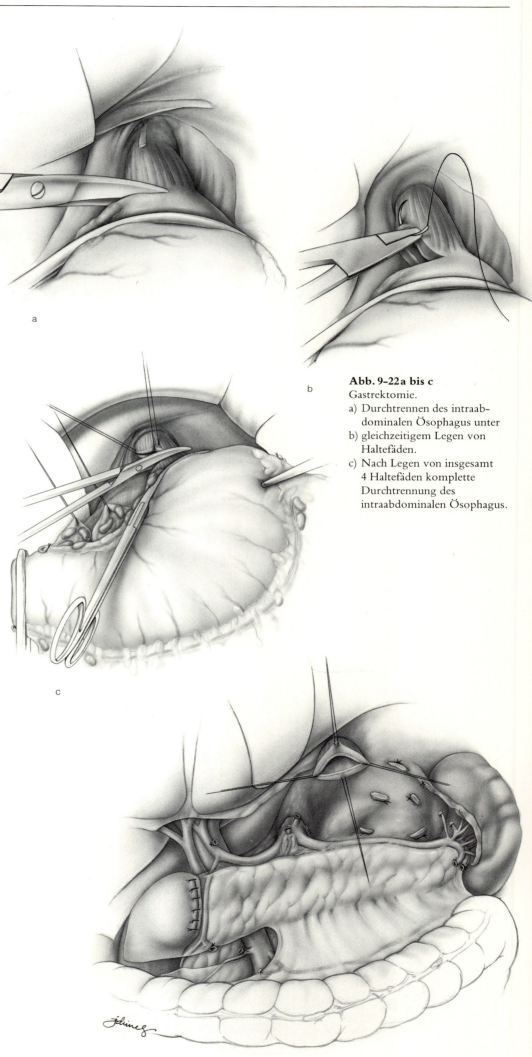

Abb. 9-22a bis c
Gastrektomie.
a) Durchtrennen des intraabdominalen Ösophagus unter
b) gleichzeitigem Legen von Haltefäden.
c) Nach Legen von insgesamt 4 Haltefäden komplette Durchtrennung des intraabdominalen Ösophagus.

Abb. 9-23   Gastrektomie. Abschlußsitus.

Die Duodenalstumpfinsuffizienz ist in Anbetracht des derzeit nur noch zur Anwendung kommenden Verschlusses mit einem TA™ 55 extrem selten geworden. Lymphfisteln sind dagegen nach Lymphadenektomie in etwa 10–20% zu beobachten. In aller Regel versiegen sie spontan. Ist die Lymphfistel ausgedehnt und hartnäckig, empfiehlt es sich, den Patienten vorübergehend (8 bis 10 Tage) parenteral zu ernähren und jede enterale Ernährung einzustellen. Nach dieser Zeit sollte die enterale Ernährung für ca. weitere 2 Wochen fettfrei erfolgen.

Weiterführende Literatur

1. Aretxabala, X. de, K. Konishi, Y. Yonemura, K. Ueno, M. Yagi, M. Noguchi, K. Miwa, I. Miyazaki: Node dissection in gastric cancer. Brit. J. Surg. 74 (1987) 770
2. Cuschieri, A.: Gastrectomy for gastric cancer: Definitions and objectives. Brit. J. Surg. 73 (1986) 513
3. Diggory, R. T., A. Cuschieri: $R_{2/3}$ gastrectomy for gastric carcinoma: An audited experience of consecutive series. Brit. J. Surg. 72 (1985) 146
4. Gennari, L., F. Bozzetti, G. Bonfanti, A. Morabito, R. Bufalino, R. Doci, A. Andreola: Subtotal versus total gastrectomy for cancer of the lower two-thirds of the stomach: A new approach to an old problem. Brit. J. Surg. 73 (1986) 534
5. Heberer, G., R. K. Teichmann, H.-J. Krämling, B. Günther: Results of gastric resection for carcinoma of the stomach: The European experience. World J. Surg. 12 (1988) 374
6. Irvin, T. T., J. E. Bridger: Gastric cancer: An audit of 122 consecutive cases and the results of R_1 gastrectomy. Brit. J. Surg. 75 (1988) 106
7. Korenaga, D., T. Okamura, H. Baba, A. Saito, K. Sugimachi: Results of resection of gastric cancer extending to adjacent organs. Brit. J. Surg. 75 (1988) 12
8. Meyers, W. C., R. J. Damiano, R. W. Postlethwait, F. S. Rotolo: Adenocarcinoma of the stomach. Ann. Surg. 205 (1987) 1
9. Siewert, J. R., J. Lange, K. Böttcher, K. Becker, A. Stier: Lymphadenektomie beim Magencarcinom. Langenbecks Arch. Chir. 368 (1986) 137
10. Soga, J., S. Ohyama, K. Miyashita, T. Suzuki, A. Nashimoto, O. Tanaka, K. Sasaki, T. Muto: A statistical evaluation of advancement in gastric cancer surgery with special reference to the significance of lymphadenectomy for cure. World J. Surg. 12 (1988) 398
11. Troidl, H.: Chirurgische Therapie beim Magenkarzinom. Münch. med. Wschr. 123 (1981) 730
12. Valen, B., A. Viste, T. Haugstvedt, G. E. Eide, O. Soreide et al.: Treatment of stomach cancer, a national experience. Brit. J. Surg. 75 (1988) 708

Subtotale Magenresektion

J. Lange und J. R. Siewert

Definition

Bei der subtotalen Magenresektion werden ca. 4 Fünftel des Magens reseziert (Abb. 9-24). Der Magen wird an der kleinen Kurvatur 2 cm distal der Kardia abgesetzt, an der großen Kurvatur zumindest an der Grenze zwischen A. gastroepiploica dextra und sinistra, besser noch weiter funduswärts.

Indikation

Die Indikation zur subtotalen Magenresektion beim Karzinom ist nur gegeben, wenn es sich um ein im Antrum lokalisiertes Frühkarzinom, bzw. einen T1- oder T2-Tumor, selten einmal einen T3-Tumor vom intestinalen Typ handelt.

Lagerung

Rückenlagerung, Anheben des Thorax durch eine in Mamillenebene untergelegte Rolle (Abb. 9-25).

Zugang

Der Zugang entspricht dem der Gastrektomie, d. h eine quere Oberbauchlaparotomie, die in der Medianlinie durch eine zum Processus xiphoideus ziehende Längsinzision erweitert wird (Abb. 9-26). Durch einen selbsthaltenden Rippenbogenretraktor wird der Zugang übersichtlicher.

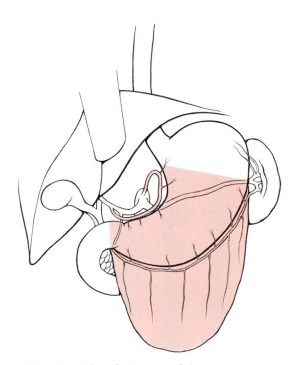

Abb. 9-24 Subtotale Magenresektion. Resektionsausmaß.

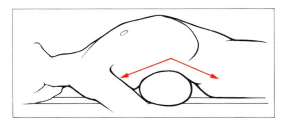

Abb. 9-25 Subtotale Magenresektion. Lagerung.

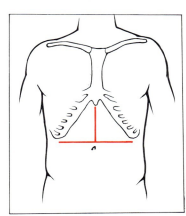

Abb. 9-26 Subtotale Magenresektion. Zugang.

Operationstechnik

Magenresektion

Die subtotale Resektion beginnt mit dem Ablösen des Omentum majus vom Colon transversum an der rechten Kolonflexur, die ebenfalls vom Duodenum abgelöst wird. Im Bereich der linken Kolonflexur wird das Netz entsprechend dem Resektionsausmaß im Bereich des Magenfundus abpräpariert.

Lymphadenektomie und Präparation entsprechen zunächst dem Vorgehen bei der Gastrektomie. A. und V. gastroepiploica dextra werden radikulär ligiert und durchtrennt, Pylorus und Duodenum präpariert und die A. gastrica dextra pylorusnah durchtrennt (Abb. 9-27).

Das Duodenum wird ca. 2–3 cm distal des Pylorus mit dem Stapler (TA™ 55) abgesetzt und die Resektionslinie mit seromuskulären Einzelknopfnähten (3–0) gedeckt.

Lymphadenektomie

Anschließend folgt die Lymphadenektomie des Kompartments II, beginnend an der A. gastroduodenalis, fortsetzend am Lig. hepatoduodenale. Die weitere Lymphknotendissektion erfolgt entlang der A. hepatica communis, am Pankreasoberrand hinter der A. hepatica communis, sowie hinter der V. portae (Abb. 9-27).

Nach Dissektion des Truncus coeliacus wird die A. gastrica sinistra am Trunkus abgesetzt.

Dann wird die Lymphadenektomie entlang der A. lienalis und im Milzhilus fortgesetzt.

Die kleine Kurvatur wird bis zum Ösophagus hin von Lymph- und Fettgewebe freipräpariert, das am Resektionspräparat verbleibt.

Die subtotale Resektion des Magens erfolgt entlang einer Linie, die kleinkurvaturseits knapp 1–2 cm distal der Kardia beginnt und an der großen Kurvatur an der Grenze zwischen A. gastroepiploica dextra und sinistra oder weiter proximal davon verläuft (Abb. 9-28 und 9-29). Es empfiehlt sich, den Magen maschinell mit dem Stapler (TA™ 90) abzusetzen.

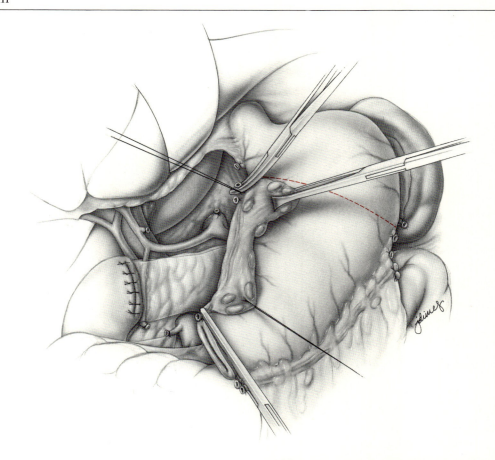

Abb. 9-27 Subtotale Magenresektion. Das Ausmaß der Lymphadenektomie im Bereich des Kompartments II entspricht dem bei der Gastrektomie. Die A. gastrica sinistra ist stammnah ligiert und das gesamte Lymphabflußgebiet entlang der A. gastrica sinistra von der Magenwand abpräpariert.

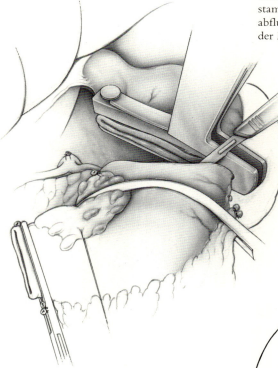

Abb. 9-28 Subtotale Magenresektion. Absetzen von ca. $^4/_5$ des Magens, Verschluß des proximalen Magenstumpfes mit dem automatischen Nähapparat.

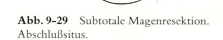

Abb. 9-29 Subtotale Magenresektion. Abschlußsitus.

Daran anschließend hat noch die Ausräumung der Lymphknotenstationen Nr. 13 hinter dem Pankreaskopf, sowie zwischen V. cava und Aorta zu erfolgen.

Die Lymphadenektomie der Kompartmente I und II bei der subtotalen Resektion entspricht in ihrem Ausmaß der bei der Gastrektomie. Die einzige Ausnahme bilden die Lymphknotenstationen im Bereich des Magenfundus (LK Nr. 4 der japanischen Nomenklatur), da die Aa. gastricae breves und damit die Milz zur Blutversorgung des Magenrestes geschont werden müssen. Muß die Milz aus Radikalitätsgründen mitentfernt werden (positive Lymphknoten im Milzhilus), empfiehlt sich die Gastrektomie.

Rekonstruktion

Die Rekonstruktion bei der subtotalen Resektion des Magenkarzinoms erfolgt im Sinne eines B II (Abb. 9-30, siehe Kapitel 10, Abschnitt Billroth-II-Operation).

Drainagen

Weder die Gastroenterostomie noch der Duodenalstumpf müssen obligat drainiert werden. Es empfiehlt sich jedoch eine Drainage in das linke Subphrenium einzulegen, um mögliche Lymphfisteln nach außen ableiten zu können. Die Drainage sollte jedoch keinesfalls länger als 3 bis 4 Tage liegen.

Komplikationen

Die Möglichkeit einer Duodenalstumpfinsuffizienz ist allen resezierenden Eingriffen am Magen gemein. Sie sind nach subtotaler Magenresektion wegen eines Karzinoms extrem selten. Insuffizienzen an der Gastroenterostomie sind ebenfalls sehr selten. Wenn sie auftreten, heilen sie bei guter innerer Drainage meist folgenlos aus.

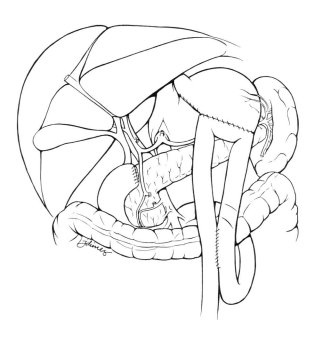

Abb. 9-30 Subtotale Magenresektion. Rekonstruktion mit antekolischer isoperistaltischer Gastrojejunostomie und Braunscher Fußpunktanastomose.

Abdominal erweiterte, linksregionale Gastrektomie
J. R. Siewert und J. Lange

Definition

Dieser Begriff beinhaltet die Gastrektomie mit kompletter Lymphadenektomie des Kompartments I und II (Lymphknotenstationen Nr. 1–12) und zusätzlich die partielle Lymphadenektomie des Kompartments III (Lymphknotenstationen Nr. 13–16), inklusive einer anatomischen Pankreaslinksresektion (Abb. 9-31).

Indikation

Die Indikation zu dieser erweiterten Gastrektomie mit partieller Ausräumung des Kompartments III (Lymphknotenstationen Nr. 13–16) erscheint nur dann sinnvoll, wenn aus dieser Erweiterung eine R0-Resektion resultiert. Das kann sein:

- bei großen, die Magenwand überschreitenden Tumoren (T3/T4) in Magenfundus und Korpus oder Kardia, die ins Pankreas bzw. Retroperitoneum infiltrieren;
- bei positiven Lymphknoten im Milzhilus oder am Oberrand des Pankreas (Lymphknotenstation Nr. 10).

Beachte:
Bei Ausräumung des Kompartments III ist zu berücksichtigen, daß diese Lymphknoten nach der neuen UICC-Klassifikation aufgrund ihrer Prognose als Fernmetastasen eingestuft werden müssen. Die Indikation zur linksregionalen Erweiterung der Gastrektomie muß somit individuell gestellt werden.

Lagerung

Rückenlage, Anheben des Thorax durch eine in der Mamillenebene untergelegte Rolle (Abb. 9-32).

Zugang

Quere Oberbauchlaparotomie, die in der Medianlinie durch eine zum Processus xiphoideus reichende Längsinzision erweitert wird. Durch einen selbsthaltenden Rippenbogenretraktor wird die Übersicht verbessert (Abb. 9-33).

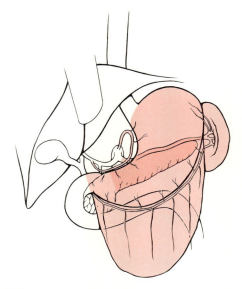

Abb. 9-31 Abdominal erweiterte linksregionale Gastrektomie. Resektionsausmaß.

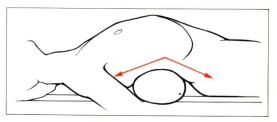

Abb. 9-32 Erweiterte linksregionale Gastrektomie. Lagerung.

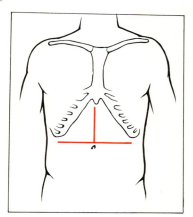

Abb. 9-33 Erweiterte linksregionale Gastrektomie. Zugang.

Operationstechnik

Standardgastrektomie

Das operative Vorgehen entspricht zunächst der sogenannten Standardgastrektomie. Nach Ablösung des linken Leberlappens vom Zwerchfell wird der abdominale Ösophagus präpariert und angeschlungen, um die kraniale Ausbreitung des Tumors beurteilen zu können (Abb. 9-34). Die Abpräparation des Omentum majus vom Colon transversum führt zur Eröffnung der Bursa omentalis. Jetzt erst kann das Ausmaß der Tumorinfiltration in das Retroperitoneum bzw. das Pankreas beurteilt werden.

Radikuläre Ligatur und Durchtrennung der A. und V. gastroepiploica sinistra, sowie der A. und V. gastroepiploica dextra schließen die Präparation der großen Kurvatur ab.

Das kleine Netz wird lebernah durchtrennt, die A. gastrica dextra pylorusnah ligiert und durchtrennt, das Duodenum freipräpariert und angeschlungen.

Das Absetzen des Duodenums erfolgt ca. 2 cm distal des Pylorus mit dem Stapler (TA™ 55).

Lymphadenektomie des Kompartments II

Es folgt nun die Lymphadenektomie des Kompartments II, beginnend an der A. gastroduodenalis mit Lymphknotendissektion im Bereich des Lig. hepatoduodenale (LK-Station Nr. 12, Abb. 9-35). Sie wird entlang des Oberrandes des Pankreas sowie der A. hepatica communis (LK-Station Nr. 8) fortgesetzt (Abb. 9-35). Es folgen Präparation und Dissektion des Truncus coeliacus (Lymphknotenstation Nr. 9) sowie die Ligatur und Durchtrennung der A. gastrica sinistra an ihrem Ursprung. Dann werden die retrogastrischen zum Retroperitoneum ziehenden straffen Bindegewebszüge des Magens durchtrennt.

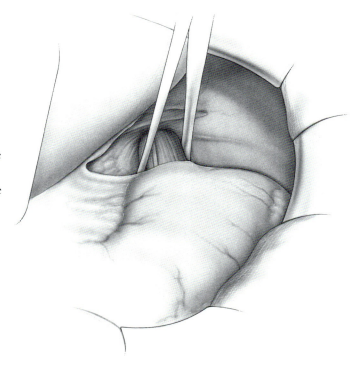

Abb. 9-34 Erweiterte linksregionale Gastrektomie. Präliminare stumpfe Freipräparation des intraabdominalen Ösophagus und Anschlingen desselben.

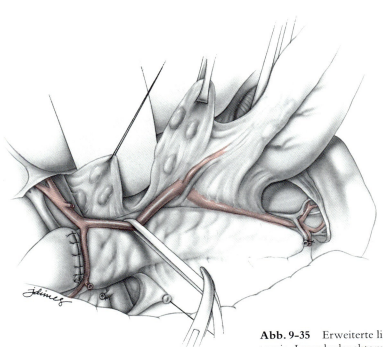

Abb. 9-35 Erweiterte linksregionale Gastrektomie. Lymphadenektomie des Kompartments II. Freipräparation der A. hepatica communis und Anschlingen derselben.

Gastrektomie ohne Resektion von Milz und Pankreas

Wenn der Magen nicht gemeinsam mit Milz und Pankreaskorpus bzw. Pankreasschwanz entfernt werden soll, müssen jetzt die Aa. gastricae breves durchtrennt und der Magen am Ösophagus abgesetzt werden.

Gastrektomie mit Resektion von Milz und Pankreas

Sollen Magen, Milz und Pankreas en bloc reseziert werden, ist die gesonderte Durchtrennung der Aa. gastricae breves nicht vonnöten. Es folgt dann als nächster Schritt nach der Lymphadenektomie die Präparation der A. lienalis, die an ihrem Ursprung aus dem Truncus coeliacus ligiert und durchtrennt wird (Abb. 9-36).

Anschließend wird die Pfortader, die bei der Dissektion des Kompartments II bereits präpariert und dargestellt wurde, hinter dem Pankreas weiterverfolgt und das Pankreas von kranial her auf der Pfortaderoberfläche untertunnelt (Abb. 9-37a). Es folgt die Präparation zwischen Pankreashinterwand und V. mesenterica superior, so daß nach kompletter Untertunnelung des Pankreas dieses angeschlungen und auf einer Holzrinne elektrisch durchtrennt werden kann (Abb. 9-37b). Der Ductus Wirsungianus wird, wenn möglich, sondiert und mittels Z-Naht isoliert verschlossen. Die Blutstillung auf der rechtsseitigen Pankreasschnittfläche erfolgt durch Koagulation bzw. Umstechung der größeren Gefäße (Abb. 9-37c). Der zweireihige Verschluß der Pankreasresektionsfläche erfolgt entweder durch fortlaufende Naht oder Einzelknopfnähte (3–0).

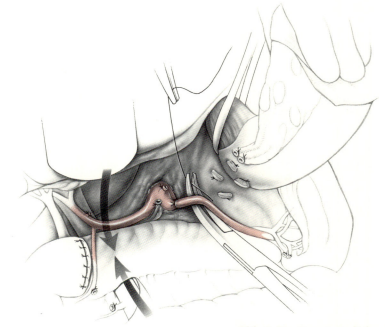

Abb. 9-36 Erweiterte linksregionale Gastrektomie. Untertunneln des Pankreas in Höhe der V. mesenterica superior. Ligatur der A. lienalis.

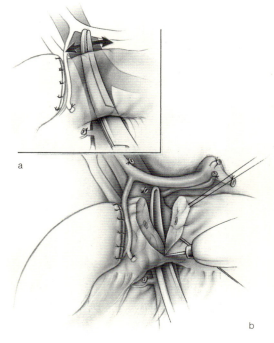

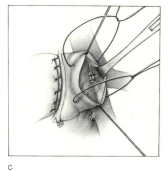

Abb. 9-37a bis c
Erweiterte linksregionale Gastrektomie.
a) Unterfahren des Pankreas über der V. mesenterica superior.
b) Durchtrennen des Pankreas über einer Holzrinne.
c) Verschluß des proximalen Pankreasstumpfes nach isolierter Ligatur des Ductus Wirsungianus.

Der Ductus Wirsungianus im linksseitigen Pankreaskorpus wird mit einem Overholt sondiert, mit dessen Hilfe der Pankreaskorpus angehoben werden kann (siehe Abb. 9-39). Dadurch gelingt es, die V. lienalis besser zur Darstellung zu bringen. Sie wird an ihrer Einmündung in die V. mesenterica superior präpariert, durchtrennt und mittels fortlaufender Gefäßnaht (5–0 nicht resorbierbar) übernäht (Abb. 9-38).

Jetzt erfolgt die Präparation von linkslateral, indem die Milz aus dem Retroperitoneum herausgelöst wird, was meist, abgesehen von einigen Adhäsionen, stumpf gelingt (Abb. 9-39). Der Pankreasschwanz wird aus dem Retroperitoneum ausgelöst, Adhäsionen zwischen Pankreasunterrand und Mesokolon werden scharf durchtrennt (Abb. 9-40). Nun sind Milz, Pankreasschwanz und Pankreaskorpus völlig freipräpariert und können mit oder ohne Magenpräparat (je nach Präparationstechnik) entfernt werden (Abb. 9-41).

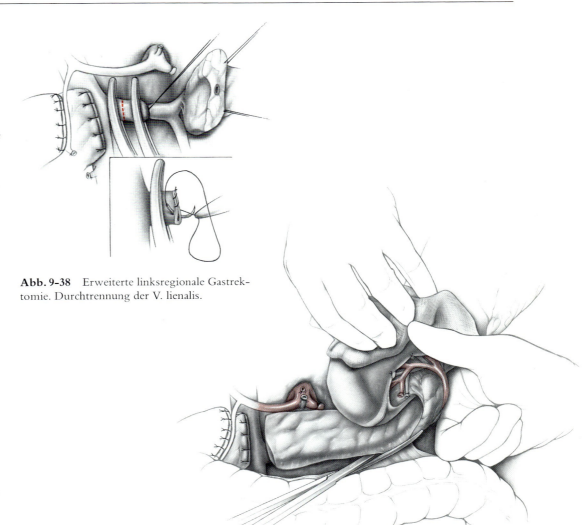

Abb. 9-38 Erweiterte linksregionale Gastrektomie. Durchtrennung der V. lienalis.

Abb. 9-39 Erweiterte linksregionale Gastrektomie. Teils stumpfe, teils scharfe Auslösung der Milz aus den retroperitonealen Adhäsionen.

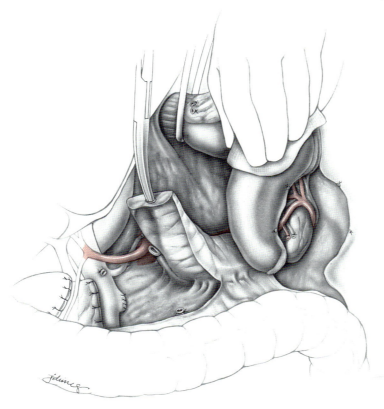

Abb. 9-40 Erweiterte linksregionale Gastrektomie. Auslösen des linken Pankreas aus dem Retroperitoneum.

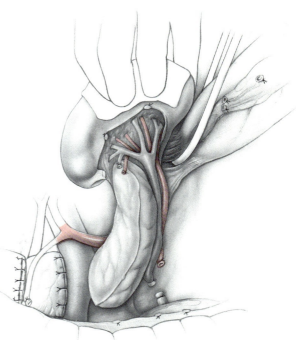

Abb. 9-41 Erweiterte linksregionale Gastrektomie. Entfernung des Magens inklusive der linken Pankreashälfte sowie der Milz.

Lymphadenektomie des Kompartments III

Es folgt die Lymphknotendissektion des Kompartments III, zunächst der Lymphknotenstationen Nr. 14 und 16 im Bereich der A. mesenterica superior, paraaortal sowie im Bereich des linken Nierenhilus und der Nebenniere (Abb. 9-42).

Um die Dissektion des Kompartments III zu vervollständigen, müssen die Lymphknoten hinter dem Pankreaskopf (Nr. 13) sowie zwischen V. cava und Aorta ausgeräumt werden.

Rekonstruktion

Die Abbildung 9-43 zeigt den Situs nach linksregional erweiterter Gastrektomie.

Die Rekonstruktion der Intestinalpassage erfolgt in üblicher Weise wie bei der Standardgastrektomie (siehe Abschnitt Magenersatz).

Drainagen und Komplikationen

Die entscheidende Erweiterung dieses Eingriffes ist die Pankreaslinksresektion. Fisteln vom Pankreasrest sind relativ häufig, deswegen sollte der Pankreasstumpf mit einer Easy-flow-Drainage drainiert werden.

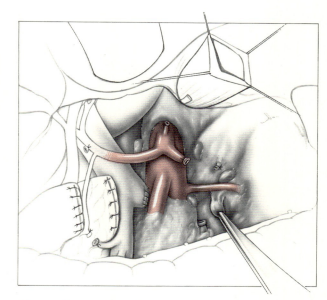

Abb. 9-42 Erweiterte linksregionale Gastrektomie. Lymphadenektomie im Bereich des linken Nierenhilus und paraaortal.

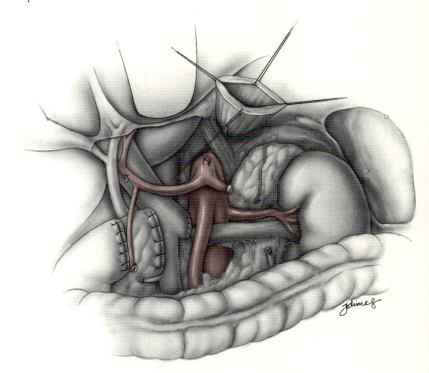

Abb. 9-43 Erweiterte linksregionale Gastrektomie. Abschlußsitus.

Erweiterte linksregionale Gastrektomie mit Resektion des Truncus coeliacus (Operation nach Appleby)

J. R. Siewert und J. Lange

Definition und Indikation

Bei dieser besonderen Form der erweiterten linksregionalen Gastrektomie wird zusätzlich die Resektion der A. hepatica communis inklusive des Truncus coeliacus durchgeführt.

Diese Operation hat nur dann eine Indikation, wenn es zu einer tumorösen Ummauerung der A. hepatica communis gekommen ist und trotzdem eine R0-Resektion noch möglich erscheint.

Im Sinne einer Erweiterung der Lymphadenektomie ist sie nicht sinnvoll, da die Resektion der Gefäße keine größere Radikalität erbringt. Die Lymphabflußwege sind in der der Arterienadventitia aufliegenden Fett- und Bindegewebsschicht und nicht in der Adventitia selbst.

Lagerung und Zugang

Entsprechend dem Vorgehen bei den anderen erweiterten Gastrektomien.

Operatives Vorgehen

Die erweiterte linksregionale Gastrektomie wird bei diesem „Appleby-Procedure" durch die Resektion der A. hepatica communis und den Truncus coeliacus erweitert (Abb. 9-44).

Präoperative Angiographie

Voraussetzung für diese Erweiterung der Gastrektomie ist, daß präoperativ durch Angiographie die arterielle Versorgung der Leber dargestellt worden ist. Eine Resektion der A. hepatica communis und des Truncus coeliacus ist nur dann statthaft, wenn eine ausreichende Blutversorgung der Leber über die A. gastroduodenalis, wie z. B. bei der Normalversorgung der Leber (Abb. 9-45a), sichergestellt ist. Bei den häufigen Anomalien muß jeweils sorgfältig überprüft werden, ob die nach der Resektion der A. hepatica communis verbleibende arterielle Versorgung der Leber ausreichend ist. Bei einer Anomalie der Versorgung der rechten Leber durch eine isolierte rechte A. hepatica aus der A. mesenterica superior kann die Versorgung der linken Leberhälfte ebenfalls über die A. gastroduodenalis erfolgen, so daß eine Resektion der meist schmächtigen A. hepatica communis vertretbar ist (Abb. 9-45b). Natürlich muß die rechte A. hepatica erhalten bleiben.

Liegt eine partielle Versorgung der linken Leber durch eine eigene linke Leberarterie, entspringend aus der A. gastrica sinistra, vor, muß diese entweder, wenn sie starkkalibrig ist, erhalten werden, oder sie kann, wenn sie schmalkalibrig ist, geopfert werden. Die Resektion der A. hepatica communis ist möglich, da auch hier eine ausreichende Versorgung über die A. gastroduodenalis sichergestellt ist (Abb. 9-45c).

In etwa 8% der Fälle ist eine A. hepatica communis nicht angelegt (Abb. 9-45d). Vielmehr erfolgt praktisch die gesamte arterielle Versorgung der Leber über einen Ast der A. mesenterica superior. Das Appleby-Vorgehen ist hier nicht sinnvoll anwendbar.

Darüber hinaus gibt es noch weitere, allerdings seltene Gefäßanomalien im Bereich des Leberhilus, die in jedem Einzelfall unter dem oben genannten Gesichtspunkt analysiert werden müssen. Obligat ist, daß die Gefäßanatomie präoperativ eindeutig geklärt sein muß, ehe die Entscheidung für eine Resektion der A. hepatica communis bzw. des Truncus coeliacus fallen darf.

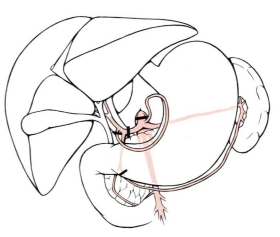

Abb. 9-44 Sogenannte Appleby-Operation. Resektionsausmaß. Die Resektion beinhaltet die A. hepatica communis und den Truncus coeliacus. Die Leberdurchblutung wird erhalten über die A. pancreaticoduodenalis bzw. die A. gastroduodenalis.

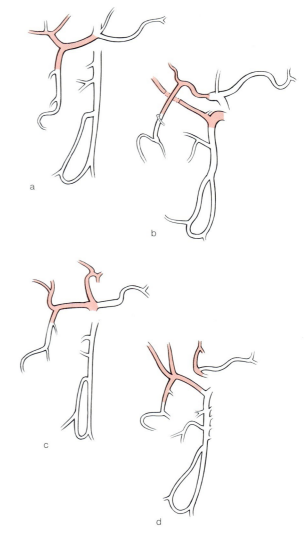

Abb. 9-45a bis d Häufigste Anomalien der Gefäßversorgung der Leber.
a) Normale Gefäßversorgung.
b) Abgang einer A. hepatica dextra aus der A. mesenterica superior.
c) Abgang einer A. hepatica sinistra aus der A. gastrica sinistra.
d) Abgang einer A. hepatica communis aus der A. mesenterica superior.

Operationstechnik

Die Operation beginnt mit der Darstellung der A. hepatica propria bis in ihre Aufzweigung in die rechte und linke Leberarterie im Bereich des Lig. hepatoduodenale. Die A. gastrica dextra wird durchtrennt, dann wird die A. hepatica communis unmittelbar zentral des Abganges der A. gastroduodenalis vorübergehend okkludiert und die Leberdurchblutung überprüft. Verbleibt diese ausreichend, kann nunmehr unmittelbar neben dem Zusammenfluß zwischen A. gastroduodenalis und A. hepatica propria die A. hepatica communis zwischen Klemmen durchtrennt werden.

Nach Präparation des Magens in üblicher Weise und auch des Duodenums kann dieses 2–3 cm postpylorisch abgesetzt werden. Zum Verschluß des Duodenums bedienen wir uns des Stapler-Nähapparats TA™ 55.

Als nächster Schritt erfolgt nun die Präparation der Pfortader bzw. der V. mesenterica superior am oberen und unteren Rand des Pankreas. Das Pankreas wird in Höhe seiner Taille untertunnelt und angeschlungen. Es kann nunmehr über einer Holzrinne scharf durchtrennt werden. Der proximale Rest wird nach isolierter Umstechung des D. Wirsungianus einreihig übernäht. Der zur Resektion anstehende linke Pankreasanteil kann mit einer Klemme gefaßt und nach links weggehalten werden.

Nunmehr wird die Einmündungsstelle der V. lienalis präpariert und durch einen Vessel loop angeschlungen (Abb. 9-46).

Die Präparation folgt jetzt der A. hepatica communis und endet mit der Darstellung des Truncus coeliacus inklusive des Abganges der A. lienalis. Der Truncus coeliacus kann dann möglichst aortennahe zwischen Klemmen durchtrennt werden. Der proximale Stumpf wird sorgfältig durch Umstechungsligatur versorgt bzw. übernäht. Nunmehr kann der Truncus coeliacus samt der A. hepatica communis und der A. lienalis von der Aortenwand abpräpariert werden (Abb. 9-46).

Damit sind alle arteriellen Zuflüsse von rechts her präpariert und ligiert, so daß die Operation von links lateral der Milz fortgesetzt werden kann. In üblicher Weise erfolgt die teils stumpfe teils scharfe Auslösung der Milz aus ihrem Bett, nachdem die linke Kolonflexur abpräpariert ist (Abb. 9-47).

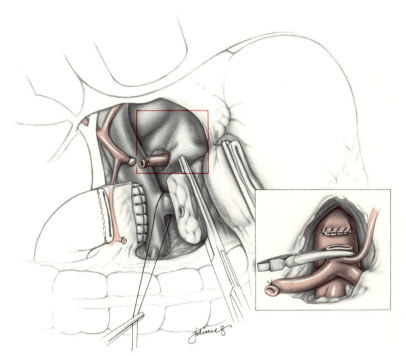

Abb. 9-46 Appleby-Operation. Die A. hepatica communis ist unmittelbar zentral des Abganges der A. gastroduodenalis ligiert. Das Pankreas ist über der V. mesenterica superior durchtrennt. Die proximale Schnittfläche ist versorgt. Ligatur der V. lienalis. Präparation des Truncus coeliacus und Abtrennen desselben von der Aorta.

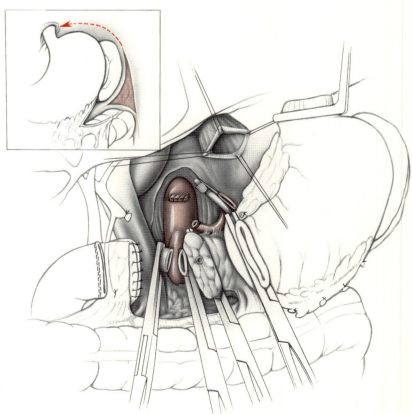

Abb. 9-47 Appleby-Operation. Mobilisation der Milz aus den retroperitonealen Adhäsionen und komplette, erweiterte, linksregionale Gastrektomie inklusive des Truncus coeliacus.

Nachdem der Ösophagus erreicht ist, kann dieser zirkulär umfahren und stumpf freipräpariert werden. Er wird in Höhe der Kardia durchtrennt, wobei der orale Ösophagusstumpf mit 4 Haltefäden gehalten, der aborale durch eine Klemme okkludiert wird (Abb. 9-47).

Die V. lienalis wird jetzt zwischen 2 Klemmen durchtrennt und endgültig versorgt (Abb. 9-47). Die A. mesenterica superior wird sauber präpariert, nachdem vorher bereits klargestellt worden ist, daß ein isolierter Abgang der A. mesenterica superior besteht und diese nicht – wie selten einmal möglich – dem Truncus coeliacus entstammt. Die A. mesenterica superior wird über 3–4 cm freipräpariert.

Die Lymphadenektomie entlang der V. cava hinter dem Pankreaskopf und an der Rückseite von Duodenum und Pankreas muß in üblicher Weise durchgeführt werden.

Nunmehr können der gesamte Magen, Milz und linksseitiges Pankreas entfernt werden. Nach Entfernung des Präparates kann dann gegebenenfalls die Lymphadenektomie beidseits paraaortal und entlang der V. mesenterica superior sowie entlang der A. mesenterica superior bzw. der Pfortader komplettiert werden. Zu diesem Zwecke wird das Duodenum und der Pankreaskopf hochgeschlagen, so daß die Lymphadenektomie von rechts entlang der V. cava lückenlos Anschluß an die linksseitige paraaortale Lymphadenektomie gewinnen kann. Auf diese Weise wird die sorgfältigste Lymphadenektomie beim Magenkarzinom möglich (Abb. 9-48). Unberücksichtigt bleiben lediglich die Lymphknoten in der peripheren Mesenterialwurzel.

Rekonstruktion der Kontinuität

Die Rekonstruktion erfolgt wie bei der Standardgastrektomie nach einer der üblichen Rekonstruktionsmethoden (siehe Abschnitt Magenersatz).

Drainagen

Eine Drainage des großen retroperitonealen Operationsfeldes für 3 bis 4 Tage ist empfehlenswert. Wir bevorzugen die Einlage einer Easy-flow-Drainage, die gleichzeitig auch die Pankreasresektionsfläche mitdrainiert.

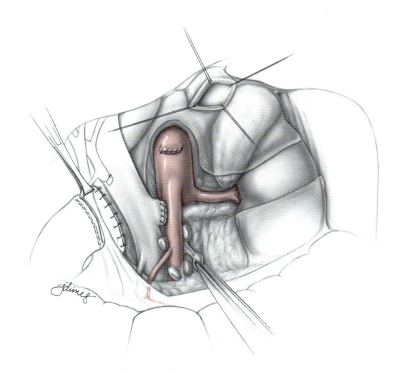

Abb. 9-48 Abschlußsitus nach erweiterter linksregionaler Gastrektomie inklusive der Resektion des Truncus coeliacus und der A. hepatica communis (sogenannte Appleby-Operation).

Weiterführende Literatur

1. Appleby, L. H.: The coeliac axis in the expansion of the operation for gastric carcinoma. Cancer 6 (14) (1953) 704–707
2. Furukawa, H., M. Hiratsuka, T. Iwanaga: A rational technique for surgical operation on Borrmann type 4 gastric carcinoma: left upper abdominal evisceration plus Appleby's method. Brit. J. Surg. 75 (1988) 116–119
3. Wada, T.: The most extensive gastrectomy for carcinoma of the stomach. 6th World Congress of the C.I.C.D., Lisbon 1980

Abdominal erweiterte, rechtsregionale Gastrektomie

J. R. Siewert und J. Lange

Definition

Unter diesem Begriff wird die Gastrektomie, gegebenenfalls auch subtotale Magenresektion inklusive der partiellen Duodenopankreatektomie verstanden, mit Lymphadenektomie des Kompartments I, II und teilweise des Kompartments III (Abb. 9-49).

Indikation

Die rechtsregional erweiterte Gastrektomie ist nur selten indiziert, da sie nur in Ausnahmefällen Anspruch auf eine R0-Resektion erheben kann, und somit die Prognose durch diese Erweiterung in der Regel nicht verbessert wird. In Frage kommt sie, wenn ein Antrumkarzinom in den Pankreaskopf oder ins Duodenum infiltriert.

Lagerung

Rückenlagerung, Anheben des Thorax durch eine in Mamillenebene untergelegte Rolle (Abb. 9-50).

Zugang

Quere Oberbauchlaparotomie, die in der Medianlinie zum Processus xiphoideus hin erweitert wird (Abb. 9-51).

Operationstechnik

Gastrektomie

Da es sich meist um distale Antrumkarzinome handelt, ist in aller Regel eine subtotale Magenresektion ausreichend. Diese erfolgt in der angegebenen Technik (siehe Abschnitt Subtotale Magenresektion) mit Lymphadenektomie des Kompartments I und II.

Der Eingriff beginnt mit dem Ablösen des Omentum majus vom Colon transversum und dem Festlegen der Resektionslinie an der großen Kurvatur, wobei bei der subtotalen Resektion darauf zu achten ist, daß die Aa. gastricae breves sowie die Milz geschont werden. Es wird nun das kleine Netz lebernah durchtrennt und die kleine Kurvatur in ihrem proximalen Anteil bis zum Ösophagus hin frei skelettiert und von Binde- und Lymphgewebe freipräpariert, so daß dieses am distalen Magenpräparat verbleibt (Abb. 9-52).

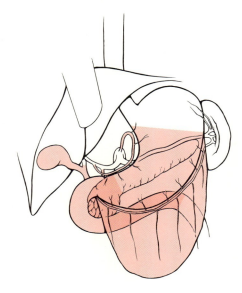

Abb. 9-49 Erweiterte rechtsregionale Gastrektomie. Resektionsausmaß.

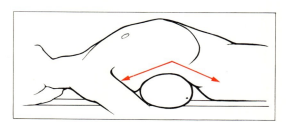

Abb. 9-50 Erweiterte rechtsregionale Gastrektomie. Lagerung.

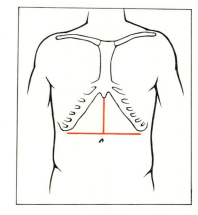

Abb. 9-51 Erweiterte rechtsregionale Gastrektomie. Zugang.

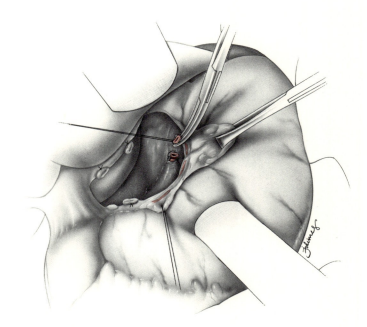

Abb. 9-52 Erweiterte rechtsregionale Gastrektomie. Lymphadenektomie des Kompartments II wie üblich. Radikuläre Ligatur der A. gastrica sinistra.

Die Abbildungen 9-57a und b zeigen die Mobilisation der rechten Kolonflexur und des Duodenums.

Der Magen wird mit dem Stapler (TA™ 90) ca. 1–2 cm distal der Kardia abgesetzt (Abb. 9-53). Das Resektionspräparat kann jetzt nach rechts lateral weggehalten werden, so daß die Lymphadenektomie des Kompartments II vorgenommen werden kann.

Lymphadenektomie

Die Dissektion beginnt günstigerweise an der A. gastroduodenalis, die an ihrem Ursprung aus der A. hepatica ligiert und durchtrennt wird, und setzt sich entlang der A. hepatica propria zum Lig. hepatoduodenale hin fort (Abb. 9-54). Es folgt die Lymphadenektomie am Pankreasoberrand und entlang der A. hepatica communis, dem Truncus coeliacus und der A. lienalis.

Die A. gastrica sinistra wird an ihrem Ursprung aus dem Truncus coeliacus ligiert und durchtrennt. Das Kompartment II verbleibt en bloc am Resektionspräparat (Abb. 9-54).

Das weitere Vorgehen entspricht der partiellen Duodenopankreatektomie nach Whipple (siehe Breitner, Band 5).

Die Untertunnelung des Pankreas erfolgt von kranial auf der Vorderfläche der V. portae, die bei der Lymphknotendissektion bereits freipräpariert wurde, sowie von kaudal auf der V. mesenterica. Das Pankreas wird auf einer Holzrinne durchtrennt (Abb. 9-55). Die Resektionsfläche wird in üblicher Weise versorgt.

Nach der Cholezystektomie wird der Choledochus freipräpariert und bifurkationsnah durchtrennt (Abb. 9-56).

Abb. 9-56
Erweiterte rechtsregionale Gastrektomie. Nach Versorgung des Pankreaskorpus Präparation der Gallenwege und Durchtrennung des Ductus hepaticus communis peripher der Bifurkation.

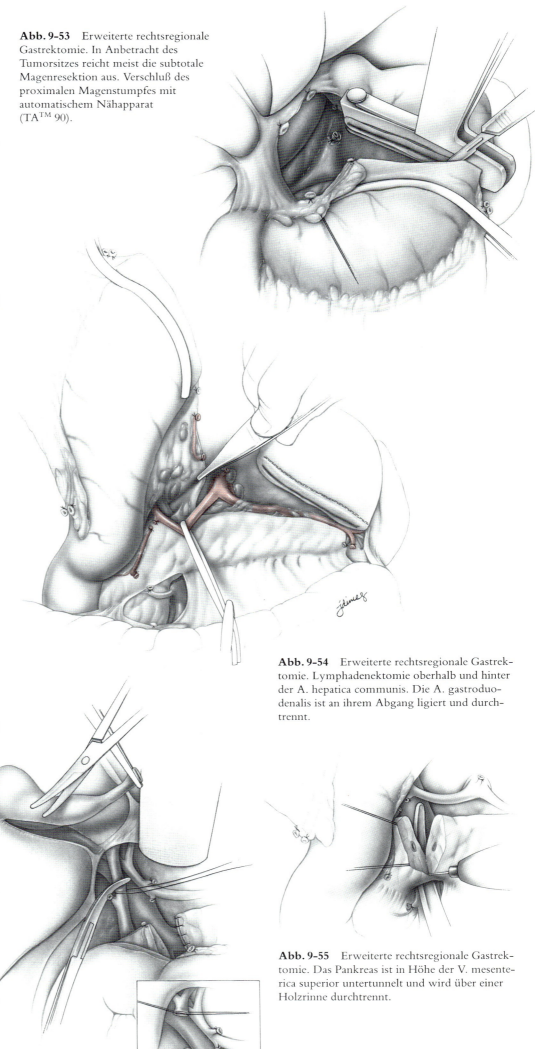

Abb. 9-53 Erweiterte rechtsregionale Gastrektomie. In Anbetracht des Tumorsitzes reicht meist die subtotale Magenresektion aus. Verschluß des proximalen Magenstumpfes mit automatischem Nähapparat (TA™ 90).

Abb. 9-54 Erweiterte rechtsregionale Gastrektomie. Lymphadenektomie oberhalb und hinter der A. hepatica communis. Die A. gastroduodenalis ist an ihrem Abgang ligiert und durchtrennt.

Abb. 9-55 Erweiterte rechtsregionale Gastrektomie. Das Pankreas ist in Höhe der V. mesenterica superior untertunnelt und wird über einer Holzrinne durchtrennt.

Das Duodenum und der Pankreaskopf werden nach Kocher bis über die Aorta hinaus mobilisiert (Abb. 9-57a bis c).

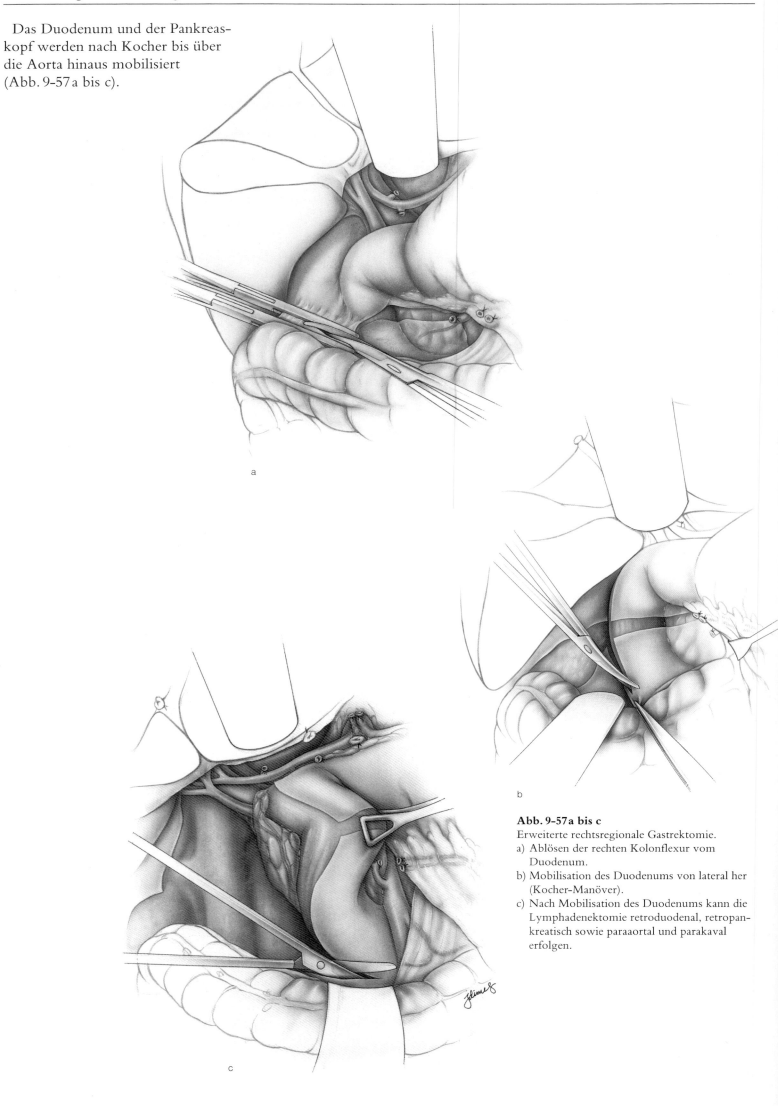

Abb. 9-57a bis c
Erweiterte rechtsregionale Gastrektomie.
a) Ablösen der rechten Kolonflexur vom Duodenum.
b) Mobilisation des Duodenums von lateral her (Kocher-Manöver).
c) Nach Mobilisation des Duodenums kann die Lymphadenektomie retroduodenal, retropankreatisch sowie paraaortal und parakaval erfolgen.

Das Jejunum wird anschließend am Treitzschen Band abgesetzt und nach proximal luxiert (Abb. 9-58).

Nach Auslösen des Processus uncinatus hinter der V. mesenterica superior (Abb. 9-59) kann das Resektionspräparat (Duodenum, Pankreaskopf, distaler Magen) entfernt werden.

Es folgt noch die Dissektion der paraaortalen Lymphknoten zwischen V. cava und Aorta sowie im Bereich der A. mesenterica superior.

Rekonstruktion

Die Abbildung 9-60 zeigt den Zustand nach rechts regional erweiterter Gastrektomie. Die Rekonstruktion erfolgt wie nach einer Whippleschen Operation. Wir bevorzugen den Blindverschluß des Pankreas.

Drainagen und Komplikationen

Hier muß der belassene Pankreasrest drainiert werden. Ist er blind verschlossen, ist eine Drainage obligat. Ist der Pankreasrest mit einer Intestinalschlinge drainiert, sollte trotzdem eine Drainage nach außen erfolgen, da Fisteln in diesem Bereich relativ häufig sind (über 20%).

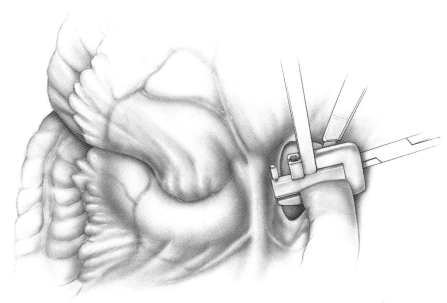

Abb. 9-58 Erweiterte rechtsregionale Gastrektomie. Durchtrennung des Jejunums aboral, d. h. links der Mesenterialwurzel. Verschluß des peripheren Jejunalschenkels mit dem automatischen Nähapparat (TA™ 55).

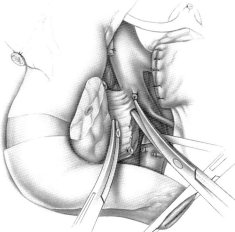

Abb. 9-59 Erweiterte rechtsregionale Gastrektomie. Auslösen des Processus uncinatus hinter der V. mesenterica superior.

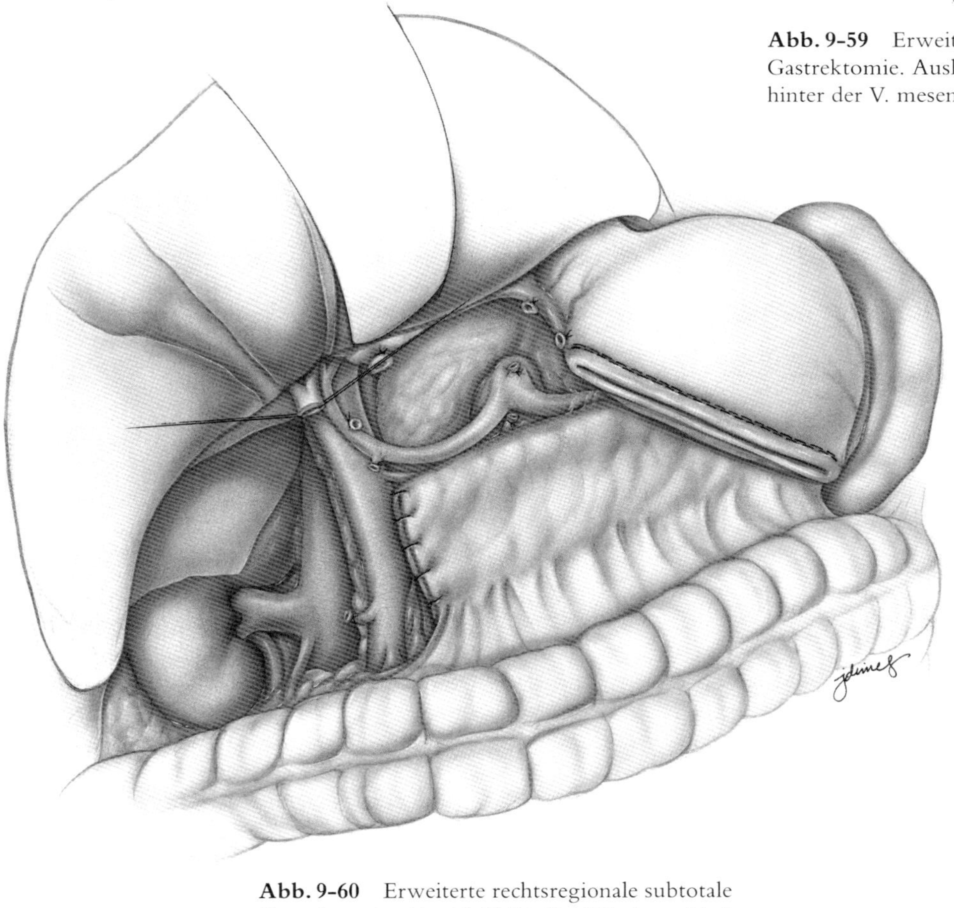

Abb. 9-60 Erweiterte rechtsregionale subtotale Gastrektomie. Abschlußbild. Bei Blindverschluß des Pankreas erfolgt die Anastomosierung von Magenstumpf und Gallenwegen mit 2 ausgeschalteten Dünndarmschlingen.

Transmediastinal erweiterte Gastrektomie

J. R. Siewert und J. Lange

Definition

Bei der transmediastinal erweiterten Gastrektomie wird zusätzlich zur Gastrektomie mit Lymphadenektomie des Kompartments I und II ein mehr oder minder großer Anteil des distalen Ösophagus mitreseziert (Abb. 9-61).

Indikation

Diese Form der Gastrektomie wird durchgeführt bei Karzinomen, die über den ösophagokardialen Übergang hinaus in die Speiseröhre hochwachsen (siehe Kapitel 7).

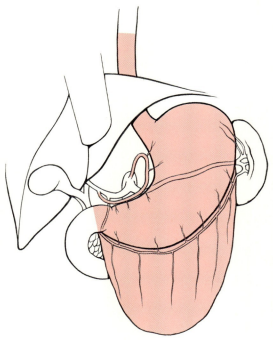

Abb. 9-61 Transmediastinal erweiterte Gastrektomie. Resektionsausmaß.

Lagerung

Rückenlage, Anheben der Thoraxappertur durch Unterlegen einer Rolle in Höhe der Mamillenebene. Es empfiehlt sich, den Patienten so zu lagern, daß, wenn es die Situation erfordert, eine Thorakotomie von rechts möglich ist (Abb. 9-62).

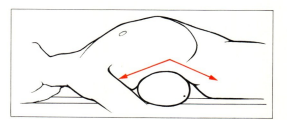

Abb. 9-62 Transmediastinal erweiterte Gastrektomie. Lagerung.

Zugang

Quere Oberbauchlaparotomie, die in der Medianlinie bis zum Processus xiphoideus erweitert wird (Abb. 9-63).

Zur besseren Übersicht sollte unbedingt ein selbsthaltender Rippenbogenretraktor eingesetzt werden.

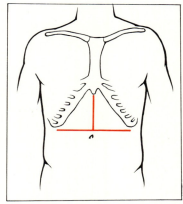

Abb. 9-63 Transmediastinal erweiterte Gastrektomie. Zugang.

Operationstechnik

Gastrektomie und partielle Ösophagektomie

Nach Eröffnen des Abdomens erfolgt zunächst die Gastrektomie in der beschriebenen Technik (siehe Abschnitt Standardgastrektomie).

Nach der Präparation des Magens und Lymphadenektomie des Kompartments I und II wird der Hiatus oesophagus in der Medianlinie großzügig nach ventral eröffnet (Abb. 9-64). Bei der Durchtrennung des Zwerchfells ist auf den Herzbeutel zu achten, um ihn nicht zu eröffnen. Durch das Einsetzen von 2 langen Haken (Brunner-Haken) gelingt die Darstellung des gesamten distalen Ösophagus bis hin zur Trachealbifurkation (siehe Abb. 3-26). Die Lymphadenektomie im unteren hinteren Mediastinum kann somit unter Sicht vorgenommen werden. Als ideale Präparationsebene bietet sich die Vorderwand der Aorta an, wobei direkte aortale Äste im unteren Mediastinum nicht zu erwarten sind. Zur Erleichterung der Präparation sollte der Ösophagus durch einen dicken Magenschlauch geschient werden.

Größere Tumoren können gelegentlich in den Hiatus oesophageus, d. h.

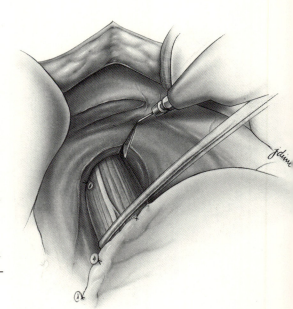

Abb. 9-64 Transmediastinal erweiterte Gastrektomie. Spaltung des Hiatus oesophageus zur transmediastinalen Präparation der Speiseröhre.

in die Zwerchfellschenkel oder in das Perikard einbrechen, so daß diese mitreseziert werden müssen.

Der Ösophagus wird durch leichten Zug am ösophagokardialen Übergang nach distal mit der linken Hand möglichst weit mobilisiert, in ausreichendem Abstand vom Tumor durchtrennt und der proximale Stumpf mittels Haltefäden (2–0) fixiert (Abb. 9-65).

Rekonstruktion

Die transmediastinale Rekonstruktion durch Ösophagojejunostomie ist mit handgenähter Anastomose meist schwierig. Hier empfiehlt sich die maschinelle Technik mittels EEA™ (28er Magazin) in Krückstocktechnik und abschließendem Blindverschluß des Jejunums. Dazu wird eine ausgeschaltete Jejunumschlinge von ca. 50 cm Länge, wenn möglich retrokolisch, hochgeführt und End-zu-Seit am Ösophagus anastomosiert (Abb. 9-66). Es empfiehlt sich hierbei folgende Technik (siehe hierzu auch Kapitel 11):

– Schon beim Absetzen des Ösophagus sollte entschieden werden, ob eine Maschinenanastomose ausgeführt werden soll oder nicht. Ist eine Maschinenanastomose geplant, empfiehlt es sich, den Ösophagus über einer Tabaksbeutelklemme zu durchtrennen. Auf diese Weise kann dann die den oralen Stumpf des Ösophagus fassende Tabaksbeutelnaht angelegt werden. Kommt die Tabaksbeutelklemme (ASP-50) nicht zum Einsatz, kann der freie Rand des proximalen Ösophagusstumpfes auch später noch mit einer Tabaksbeutelnaht ohne Spezialzange versorgt werden (monofiler Faden der Stärke 2–0).
– Für die Anastomose empfiehlt sich besonders die Verwendung des neuen gebogenen zweiteiligen EEA™-Gerätes (P-CEEA™). Von diesem kann das Kopfteil (sogenannte Gegendruckplatte) komplett abgelöst und isoliert in den oralen Ösophagusstumpf eingebracht werden.
– Nachdem das Kopfteil (Gegendruckplatte) vom eigentlichen EEA™-Gerät getrennt ist, wird in den Zentraldorn ein Trokar eingebracht und versenkt.
– Nunmehr wird durch das offene Ende der Jejunalschlinge das P-CEEA™-Gerät eingeführt.
– Der Trokar des Gerätes wird ausgefahren und durch eine kleine Inzision 6–8 cm distal des freien Endes der Jejunalschlinge antimesenterial durch die Jejunalwand durchgestochen. Bei Verwendung dieses Trokars ist die Anlage einer Tabaksbeutelnaht nicht unbedingt notwendig. Andernfalls muß die Inzision durch eine Tabaksbeutelnaht versorgt werden.

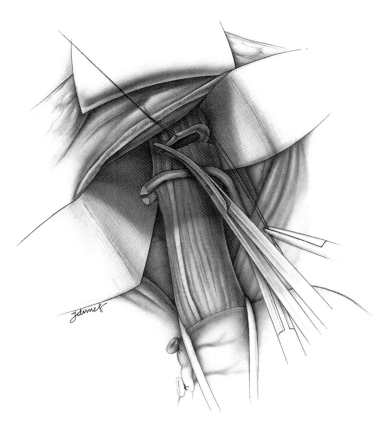

Abb. 9-65 Transmediastinal erweiterte Gastrektomie. Transhiatales intramediastinales Absetzen der Speiseröhre je nach onkologischer Situation. Sicherung des oralen Stumpfes durch Haltefäden. Ist eine Maschinenanastomose geplant, kann der orale Stumpf mit Hilfe einer Wellenzange bereits zu diesem Zeitpunkt mit einer Tabaksbeutelnaht versorgt werden.

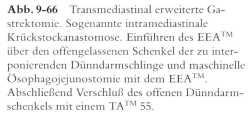
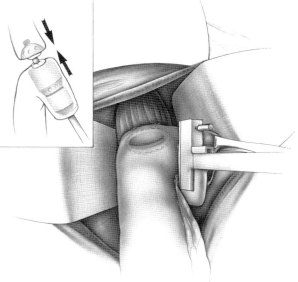

Abb. 9-66 Transmediastinal erweiterte Gastrektomie. Sogenannte intramediastinale Krückstockanastomose. Einführen des EEA™ über den offengelassenen Schenkel der zu interponierenden Dünndarmschlinge und maschinelle Ösophagojejunostomie mit dem EEA™. Abschließend Verschluß des offenen Dünndarmschenkels mit einem TA™ 55.

- Jetzt wird das Kopfteil des Gerätes (Gegendruckplatte) frei in den Ösophagus eingeführt. Zuvor ist der Ösophagus mit Spezialbougies (EEA™-Meßstab) gedehnt und somit die Größe des zu verwendenden Magazins festgelegt worden. Die Tabaksbeutelnaht wird über dem zentralen Dorn der Gegendruckplatte fest verknüpft, die Fäden werden abgeschnitten.
- Nunmehr wird der Kopfteil in den Schnappverschluß des eigentlichen EEA™-Gerätes eingeführt und arretiert. Klammermagazin und Gegendruckplatte werden nun einander angenähert, wobei eine Gewebeinterposition insbesondere im Bereich der Hinterwand der Jejunalschlinge vermieden werden muß. Die Klammernahtanastomose wird durch Schluß des Gerätes (Schließen der Flügelschraube) fertiggestellt.
- Das Gerät wird mit 3 halben Umdrehungen der Flügelschraube wieder geöffnet und kann dann unter Zug mit leicht drehenden Bewegungen aus der Anastomose entfernt werden.
- Nach Fertigstellung der Maschinenanastomose kann der Operateur über die noch offene Jejunalschlinge mit dem Finger die Anastomose von innen austasten und ihre Vollständigkeit überprüfen. Zusätzlich wird die Vollständigkeit der Anastomose durch Überprüfung der beiden Exzisionsringe im EEA™-Gerät gesichert.
- Das offene Ende der Jejunalschlinge kann abschließend maschinell mit einem TA™ 55 verschlossen werden.
- Das blinde Ende des Jejunums sollte nicht zu lang sein, um Blindsackbildungen zu vermeiden. Eine zusätzliche Deckung der Anastomose erscheint nicht notwendig.
- Die Abbildung 9-67 zeigt den Zustand nach transmediastinal erweiterter Gastrektomie und Wiederherstellung der Kontinuität mit intramediastinaler Ösophagojejunostomie und End-zu-Seit-Einpflanzung der zuführenden Schlinge (Roux-Y).

Drainagen

Die Drainage entspricht der der Standardgastrektomie. Kommt es zu einer Eröffnung der links- oder rechtsseitigen Pleurahöhle, ist eine Pleuradrainage empfehlenswert.

Komplikationen

Je höher die ösophagointestinale Anastomose im Mediastinum angelegt werden muß, um so häufiger sind Anastomoseninsuffizienzen. Derartige Insuffizienzen entstammen meist einer mangelhaften Durchblutung des Dünndarminterponats. Aus diesem Grunde muß die Durchblutung der interponierten Schlinge exakt kontrolliert sein. Jede Abweichung vom erwarteten postoperativen Verlauf muß an eine derartige Interponatsnekrose denken lassen. Diese muß dann röntgenologisch oder endoskopisch nachgewiesen oder ausgeschlossen werden.

Die übrigen Komplikationsmöglichkeiten entsprechen denen nach anderen Formen der Gastrektomie.

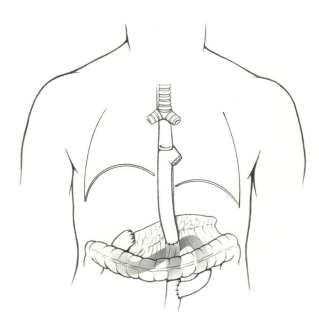

Abb. 9-67 Transmediastinal erweiterte Gastrektomie. Abschlußsitus mit intramediastinaler Ösophagojejunostomie; End-zu-Seit-Einpflanzung der zuführenden Jejunalschlinge (Roux-Y).

Magenersatz

Prinzipien der Magenersatzbildung

A. H. Hölscher und J. R. Siewert

Nach totaler Gastrektomie sind für die Rekonstruktion Überlegungen zu 3 Punkten wichtig:

- Reservoirbildung,
- Antirefluxplastik und
- Duodenalpassage.

Reservoirbildung

Das grundlegende Prinzip der Reservoirbildung ist die Anastomosierung von 2 Dünndarmschlingen mit der Schaffung eines Pouches (Beutels). Durch die größere Kapazität soll die Aufnahme von mehr Nahrung pro Mahlzeit möglich sein, als bei Anastomosierung des Ösophagus mit einer einzelnen Jejunumschlinge. Die vorliegenden funktionellen Studien mit Vergleich von Patienten mit bzw. ohne Reservoirbildung ergeben insbesondere für das Gewichtsverhalten und die Lebensqualität ab 1 Jahr nach totaler Gastrektomie Vorteile für die Reservoirträger. Weiterhin läßt sich anhand von psychologischen Tests ein besseres subjektives Befinden hinsichtlich sozio-personeller und krankheitsbezogener Kriterien nachweisen. Daher ist die Bildung eines Reservoirs, z. B. durch Seit-zu-Seit-Jejunojejunostomie, zu empfehlen.

Antirefluxplastik

Antirefluxmaßnahmen sind notwendig, um den postoperativen „alkalischen" Reflux zu unterbinden, und damit die Ausbildung einer Refluxösophagitis zu verhindern. Dieses kann durch eine Jejunoplicatio, am sichersten aber durch die Anwendung des Roux-Y-Prinzips erreicht werden. Bei Erhaltung des distalen Ösophagus und damit des unteren Ösophagussphinkters ist die Ösophagojejunoplicatio zur Refluxverhinderung ausreichend. Nach Resektion des distalen Ösophagus sollte jedoch immer die Roux-Y-Technik angewendet werden, da sonst in einem hohen Prozentsatz eine „alkalische" Ösophagitis auftritt. Diese konnte in entsprechenden Refluxaspiratstudien auf einen exzessiv gesteigerten Gallereflux zurückgeführt werden. Wichtig ist, daß zwischen Ösophagus und Duodenalinhalt führender Dünndarmschlinge mindestens 40 cm Distanz liegen; so erschöpft sich der Reflux im Interponat.

Duodenalpassage

Untersuchungen zur Bedeutung der Duodenalpassage nach totaler Gastrektomie haben im wesentlichen pathophysiologische Vorteile durch die erhaltene pancreaticocibale Synchronie ergeben. Dies bezieht sich auf eine akzeptable Eisen- und Kalziumresorption bei erhaltener Duodenalpassage sowie einen verbesserten Kohlenhydratmetabolismus (Glukose, Insulin, GIP). Klinisch in Erscheinung tretende Effekte mit relevanten Unterschieden ließen sich in den bisher vorliegenden Studien jedoch nicht nachweisen. Die Erhaltung der Duodenalpassage durch interponierte Pouchbildung mit Jejunoduodenostomie ist v. a. bei jungen Patienten mit guter Prognose zu überlegen.

Weiterführende Literatur

1. Braga, M., W. Zuliani, L. Froppa, V. Di Carlo, M. Cristallo: Food intake and nutritional status after total gastrectomy: Results of a nutritional follow-up. Brit. J. Surg. 75 (1988) 477
2. Feussner, H., H. F. Weiser, D. Liebermann-Meffert, J. R. Siewert: Intestino-ösophagealer Reflux nach Gastrektomie: Wirkungsmechanismus und Effektivität der Ösophagojejunoplicatio. Chirurg 59 (1988) 665
3. Herfarth, Ch., P. Schlag, K. Buhl: Surgical procedures for gastric substitution. World J. Surg. 11 (1987) 689
4. Herfarth, Ch., J. Stern, K. Buhl: Der Dünndarmbeutel als therapeutisches Prinzip zum Magen- und Mastdarmersatz. Z. Gastroent. 26 (1988) 397
5. Kozawa, K., M. Imawari, H. Shimazu, O. Kobori, T. Osuga, Y. Morioka: Vitamin D status after total gastrectomy. Dig. Dis. Sci. 29 (1984) 411
6. Lygidakis, N. J.: Total gastrectomy for gastric carcinoma: A retrospective study of different procedures and assessment of a new technique of gastric reconstruction. Brit. J. Surg. 68 (1981) 649
7. Raab, M., E. Godehardt: Umfrage zur chirurgischen Behandlung des Magenkarzinoms. Med. Klin. 82 (1987) 186
8. Schreiber, H. W., H. P. Eichfuß, V. Schumpelick: Magenersatz. Chirurg 49 (1978) 72
9. Siewert, J. R., H.-J. Peiper: Die Ösophagojejunoplikation. Chirurg 44 (1973) 115
10. Siewert, J. R., G. Schattenmann, R. Ebert: Importance of the duodenal passage following gastrectomy. In: Herfarth, C., P. Schlag (eds.): Gastric Cancer, p. 237. Springer, Berlin–Heidelberg–New York 1979
11. Troidl, H., J. Kusche, K.-H. Vestweber, E. Eypasch, U. Maul: Pouch versus esophagojejunostomy after total gastrectomy: A randomized clinical trial. World J. Surg. 11 (1987) 699

Magenersatz durch Roux-Y-Schlinge

K. E. Frede und F. Harder

Definition und Indikation

Unter der Vielzahl der Rekonstruktionsmethoden nach Gastrektomie ist die Ösophagojejunostomie mit Y-Anastomose nach Roux [5] ein technisch relativ einfaches und sicheres Standardverfahren mit günstigen funktionellen Spätergebnissen. Voraussetzung ist allerdings, daß das zwischengeschaltete Jejunumsegment genügend lang (50–60 cm) gewählt wird. Diese unbedingt notwendige Länge läßt sich durch Inzision des Mesenteriums und Durchtrennung eines oder mehrerer Rr. intestini der A. mesenterica superior unter Erhaltung der versorgenden darmwandnahen Gefäßarkaden gewinnen (Abb. 9-68a und b).

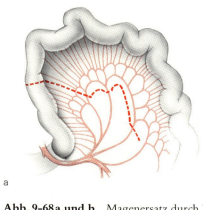

Abb. 9-68a und b Magenersatz durch Roux-Y-Schlinge. Längengewinn des Jejunumsegmentes durch Inzision des Mesenteriums und Durchtrennung der Rr. intestini der A. mesenterica superior.

Operationstechnik

Präparation der Roux-Y-Schlinge

Nach totaler Entfernung des Magens und nach Duodenalverschluß wird das Colon transversum hochgeschlagen und die Gefäßversorgung des proximalen Jejunums unter Diaphanie beurteilt. Die Anordnung der mesenterialen Gefäße und Gefäßarkaden variiert stark. Durch Hochhalten und Strecken des Darms wird das Mesenterium ausgebreitet. Bei dünnem, fettarmem Mesenterium genügt das durchfallende Licht der Operationslampe zum Erkennen des individuellen Gefäßmusters. Bei verdicktem, fettreichem Mesenterium bewährt sich eine mobile Lichtquelle.

Der Plan ist, das Jejunum etwa 10 cm distal des Treitzschen Bandes zu durchtrennen. Bei längerem zuführendem Schenkel besteht später die Gefahr einer Längsrotation der Roux-Y-Schlinge mit nachfolgender intestinaler Obstruktion. Nach Festlegung der Länge des zuführenden Schenkels erfolgt die Gefäßpräparation. Der peritoneale Überzug des Mesenteriums wird vom Ort der geplanten Darmdurchtrennung in Richtung Mesenterialwurzel inzidiert und die erste Gefäßarkade zwischen Ligaturen durchtrennt (Abb. 9-69a und b). Die zarten Mesenterialgefäße erfordern ein schonendes Vorgehen. Ligaturen über Gefäßklemmen sind wenig empfehlenswert, besser sind Ligaturen nach Durchzug des Fadens (Stärke 4-0) mittels eines feinen Umfahrinstrumentes (Abb. 9-69b). Arterien und ihre Begleitvenen sollten separat ligiert werden [1].

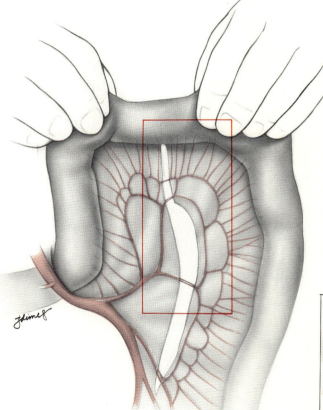

Abb. 9-69a Magenersatz durch Roux-Y-Schlinge. Inzision des mesenterialen Peritoneums an der geplanten Darmdurchtrennung. Darstellung der Gefäßarkaden.

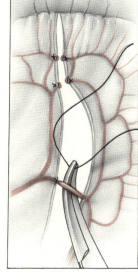

Abb. 9-69b Magenersatz durch Roux-Y-Schlinge. Schonendes Ligieren der zarten Mesenterialgefäße.

Die peritoneale Inzision wird sodann parallel und einige Millimeter zentralwärts der Gefäßarkade in Richtung auf den nächsten Gefäßast der A. mesenterica fortgesetzt. Es empfiehlt sich eine sorgfältige Präparation des Gefäßastes und seiner Begleitvenen aus umgebendem Fettgewebe, Unterbindung und Durchtrennung.

Beachte:
Je sorgfältiger die Präparation, desto besser die erzielte Mobilität von Mesenterium und Dünndarm.

Das Vorgehen wird schrittweise entlang der nächsten Arkade bis zum nächsten Gefäßast wiederholt, bis ein genügend langer freier Mesenterialrand erreicht ist, um das Jejunum spannungsfrei an den Ösophagusstumpf verlagern zu können. In der Regel reicht die Durchtrennung 2er Rr. intestini dazu aus.

Jetzt erfolgt die Darmdurchtrennung (Abb. 9-70). Bei zweifelhafter lokaler Durchblutung am Ort der Darmdurchtrennung muß ein kurzes Jejunumsegment nachreseziert werden. Da wir eine End-zu-Seit-Anastomose mit dem Ösophagus bevorzugen, wird das Ende der Roux-Y-Schlinge durch eine fortlaufende einreihige seromuskuläre Naht mit einem resorbierbaren monofilen Faden, Stärke 4–0, blind verschlossen (Abb. 9-71). Vorteilhaft können Verschluß und Durchtrennung mit einem Nahtapparat (z. B. TA™ 55) erfolgen (Abb. 9-72).

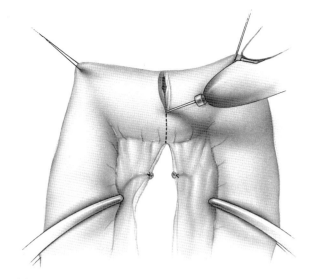

Abb. 9-70 Magenersatz durch Roux-Y-Schlinge. Darmdurchtrennung mit dem elektrischen Messer.

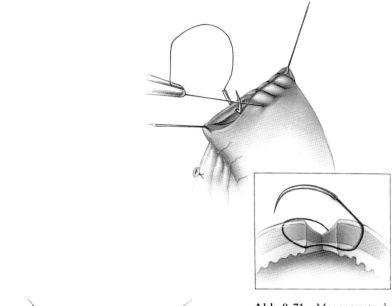

Abb. 9-71 Magenersatz durch Roux-Y-Schlinge. Verschluß der Roux-Y-Schlinge mit fortlaufender einreihiger seromuskulärer Naht.

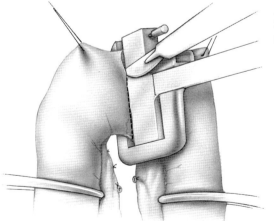

Abb. 9-72 Magenersatz durch Roux-Y-Schlinge. Darmdurchtrennung und Verschluß der Roux-Y-Schlinge mit Nahtapparat (z. B. Typ TA™ 55).

Ösophagojejunale Anastomose

Links der A. colica media wird das Mesokolon geschlitzt. Die mobile Roux-Y-Schlinge wird durch den Mesoschlitz in den Oberbauch verlagert (Abb. 9-73). Dabei muß darauf geachtet werden, das Mesenterium nicht zu verdrehen. Die natürlichste und günstigste Schlingenlage ist rechts der Flexura duodenojejunalis (Abb. 9-74).

> **Cave**
> **Torsion des Mesenteriums.**

Von den 2 Anastomosentechniken am Ösophagus, End-zu-Seit- oder End-zu-End-Anastomose, bevorzugen wir die End-zu-Seit-Naht.
Für diese Technik spricht, daß die Blutversorgung auf der antimesenterialen Darmseite besser ist als am quer durchtrennten Darmende [4]. In einer Entfernung von 3–5 cm vom blind verschlossenen Jejunumende, das nach links oder nach rechts gelegt werden kann, wird das Darmlumen zwischen 2 Haltefäden antimesenterial auf etwa 3 cm längseröffnet (Abb. 9-75).

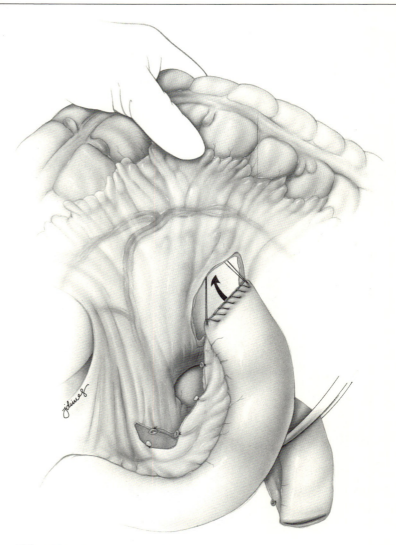

Abb. 9-73 Magenersatz durch Roux-Y-Schlinge. Verlagerung der Roux-Y-Schlinge durch einen Schlitz im Mesokolon links der A. colica media in den Oberbauch.

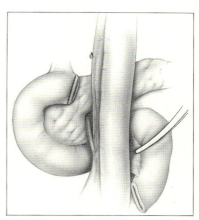

Abb. 9-74 Magenersatz durch Roux-Y-Schlinge. Schlingenlage rechts der Flexura duodenojejunalis.

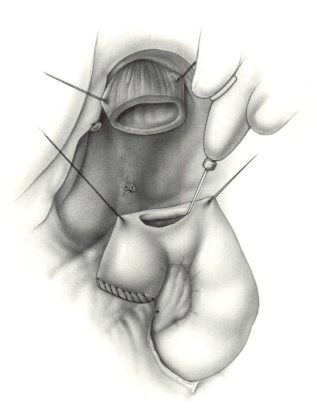

Abb. 9-75 Magenersatz durch Roux-Y-Schlinge. Antimesenteriale Längseröffnung der Jejunumschlinge auf etwa 3 cm. Abstand vom blindverschlossenen Darmende 3–5 cm.

Als Nahtmaterial für die Anastomose verwenden wir einen geflochtenen, atraumatischen resorbierbaren Faden der Stärke 3–0. Zunächst werden 2 Ecknähte zwischen Jejunum und dem mit Haltefäden gesicherten Ösophagusstumpf gesetzt (Abb. 9-76a). Diese Ecknähte werden jejunal seromuskulär unter tangentialem Fassen der Tunica submucosa von außen nach innen, am Ösophagus allschichtig von innen nach außen gestochen.

Es folgen die Hinterwandnähte in Rückstichtechnik. An der hinteren Lippe des Jejunums wird vom Lumen her allschichtig nach außen gestochen, der Einstich am Ösophagus erfolgt dorsal von außen nach innen. Die Rückstichnaht wird durch die ösophageale und die jejunale Schleimhautlippe geführt (Abb. 9-76a).

Wichtig ist, viel Ösophaguswand zu fassen. Alle Rückstichnähte der Hinterwand, in der Regel 6 bis 7 Nähte, werden zunächst gelegt, mit Péan-Klemmen armiert und auf einer Kocher-Klemme aufgereiht (Abb. 9-76b).

Sodann wird das Jejunum mit Hilfe eines Stieltupfers auf den Hinterwandnähten in Richtung Ösophagus vorgeschoben. Nach Adaptation mit der Ösophagushinterwand werden die Hinterwandfäden der Reihe nach geknüpft. Zuletzt erfolgt das Knüpfen der beiden Ecknähte (Abb. 9-76c). Bevor die Nahtreihe der Vorderwand ausgeführt wird, führen wir eine weiche transnasale Intestinalsonde einige Zentimeter nach distal in die Jejunumschlinge (Abb. 9-77).

Die Vorderwandnaht wird ebenfalls einreihig angelegt. Am Ösophagus wird allschichtig, am Jejunum extramukös gestochen (Abb. 9-77). Nach Entfernung der ösophagealen Haltefäden rutscht der Ösophagus in der Regel etwas nach oben, so daß die Anastomose in den Hiatus zu liegen kommt. Einzelknopfnähte zwischen Hiatusrand und Jejunumschlinge zur Fixation der Anastomose sind nicht erforderlich.

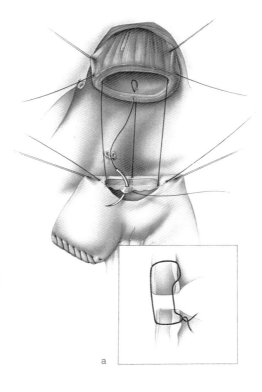
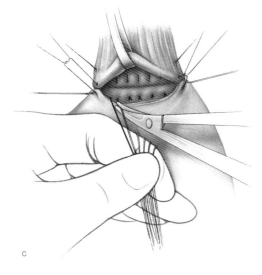
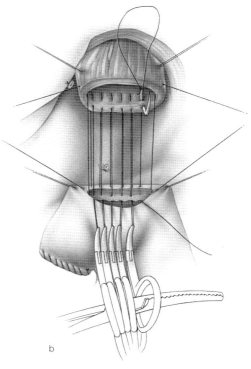

Abb. 9-76a bis c Magenersatz durch Roux-Y-Schlinge. Hinterwandnaht der ösophagojejunalen Anastomose.
a) Mit Haltefäden gesicherter Ösophagusstumpf. Zwei Ecknähte zwischen Jejunum und Ösophagus, jejunal seromuskulär von außen nach innen, am Ösophagus allschichtig von innen nach außen gestochen. Hinterwandnähte in Rückstichtechnik, beginnend am Jejunum. Es muß viel Ösophaguswand gefaßt werden.
b) Alle Rückstichnähte der Hinterwand werden gelegt, mit Péan-Klemmen armiert und auf einer Kocher-Klemme aufgereiht.
c) Adaptation der jejunalen Lippe mit der Ösophagushinterwand und Knüpfen der Hinterwandfäden. Zuletzt Knüpfen der beiden Eckfäden.

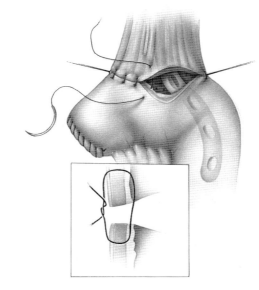

Abb. 9-77 Magenersatz durch Roux-Y-Schlinge. Plazierung einer Sonde in die Jejunumschlinge und Anlegen der einreihigen Vorderwandnähte, am Ösophagus allschichtig, am Jejunum extramukös gestochen.

Y-Anastomose

Die Roux-Y-Anastomose wird in einem Abstand von 40–60 cm von der ösophagojejunalen Anastomose geplant (Abb. 9-78). In einer Schlinge dieser Länge erschöpft sich der Reflux, so daß der alkalische Dünndarminhalt die Ösophagusschleimhaut nicht erreicht [6].

Beachte:
Refluxbeschwerden nach einer Roux-Y-Rekonstruktion sind immer Folge einer zu kurzen Schlinge.

Die Anastomose zwischen dem kurzen zuführenden Schenkel und der hochgezogenen Roux-Y-Schlinge erfolgt End-zu-Seit. Dabei kommt die Roux-Y-Schlinge rechts der zuführenden Schlinge zu liegen (Abb. 9-78). Zwischen Haltefäden wird die mit weichen Darmklemmen abgeklemmte Roux-Y-Schlinge antimesenterial längseröffnet (Abb. 9-79a). Die End-zu-Seit-Anastomose wird mit einem synthetischen resorbierbaren, doppeltarmierten monofilen Faden der Stärke 4-0 einreihig fortlaufend ausgeführt. Als erstes wird das Darmende des zuführenden Schenkels an seiner mesenterialen Ecke an das eine Ende der längseröffneten Roux-Y-Schlinge fixiert (Abb. 9-79b). Dazu wird in der Roux-Y-Schlinge von seromuskulär her durch die Submukosa mit Ausstich an der Schleimhautkante ins Lumen eingestochen und am freien Darmende von der Schleimhautkante durch die Submukosa und Muskularis serös am Mesenterialansatz wieder ausgestochen (Abb. 9-79b). Der 70 cm lange Faden wird in der Mitte doppelt geknotet. Nun wird in der anderen Ecke ein Haltefaden gesetzt (Abb. 9-79c). Sodann werden beide Nahtreihen, dank Wendung um 180° sowohl die „Hinterwand" als auch die „Vorderwand", in sogenannter Vorderwandtechnik mit gleicher Stichführung wie oben beschrieben, einreihig fortlaufend genäht (Abb. 9-79d und e). Die Darmränder werden dabei locker adaptiert. Der Haltefaden wird nach Legen der 1. Nahtreihe entfernt, und die beiden Fäden nach Beendigung

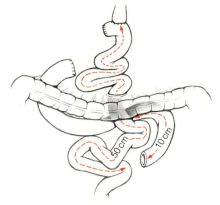

Abb. 9-78 Magenersatz durch Roux-Y-Schlinge. Die Roux-Y-Schlinge muß mindestens 40–60 cm lang gewählt werden. Sie kommt rechts der zuführenden Schlinge zu liegen.

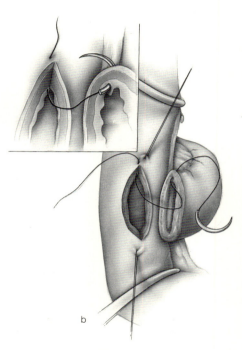

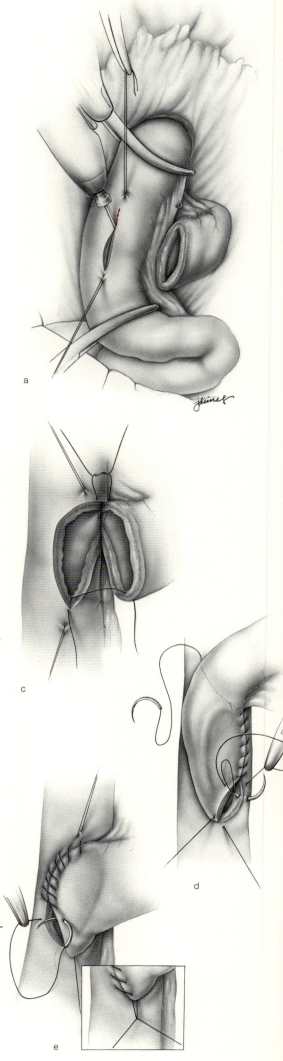

Abb. 9-79a bis e Magenersatz durch Roux-Y-Schlinge. Roux-Y-Anastomose.
a) Antimesenteriale Längseröffnung der Roux-Y-Schlinge zwischen Haltefäden.
b) End-zu-Seit-Anastomose der Hinterwand in einreihiger fortlaufender Technik mit resorbierbarem doppelt armiertem monofilem Faden. Erster Schritt dabei: Fixation der zuführenden Schlinge mesenterial an die proximale Ecke der längseröffneten Roux-Y-Schlinge. Dazu wird an der Roux-Y-Schlinge von seromuskulär durch die Submukosa mit Ausstich an der Schleimhautkante ins Lumen eingestochen. An der zuführenden Schlinge wird von der Schleimhautkante durch die Submukosa und Muskularis serös wieder ausgestochen.
c) Zweiter Schritt der Roux-Y-Anastomose: Knoten des doppelt armierten proximalen Fadens in der Mitte und Setzen eines Haltefadens in der distalen Ecke.
d) Dritter Schritt: Ausführung der „Hinterwandnaht" einreihig fortlaufend in gleicher Stichführung. Der Faden wird mit einer nichttraumatisierenden Pinzette geführt.
e) Vierter Schritt: Wenden des Darms und Ausführung der „Vorderwandnaht" in gleicher Technik. Entfernung des Haltefadens und Knoten der beiden freien Fadenenden miteinander.

der 2. fortlaufenden Nahtreihe miteinander verknotet (Abb. 9-79e) [2]. Abschließend werden die freien Mesenterialränder zwischen zuführender Schlinge und Roux-Y-Schlinge mit einigen Einzelknopfnähten readaptiert. Am Mesokolonschlitz werden einige adaptierende Einzelknopfnähte mit dem Jejunum gesetzt.

Die Endsituation des Magenersatzes nach Roux-Y-Prinzip zeigt die Abbildung 9-80.

Drainagen

Wir drainieren die ösophagojejunale Anastomose nach links und rechts mit weichen, flachen, innen gewellten Kunststoffdrains, deren Enden nahe der Anastomose liegen und die durch die laterale Bauchwand nach außen geführt werden (Easy-flow-Drain). Der rechte Drain wird dabei am Duodenalstumpf vorbeigelegt.

Komplikationen

Typische Komplikation dieser Rekonstruktionsmethode ist die Insuffizienz an der ösophagointestinalen Anastomose. Die Frequenz der ösophagojejunalen Nahtinsuffizienz mit letalem Ausgang wird im neueren Schrifttum mit 3,5% angegeben [3]. Bei guter interner und externer Drainage kann eine Insuffizienz unter konservativer Therapie abheilen. Wichtig ist, daß die Roux-Y-Einpflanzung der zuführenden Schlinge wenigstens 50 cm aboral dieser Anastomose erfolgt, um dem galligen Reflux in den Ösophagus entgegenzuwirken. Ist ein derartiger galliger Reflux im Spätverlauf nachweisbar, empfiehlt es sich, die Roux-Y-Anastomose neu und entsprechend weit aboral anzulegen.

Insuffizienzen an der Roux-Y-Anastomose sind extrem selten. Im weiteren postoperativen Verlauf kommen Stenosierungen der ösophagointestinalen Anastomose zur Beobachtung, die häufig nahttechnisch bedingt sind. Diese Stenosen bedürfen der postoperativen Bougierung, wobei die Bougierung nicht risikoarm ist. Die Bougierung einer ösophagointestinalen Anastomose hat eine wesentlich höhere Perforationsgefahr als z. B. die Bougierung bei noch erhaltenem Magen.

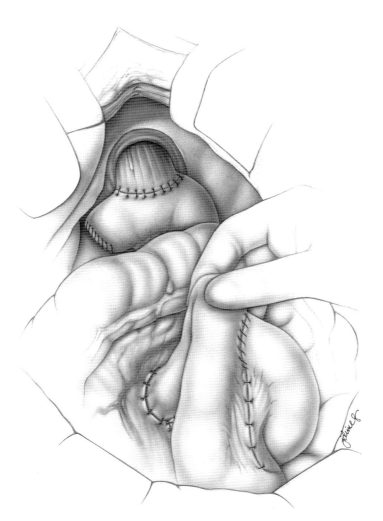

Abb. 9-80 Magenersatz durch Roux-Y-Schlinge. Readaptation der freien Mesenterialränder zwischen zuführender Schlinge und Roux-Y-Schlinge. Adaptierende Einzelknopfnähte zwischen Mesokolon und Jejunum. Postoperatives Endbild.

Weiterführende Literatur

1. Allison, P. R., L. Tavares da Silva: The Roux Loop. Brit. J. Surg. 41 (1953) 173
2. Harder, F., Ch. Kull: Fortlaufende einreihige Darmanastomose. Chirurg 58 (1987) 269
3. Meyer, H. J., R. Pichlmayr, H. Geerlings: Die Gastrektomie als Regeloperation beim Magenkarzinom. In: Bünte, H., P. Langhans, H.-J. Meyer, R. Pichlmayr (Hrsg.): Aktuelle Therapie des Magenkarzinoms. Springer, Berlin–Heidelberg–New York 1985
4. Papachristou, D. N., J. G. Fortner: Anastomotic failure complicating total gastrectomy and esophago-gastrectomy for cancer of the stomach. Amer. J. Surg. 138 (1979) 399
5. Roux, C.: De la gastro-entérostomie. Révue de gynecologie et de chirurgie abdominale I (1897) 67
6. Siewert, J. R.: Chirurgische Aspekte nach Resektion an Magen und Ösophagus. Langenbecks Arch. Chir. 352 (1980) 125

Magenersatz durch Ösophagojejunoplicatio

J. R. Siewert und H. F. Weiser

Definition und Indikation

Das Prinzip der Ösophagojejunoplicatio dient in allererster Linie der Deckung der ösophagojejunalen Anastomose durch eine Jejunummanschette. Diese Deckung der Anastomose kann Insuffizienzen verhindern bzw. die Folgen kleinerer Insuffizienzen geringhalten.

Gleichzeitig kann die Jejunummanschette auch einen unerwünschten enteroösophagealen Reflux verhindern. Dies gelingt allerdings nur unter der Voraussetzung, daß die terminale Ösophagusmuskulatur (unterer Ösophagussphinkter) bei der Gastrektomie erhalten wurde. In diesem Fall ist die jejunale Manschette Unterstützung des noch funktionierenden unteren Ösophagussphinkters. Sie ist in der Lage, den auf den unteren Ösophagussphinkter einwirkenden Öffnungsdruck zu neutralisieren. Eine Verhinderung des unerwünschten enteroösophagealen Refluxes gelingt sicher.

Muß aus onkologischen Gründen dagegen die terminale Ösophagusmuskulatur bzw. der distale Ösophagus entfernt werden, dann reicht die Jejunummanschette allein zur Refluxverhütung nicht aus. In dieser Situation muß die Refluxverhütung durch eine möglichst lange Distanz zwischen Ösophagus und Duodenum erzielt werden. Diese Distanz kann einmal durch eine lange Interposition hergestellt werden (siehe Abschnitt Magenersatz durch Jejunuminterposition), oder durch Roux-Y-Ableitung der zuführenden Schlinge wenigstens 40 cm aboral der ösophagojejunalen Anastomose.

Da es gelegentlich schwierig sein kann, intraoperativ wirklich zuverlässig zu entscheiden, ob ausreichend terminale Ösophagusmuskulatur, die für die Funktion des unteren Ösophagussphinkters entscheidend ist, belassen werden konnte oder nicht, empfiehlt es sich, im Zweifel die Ösophagojejunoplicatio mit einer Roux-Y-Ableitung der zuführenden Schlinge auszuführen.

Nach totaler Gastrektomie und Blindverschluß des Duodenums erfolgt die Wiederherstellung der Intestinalpassage mit der 1. oder 2. Jejunalschlinge (Abb. 9-81). Die Schlinge wird retrokolisch in den Oberbauch gezogen, der zuführende Schenkel kommt linksseitig, der abführende rechtsseitig zu liegen (Abb. 9-81). Diese Schlingenführung ist zu bevorzugen, da das Treitzsche Band in der Regel relativ weit links lokalisiert ist und eine andere Schlingenführung gelegentlich zu einem akuten Syndrom der zuführenden Schlinge infolge Abknickung Anlaß geben kann.

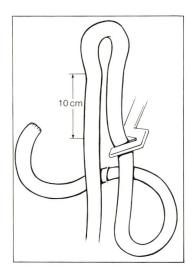

Abb. 9-81 Ösophagojejunoplicatio. Schlingenführung. Die zuführende Schlinge kommt links, die abführende rechts zu liegen. Etwa 6–8 cm aboral des Scheitelbogens beginnt der Jejunalpouch, der eine Länge von 10–15 cm haben sollte. Die zuführende Schlinge wird am Fußpunkt des Pouches durchtrennt, wobei der aborale Schenkel mit dem Stapler verschlossen wird. Der orale Schenkel kann zur späteren End-zu-Seit-Anastomosierung offenbleiben.

Operationstechnik bei manueller Anastomosierung

Enteroanastomose

Etwa 8 cm unterhalb des blinden Scheitelbogens der gewählten Jejunalschlinge – der Scheitelbogen sollte 3 Finger des Operateurs spannungsfrei umgreifen können – wird eine 10–15 cm lange Seit-zu-Seit-Enteroanastomose zwischen zu- und abführendem Jejunalschenkel angelegt. Nachdem diese Situation durch 2 Haltefäden am oralen und aboralen Ende der Anastomose markiert ist, wird der zuführende Schenkel am unteren Punkt der geplanten Enteroanastomose durchtrennt, der aborale Schenkel wird mit dem Stapler (TA™ 55) verschlossen, der orale kann für die spätere End-zu-Seit-Anastomosierung offenbleiben (Abb. 9-82a und b).

Die Naht der Enteroanastomose erfolgt an Vorder- und Hinterwand fortlaufend durch innenliegende Allschicht- und äußere seromuskuläre (Abb. 9-82c bis e), oder auch einreihige Naht.

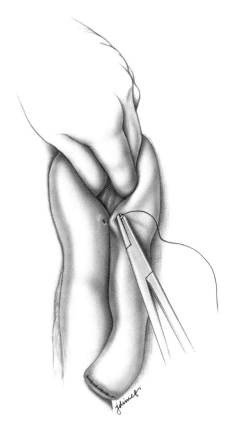

Abb. 9-82a Ösophagojejunoplicatio. Der Scheitelbogen der Jejunalschlinge muß so weit gewählt werden, daß er spannungslos 3 Finger des Operateurs umfassen kann. Der unterste Punkt dieses Scheitelbogens wird mit einer Haltenaht zwischen zu- und abführender Jejunalschlinge markiert.

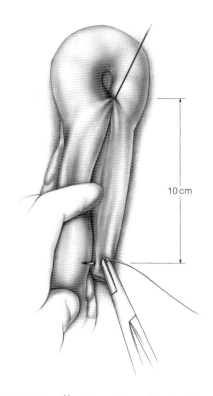

Abb. 9-82b Ösophagojejunoplicatio. Eine zweite Haltenaht wird am unteren Pol der den Pouch bildenden Seit-zu-Seit-Anastomose gelegt.

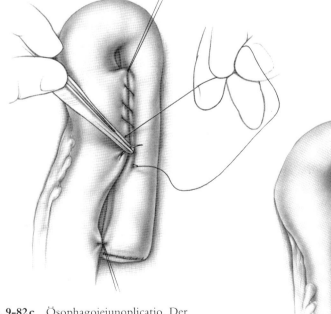

Abb. 9-82c Ösophagojejunoplicatio. Der Pouch wird durch eine lange Seit-zu-Seit-Anastomose zwischen zu- und abführender Jejunalschlinge gebildet. Fortlaufende seromuskuläre Hinterwandnaht.

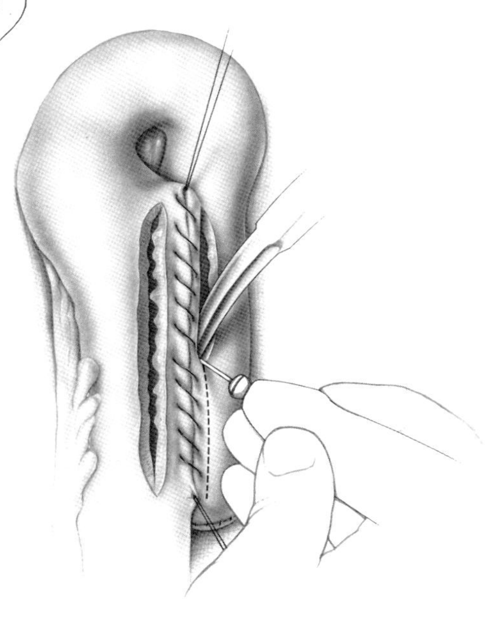

Abb. 9-82d Ösophagojejunoplicatio. Eröffnen beider Jejunalschlingen über einer Holzrinne.

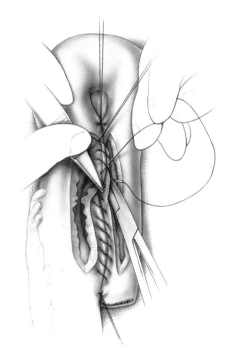

Abb. 9-82e Ösophagojejunoplicatio. Im Bereich der Hinterwand kann eine zweite fortlaufende Schleimhautnaht zur besseren Schleimhautadaptation gelegt werden.

Im Bereich der vorderen Nahtreihe muß am oberen Pol der Enteroanastomose eine etwa 3–4 cm lange, dem Speiseröhrenlumen entsprechende Öffnung belassen werden (Abb. 9-82f und g).

Nunmehr wird das Mesokolon des hochgeschlagenen Querkolons in einem avaskulären Areal eröffnet (Abb. 9-83) und die Schlinge retrokolisch in den Oberbauch geführt (Abb. 9-84).

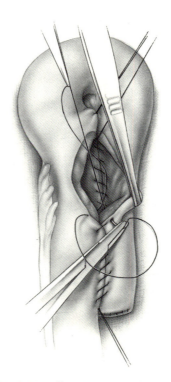

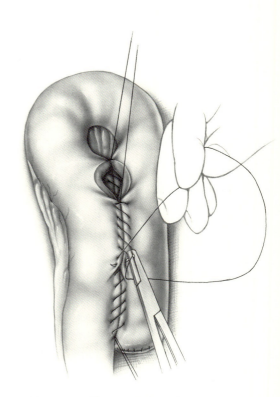

Abb. 9-82f Ösophagojejunoplicatio. Die Vorderwand wird durch eine allschichtige, Mukosa und Submukosa tangential fassende Naht gebildet.

Abb. 9-82g Ösophagojejunoplicatio. Am obersten Pol der Vorderwandnaht muß eine etwa 3–4 cm große Öffnung zur Insertion des Ösophagusstumpfes belassen werden. Eine zweite seromuskuläre deckende Naht ist fakultativ.

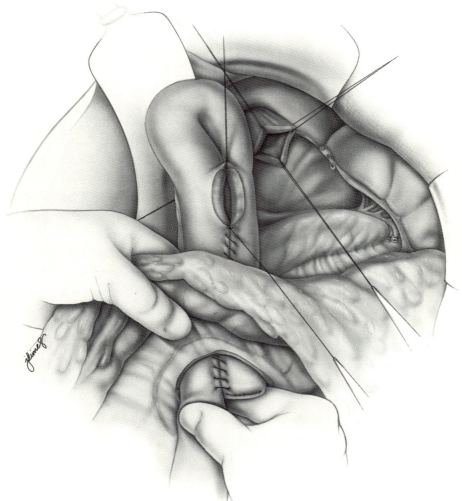

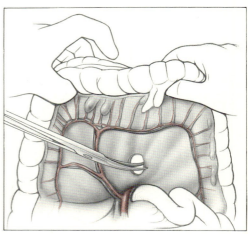

Abb. 9-83 Ösophagojejunoplicatio. Eröffnung des Mesokolons in einem avaskulären Areal zum retrokolischen Hochführen der Jejunumschlinge.

Abb. 9-84 Ösophagojejunoplicatio. Retrokolisches Hochführen der Jejunumschlinge.

Ösophagojejunostomie

In die belassene Vorderwandöffnung der Enteroanastomose wird nun der Ösophagusstumpf einreihig allschichtig mit resorbierbaren Einzelknopfnähten (3-0) eingenäht. Zur besseren Schleimhautadaptation wird die Hinterwand in der sogenannten Rückstichnahttechnik erstellt.

Nahtführung: transmural innen-außen im Bereich des Jejunums, transmural außen-innen im Bereich der Speiseröhre. Dann Rückstich in der Reihenfolge: zuerst Mukosa der Speiseröhre, dann Submukosa und Mukosa des Jejunums.

Sämtliche Nähte werden zunächst gelegt und mit kleinen Klemmen armiert. Diese werden auf einer großen Klemme gesammelt (Abb. 9-85a).

Sobald alle Hinterwandnähte gelegt sind, wird der Scheitelbogen der Jejunalschlinge, unter Führung durch die angespannten Hinterwandnähte, hinter den Ösophagusstumpf geführt (Abb. 9-85b).

Nunmehr wird Faden für Faden geknüpft, die Knoten kommen in das Jejunallumen zu liegen.

Beachte:
Jeder einzelne Knoten wird mit dem Finger von unten in die Jejunalschlinge hineingeführt und so die sichere Adaptation der Hinterwand überprüft (Abb. 9-85c).

Bevor die Vorderwandnaht begonnen wird, sollte eine transnasal eingeführte Sonde über die Anastomose in den Jejunalpouch vorgeführt werden.

Die Naht der Vorderwand erfolgt ebenfalls mit 3-0 resorbierbarem Nahtmaterial mit allschichtig einreihigen Einzelknopfnähten (Abb. 9-86). Dabei werden alle Wandschichten gefaßt. Es ist nicht sinnvoll, im Bereich der Ösophaguswand extramukös zu stechen, da die Schleimhaut des Ösophagus die haltbarste Struktur darstellt.

Beachte:
Um eine gute Gewebedurchblutung im Bereich der Anastomose zu gewährleisten, müssen sowohl im Bereich der Hinter- als auch der

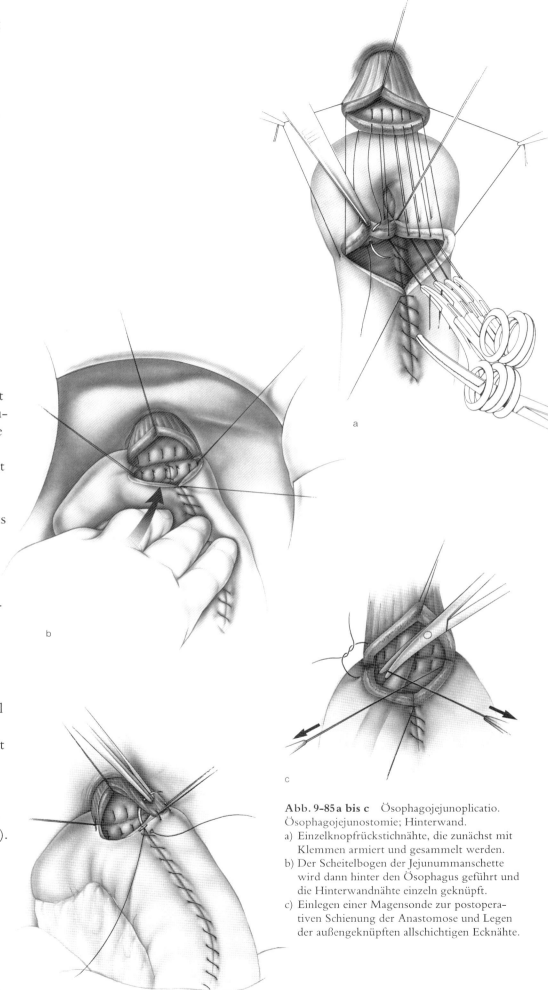

Abb. 9-85a bis c Ösophagojejunoplicatio. Ösophagojejunostomie; Hinterwand.
a) Einzelknopfrückstichnähte, die zunächst mit Klemmen armiert und gesammelt werden.
b) Der Scheitelbogen der Jejunummanschette wird dann hinter den Ösophagus geführt und die Hinterwandnähte einzeln geknüpft.
c) Einlegen einer Magensonde zur postoperativen Schienung der Anastomose und Legen der außengeknüpften allschichtigen Ecknähte.

Abb. 9-86 Ösophagojejunoplicatio. Ösophagojejunostomie. Die Vorderwand wird mit allschichtigen Einzelknopfnähten verschlossen.

Vorderwand jeweils 6–8 mm Ösophagus- bzw. Jejunalwand gefaßt werden. Der Abstand zwischen den Nähten beträgt ebenfalls 6–8 mm entsprechend der Nahttiefe.

Auf eine Befestigung der Jejunalmanschette an der Hinterwand des Ösophagus wird in aller Regel verzichtet.

Ösophagojejunoplicatio

Nach Fertigstellung der Ösophagojejunostomie wird jetzt der offene Scheitelbogen der Schlinge rechts und links vom Ösophagus hervorgezogen, um beide Jejunalschenkel an der Vorderwand miteinander durch 3 bis 5 seroseröse Einzelknopfnähte zu vereinigen (Abb. 9-87a und b).

Beachte:
Wichtig für die bleibende Deckung der Anastomose ist dabei die untere sogenannte 4-Punkt-Naht, die sowohl die beiden Jejunalkanten wie die Vorderwand der hochgezogenen Jejunalschlinge links und rechts der Enteroanastomose erfaßt (Abb. 9-87b). Wenigstens diese Naht, besser 1 oder 2 weitere Nähte, sollten aus nicht resorbierbarem Nahtmaterial sein.

Eine spannungslose Manschette um die Anastomose gelingt nur, wenn der Scheitelbogen der Jejunalmanschette, wie oben bereits beschrieben, einen Durchmesser von mindestens 6–8 cm hat, d. h. 3 Finger des Operateurs spannungslos umfassen kann. Durch die Bildung der Manschette erfolgt eine muffartige Umhüllung des distalen Ösophagus einschließlich der Anastomose. Die Jejunumschlinge muß abschließend im Mesokolon eingenäht werden (Abb. 9-88).

Eine Verankerung der Ösophagojejunoplicatio in der Zwerchfellzwinge ist nicht notwendig.

Abschließend wird die zuführende Jejunalschlinge etwa 30–40 cm aboral des Jejunumpouch End-zu-Seit in die abführende Schlinge implantiert (Abb. 9-89).

Ösophagojejunoplicatio und Interposition

Die Ösophagojejunoplicatio kann auch als Interpositionsoperation ausgeführt werden. Dabei wird nach Anlegen der Ösophagojejunoplicatio in typischer Weise die zu- und abführende Jejunumschlinge an ihrem Fußpunkt durchtrennt und anschließend die Dünndarmpassage durch End-zu-End-Anastomose wiederhergestellt. Von den beiden Jejunalschenkeln wird die abführende Schlinge mit dem Duodenum End-zu-End anastomosiert. Die zuführende Schlinge wird blind verschlossen.

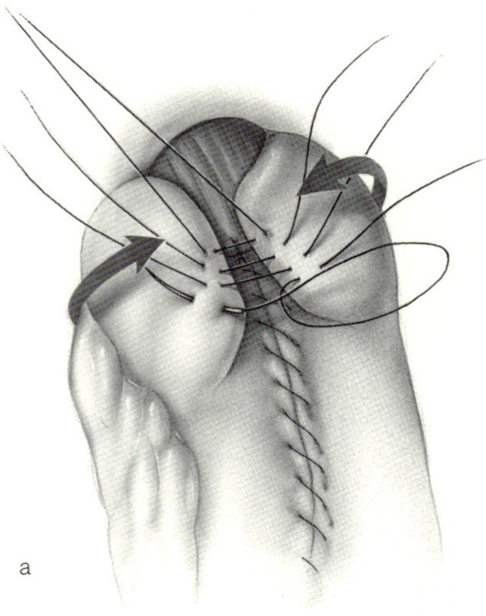

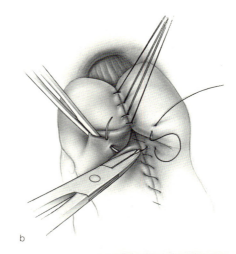

Abb. 9-87a und b Ösophagojejunoplicatio. Bildung der Jejunummanschette.
a) Der Scheitelbogen der Jejunumschlinge wird rechts und links vom Ösophagus hervorgezogen und beide Jejunalschenkel an der Vorderwand der Anastomose miteinander durch 4–5 seromuskuläre Einzelknopfnähte vereint.
b) Die Fixation erfolgt mit der sogenannten 4-Punkt-Naht, die sowohl die beiden Jejunalkanten als auch die Vorderwand der Jejunalschlinge rechts und links der Enteroanastomose faßt.

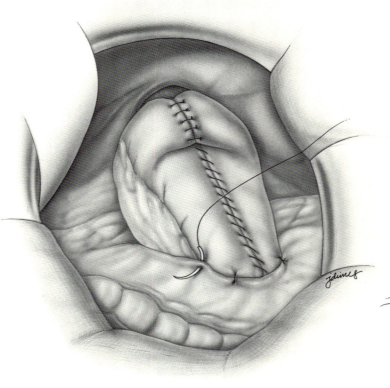

Abb. 9-88 Ösophagojejunoplicatio. Einnähen des Pouches in den Mesokolonschlitz.

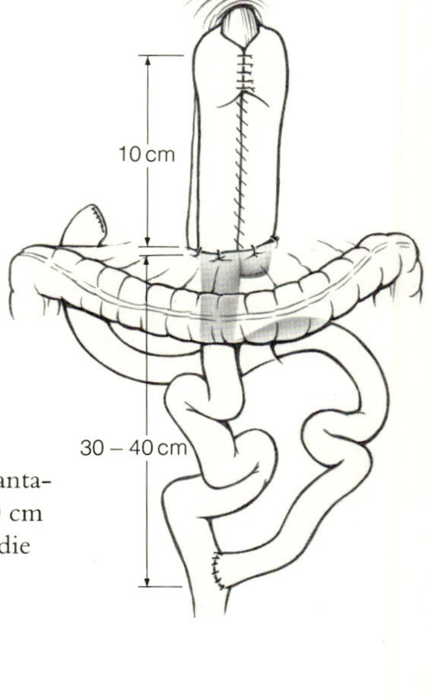

Abb. 9-89 Ösophagojejunoplicatio. Implantation der zuführenden Jejunalschlinge 30–40 cm aboral des Jejunumpouches End-zu-Seit in die abführende Schlinge.

Drainagen

Die Anastomose bzw. das Operationsgebiet wird durch eine links dorsolateral der Anastomose liegende Penrose- oder Easy-flow-Drainage drainiert.

Komplikationen

Anastomoseninsuffizienzen sind bei der hier beschriebenen Operationstechnik außerordentlich selten. Tritt einmal eine kleine Anastomosenfistel auf, so entwickelt sich in der Regel nur eine Speichelfistel, weil der Duodenalinhalt durch die tiefe Einpflanzung des zuführenden Schenkels nicht bis zur Anastomose zurückläuft. Diese Speichelfisteln haben eine gute Selbstheilungstendenz, unter der Voraussetzung, daß eine ausreichende Drainage vorliegt.

Problematischer sind Insuffizienzen intrathorakal gelegener Anastomosen, aber auch hier ist aus den gleichen Gründen meist eine gute Spontanheilungstendenz zu erwarten, unter Voraussetzung einer ausreichenden Drainage.

Operationstechnik mit Klammernahtgeräten

Durch die Entwicklung modifizierter neuer automatischer Nähapparate ist die Jejunoplicatio auch mit den mechanischen Nähapparaten sinnvoll herstellbar. Vorteil des neu entwickelten überlangen GIA™-Staplers und des zweiteiligen CEEA™-Staplers ist, daß die Geräte durch ohnehin anzulegende Öffnungen eingeführt werden können, so daß an keinem Punkt eine zusätzliche Eröffnung des Gastrointestinaltrakts ausschließlich zum Zweck der Einführung des Nahtapparates notwendig ist. Diese Nachteile haften den meisten bislang beschriebenen Techniken, die sich der automatischen Nähapparate bedienten, an. Dieser Nachteil kann jetzt vermieden werden, so daß die Herstellung der Ösophagojejunoplicatio mit automatischen Nähapparaten interessant und indikatorisch vertretbar geworden ist.

Enteroanastomose

Wie auch bei der handgenähten Ösophagojejunoplicatio wird die 1. oder 2. Jejunalschlinge zur Rekonstruktion der Intestinalpassage verwandt.

Etwa 8 cm unterhalb des blinden Scheitelbogens der gewählten Jejunalschlinge – auch hier sollte der Scheitelbogen 3 Finger des Operateurs spannungsfrei umgreifen können – wird eine ca. 10 cm lange Seit-zu-Seit-Enteroanastomose zwischen zu- und abführender Jejunalschlinge angelegt. Nachdem diese Situation durch einen oralen und einen aboralen Haltefaden markiert ist, wird der zuführende Schenkel am unteren Punkt der geplanten Enteroanastomose offen zwischen Haltefäden durchtrennt.

Die beiden angelegten Haltefäden, der eine am oralen Ende der Enteroanastomose, der andere am aboralen Ende, werden jetzt angespannt und die beiden Jejunalschenkel so unter Spannung gebracht.

Rechts und links des oralen Haltefadens wird jeweils parallel der Längsachse der Jejunalschenkel eine etwa 2 cm lange Inzision angelegt (Abb. 9-90a), in die nunmehr der überlange GIA™-Stapler eingeführt werden kann (Abb. 9-90b). Der automatische Nähapparat wird geschlossen und es wird mit einem Arbeitsgang eine ausreichend lange Enteroanastomose (ca. 10 cm) angelegt.

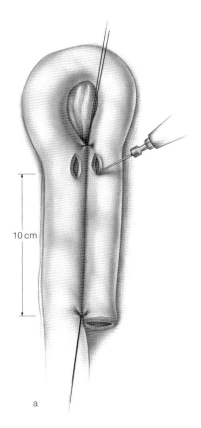

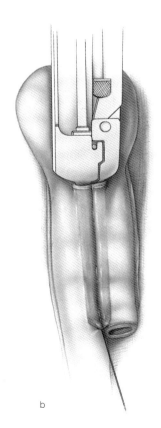

Abb. 9-90a und b Ösophagojejunoplicatio in Klammernahttechnik.
a) Nach Bildung des für die Jejunoplicatio benötigten Scheitelbogens, der spannungslos 3 Finger des Operateurs umfassen muß, und Markierung der Länge des zu bildenden Pouches werden rechts und links der oralen Haltenaht 2 Stichinzisionen in beide Jejunalschenkel ausgeführt.
b) Durch diese Inzisionen kann das überlange GIA™ eingeführt und die Seit-zu-Seit-Anastomose zur Bildung des Pouches maschinell erstellt werden.

Ösophagojejunostomie

Die zum Einführen des GIA™-Staplers angelegten Inzisionen bilden am kranialen Ende der Enteroanastomose eine geeignete Öffnung für die Aufnahme des Ösophagusstumpfes. Der Rand dieser Öffnung wird jetzt durch eine zirkulär überwendlich gestochene Tabaksbeutelnaht gefaßt.

Der gebogene CEEA™-Stapler wird nunmehr ohne Kopfteil durch die offengelassene Jejunalschlinge von aboral her eingeführt und zur oralen Öffnung der Enteroanastomose herausgeführt (Abb. 9-91). Nunmehr kann die Tabaksbeutelnaht über dem Dorn geschlossen werden.

Das aborale Ende des Ösophagusstumpfes muß nun ebenfalls mit einer Tabaksbeutelnaht gerändelt werden (Abb. 9-91). Dies kann mit Hilfe einer Wellenzange erfolgen. Genausogut kann die Tabaksbeutelnaht aber auch freihändig überwendlich angelegt werden.

Anschließend wird die vom eigentlichen CEEA™-Gerät abgelöste Andruckplatte nunmehr in den Ösophagusstumpf eingeführt.

Durch das Lösen der Andruckplatte vom eigentlichen Gerät entsteht eine sehr viel größere Mobilität, die das Einführen der Andruckplatte wesentlich erleichtert. Am Ende dieses Manövers wird die Tabaksbeutelnaht fest über der Andruckplatte geknüpft und dann beide Geräteteile einander angenähert und durch Einführen der Andruckplatte mittels eines Schnappverschlusses verbunden.

Die Herstellung der Ösophagojejunostomie erfolgt in typischer Weise (siehe Abschnitt Operationstechnik bei manueller Anastomosierung). Nach Schluß der Anastomose kann das Gerät entfernt und wie üblich die gewonnenen Ringe auf Vollständigkeit überprüft werden. Zusätzlich kann die Vollständigkeit der zirkulären Anastomose von innen mit dem über das offene Jejunalende eingeführten Finger des Operateurs überprüft werden.

Ösophagojejunoplicatio

Die fertige Ösophagojejunostomie kann abschließend wie bei der Ösophagojejunoplicatio mit der Jejunummanschette ergänzt werden. Die Manschette selbst wird durch 3 bis 5 Einzelknopfnähte hergestellt (Abb. 9-92). Auch hier empfiehlt sich eine untere, den Sitz der Manschette absichernde 4-Punkt-Naht aus nicht resorbierbarem Material (siehe Abb. 9-87b).

Der aborale, noch offene Jejunalschenkel kann mit einem TA™ 55 abschließend verschlossen werden.

Die Implantation der zuführenden Schlinge erfolgt gut 40 cm aboral der ösophagojejunalen Anastomose. Da die Anastomose nicht gewendet werden kann, wird die Hinterwand durch schleimhautadaptierende Rückstichnähte hergestellt, die Vorderwand dagegen mit seromuskulären, die Schleimhaut tangential fassenden Einzelknopfnähten.

Der Vorteil der hier beschriebenen Technik ist die erhöhte Anastomosensicherheit durch den Nähapparat. Darüber hinaus kann eine erhebliche Zeitersparnis verzeichnet werden. Funktionell entspricht die hier entstandene Anastomosierungsform in allen Punkten der durch Handnaht erstellten Ösophagojejunoplicatio.

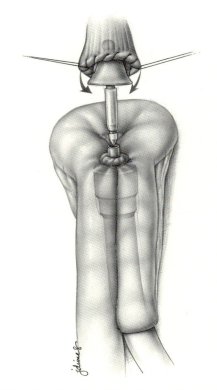

Abb. 9-91 Ösophagojejunoplicatio. Der orale Schenkel der Jejunumpouchschlinge ist offengelassen worden, so daß über ihn das CEEA™ eingeführt werden kann. Der Dorn des CEEA™ wird über die orale, für die Einführung des GIA™ genutzte Öffnung ausgeführt. Durch eine Tabaksbeutelnaht wird die Öffnung fest an den Dorn des CEEA™ adaptiert.
Der orale Ösophagusstumpf ist ebenfalls mit einer Tabaksbeutelnaht versehen. Der Kopfteil des Gerätes (Andruckplatte) wird in den Ösophagus eingeführt, die Tabaksbeutelnaht geschlossen und die Anastomose dann durch Schließen des Gerätes ausgeführt.

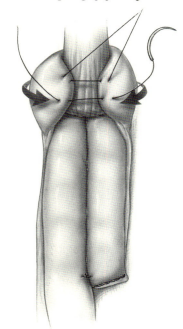

Abb. 9-92 Ösophagojejunoplicatio. Nach fertiggestellter Ösophagojejunostomie erfolgt die Einhüllung derselben durch die Jejunummanschette. Die Jejunoplicatio wird durch 3–5 seromuskuläre Einzelknopfnähte geschlossen und durch eine untere 4-Punkt-Naht (siehe Abb. 9-87b) gesichert.
Abschließend wird der offene zuführende Jejunalschenkel mit einem TA™ 55 versorgt.

Drainagen

Die ösophagointestinale Anastomose wird trotz der Jejunoplicatio nach außen drainiert. Zu diesem Zweck legt man einen Easy-flow-Drain in das linke Subphrenium. Weitere Drainagen, z. B. des Duodenalstumpfes, sind fakultativ.

Komplikationen

In Anbetracht der Einhüllung der ösophagointestinalen Anastomose durch die Jejunoplicatio sind Insuffizienzen in diesem Bereich sehr selten (unter 10%). Dennoch kommen sie zur Beobachtung, insbesondere dann, wenn die Jejunoplicatio sich auskrempelt oder ausreißt. Auch hier gilt die Regel, daß die Anastomoseninsuffizienz bei guter innerer und äußerer Drainage konservativ ausheilen kann.

Wesentliche Voraussetzung ist, daß ein duodenaler Reflux nicht bis zur Insuffizienz hin stattfindet, mit anderen Worten, daß die zuführende Schlinge weit genug aboral eingepflanzt ist. Besteht eine klassische End-zu-Seit-Ösophagojejunostomie, sollte bei Auftreten einer Fistel der zuführende Schenkel abgetrennt und tief, d. h. wenigstens 40–50 cm aboral der Ösophagojejunostomie neu implantiert werden. Kann der Duodenalinhalt so von der insuffizienten Ösophagojejunostomie abgeleitet werden, so entspricht die Insuffizienz der einer Speichelfistel mit entsprechend guter Prognose.

In ganz seltenen Ausnahmefällen können die Nähte der Jejunoplicatio ausreißen und so eine Dünndarmfistel entstehen. Diese ist wie eine Anastomosenfistel zu behandeln.

Die Jejunoplicatio kann typische Manschettensymptome verursachen, z. B. in Form einer zu engen Manschette mit Stenosierung des distalen Ösophagus oder in Form der Manschettenlösung, wobei die Jejunoplicatio bei einer Reoperation nicht mehr nachweisbar ist. Beide Komplikationen können bei adäquater Technik sicher verhindert werden.

Weiterführende Literatur

1. Bombeck, C. T., L. M. Nyhus: The lower esophageal sphincter: Mechanisms of opening and closure. Surgery 88 (1980) 307
2. Döring, P.: Klinische Erfahrungen des Ösophagus-Magen-Ersatzes durch Dünn- und Dickdarm mit Plikation. Zbl. Chir. 105 (1980) 663
3. Donovan, I. A., J. W. Fielding, H. Bradby, M. Sorgi, L. K. Harding: Bile diversion after total gastrectomy. Brit. J. Surg. 69 (1982) 389
4. Feussner, H., H. F. Weiser, D. Liebermann-Meffert, J. R. Siewert: Intestino-ösophagealer Reflux nach Gastrektomie: Wirkungsmechanismus und Effektivität der Ösophagojejunoplicatio. Chirurg 59 (1988) 665
5. Lygidakis, N. J.: Long term results of a new method of reconstruction for continuity of the alimentary tract after total gastrectomy. Surg. Gynec. Obstet. 158 (1984) 335
6. Nier, H., M. Wienbeck, W. Berges, K. Kremer: Syndrome nach Gastrektomie unter besonderer Berücksichtigung der Refluxösophagitis. Langenbecks Arch. Chir. 360 (1983) 71
7. Raab, M., E. Godehardt: Umfrage zur chirurgischen Behandlung des Magencarcinoms. Med. Klin. 82 (1986) 186
8. Saario, I., T. Schröder, E.-A. Tolppanen, M. Lempinen: Total gastrectomy with esophagojejunostomy. Amer. J. Surg. 151 (1986) 244
9. Siewert, J. R., J. Lange, K. Böttcher, M. Hölscher, H. F. Weiser, W. Gössner: Magencarcinom – Bestandsaufnahme aus chirurgischer Sicht. Dtsch. med. Wschr. 112 (1987) 622
10. Siewert, J. R., H.-J. Peiper: Die Oesophagojejunoplicatio. Chirurg 44 (1973) 115
11. Siewert, J. R., H.-J. Peiper, H. Wallat: Erste Erfahrungen mit der Ösophagojejunoplicatio. Brun's Beitr. klin. Chir. 221 (1974) 343
12. Siewert, J. R., H.-J. Peiper: Clinical results of esophagojejunoplication: A special reconstructive procedure after total gastrectomy. Surg. Gastroenterol. 1 (1982) 55
13. Viste, A., T. Haugstvedt, G. E. Eide, O. Soreide et al.: Postoperative complications and mortality after surgery for gastric cancer. Ann. Surg. 207 (1988) 7
14. Walgenbach, S., Th. Junginger, N. Muschong, H. Pichlmaier: Die maschinelle Ösophagojejunostomie mit dem zirkulären Klammernahtgerät (EEA) nach abdomineller Gastrektomie wegen Magenmalignom. chir. praxis 32 (1983/84) 637
15. Walther, B., S.-E. Strand, J. Oscarson, P. Löwenhielm, F. Stahlberg, A. Evander, B. Uvelius: Healing of esophagojejunal anastomoses after experimental total gastrectomy. Ann. Surg. 203 (1986) 439

Modifizierte Ösophagojejunoplicatio

Ch. Herfarth

Definition

Das Prinzip der Ösophagojejunoplicatio besteht in der Einmanschettierung der ösophagojejunalen Anastomose in eine freie Jejunumschlinge. Bei refluierendem Darminhalt wird ein Reflux in den Ösophagus vermindert, indem zurückfließender Intestinalinhalt vor allen Dingen in die freie Schlinge der Plikatur abläuft. Dieses Prinzip wird durch die verschiedenen Formen der Anastomosenabdeckung mit einem freien Dünndarmabschnitt erfüllt (Plikatur nach Graham; Jejunoplicatio nach Siewert; Plikatur nach Schreiber).

Beachte:
Die hier beschriebene Jejunoplicatio liegt im Gegensatz zur Jejunoplicatio nach Siewert im freien Jejunumschlingenanteil oberhalb des durch die Enteroanastomose gebildeten Pouches, und nicht im Bereich der breiten Enteroanastomose zwischen zu- und abführender Schlinge.

Es wird zusätzlich die Roux-Y-Konstellation für den Pouch gewählt, um Reflux von Galle in den Pouch zu vermeiden.

Lagerung und Zugang

Lagerung und Zugang erfolgen wie im vorhergehenden Abschnitt zur Ösophagojejunoplicatio beschrieben.

Operationstechnik

Nach Bildung eines Pouches durch eine breite Enteroanastomose zwischen zu- und abführender Schlinge des obersten, nach Roux ausgeschalteten Jejunumanteils, wird die Ösophagojejunostomie in die orale freie Jejunumschlinge (25–30 cm Länge) plaziert. Sie liegt ca. 1,5–2 cm proximal des Pouches im Bereich des zuführenden Schlingenanteils (Abb. 9-93).

Die Inzision erfolgt im Bereich des Jejunums in einem flachen Doppelwinkel, um einen größeren Querschnitt für die Ösophagojejunostomie zu erreichen (Abb. 9-93).

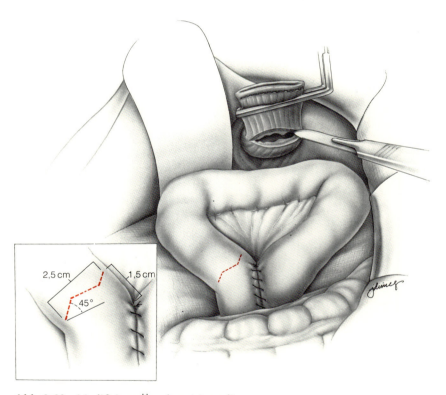

Abb. 9-93 Modifizierte Ösophagojejunoplicatio. Lage der freien Jejunumschlinge oberhalb des Jejunumpouches (Y-Roux-Konstellation). Die Anastomose erfolgt End-zu-Seit zwischen distalem intraabdominalem Ösophagus und abführender Schlinge des freien Jejunumabschnittes.

Mit resorbierbarem Nahtmaterial 3–0 werden zunächst die Eckfäden gelegt (Abb. 9-94a). Die Eckfäden liegen als allschichtige Nähte 0,8–1 cm vom Schnittrand entfernt, und werden als Rückstichnähte durch die Schleimhaut geführt (Abb. 9-94a). Der Knoten kommt außen zu liegen.

Die Hinterwandnaht erfolgt in der Rückstichtechnik, die Knoten liegen auf der Mukosa des Jejunums (Abb. 9-94a und b). Nach Präparation und Zuschneidung der Ösophagusvorderwand (Abb. 9-95) werden die Vorderwandnähte als Allschichtnähte unter tangentialem Fassen der Mukosa gelegt (Abb. 9-96). Die Plikatur des Jejunums um die Ösophagojejunostomie zeigt im Querschnitt die Lage der Anastomose etwas oberhalb der breiten Enteroanastomose des Jejunumpouches (Abb. 9-97).

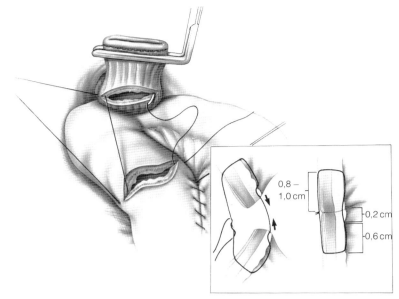

Abb. 9-94a und b Modifizierte Ösophagojejunoplicatio. Ösophagojejunostomie.
a) Lage der Jejunalinzision im Bereich der Vorderwand. Winkelförmige Inzision über 2,5 cm, um ein größeres Anastomosenvolumen zu erreichen.
b) Durchführung der Ösophagojejunostomie; Naht der Hinterwand. Legen der Eckfäden als Rückstichnähte mit außenliegendem Knoten.

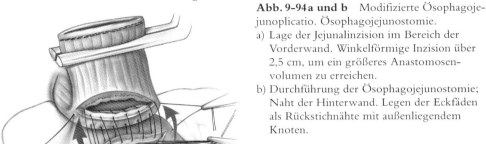

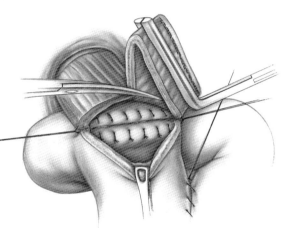

Abb. 9-95 Modifizierte Ösophagojejunoplicatio. Ösophagojejunostomie. Hinterwandnähte liegen. Die Knoten der Fäden liegen auf der Mukosa des Jejunums. Der überstehende Ösophagusanteil wird abgetrennt.

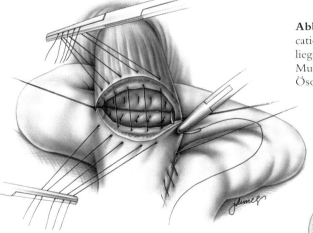

Abb. 9-96 Modifizierte Ösophagojejunoplicatio. Ösophagojejunostomie. Vorderwandnähte als Allschichtennähte mit tangentialem Fassen der Mukosa. Die freie Schlinge des Jejunums liegt hinter der Ösophagojejunostomie.

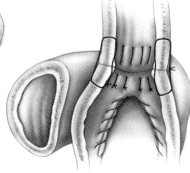

Abb. 9-97 Modifizierte Ösophagojejunoplicatio. Lage der Anastomose im seitlichen Querschnitt. Die zukünftige Plikation ist durch die freie angeschnittene Jejunumschlinge zu erkennen.

Als typisch für die Jejunoplicatio wird die Anastomose durch die Jejunumschlinge abgedeckt, nachdem die freie Jejunumschlinge hinter der Ösophagojejunostomie hindurchgeschoben und um die ösophagojejunale Anastomose gefaltet wurde (Abb. 9-98).

Durch Dreipunktnähte zwischen zu- und abführender Schlinge des plikierenden Jejunumanteils und der Ösophagusvorderwand erfolgt die Adaptation der Jejunumschlinge um die Anastomose und den Ösophagus (Abb. 9-99a und b). Der 1., eventuell auch der 2. Faden wird an seinem zentralen Stich nicht am Ösophagus, sondern an dem vorderen Anteil des Zwerchfells fixiert (Abb. 9-99a). Die unterste Naht der Ösophagojejunoplicatio adaptiert als Dreipunktnaht zu- und abführende Schlinge der Plikatur mit der Vorderwand des Pouches und deckelt damit die Anastomose vollständig ab (Abb. 9-99b).

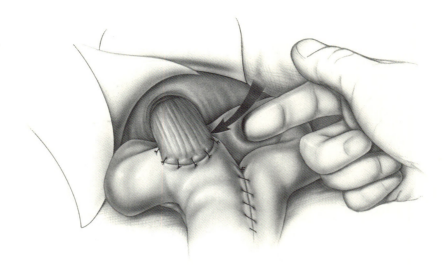

Abb. 9-98 Modifizierte Ösophagojejunoplicatio. Die freie Jejunumschlinge wird mit dem Finger hinter der Ösophagojejunostomie gleichmäßig nach rechts und links geschoben, so daß auf beiden Seiten ca. gleiche Achsenlängen bestehen.

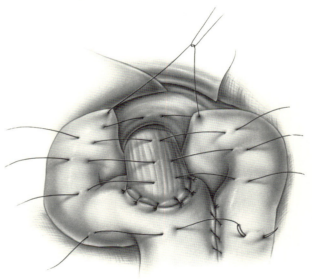

Abb. 9-99a Modifizierte Ösophagojejunoplicatio. Fixation der freien Jejunumschlinge mit zur Jejunoplicatio folgenden Nähten am Zwerchfell, Ösophagusvorderwandmuskulatur und Pouchvorderwand.

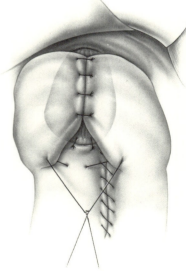

Abb. 9-99b Modifizierte Ösophagojejunoplicatio. Die Jejunoplicatio ist nahezu abgeschlossen. Die letzte Naht zwischen Jejunumschlinge und Pouchvorderwand deckt die Anastomose ab.

Der Querschnitt der abgeschlossenen Jejunoplicatio zeigt im hinteren Anteil die abdeckende freie Jejunumschlinge, und im vorderen Anteil die adaptierte, mit Einzelknopfnähten am Ösophagus und am Zwerchfell fixierte Jejunumschlinge im mittleren adaptierenden Anteil (Abb. 9-100). Die abführende Jejunumschlinge aus dem Pouch wird im Mesocolon transversum mit Einzelknopfnähten direkt unterhalb des Dünndarmpouches fixiert (Abb. 9-101). Die zuführende Jejunumschlinge mit dem drainierenden Duodenalsekret soll ca. 30 cm unterhalb des Pouches in das Jejunum End-zu-Seit eingeleitet werden (Abb. 9-101).

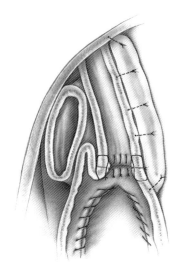

Abb. 9-100 Modifizierte Ösophagojejunoplicatio. Jejunoplicatio im Querschnitt. Im Bereich der Vorderwand ist die Adaptationsfläche zwischen rechter und linker freier Jejunumschlinge getroffen. Abdeckung der Jejunumschlinge im Bereich der Hinterwand gut sichtbar.

Weiterführende Literatur

1. Becker, H. D., W. Lierse, H. W. Schreiber (Hrsg.): Wiederholungseingriffe am Magen. Magenchirurgie. Springer, Berlin–Heidelberg–New York–Tokyo 1986
2. Herfarth, Ch., P. Schlag, K. Buhl: Surgical procedures for gastric substitution. World J. Surg. 11 (1987) 689
3. Hunt, Ch.: Construction of food pouch from segment of jejunum as substitute for stomach in total gastrectomy. Arch. Surg. 64 (1952) 601
4. Lawrence, W.: Reservoir construction after total gastrectomy. Ann. Surg. 155 (1962) 191
5. Peiper, H. J., R. Siewert: Magenersatz. Chirurg 49 (1978) 81
6. Schreiber, H. W., H. P. Eichfuss, V. P. Schumpelick: Magenersatz. Chirurg 49 (1978) 72
7. Siewert, J. R., H.-J. Peiper, H. M. Jennewein, F. Waldeck: Die Oesophago-Jejunoplicatio. Chirurg 44 (1973) 115

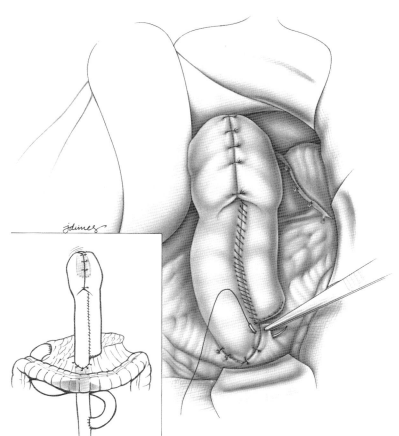

Abb. 9-101a und b Modifizierte Ösophagojejunoplicatio. Lage des Jejunumpouches nach fertiger Ösophagojejunoplicatio.
a) Die abführende Jejunumschlinge des Pouches wird im Mesokolon fixiert.
b) Die Einleitung der zuführenden Jejunumschlinge mit dem Duodenalinhalt erfolgt ca. 30–40 cm unterhalb des Pouches End-zu-Seit.

Magenersatz durch Jejunuminterposition

H.-J. Meyer und R. Pichlmayr

Definition

Erste Ansätze zur Ersatzmagenbildung bzw. zum Magenersatz durch Interposition eines Jejunalsegmentes liegen mehr als 60 Jahre zurück, wobei allerdings bei experimentellem Einsatz ein anisoperistaltischer Verlauf des Interponats gewählt wurde. Dies erfolgte unter der Befürchtung einer möglichen Distorsion des Mesenterialstiels bei orthograder, isoperistaltischer Plazierung der Jejunalschlinge [1]. Bei weiterer Entwicklung wurde unter klinischen Bedingungen ein isoperistaltisches Interponat zur Rekonstruktion der ösophagoduodenalen Passage verwendet, anfänglich mit einer Länge von 15–20 cm (siehe Abb. 9-102) [6]. Bei späteren Modifikationen erwies sich jedoch eine Länge von etwa 40 cm als funktionell weitaus günstiger [4, 12].

Bei Durchführung der orthograden, isoperistaltischen Jejunuminterposition wird heute stets eine solche Länge angestrebt; zudem wurde eine Vielzahl von Variationen bezüglich proximaler Anastomosierung, Pouchbildungen, etc. abgeleitet [3, 5, 9, 11, 13].

Lagerung und Zugang

Bei alleinigem transabdominalem oder transhiatalem Vorgehen erfolgt die Lagerung des Patienten auf den Rücken. Bei abdominothorakalem Zugang erfolgt nach Beendigung des abdominalen Operationsaktes die Umlagerung des Patienten in eine Linksseitenlage und eine isolierte posterolaterale Thorakotomie rechts im Bett der 6. oder 7. Rippe. Ein kombinierter abdominothorakaler Zugang mit Durchtrennung des Rippenbogens ist in aller Regel nicht empfehlenswert.

Operationstechnik

Nach Gastrektomie erfolgen Fixation und Verschluß des intraabdominalen Ösophagus durch eine 90°-Nakayama-Klemme; der Duodenalstumpf ist postpylorisch ebenfalls durch eine Payr-Klemme temporär verschlossen.

Präparation des Interponats

Unter Diaphanoskopie im Gegenlicht wird die Gefäßanatomie der proximalen Jejunalgefäße sowie der Gefäßarkaden dargestellt. Bei normalem Fettreichtum und normaler Gefäßsituation des Mesenteriums wird zur Interposition in aller Regel die sogenannte 2. Jejunalschlinge, etwa 15 bis 20 cm aboral der Flexura duodenojejunalis, bevorzugt verwendet. Dies erfolgt aufgrund der vorgegebenen Arkadenlänge der Jejunalgefäße, so daß eine Länge des Interponats von mindestens 35–40 cm erreicht werden kann.

Unter exakter Beachtung der arteriellen wie venösen Gefäßarkaden werden nach entsprechender Schlitzung der parietalen Mesenterialblätter schrittweise eine oder mehrere von proximal bzw. zentral einstrahlende Gefäßarkaden zwischen Klemmen durchtrennt und ligiert (Abb. 102). Bei Erhalt der Randarkaden ergibt sich dadurch bei ausreichend mobilem Interponat eine asymmetrische Stielung mit sicherer Gefäßversorgung durch eine von distal bzw. peripher in das Mesenterium einmündende Arkade.

Beachte:
Zusätzliche Sicherheit der Gefäßversorgung des zu interponierenden Segmentes kann durch den Erhalt der Randarkade in der peripheren Resektionslinie erreicht werden. Hier ist meist nur eine kurzstreckige Mobilisation des Interponats zur Anlage einer spannungsfreien Jejunoduodenostomie notwendig.

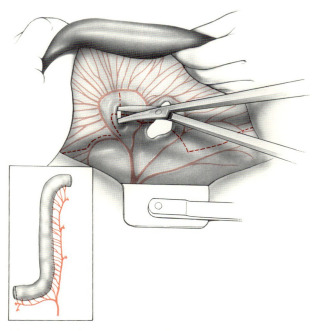

Abb. 9-102 Jejunuminterposition nach Longmire-Beal. Ein Jejunalsegment wird mit asymmetrischer, peripherer Gefäßstielung ausgeschaltet.

Nach Durchtrennung des Mesenteriums bzw. der Gefäßarkaden wird das Jejunalsegment oral und aboral jeweils mit einem Klammernahtgerät verschlossen und durchtrennt (Petz- oder GIA-Gerät) (Abb. 9-103a und b).

Durch völliges Absetzen der zu interponierenden Schlinge können bereits zu diesem Zeitpunkt etwaige Störungen der Durchblutung erkannt und gegebenenfalls korrigiert werden.

Beachte:
Häufig ist eine Korrektur nur durch Präparation einer neuen Schlinge möglich.

Bei angestrebter proximaler End-zu-Seit-Anastomosierung in manueller Nahttechnik sollte bereits jetzt die Serosierung des oralen Endes des Interponats mit invertierenden Einzelknopfnähten (resorbierbares Nahtmaterial, Nahtstärke 3–0 oder 4–0) vorgenommen werden, um die nachfolgende isoperistaltische Position zu garantieren und eine mögliche Distorsion des Mesenterialstiels zu vermeiden. Nach ausreichend weiter Inzision des Mesokolons in einem gefäßfreien Bereich, links der Vasa colica media, wird das vollständig mobilisierte Jejunalsegment retrokolisch, nahe der Flexura duodenojejunalis, in das Epigastrium bzw. ehemalige Magenbett, hochgezogen. Der Mesenterialstiel des Interponats ist dabei ventral des Mesenteriums der 1. Jejunalschlinge gelegen (Abb. 9-104).

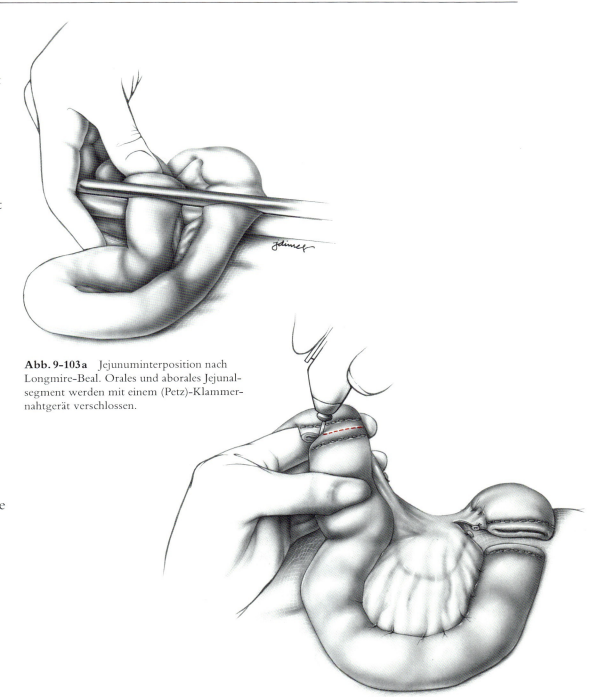

Abb. 9-103a Jejunuminterposition nach Longmire-Beal. Orales und aborales Jejunalsegment werden mit einem (Petz)-Klammernahtgerät verschlossen.

Abb. 9-103b Jejunuminterposition nach Longmire-Beal. Die Jejunalsegmente werden zwischen den Klammernahtreihen durchtrennt.

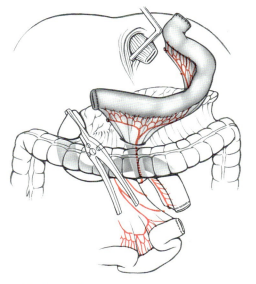

Abb. 9-104 Jejunuminterposition nach Longmire-Beal. Die isolierte Jejunalschlinge nach Verlagerung in das Epigastrium; das verschlossene orale Ende liegt im linken Subphrenium.

Ösophagojejunostomie

Bei intraabdominaler Lokalisation der Ösophagojejunostomie wird im eigenen Vorgehen die manuelle Anastomosierungstechnik bevorzugt [7, 8, 10]. Lediglich bei intrathorakaler Lage der proximalen Anastomose durch transhiatalen Zugang kommt in Einzelfällen, besonders bei Risikopatienten, ein zirkuläres Klammernahtgerät zur Anwendung, um einen getrennten abdominothorakalen Zugangsweg zu vermeiden [14, 15] (siehe auch Kapitel 11).

Bei der Anastomosierung wird in aller Regel eine End-zu-Seit-Ösophagojejunostomie angestrebt. Dadurch ist zum einen die Gefahr möglicher Komplikationen, z. B. Hämatombildung am Mesenterialansatz durch vorgelegte Nähte bzw. Durch- oder Umstechung von für die Durchblutung wichtigen Wandarkaden, geringer; zum anderen resultiert durch diese Technik eine weitere Sicherung der Anastomose aufgrund einer breiten Serosadeckung von Vorder- und Hinterwand.

Zusätzlich kann sich das Gewicht des Mesenteriums und der resultierende Zug gleichmäßiger auf die gesamte Anastomosenbreite verteilen, ohne sich nur an einem Punkt, nämlich direkt im Bereich des Mesenterialansatzes, auszuwirken [7, 8, 10].

Anastomose mit manueller Naht

Nach Abdecken des Oberbauches und des infrakolischen Abdomens mit Tüchern erfolgt zur Anlage einer End-zu-Seit-Anastomose am oralen Ende des Interponates eine antimesenteriale Inzision aller Wandschichten auf einer Länge von etwa 5 cm, wobei der Abstand zwischen linkslateralem Inzisionsrand und dem blind verschlossenen Ende 3–5 cm ausmacht (Abb. 9-105). Letzteres ist stets subphrenisch links gelegen. Bei Beachtung solcher Längenkorrelationen wird sowohl einer möglichen narbig-entzündlichen Schrumpfung oder Stenosierung der proximalen Anastomose ausreichend vorgebeugt, als auch, exakte Durchblutungsverhältnisse vorausgesetzt, funktionell oder mechanisch wirksam werdenden Nachteilen des kurzen „blinden" Endes der Jejunalschlinge.

Die Muskulatur der Ösophagushinterwand wird mit einem Skalpell schrittweise bis auf die Tunica submucosa durchtrennt und mittels Stieltupfer stumpf nach proximal abgeschoben (Abb. 9-106). Zur optimalen Einstellung der Hinterwand des Ösophagus kann diese in toto mit noch nicht im ösophagogastrischen Übergang abgesetzten Magenpräparat, bzw. der abdominale Ösophagusstumpf mit einer an der nachzuresezierenden Ösophagusmanschette fixierten 90°-Nakayama-Klemme nach kaudoventral gezogen werden, wobei durch eine weitere Klemme von ventral her ein entsprechender Gegendruck ausgeübt wird (Abb. 9-107 a).

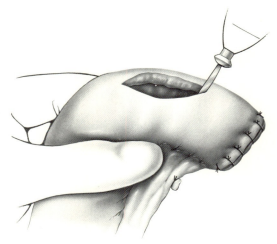

Abb. 9-105 Jejunuminterposition nach Longmire-Beal. Am oralen Ende des Interponats wird antimesenterial eine Inzision durch alle Wandschichten gelegt.

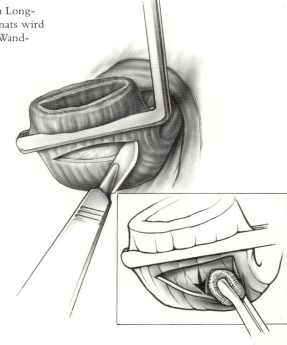

Abb. 9-106 Jejunuminterposition nach Longmire-Beal. Die Ösophagusmuskulatur an der Hinterwand wird bis auf die Tunica submucosa inzidiert. Die inzidierte Ösophagusmuskulatur wird oralwärts abgeschoben.

Nach ausreichend sicherer Blutstillung der vorgelegten Inzisionen – ausgedehnte Elektrokoagulationen, vor allem am Ösophagus, sind aufgrund nachfolgender Nekrosegefahr zu vermeiden – erfolgt die Anastomosierung durch einreihige invertierende Einzelknopfnähte. Am Jejunum werden diese seromuskulär, und am Ösophagus muskulär unter Mitfassen der Tunica submucosa gestochen, ohne daß die gesamte Schleimhaut durchstochen wird (Abb. 9-107a).

Nach Anlage der hinteren Ecknähte sowie der mittleren Naht sind in aller Regel jeweils 2 weitere Nähte links und rechts mit resorbierbarem, atraumatischem Nahtmaterial (Nahtstärke 4–0) ausreichend (Abb. 9-107a). Die geklöppelt vorgelegten Nähte werden invertierend innen bei sicherer Adaptation von Muskulatur bzw. Serosa unter Vermeiden unnötigen Zugs geknüpft (Abb. 9-107b).

Die nachfolgende Inzision der Ösophagusschleimhaut erfolgt möglichst weit distal, so daß nach Absetzen der gesamten Ösophagusmanschette die hintere Nahtreihe zusätzlich durch die von proximal überlappende Ösophagusschleimhaut abgedeckt wird (Abb. 9-108) [2].

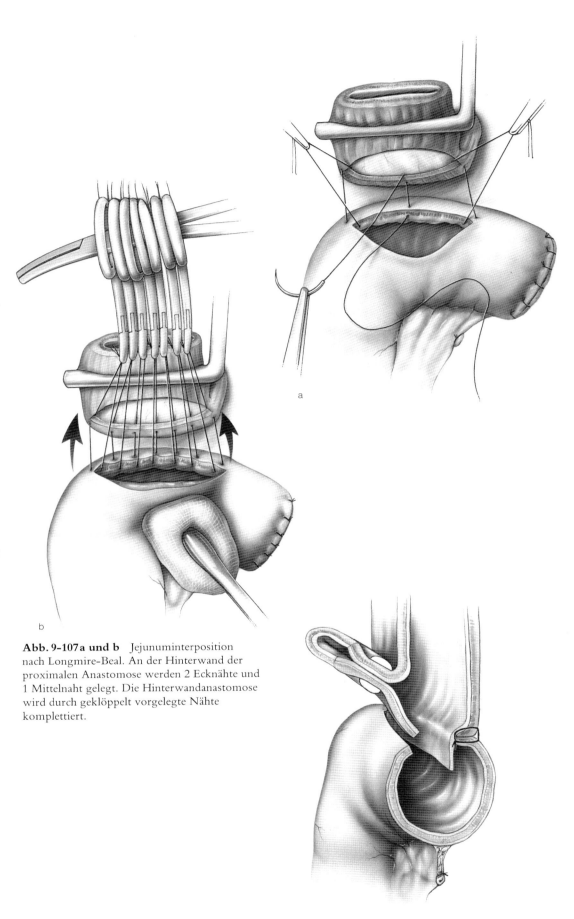

Abb. 9-107a und b Jejunuminterposition nach Longmire-Beal. An der Hinterwand der proximalen Anastomose werden 2 Ecknähte und 1 Mittelnaht gelegt. Die Hinterwandanastomose wird durch geklöppelt vorgelegte Nähte komplettiert.

Abb. 9-108 Jejunuminterposition nach Longmire-Beal. Nach dem Knüpfen der Hinterwandnähte wird die Ösophagusschleimhaut möglichst weit aboral inzidiert. Sie überlappt die Nahtreihe (Querschnitt).

Bei der Naht der Vorderwand werden zuerst die Ecknähte vorgelegt und die überstehende Ösophagusmuskulatur entfernt (Abb. 9-109a und b), wobei am Ösophagus reichlich Gewebe, u. U. auch durch Mitfassen von Anteilen der Zwerchfellmuskulatur bzw. der peritonealen Umschlagfalte, gestochen wird. Die weiteren Nähte, analog dem Vorgehen an der Hinterwand, werden geklöppelt vorgelegt und invertierend außen geknüpft (Abb. 9-109c und d). Eine zusätzliche Fixierung der Anastomose am Hiatus oesophageus bzw. des blind verschlossenen Endes des Interponats am Zwerchfell wird nicht vorgenommen.

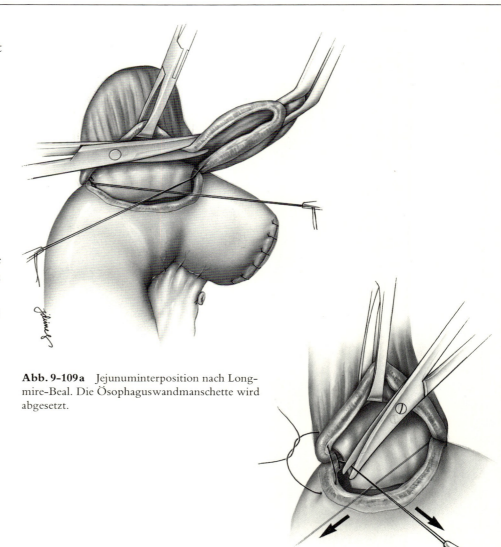

Abb. 9-109a Jejunuminterposition nach Longmire-Beal. Die Ösophaguswandmanschette wird abgesetzt.

Abb. 9-109b Jejunuminterposition nach Longmire-Beal. Ecknähte werden an der Vorderwand der proximalen Anastomose vorgelegt und geknüpft.

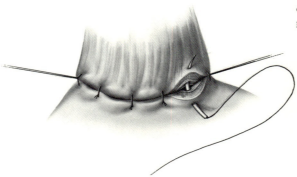

Abb. 9-109c Jejunuminterposition nach Longmire-Beal. Die Vorderwandanastomose der Ösophagojejunostomie wird durch Einzelnähte vervollständigt.

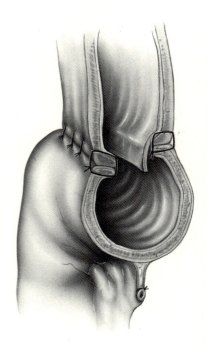

Abb. 9-109d Jejunuminterposition nach Longmire-Beal. Querschnitt durch die Ösophagojejunostomie nach Knüpfen der Vorder- und Hinterwand.

Anastomose mit Klammernahtgerät

Zur Anlage der proximalen Anastomose auf abdominotranshiatalem Weg kommt im eigenen Vorgehen ein modifiziertes Klammernahtgerät (CEEA™ premium) zur Anwendung [15]. Die Modifikation besteht darin, daß der Zentraldorn mit Kopf- oder Andruckplatte ganz aus dem Gerät herausgezogen werden kann; somit kann dieses Geräteteil mit entsprechend besserer Übersicht und größerer Beweglichkeit technisch einfacher in den Ösophagus eingebracht werden. Vor allem bei angestrebter hoher intrathorakaler Anastomosierung kann sich die Insertion der Andruckplatte in den Ösophagusstumpf bei dem starren Gerät (EEA™) schwierig gestalten. Das Nahtgerät selbst, mit entsprechenden Klammermagazinen, wird dann von hinten auf die Führungsstange aufgeschoben. Auch wenn die Anastomose maschinell formiert wird, wird in aller Regel ebenfalls eine End-zu-Seit-Anastomosierung bevorzugt, vor allem auch deshalb, weil ein langstreckiges Vorschieben des Gerätes im Jejunalsegment vermieden werden kann.

Nach Fixation des Ösophagusstumpfes mit einer 90°-Nakayama-Klemme wird proximal davon schrittweise zuerst die Ösophagusvorder-, dann die -hinterwand eröffnet, wobei gleichzeitig in einzelnen Schritten per Hand eine durch alle Wandschichten geführte, fortlaufende, überwendliche Tabaksbeutelnaht mit einem monofilen Kunststoffaden (Fadenstärke 0) angelegt wird (Abb. 9-110). Eine Tabaksbeutelnahtklemme kommt dabei nicht zur Anwendung. Nach vorsichtigem Aufdehnen des Ösophagusstumpfes wird dieser durch 3 gewinkelte, sternförmig gesetzte Ellis-Klemmen fixiert.

Der Zentraldorn mit der aufgesetzten Druckplatte wird dann in den Ösophagus eingebracht. Knüpfen der vorgelegten Tabaksbeutelnaht und Zurückziehen der Kopfplatte, bis sich das Ösophagusgewebe über selbiger locker anspannt; bei ausreichender Dichtigkeit und gleichmäßiger Adaptation wird auf eine 2. Tabaksbeutelnaht verzichtet. Das mit dem Petz-Nahtgerät geklammerte orale Ende des Jejunuminterponats wird direkt hinter dieser Nahtreihe eröffnet und mittels 3er durchgreifender Nähte fixiert. Etwa 5 cm aboral davon wird durch Stichinzision das Jejunumsegment antimesenterial eröffnet und ebenfalls eine Allschichten-Tabaksbeutelnaht mit einem monofilen Kunststoffaden (Fadenstärke 0) vorgelegt. Durch diese Inzision wird dann das freie Ende des Zentraldorns in das Interponat ein- und über das offene, blinde Ende desselben wieder herausgeführt. Nach adaptierendem Knüpfen der Tabaksbeutelnaht über der Stichinzision wird das Nahtgerät mit dem Klammermagazin (Magazingröße 28 mm oder gegebenenfalls 25 mm) von hinten auf den Zentraldorn aufgefädelt und in das Interponat über das orale Ende eingebracht (Abb. 9-111).

Das Nahtgerät wird so weit vorgeschoben, bis die Flügelschraube das Gewinde des Zentraldorns erfaßt und somit das Magazin der Andruckplatte weiter angenähert bzw. das Gerät geschlossen werden kann.

Cave
Achtung auf aufgefälteltes Jejunalgewebe zwischen Andruckplatte und Magazin.

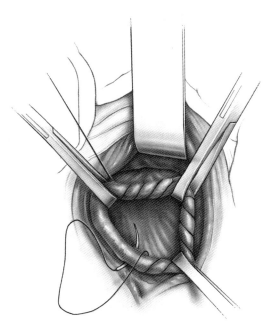

Abb. 9-110 Maschinelle Ösophagojejunostomie. Vor dem Einsatz eines Rundklammernahtgeräts wird der Ösophagusstumpf durch eine fortlaufende überwendliche Naht gerändelt.

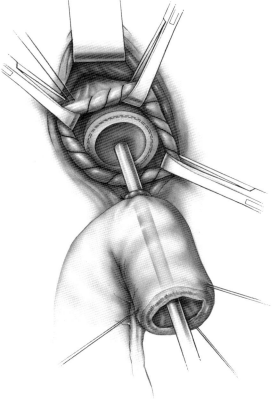

Abb. 9-111 Maschinelle Ösophagojejunostomie. Nach Einführen der Andruckplatte in den Ösophagusstumpf und Knüpfen der Tabaksbeutelnaht wird der Zentraldorn aus dem Ösophagus ausgeführt und durch das eröffnete, orale Jejunumende geleitet.

Dabei ist vor allem darauf zu achten, daß die Schleimhaut der abführenden Jejunumschlinge nicht faltenförmig in die Anastomose prolabiert. Danach erst darf das Auslösen des Nahtvorgangs erfolgen (Abb. 9-112). Kurzstreckiges Öffnen des Nahtgerätes und Entfernen desselben über das orale Ende der Jejunalschlinge erfolgt durch leichten Zug unter drehenden Bewegungen.

Nach Abschrauben der Andruckplatte werden der ösophageale und jejunale Geweberring aus dem Magazin entfernt und auf Vollständigkeit bezüglich Umfang sowie aller Wandteile überprüft. Nach Austasten der proximalen Anastomose und abführenden Schlinge des Interponats Verschluß der Inzision durch invertierende Einzelknopfnähte oder mit einem TA™-Klammernahtgerät (Abb. 9-113).

Über eine endoluminäre transnasal eingeführte Sonde kann abschließend Methylen-Blau-Lösung zur Überprüfung der Anastomosendichtigkeit appliziert werden.

Jejunoduodenostomie und Jejunojejunostomie

Zur weiteren Komplettierung der Kontinuität der Intestinalpassage werden die Jejunoduodeno-, nachfolgend die Jejunojejunostomie jeweils terminoterminal angelegt. Nach Eröffnung der Jejunalsegmente bzw. nach Resektion des Duodenalstumpfes wird eine jeweils einreihige, zweischichtige seromuskuläre Naht in manueller Technik mit atraumatischem, resorbierbarem Nahtmaterial (Nahtstärke 4–0) angelegt (Abb. 9-114a und b). Die Nähte der Hinterwandanastomose werden invertierend innen, die der Vorderwand invertierend außen geknüpft.

Gegebenenfalls können bei der Jejunojejunostomie durch entsprechende Torsion bzw. Positionierung der Hinterwand alle Nähte invertierend außen geknüpft werden.

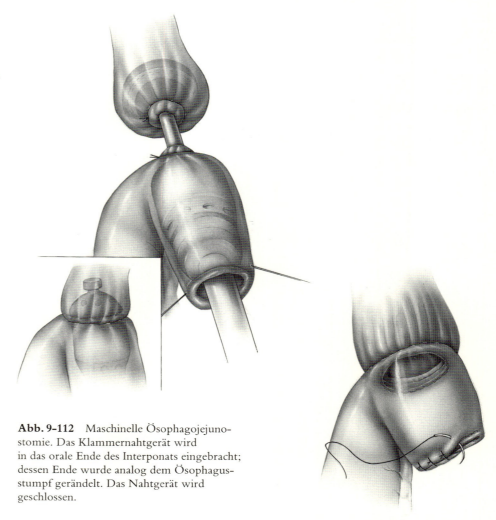

Abb. 9-112 Maschinelle Ösophagojejunostomie. Das Klammernahtgerät wird in das orale Ende des Interponats eingebracht; dessen Ende wurde analog dem Ösophagusstumpf gerändelt. Das Nahtgerät wird geschlossen.

Abb. 9-113 Maschinelle Ösophagojejunostomie. Das orale Ende des Interponats nach maschinell geformter Ösophagojejunostomie wird verschlossen.

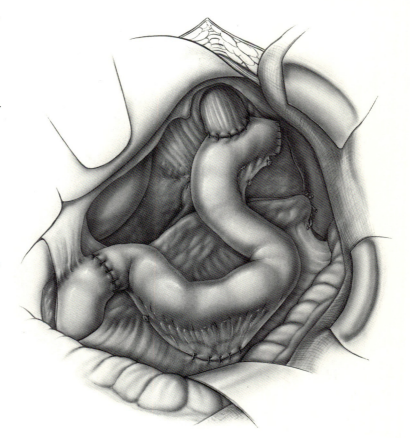

Abb. 9-114a Maschinelle Ösophagojejunostomie. Jejunuminterponat nach Durchführung der Jejunoduodenostomie.

Nach völliger Wiederherstellung der Kontinuität erfolgen abschließend die sogenannten Schlitznähte, wobei die Basis des Mesenterialstiels des interponierten Jejunalsegments locker und ohne Einengung an der Mesokoloninzision durch Einzelknopfnähte fixiert wird. Das durchtrennte Mesenterium wird, am besten beide Blätter, ebenfalls mit Einzelknopfnähten wieder verschlossen (Abb. 9-114b).

Drainagen und endoluminäre Sonden

In das Operationsgebiet oberhalb des Mesokolons bzw. speziell in die Anastomosenregionen werden in aller Regel 2 Easy-flow-Drainagen, welche subhepatisch zur proximalen Anastomose bzw. bei Splenektomie in der Milzloge plaziert werden, perkutan von rechts und links eingelegt.

Der präventive Effekt einer endoluminären Sonde bzw. Schienung bezüglich einer möglichen proximalen Nahtinsuffizienz nach erfolgter Gastrektomie steht wohl immer mehr zur Diskussion und erscheint in seiner Effizienz eher fraglich. Bei Einlage einer Sonde sollten allerdings die Perforationen der Sonde sämtlichst distal der Ösophagojejunostomie gelegen sein. Bei klinisch relevanter Nahtinsuffizienz kann die Sonde u. U. der lokalen Ableitung bzw. Absaugung dienen.

Bei möglicherweise angestrebter enteraler Ernährung über eine endoluminäre Sonde erscheinen vollflexible, filiforme Sonden aus Polyurethan bzw. Silikonkautschuk mit ausreichend weiter distaler Plazierung zur proximalen Anastomose sinnvoll. Weniger belästigend für den Patienten ist ein jejunaler Ernährungskatheter (siehe Kapitel 3, Abschnitt Postoperative jejunale Ernährungssonde).

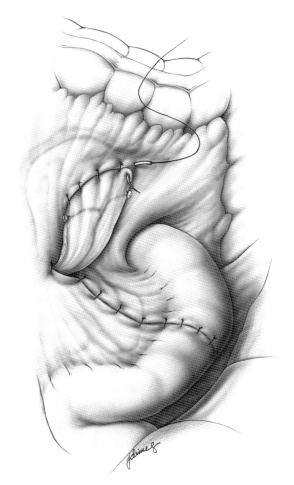

Abb. 9-114b Maschinelle Ösophagojejunostomie. Die Kontinuität wird durch terminoterminale Jejunojejunostomie und Setzen bzw. Knüpfen der Schlitznähte am Mesokolon und Mesenterium hergestellt.

Weiterführende Literatur

1. Balog, A.: Bildung eines Ersatzmagens bei der völligen Magenentfernung. Zbl. Chir. 53 (1926) 2581
2. Borst, H. G., D. Dragojevic, T. Stegmann, R. Hetzer: Anastomotic leakage, stenosis, and reflux after esophageal replacement. World J. Surg. 2 (1978) 861
3. Cornell, G. N., H. Gilder, F. Moody, C. K. McSherry, J. M. Beal: The use of jejunal interposition with total gastrectomy. Ann. Surg. 152 (1960) 430
4. Gütgemann, A., H. W. Schreiber: Das Magen- und Kardiakarzinom. Enke, Stuttgart 1964
5. Herfarth, Ch.: Ersatzmagenbildung. In: Becker, H. D., W. Lierse, H. W. Schreiber (Hrsg.): Magenchirurgie. Springer, Berlin–Heidelberg–New York–Tokyo 1986
6. Longmire, W. P., J. M. Beal: Construction of a substitute gastric reservoir following total gastrectomy. Ann. Surg. 135 (1952) 637
7. Meyer, H.-J., R. Pichlmayr: Rekonstruktionsverfahren nach Gastrektomie. In: Bünte, H., W. Grill, P. Langhans, J. R. Siewert (Hrsg.): Die Roux-Schlinge. edition medizin, Weinheim–Deerfield Beach–Basel 1984
8. Meyer, H.-J., R. Pichlmayr: Rekonstruktion der Kontinuität nach Gastrektomie durch die orthograde isoperistaltische Jejunuminterposition. In: Allgöwer, M., F. Harder, L. F. Hollender, H.-J. Peiper, J. R. Siewert (Hrsg.): Chirurgische Gastroenterologie. 2. Auflage, Springer, Berlin–Heidelberg–New York (im Druck)
9. Nakayama, K.: Die Beurteilung verschiedener operativer Methoden für die totale Gastrektomie. Chirurg 26 (1955) 266
10. Pichlmayr, R., H.-J. Meyer, G. Tidow: Jejunal interposition. In: Herfarth, Ch., P. Schlag (eds.): Gastric cancer. Springer, Berlin–Heidelberg–New York 1979
11. Priesching, A.: Die Therapie des Magenkarzinoms. Urban & Schwarzenberg, München–Wien–Baltimore 1980
12. Schreiber, H.-W.: Zur operativen Technik der orthograden Dünndarminterposition nach Gastrektomie. Chirurg 6 (1966) 271
13. Schreiber, H.-W., H.-P. Eichfuss, V. Schumpelick: Magenersatz. Chirurg 49 (1978) 72
14. Winter, J., H. Nier, B. Ulrich, W. Handke: Ergebnisse der maschinellen Ösophagojejunostomien nach Gastrektomie. In: Häring, R. (Hrsg.): Therapie des Magenkarzinoms. edition medizin, Weinheim–Deerfield Beach–Basel 1984
15. Ziegler, H.: Modifikation eines Klammernahtgerätes zur Herstellung epidiaphragmaler Ösophagusanastomosen auf transabdominalem Wege. Chirurg 55 (1984) 294

Magenersatz durch Interposition mit Jejunoplicatio

B. Kremer

Definition

Mit der orthograden isoperistaltischen Interposition eines Jejunumsegmentes zur Überbrückung des Exstirpationsdefektes nach Gastrektomie werden folgende Ziele angestrebt:

- Erhalten des duodenalen Transits mit Nutzung der hier lokalisierten Reglermechanismen.
- Sicherung der proximalen Anastomose durch eine „jejunale Krawatte".
- Ausreichendes Aufnahmevermögen, d. h. Reservoirbildung des sogenannten Ersatzmagens.
- Entwicklung von differenziertem Hungergefühl (Appetit durch großes Reservoir).
- Vermeiden eines jejunoösophagealen, alkalischen Refluxes.
- Portionsweise Entleerung in den Dünndarm infolge der Bremsung durch die zirkuläre Jejunoduodenostomie.

Indikation

Die orthograde Interposition ist ein aufwendiger Eingriff. Wir führen ihn unter folgenden Prämissen durch:

- Die Gastrektomie mit Entfernung sämtlicher gastraler Adnexe, vor allem auch die distale Lymphadenektomie sollen kurativ sein (T 1–2, N0–2, M0).
- Zur Interposition muß ein ca. 45 cm langes oberes Jejunalsegment mit wenigstens 1 kräftigen Mesenterialarterie zur Verfügung stehen.

Kontraindikation

- Palliative Gastrektomie.
- Narbig geschrumpfte Darmwurzel, die ein Ausschalten und Hochbringen eines großen Segmentes unmöglich macht.
- Vorliegen schwerer Risikofaktoren, die eine nur kurze Dauer von Narkose und Operation erlauben.

Unter solchen Umständen ziehen wir eine kurz geschlossene Jejunalschlinge nach Schloffer oder ein Segment nach Roux zur Rekonstruktion vor (siehe Abschnitt Magenersatz durch Roux-Y-Schlinge).

Operationstechnik

Ausschalten des jejunalen Segments

Das taktische Vorgehen der Interposition ist durch folgende Schritte definiert:

- Die ösophagojejunale Anastomose erfolgt terminolateral.
- Zur Verbindung mit dem Duodenum soll ein etwa 30 cm langes Segment verbleiben.
- Zur Krawattenbildung über der proximalen Anastomose soll ein ca. 15 cm langes Ende überstehen.

Nach Gastrektomie und Lymphadenektomie sucht man ein oberes Jejunalsegment von ca. 45 cm Länge mit ausreichend beweglichem Mesenterium und 1 oder 2 Zentralarterien auf (Abb. 9-115). Dieser Abschnitt des Dünndarmrohres wird mit Haltefäden markiert und am oralen und aboralen Resektionsrand etwa 2–3 cm skelettiert. Das Mesenterium wird unter Diaphanoskopie keilförmig in Richtung auf die Gefäßwurzel hin gespalten, die Arkaden durchtrennt und die Gefäßstümpfe durch Ligaturen aus resorbierbarem Nahtmaterial versorgt.

Beachte:
Um eine Verdrehung der Darmwurzel zu verhindern, wird das proximale Darmende besonders gekennzeichnet.

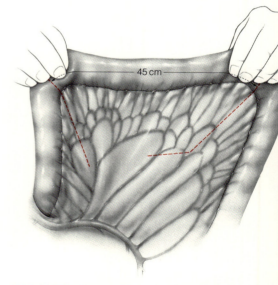

Abb. 9-115 Interposition mit Jejunoplicatio. Isolierung eines Jejunalsegmentes von ca. 45 cm Länge aus der 1. und 2. Jejunalschleife mit Selektion eines entsprechend gut ausgebildeten mesenterialen Gefäßstiels.

Nach Ausschaltung des Segmentes wird die Kontinuität des Darmrohres terminoterminal mit einreihigen Allschichtennähten und mit resorbierbaren Fäden 3−0 wiederhergestellt (Abb. 9-116). Das Mesenterium wird verschlossen, dabei darf der Gefäßstiel des ausgeschalteten Segmentes nicht eingeengt werden (Abb. 9-116).

Das ausgeschaltete Jejunalsegment wird durch einen gefäßfreien Abschnitt des Mesocolon transversum in isoperistaltischer Position in den Oberbauch gebracht (Abb. 9-117).

Bei manueller Anastomosennaht wird das orale Ende durch zweireihige Knopf- oder Staplernähte verschlossen (siehe Abb. 9-116).

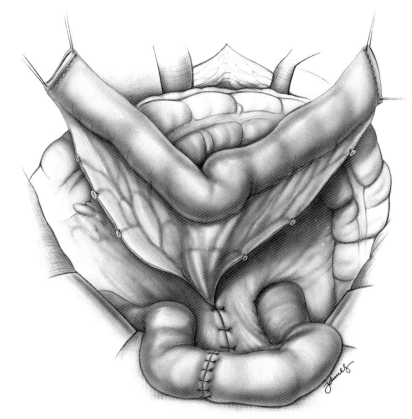

Abb. 9-116 Interposition mit Jejunoplicatio. Nach Isolierung des Segmentes und Markieren des oralen und aboralen Endes sowie vorübergehendem Verschluß der beiden Enden durch Staplernaht, erfolgt die Wiederherstellung der intestinalen Kontinuität an der Entnahmestelle durch Jejunojejunostomie in einreihiger Allschichtentechnik mit resorbierbarem Nahtmaterial der Stärke 3−0 oder 4−0.

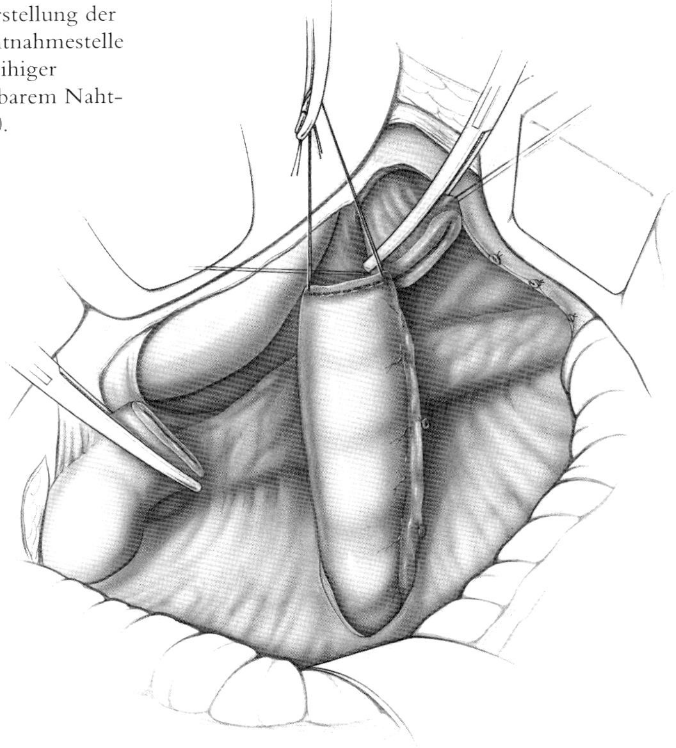

Abb. 9-117 Interposition mit Jejunoplicatio. Verlagerung des Jejunuminterponats retrokolisch in den Oberbauch.

Manuelle Anastomosen

Ösophagojejunostomie

Das proximale Jejunum wird 15 bis 20 cm von seinem verschlossenen Ende auf einer Länge von ca. 2 cm längs eröffnet (Abb. 9-118). Die terminolaterale Ösophagojejunostomie erfolgt mit dichtgestochenen Allschichtenknopfnähten (z. B. Polyglykolsäure, 3–0) (Abb. 9-119a und b, 9-120).

Beachte:
Diese Nähte müssen Stich für Stich unter klarer Sicht und mit zuverlässigem Fassen jeweils aller Schichten von Ösophagus und Jejunum erfolgen.

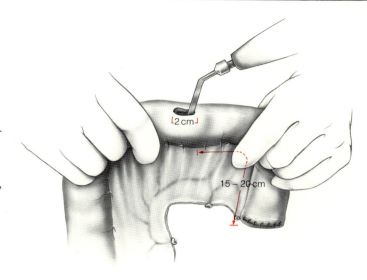

Abb. 9-118 Interposition mit Jejunoplicatio. Etwa 15–20 cm vom oralen Ende des Interponats entfernt wird dieses antimesenterial auf ca. 2 cm mit dem Diathermiemesser eröffnet.

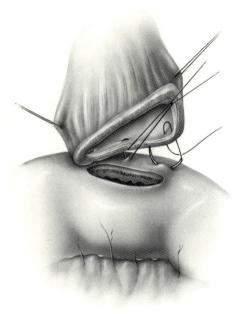

Abb. 9-119a Interposition mit Jejunoplicatio. Die Hinterwand der Ösophagojejunostomie wird zweireihig angelegt, wobei die 1. Nahtreihe durch seromuskuläre Knopfnähte die Lefzen der Hinterwand adaptiert (resorbierbares Nahtmaterial der Stärke 3–0 oder 4–0).

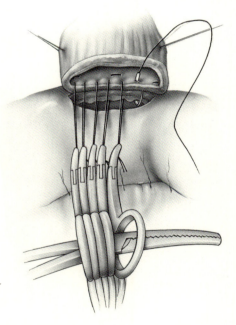

Abb. 9-119b Interposition mit Jejunoplicatio. Zweite Nahtreihe der Hinterwand mit resorbierbarem Nahtmaterial in allschichtiger Nahttechnik.

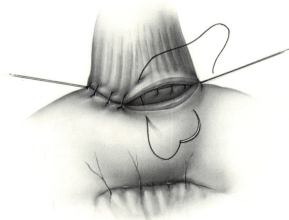

Abb. 9-120 Interposition mit Jejunoplicatio. Komplettierung der Anastomose durch einreihige allschichtige Naht der Vorderwand mit Knopfnähten.

Nach Fertigstellung der Anastomose führen wir mit wäßriger Blau-Lösung eine Dichtigkeitsprobe durch. Leckagen werden unmittelbar übernäht.

Dann wird das proximale überstehende Ende auf einer Länge von ca. 2–3 cm skelettiert und spannungsfrei um die Anastomose gehüllt und mit seromuskulären Einzelnähten fixiert (Abb. 9-121 a bis c).

Die weitere Fixation erfolgt sowohl am Ösophagus als auch am abführenden Darmsegment (Abb. 9-121 b und d) (intermittierend nicht resorbierbares Nahtmaterial).

Jejunoduodenostomie
Die jejunoduodenale Anastomose nähen wir terminoterminal in einreihiger Allschichtenknopfnaht (Abb. 9-122).

Nach Kontrolle der korrekten Lage des Mesenteriums wird der Mesokolonschlitz verschlossen (Abb. 9-122).

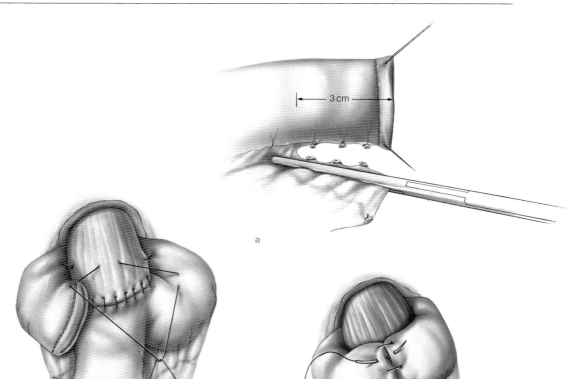

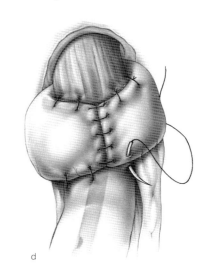

Abb. 9-121 a bis d Interposition mit Jejunoplicatio. Ösophagojejunoplicatio.
a) Sparsame Skelettierung des blinden Jejunalendes auf einer Länge von 2–3 cm.
b) Zirkuläre Deckung der Ösophagojejunostomie mit dem überstehenden blinden Ende des Jejunuminterponats, wobei die vereinigende Naht das blinde Ende, die Ösophagusvorderwand und wiederum das Jejunum selbst faßt (jejunale Krawatte).
c) Schienung der Ösophagojejunostomie mit einer Magensonde und Weiterführen adaptierender Nähte am Jejunum.
d) Die Deckung der Anastomose wird durch seromuskuläre Knopfnähte komplettiert, die seromuskulär entweder Jejunum und Ösophagus bzw. deckendes Jejunum und Interponat fassen.

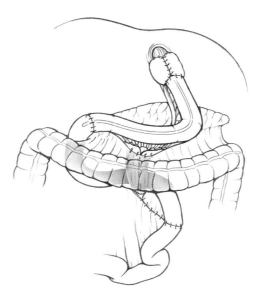

Abb. 9-122 Interposition mit Jejunoplicatio. Fertigstellen der intestinalen Kontinuität durch Jejunoduodenostomie End-zu-End in einreihiger Allschichtentechnik mit 3–0 oder 4–0 resorbierbarem Nahtmaterial. Verschluß der Mesoschlitze.

9 Eingriffe beim Magenkarzinom

Maschinelle Anastomosen

Ösophagojejunostomie

Die Anastomosen können auch durch Staplernähte hergestellt werden (Abb. 9-123a bis c). Dazu wird der distale Ösophagus mit dem Tabaksbeutelgerät gefaßt und der Faden eingeführt (Abb. 9-123b). Diese Naht kann auch manuell angelegt werden. Auf der kontramesenterialen Kuppe des Jejunums erfolgt eine entsprechende Inzision und das Anlegen ebenfalls einer Tabaksbeutelnaht (Abb. 9-123a).

Den zirkulären Nähapparat führen wir nach Resektion der Staplernaht durch das proximale Ende des Interponates ohne Andruckplatte etwa 15 cm weit ein und durch die jejunale Stichinzision aus (Abb. 9-123a).

Nun wird die Andruckplatte aufgeschraubt, der Kopf in den distalen Ösophagus vorgeschoben, die Tabaksbeutelnähte geknüpft und die Klammernaht geschlossen (Abb. 9-123b und c).

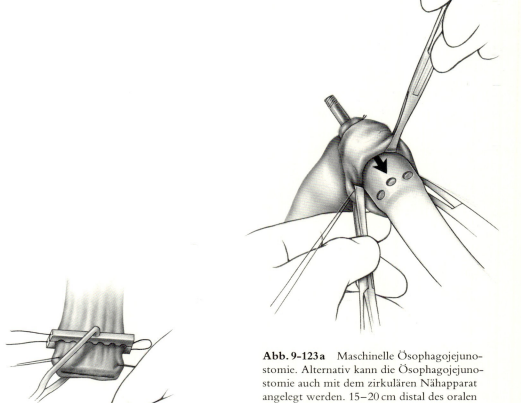

Abb. 9-123a Maschinelle Ösophagojejunostomie. Alternativ kann die Ösophagojejunostomie auch mit dem zirkulären Nähapparat angelegt werden. 15–20 cm distal des oralen Endes wird das Jejunuminterponat antimesenterial eröffnet, wobei die Jejunotomie durch eine Tabaksbeutelnaht gesäumt wird. Das zirkuläre Nahtgerät (Kopfdurchmesser möglichst nicht unter 28 mm) wird ohne Gegendruckplatte durch das wiedereröffnete proximale Ende des Jejunuminterponats eingeführt, wobei die Führungsstange des Gerätes die vorher angelegte Jejunotomie auffädelt.

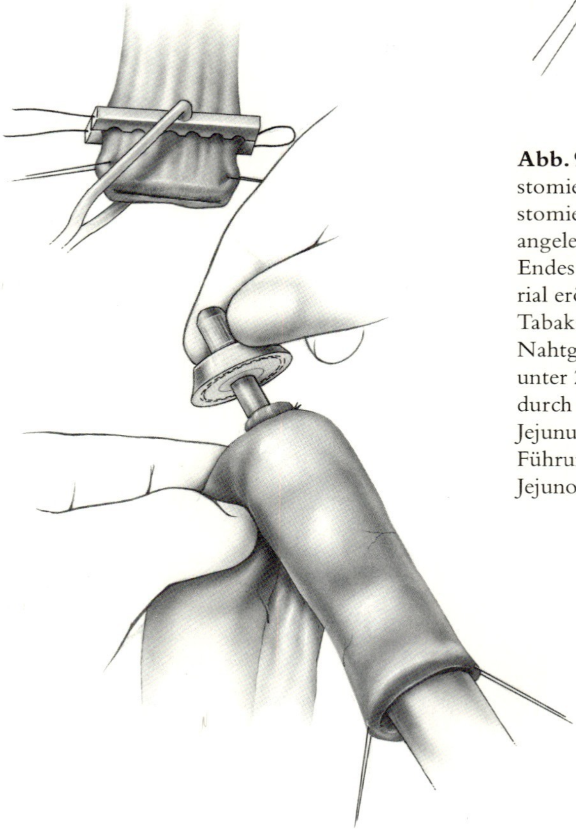

Abb. 9-123b Maschinelle Ösophagojejunostomie. Versorgen des distalen Ösophagusstumpfes durch eine zirkuläre Tabaksbeutelnaht, entweder von Hand oder durch Verwendung der entsprechenden Spezialklemme und geraden Nadeln. Anschließend wird die Gegendruckplatte auf den Führungsstab des Nahtgerätes aufgeschraubt.

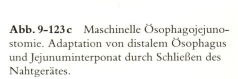

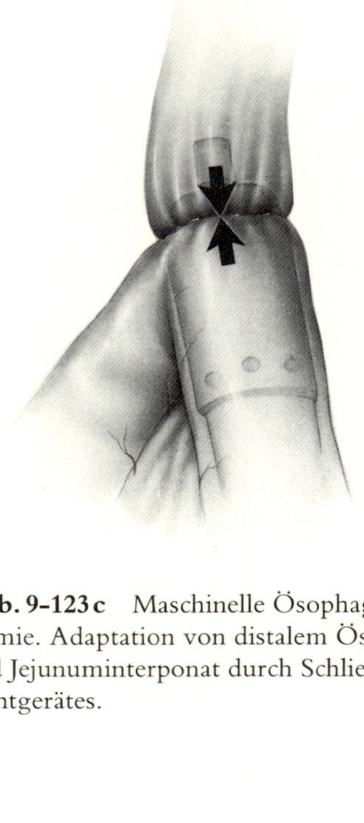

Abb. 9-123c Maschinelle Ösophagojejunostomie. Adaptation von distalem Ösophagus und Jejunuminterponat durch Schließen des Nahtgerätes.

Nach Extraktion des Nahtinstrumentes erfolgt eine Dichtigkeitsprobe und die Kontrolle der Gewebsringe auf Vollständigkeit. Schließlich wird das proximale Ende des Jejunums durch Staplernähte versorgt und übernäht (Abb. 9-124). Es folgt die Bildung einer Manschette um die Anastomose (siehe Abb. 9-121 a bis d).

Jejunoduodenostomie
Die Jejunoduodenostomie kann analog erfolgen. Das Nahtgerät wird durch das Jejunalsegment eingeführt. Wir ziehen hier die manuelle Nachnaht vor.

Komplikationen

Liegt eine Torquierung der Gefäßwurzel vor, müssen die Nähte aufgelöst und neue Anastomosen angelegt werden.

Sind die terminalen Segmente des Interponates zyanotisch verfärbt, muß die adäquate Nachresektion erfolgen und eventuell ein neues Interponat genommen werden. Notfalls weicht man auf eine andere Methode aus.

Insuffizienz der proximalen Anastomose

Wurden die Anastomosennähte sorgfältig gelegt, die Krawatte rundum geschlossen und bei Staplernähten die Gewebsringe komplett nachgewiesen, heilt eine umschriebene Leckage spontan aus.

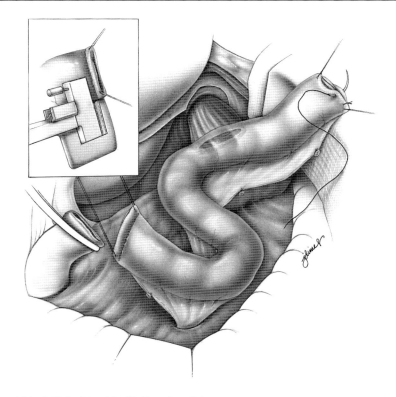

Abb. 9-124 Maschinelle Ösophagojejunostomie. Zustand nach Fertigstellung der End-zu-Seit-Ösophagojejunostomie und Entfernung des Nahtgerätes. Verschluß des oralen blinden Endes und des Interponats durch einreihige Allschichtennaht von Hand oder durch Klammernaht, welche anschließend durch seromuskuläre Knopfnähte mit resorbierbarem Nahtmaterial versenkt und gedeckt werden sollte.

Nekrose des Interponats

Nekrosen können an den Enden segmentär auftreten oder auch das gesamte ausgeschaltete Segment betreffen. Der Nachweis erfolgt endoskopisch und mit Hilfe einer Röntgenaufnahme unter Gabe eines wasserlöslichen Kontrastmittels.

Zur Reparation ist eine Relaparotomie angezeigt. Der Befund diktiert das Vorgehen. Bei segmentärer Nekrose kann eine entsprechende Resektion und eine neue Anastomose erfolgen. Bei totaler Nekrose muß das Interponat entfernt werden. Bei diffuser Peritonitis wird der Ösophagus durch einen Ballonkatheter verschlossen und abgeleitet. Am oberen Jejunum wird eine Ernährungsfistel angelegt.

Ist nach einer Nekrose keine diffuse Peritonitis vorhanden, stehen die Analoge eines Roux- oder eines Kolon-Segmentes zur Verfügung.

Weiterführende Literatur

1. Beal, J. M., J. D. Briggs, W. P. Longmire jr.: Use of a jejunal segment to replace the stomach following total gastrectomy. Amer. J. Surg. 88 (1954) 194
2. Bernhard, A., H. W. Schreiber, W. M. Bartsch, O. Braun: Form und Funktion des Ersatzmagens nach totaler Magenresektion. Langenbecks Arch. klin. Chir. 307 (1964) 261
3. Eigler, F. W., K. H. Albrecht: Einhüllende Oesophago-Jejunostomie im Rahmen der Gastrektomie. Chirurg 58 (1987) 47
4. Gütgemann, A., H. W. Schreiber: Das Magen- und Kardia-Karzinom. Enke, Stuttgart 1964
5. Gütgemann, A., H. W. Schreiber, W. M. Bartsch: Form und Funktion des Ersatzmagens nach Gastrektomie. Med. Welt (N.F.) 17 (1969) 752
6. Herfarth, Ch., H. D. Becker, W. Lierse, H. W. Schreiber: Magenchirurgie, Ersatzmagenbildung. Springer, Berlin–Heidelberg–New York–Tokyo 1986
7. Kieninger, G.: Die Passagekonstruktion nach Gastrektomie mit der Roux-Schlinge. In: Bünte, H., W. Grill, P. Langhans, J. R. Siewert (Hrsg.): Die Roux-Schlinge, S. 203. VCH, Weinheim 1984
8. Kremer, K.: Zur Gastrektomie. Chirurg 53 (1982) 649
9. Longmire jr., W. P., J. M. Beal: Construction of a substitute gastric reservoir following total gastrectomy. Amer. Surg. 135 (1952) 637
10. Peiper, H. J., J. R. Siewert: Magenersatz. Chirurg 49 (1949) 81
11. Schreiber, H. W.: Sogenannte Ersatzmagenbildung nach Gastrektomie. In: Kremer, K., W. Lierse, W. Platzer, H. W. Schreiber, S. Weller (Hrsg.): Chirurgische Operationslehre, Bd. III, S. 282. Thieme, Stuttgart 1987
12. Schreiber, H. W., H. P. Eichfuss, E. Farthmann, P. Eckert: Ösophagojejunostomie. Langenbecks Arch. Chir. 338 (1975) 159
13. Schreiber, H. W., H. P. Eichfuss, V. Schumpelick: Magenersatz. Chirurg 49 (1978) 72
14. Siewert, J. R., H. J. Peiper, H. M. Jennewein, F. Waldeck: Die Ösophago-Jejunoplicatio. Chirurg 44 (1973) 115

10 Eingriffe bei gutartigen Erkrankungen des Magens

Mit Teilbeiträgen von H. D. Becker, H. Bünte, G. Feifel, A. H. Hölscher, B. Koch, L. Lehr, J. Lange, M. Rothmund und J. R. Siewert

Die Vagotomie des Magens
G. Feifel und B. Koch 197

Anatomische Vorbemerkungen 197
Definition 197
Selektiv proximale Vagotomie (SPV) 197
Selektiv gastrale Vagotomie (SV) 198
Trunkuläre Vagotomie (TV) 198

Indikation zur Methodenwahl 198
Aufklärung über operative Risiken und Folgekrankheiten 199
Operationsvorbereitung und Prämedikation 199
Selektiv proximale Vagotomie (SPV) 199
Lagerung, Zugang und Exploration 199
Operationstechnik 200
Drainagen 203
Postoperative Maßnahmen 203
Intraoperative Komplikationen 203
    Ösophagusperforation 203 – Magenwandverletzung und Magenwandnekrose 204 – Milzverletzung 204

Postoperative Komplikationen 204
Selektiv gastrale Vagotomie (SV) 204
Operationstechnik 205
Drainagen und Komplikationen 206
Trunkuläre Vagotomie (TV) 207
Abdominale trunkuläre Vagotomie 207
    Lagerung und Zugang 207 – Operationstechnik 207 – Drainagen und Komplikationen 208

Thorakale trunkuläre Vagotomie 208
    Lagerung, Zugang und Exploration 208 – Operationstechnik 209 – Drainagen und Komplikationen 210

Weiterführende Literatur 210

Gastrotomie, Gastrostomie, Gastroenterostomie, Pyloroplastik, Lokale Ulkuschirurgie, Exterritorialisierung und Extraluminale Gefäßligatur
L. Lehr 211

Gastrotomie 211
Indikation 211
Zugang 211
Operationstechnik 211
Drainagen 211
Komplikationen 211

Gastrostomie 212
Indikation 212
Zugang 212
Operationstechnik 212
    Klassische Verfahren 212 – Endoskopische perkutane Gastrostomie 213 – Weitere Verfahren 213

Drainagen 213
Komplikationen 213

10 Eingriffe bei gutartigen Erkrankungen des Magens

Gastroenterostomie 213
   Definition und Indikation 213
   Zugang 213
   Operationstechnik 214
      Klassische Verfahren 214 – Cross-section-Technik 215 – Billroth-II-Anastomose 215
   Drainagen 215
   Komplikationen 215

Pyloroplastik 216
   Indikation 216
   Vorbereitung 216
   Zugang 216
   Operationstechnik 216
      Extramuköse Pylorektomie 216 – Pyloroplastik nach Heineke-Mikulicz 216 – Antroduodenostomie nach Finney bzw. Jaboulay 217
   Drainagen 218
   Komplikationen 218

Lokale Ulkuschirurgie 219
   Definition 219
   Ulkusexzision 219
   Indikation 219
   Zugang 219
   Operationstechnik 219
   Drainagen 220
   Komplikationen 220

Exterritorialisierung 221
   Indikation 221
   Operationstechnik 221
   Drainagen und Komplikationen 221

Extraluminale Gefäßligatur 222
   Indikation 222
   Zugang 222
   Operationstechnik 222
   Drainagen 223
   Komplikationen 223

Weiterführende Literatur 223

Billroth-I-Operation (Gastroduodenostomie)
J. R. Siewert und A. H. Hölscher 224

Definition 224
Indikation 224
Lagerung 224
Zugang 224
Operationstechnik 225
   Magenresektion 225
   Gastroduodenostomie 228
   Versorgung der „Jammerecke" 229

Drainagen 229
Postoperative Komplikationen 230
Weiterführende Literatur 230

Billroth-II-Operation
J. Lange und J. R. Siewert 231

Definition 231
Indikation 231
Lagerung 231
Zugang 231
Operationstechnik 232
   Magenresektion 232
   Gastrojejunostomie 234
   Sogenannte Aufhängenaht 235
   Braunsche Enteroanastomose 236

Drainagen 237
Komplikationen 237
Weiterführende Literatur 237

Distale Magenresektion Typ Roux-Y
H. Bünte 238

Definition 238
Indikation 238
Lagerung und Zugang 238
Operationstechnik 239
Präparation 239
Magenresektion 240
Roux-Y-Schlinge 240

Drainagen 242
Weiterführende Literatur 242

Umwandlungsoperationen und Reeingriffe bei Rezidivulzera
H. D. Becker 243

Definition und Indikation 243
Operationstechnik beim Dumpingsyndrom – Umwandlungsoperation mit Wiederherstellung der Duodenalpassage 243
Isoperistaltische Jejunuminterposition nach Biebl-Henley-Soupault 243
Anisoperistaltische Interposition nach Poth 245

Operationstechnik beim Syndrom der zuführenden Schlinge (Afferent-loop-Syndrom) 245
Isoperistaltische Jejunuminterposition nach Biebl-Henley-Soupault 245
Jejunojejunostomie 246
Braunsche Enteroanastomose 246
Umwandlung der Gastrojejunostomie in eine Roux-Y-Modifikation 246

Operationstechnik bei der Gallerefluxgastritis 247
Umwandlung der Gastrojejunostomie in eine Roux-Y-Modifikation 247
Isoperistaltische Jejunuminterposition nach Biebl-Henley-Soupault 247
Braunsche Enteroanastomose 247

Operationstechnik beim Rezidivulkus nach Billroth-II-Resektion 247
Ulkusexzision 248
Gastroduodenostomie 248
Gastrojejunostomie 248
Roux-Y-Modifikation 248
Transthorakale trunkuläre Vagotomie 248

Operationstechnik beim Rezidivulkus nach Billroth-I-Resektion 249
Ulkusexzision 249
Rekonstruktion des Magens nach Billroth II 249
Gastrojejunostomie mit selektiv gastraler Vagotomie 249
Transthorakale Vagotomie 249

Operationstechnik beim Rezidivulkus nach Vagotomie 250
Operationstechnik 250
Distale Magenresektion mit Gastroduodenostomie 250
Distale Magenresektion mit Gastrojejunostomie 250

Weiterführende Literatur 250

Gastroplastik bei krankhafter Fettsucht
M. Rothmund 251

Definition 251
Indikation 251
Lagerung und Zugang 251
Operationstechnik 252
Drainagen und postoperative Maßnahmen 256
Komplikationen 256
Frühkomplikationen 256
Spätkomplikationen 257

Weiterführende Literatur 257

Die Vagotomie des Magens
G. Feifel und B. Koch

Anatomische Vorbemerkungen

Aus dem Plexus oesophageus, der oberhalb des Zwerchfells mehr oder weniger netzförmig angelegt ist, bilden sich bis zum Zwerchfelldurchtritt 2 Vagusstämme.

Der Truncus vagalis anterior ist in einem Drittel der Fälle unterhalb des Zwerchfells bereits wieder geteilt oder netzförmig verzweigt. Als Einzelstamm ausgebildet, findet man ihn in 2 von 3 Fällen zwischen 4 und 7 Uhr auf der Ösophagusvorderfläche (Blickrichtung: distaler Querschnitt von oben). Als Variation kann er bis zur Hinterkante des abdominalen Ösophagus verlagert auftreten. In 10% gibt der vordere Vagusstamm einen R. gastricus ab, der bereits oberhalb des Zwerchfells entspringt, unterschiedlich stark ist und 1–2 cm links des Ösophagus im Hisschen Winkel zum Fundus zieht. Er kann bei der Operation übersehen werden und Ursache einer inkompletten Vagotomie sein.

Der hintere Vagusstamm ist unterhalb des Zwerchfells sehr selten geteilt oder netzförmig verzweigt. Man findet ihn an der rechten Hinterkante des abdominalen Ösophagus bei 10 bis 11 Uhr. Das Auffinden kann erschwert sein, wenn er 1–2 cm dorsal des Ösophagus im Bereich des Crus mediale im Hiatus oesophageus verläuft. Auch vom hinteren Vagusstamm kann ein R. gastricus hinter dem Ösophagus im Hisschen Winkel zur Funduskuppe verlaufen.

Etwas oberhalb der Kardia teilen sich die Vagusstämme.

Der vordere Stamm gibt Äste nach rechts (Rr. hepatici) zur Leber ab. Sie verlaufen gut sichtbar in der Pars densa des Omentum minus. Nach links zweigen 4 bis 6 Äste ab, zu abdominalem Ösophagus, Kardia und Magenfundus. Im weiteren Verlauf verläßt der Hauptstamm die Vorderfläche der Kardia und wird als 1–2 mm starker, in der Regel gut sichtbarer Ast 1–2 cm von der gastralen Insertion des vorderen Blattes vom Omentum minus entfernt sichtbar (Latarjetscher Nerv). Der Latarjetsche Nerv gibt 4 bis 5 Äste nach links zur kleinen Kurvatur des Magens ab. Etwa 7 cm vor dem Pylorus endet er in 2 bis 3 Aufzweigungen, bildlich einem „Krähenfuß" vergleichbar.

Der hintere Vagusstamm verläuft in seinem Hauptteil zum Ganglion coeliacum und gibt nach links zum hinteren Ösophagus, der Kardia und dem Magenfundus 4 bis 6 Äste ab. Der Hauptstamm verläuft analog dem vorderen, entlang der kleinen Kurvatur des Magens im dorsalen Blatt des Omentum minus.

Definition

Vagotomie bedeutet Durchtrennung efferenter präganglionärer parasympathischer Fasern zum Magen. Die Wirksamkeit einer kompletten Vagotomie wird sichtbar in einer Verminderung der basalen Säuresekretionsleistung (BAO) um 60–80% und der stimulierten Säuresekretion (MAO) um 50–70%. Mit der Vagotomie steht demnach ein operatives Behandlungsprinzip für Ulkuskranke zur Verfügung, das den aggressiven Säurefaktor hemmt und damit eine wesentliche Voraussetzung zur Ulkusheilung schafft.

Selektiv proximale Vagotomie (SPV)

Diese Variante der Vagotomie, die selektiv proximale Form, geht auf Holle und Hart zurück. Sie hat die Durchtrennung aller Äste des vorderen und hinteren Vagusstammes zu den Belegzellen von Fundus und Korpus zum Ziel. Antrum, Pylorus und angrenzendes Duodenum sowie die übrigen Bauchorgane bleiben vagal innerviert. Die Bewahrung der Motilität des Antrums durch Erhaltung des vorderen und hinteren antralen Nervs (Latarjetscher Nerv) gewährt eine ausreichende Entleerungsfunktion des Magens, vor allem für feste Speisen, und macht die Drainageoperation des Magens in der Regel entbehrlich (Abb. 10-1).

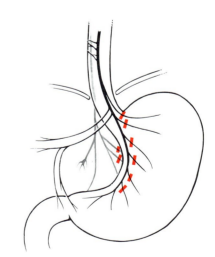

Abb. 10-1 Schemazeichnung der selektiv proximalen Vagotomie (SPV).

Selektiv gastrale Vagotomie (SV)

Die selektiv gastrale Vagotomie wurde von Griffith und Harkins eingeführt. Sie besteht definitionsgemäß in einer vollständigen Durchtrennung aller Vagusäste zum Magen bei gleichzeitiger Erhaltung der vorderen Vagusäste zur Leber und der hinteren Vagusäste zum Ganglion coeliacum. Diese Form der Vagotomie ist eine komplette Vagotomie lediglich in bezug auf den Magen. Obligat ist, wie bei der trunkulären Vagotomie, eine Drainageoperation des Magens, z. B. Pyloroplastik (Abb. 10-2).

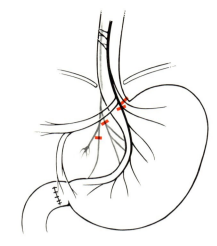

Abb. 10-2 Schemazeichnung der selektivgastralen Vagotomie (SV).

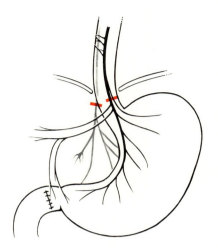

Abb. 10-3 Schemazeichnung der trunkulären Vagotomie (TV).

Trunkuläre Vagotomie (TV)

Die trunkuläre Vagotomie (Dragstedt) beinhaltet die Durchtrennung sowohl des vorderen linken als auch des hinteren rechten Vagusstammes nahe dem Zwerchfell, proximal aller abdominalen Äste. Dadurch werden alle vagal versorgten Bauchorgane denerviert (Abb. 10-3).

Indikation zur Methodenwahl

Die Wahl der chirurgischen Methode beim Ulcus pepticum richtet sich nach der Art und Lokalisation des peptischen Geschwürs und nach dem operationsspezifischen Risiko. Letzteres umfaßt die Klinikletalität, postoperative Morbidität, Nebenwirkung der Operation (Dumping, Diarrhö) und Möglichkeiten eines nachfolgenden Korrektureingriffs (Tab. 10-1).

Unter den Vagotomieverfahren kommt die SPV ohne Pyloroplastik dem Ziel einer wirksamen Säurereduktion bei geringster Funktionseinbuße am nächsten. Sie ist heute die Standardoperation beim unkomplizierten Ulcus duodeni. Diese Aussage basiert auf ausreichend belegten Studienergebnissen.

Für das pylorische bzw. das präpylorische Ulkus muß wegen der hohen Rezidivrate, bis zu 29% nach 10 Jahren, zumindest eine Pyloroplastik zur SPV hinzugefügt werden. Alternativ empfiehlt sich die Antrektomie mit selektiv gastraler Vagotomie.

Für das Ulcus ventriculi Typ I nach Johnson ist die distale Magenresektion (Antrektomie) in Verbindung mit einer selektiv gastralen Vagotomie (SV) zu empfehlen.

Die Anwendung der selektiv gastralen Vagotomie (SV) beschränkt sich im wesentlichen auf die sogenannten kombinierten Operationen (Vagotomie und Antrektomie) und Korrektureingriffe.

Der Entschluß zur trunkulären Vagotomie wird wegen der bekannten Nebenwirkungen nur unter besonderen Umständen gefaßt werden. Anders als in den USA sehen wir keine Indikation für diese Methode unter elektiven Bedingungen oder beim Ersteingriff. Die trunkuläre Vagotomie hat ihre einzige Berechtigung in Notsituationen, als Korrekturverfahren beim Ulkusrezidiv oder beim Ulcus pepticum jejuni.

Tab. 10-1 Häufigkeit von Komplikationen und Folgekrankheiten der Vagotomien.

Komplikationen	
Ösophagus- und Magenläsion	0 – 1,6%
Nekrose der kleinen- Kurvatur	0,2 %
Milzverletzung	1 – 4%
Nachblutung	0,7 – 2,8%
Wundheilungsstörung	1,6 – 2,7%
Letalität	0,1 – 0,9%
Rezidivulkus	0 – 15%
Folgekrankheiten	
Diarrhö	0,5 – 14%
Dumpingsyndrom	0,2 – 3%
Magenentleerungsstörung	0,3 – 10%
Dysphagie	1 – 12%

Aufklärung über operative Risiken und Folgekrankheiten

Jeder Patient, der zur Vagotomie vorbereitet wird, muß über mögliche Komplikationen und Folgekrankheiten aufgeklärt werden (siehe Tab. 10-1). Der Patient muß über die gelegentliche Notwendigkeit der Änderung der Operationsplanung informiert sein, z. B. bei narbig fixierter antroduodenaler Stenose.

Operationsvorbereitung und Prämedikation

Die prä- und postoperative Säuresekretionsanalyse ist ohne Bedeutung für die Indikation zur Operation und für die Wahl des Vagotomieverfahrens. Sie kann aber für den Operateur als Qualitätskontrolle dienlich sein.

Beachte:
Ist eine intraoperative Kontrolle auf Vollständigkeit der Vagotomie durch Elektrostimulation (Burge-Test) oder pH-Metrie (Grassi) geplant, darf zur Prämedikation kein Atropin oder eine analog wirksame Substanz gegeben werden, da sonst falsche Testergebnisse gewonnen werden.

Selektiv proximale Vagotomie (SPV)

Lagerung, Zugang und Exploration

Lagerung: Rückenlage.

Der Zugang erfolgt über eine mediane Oberbauchinzision unter Linksumschneidung des Nabels (Abb. 10-4).

Nach Durchtrennung der Bauchdecken in der Linea alba wird der Retraktionshaken nach Rochard in den epigastrischen Winkel eingesetzt und die seitlichen Bauchdeckenränder mit einem Bauchdeckenspreizer auseinandergedrängt (Abb. 10-5).

Es hat eine orientierende Inspektion des Bauchraumes zum Ausschluß von Zweiterkrankungen zu erfolgen.

Beachte:
Besondere Aufmerksamkeit gilt der antroduodenalen Region mit Überprüfung der genauen Lokalisation und Umgebung des Ulkus.

Ist der Pylorus enger als 1,5–2 cm (Daumen-Zeigefinger-Probe), muß in jedem Fall zur Vermeidung von Stase und Retention eine Pylorusdilatation, gegebenenfalls eine Pyloroplastik durchgeführt werden.

Bereits jetzt werden eventuelle Adhäsionen zur Milzkapsel gelöst, um Kapselläsionen durch Zug am Magen zu verhindern. Ein Tuch in der Milzloge entspannt das Lig. gastrolienale und schützt so vor Milzläsionen.

Mit einem breiten Haken wird der linke Leberlappen hochgehalten. Die Einkerbung oder Durchtrennung des Lig. triangulare hepatis ist entbehrlich. Mit einem feuchten Tuch wird die große Magenkurvatur nach links kaudal angespannt.

Die Identifizierung des vorderen Latarjetschen Nervs erfolgt als feiner, weißlicher Strang 0,5–1,5 cm rechts lateral der gastralen Insertion des vorderen Blattes des Omentum minus. Der Latarjetsche Nerv verzweigt sich als sogenannter „Krähenfuß" deutlich sichtbar in 3 auslaufenden Ästen zur kleinen Kurvatur an der Antrum-Korpus-Grenze, etwa 6–8 cm oral des Pylorus.

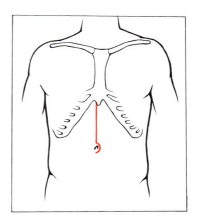

Abb. 10-4 Schnittführung bei allen abdominalen Vagotomieverfahren.

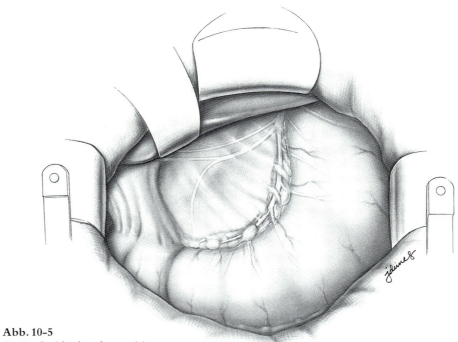

Abb. 10-5
Optimale Oberbauchexposition durch Rochard-Haken und Bauchdeckenspreizer.

Operationstechnik

Für die SPV liegt die distale Denervationsgrenze zwischen dem oralen und den beiden aboralen Ästen des „Krähenfußes". Letztere müssen sicher erhalten werden, damit Magenentleerungsstörungen vermieden werden.

An dieser anatomisch definierten Landmarke beginnt die aufsteigende Präparation der kleinen Kurvatur (Abb. 10-6).

Mit feinen Overholt-Klemmen werden kleine Gewebeportionen an der vorderen, unmittelbar gastralen Insertion des kleinen Netzes angehoben und zwischen Ligaturen (3–0, 4–0) durchtrennt (Abb. 10-7a und b).

In dieser Technik wird zunächst das vordere Blatt des kleinen Netzes bis zur Kardia abgelöst und dann die Präparation bis zum Hisschen Winkel fortgesetzt (Ab. 10-8).

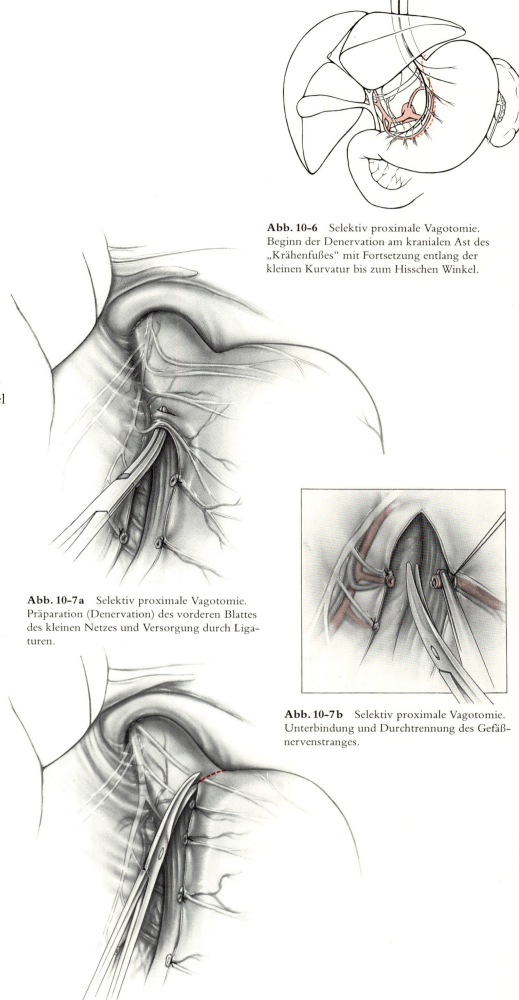

Abb. 10-6 Selektiv proximale Vagotomie. Beginn der Denervation am kranialen Ast des „Krähenfußes" mit Fortsetzung entlang der kleinen Kurvatur bis zum Hisschen Winkel.

Abb. 10-7a Selektiv proximale Vagotomie. Präparation (Denervation) des vorderen Blattes des kleinen Netzes und Versorgung durch Ligaturen.

Abb. 10-7b Selektiv proximale Vagotomie. Unterbindung und Durchtrennung des Gefäßnervenstranges.

Abb. 10-8 Selektiv proximale Vagotomie. Fortführung der Präparation über die Vorderwand der Kardia bis zum Hisschen Winkel.

Die Durchtrennung der Insertion des kleinen Netzes erfolgt in der Regel in 2 Schichten (vorderes Blatt, hinteres Blatt). Bei adipösen Patienten muß die mittlere Schicht in einem 3. Arbeitsgang separat in aufsteigender Präparation abgesetzt werden. Für das Verständnis dieser Vorgehensweise muß man sich die räumliche Anordnung der gastralen Insertion des kleinen Netzes veranschaulichen (Abb. 10-9).

Links des Ösophagus wird eine kleine Inzision im Peritoneum gemacht und das Bindegewebe im Hisschen Winkel bis zum Zwerchfellschenkel abpräpariert.

Beachte:
Dieser Schritt ist besonders wichtig, weil in diesem Gewebe hoch vom linken Vagusstamm abgehende Fasern direkt zum Fundus verlaufen können.

Unter leichter Anspannung des Magens nach links kaudal wird die gastrale Insertion des hinteren Blattes des kleinen Netzes nach vorne rotiert und der hintere Latarjetsche Nerv mit seinen zur Magenwand verlaufenden Abgängen sichtbar. Diese werden bis zum Krähenfuß durchtrennt (Abb. 10-10 und 10-11).

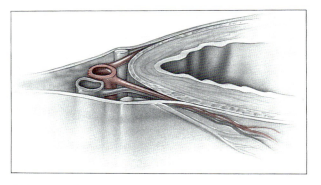

Abb. 10-9 Selektiv proximale Vagotomie. Schematischer Sagittalschnitt der gastralen Insertion des kleinen Netzes.

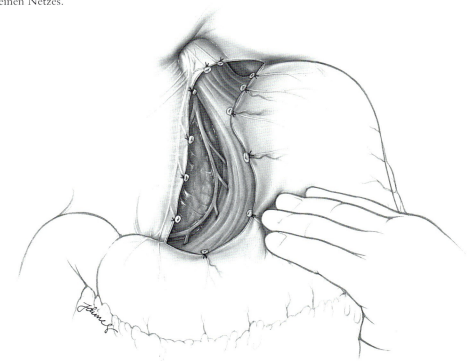

Abb. 10-10 Selektiv proximale Vagotomie. Situs nach kompletter ventraler Denervation einschließlich der zum Fundus ziehenden Vagusäste. Der hintere Vagusstamm mit seinen Ästen ist dargestellt.

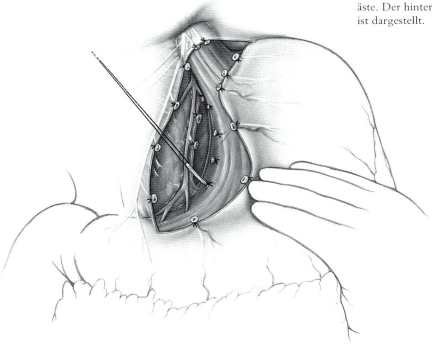

Abb. 10-11 Selektiv proximale Vagotomie. Unterbindung und Durchtrennung vagaler Äste an der dorsalen gastralen Insertion des Omentum minus.

Schließlich wird der Ösophagus in einer Länge von 5–6 cm zirkulär freipräpariert, wobei längsverlaufende Nervenäste auf der Ösophagusmuskulatur mit einer feinen Klemme oder einem Nervenhäkchen aufgeladen und durchtrennt werden (Abb. 10-12 bis 10-14).

Elektrostimulationstest nach Burge

Nach Abschluß der Präparation kann zur intraoperativen Vollständigkeitskontrolle der Elektrostimulationstest nach Burge durchgeführt werden. Hierfür wird die Elektrode um den Ösophagus gelegt; eine weiche Darmklemme liegt an der Korpus-Antrum-Grenze. Der proximale Magen wird vom Anästhesisten über eine spezielle Sonde aufgeblasen. Nach Reiz über die Elektrode darf kein Druckanstieg über 2 mmHg erfolgen (Abb. 10-15).

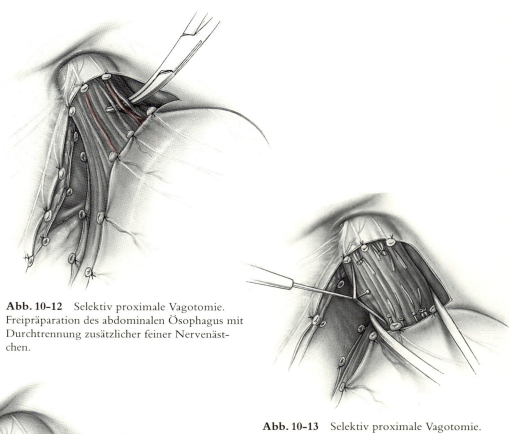

Abb. 10-12 Selektiv proximale Vagotomie. Freipräparation des abdominalen Ösophagus mit Durchtrennung zusätzlicher feiner Nervenästchen.

Abb. 10-13 Selektiv proximale Vagotomie. Durch Zug an der angeschlungenen Kardia nach distal lassen sich feine Nervenfasern besser anspannen.

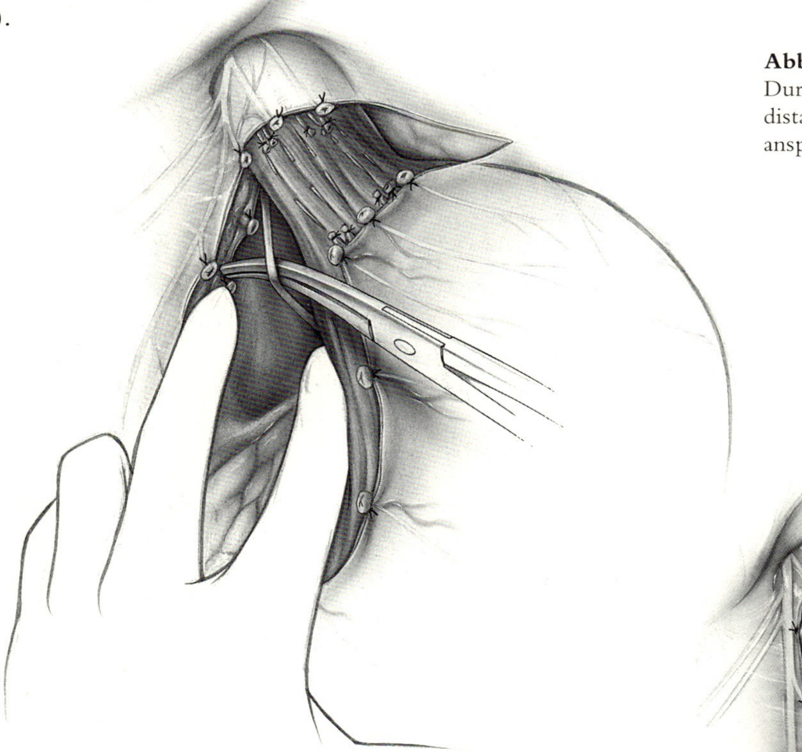

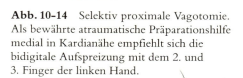

Abb. 10-14 Selektiv proximale Vagotomie. Als bewährte atraumatische Präparationshilfe medial in Kardianähe empfiehlt sich die bidigitale Aufspreizung mit dem 2. und 3. Finger der linken Hand.

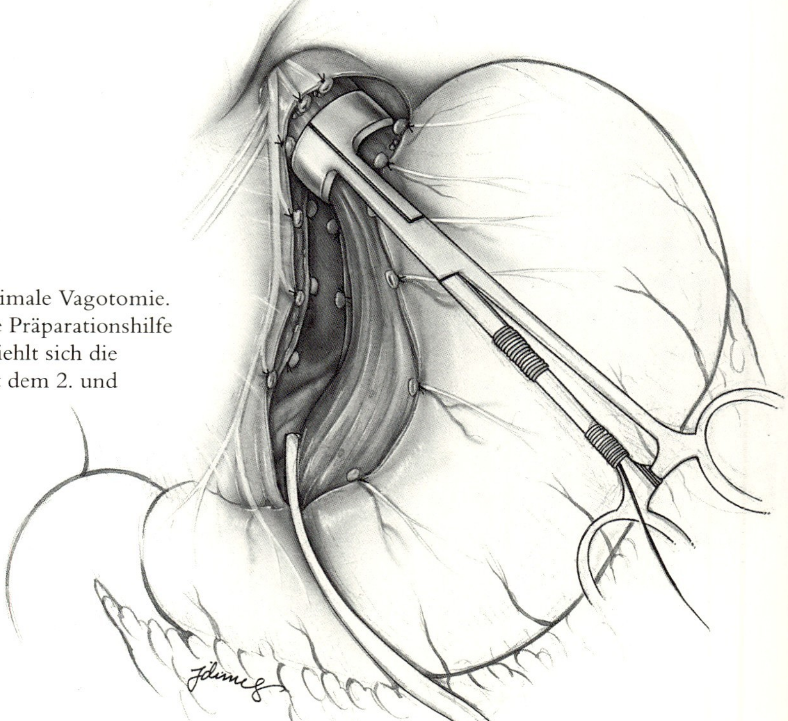

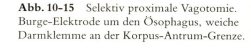

Abb. 10-15 Selektiv proximale Vagotomie. Burge-Elektrode um den Ösophagus, weiche Darmklemme an der Korpus-Antrum-Grenze.

Zum Abschluß der SPV werden an der kleinen Kurvatur alle Ligaturen überprüft, die durch die vorangegangene Manipulation abrutschen oder locker werden können (Abb. 10-16).

> **Cave**
> **Danach erfolgt die wichtige Reserosierung der kleinen Kurvatur mit Einzelnähten (3–0).**

Durch diese Maßnahme entsteht ein Schutz bei eventueller Durchblutungsstörung an der kleinen Kurvatur (Abb. 10-17), eventuell auch gegen eine mögliche Reinnervation.

Drainagen

Die Drainage des Abdomens ist nicht routinemäßig erforderlich.

Postoperative Maßnahmen

Eine Magensonde für 1 bis 2 Tage ist für die Tonisierung des Magens hilfreich. Der Patient kann bereits am 2. postoperativen Tag Tee in kleinen Mengen zu sich nehmen.

Intraoperative Komplikationen

Die bedrohlichsten Verletzungen sind die Perforation des Ösophagus, des Magens sowie die Kapselläsion der Milz (siehe Tab. 10-1).

Ösophagusperforation

Die Häufigkeit der Ösophagusperforation wird in der Literatur mit 0–1,4% angegeben. Anatomische Besonderheiten (Hiatushernie), grobe, zu hastige Präparation, ausgedehnte Elektrokoagulation, unübersichtlicher Situs, vor allem durch unzureichende Blutstillung, begünstigen die Gefahr der Ösophagusläsion.

> **Cave**
> **Meist wird die Läsion beim Umfahren des subdiaphragmalen Ösophagus zu Anfang der Operation und tückischerweise an der schlecht einsehbaren Hinterwand gesetzt.**

Vor dieser Verletzung schützt ein im Ösophaguslumen liegender dicker Magenschlauch (Charr. 32–36).

Beachte:
Die nicht erkannte Läsion kann tödlich verlaufen.

Die Versorgung erkannter Läsionen ist unproblematisch. Kleinere, punktförmige Läsionen werden durch eine Reihe allschichtig gestochener Einzelnähte (3–0) verschlossen. Größere Einrisse, d. h. deutlich sichtbare Eröffnungen der Ösophaguslichtung, werden durch eine zusätzliche lockere Fundoplicatio versorgt. Eine Drainage wird in die Nähe der Läsion plaziert.

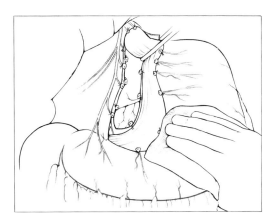

Abb. 10-16 Selektiv proximale Vagotomie. Abschließende Überprüfung des Präparationsgebietes auf Bluttrockenheit.

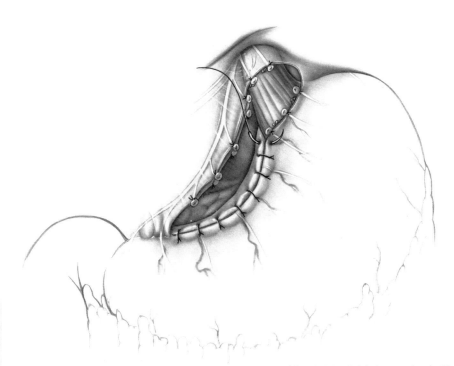

Abb. 10-17 Selektiv proximale Vagotomie. Reserosierung der kleinen Kurvatur des Magens.

Magenwandverletzung und Magenwandnekrose

Magenverletzungen bei Vagotomie werden in 0,1–1,6% beobachtet. Gefährdet sind Patienten mit fettreichem Netz. Begünstigend wirkt auch hier grobe, unübersichtliche Präparation. Die Versorgung erfolgt mit einer Reihe Einzelnähten (3-0), die abschließend in einer 2. Nahtreihe reserosiert werden. Obligat ist eine Zieldrainage. Bei Patienten mit erheblicher Einschränkung des normalerweise guten Kollateralkreislaufs am Magen kann durch Skelettierung der kleinen Kurvatur eine Ischämie mit nachfolgender Wandnekrose und Perforation in 0,2% ausgelöst werden.

Beachte:
Deshalb bedürfen Patienten mit Niereninsuffizienz, Hypertonie, Diabetes mellitus und schwerer Arteriosklerose einer besonders kritischen Indikationsstellung zur SPV.

Als Alternative bietet sich für diese Patienten die selektiv gastrale Vagotomie mit Pyloroplastik an.

Milzverletzung

Verletzungen der Milz bei Vagotomie treten in 1–4% auf. Ein zu kurzes Lig. gastrolienale, Adhäsionen oder krankhafte Veränderungen der Milz wirken begünstigend. Wegen des erhöhten Sepsisrisikos nach Splenektomie sollte grundsätzlich eine milzerhaltende Blutstillung mit Infrarotkoagulation und Fibrinkleber versucht werden.

Postoperative Komplikationen

Die Nachblutung (0,7–2,8%) hat ihre Ursache in einer nichterkannten Milzkapselverletzung, in Netzblutungen, in abgerutschten Ligaturen an der kleinen Kurvatur oder in übersehenen Gefäßläsionen retrokardial. Eine abwartende Haltung ist selten aussichtsreich. Rasche Relaparotomie und definitive Blutstillung sind für den weiteren unkomplizierten Heilverlauf entscheidend.

In ca. 10% entwickelt sich auf dem Boden lokaler Gewebsreaktionen eine Dysphagie, die jedoch nach Tagen bis einigen Wochen folgenlos ausheilt.

Problematischer kann eine passagere Entleerungsstörung des Magens sein, die in etwa 10% auftritt, aber nur in 1% von klinischer Relevanz ist. Sie äußert sich durch Völlegefühl, Aufstoßen und Erbrechen. Eine endoskopische oder röntgenologische Untersuchung muß klären, ob eine Obstruktion des Magenausgangs die Ursache ist.

Die funktionellen Entleerungsstörungen erfordern zunächst Entlastung durch Magensonde und die Gabe von Metoclopramid bzw. Domperidon. In der Regel erholt sich der Magen in wenigen Tagen.

Septische Komplikationen, wie Wundinfekt und intraabdominale Abszesse, sind relativ selten, da bei der SPV der Magen-Darm-Trakt nicht eröffnet wird.

Die Operationsletalität der SPV bewegt sich unter elektiven Bedingungen um 0,1–0,9%, kann aber bei Notfalleingriffen erheblich höher liegen.

Selektiv gastrale Vagotomie (SV)

Die vorbereitenden Maßnahmen (Lagerung und Zugang) entsprechen denen der selektiv proximalen Vagotomie (siehe Abb. 10-4).

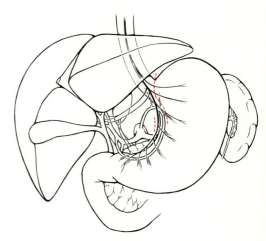

Abb. 10-18 Selektiv gastrale Vagotomie. Exposition der Präparationsfläche durch Zug des Magens nach links kaudal. Rot eingezeichnet: Inzisionsstellen des Omentum minus und Präparationsrichtung.

Operationstechnik

Die Leber wird mit einem Haken nach rechts weggehalten. Unter Zug am Magen nach kaudal und links erkennt man quer verlaufend in der Pars densa den meist bandförmig angelegten R. hepaticus des vorderen Vagusstammes (Abb. 10-18). Unterhalb zieht der vordere Latarjetsche Ast an der kleinen Kurvatur nach kaudal. Eine 3–4 cm lange Längsinzision des Netzes erfolgt in der Pars flaccida. Schrittweise Ablösung des kleinen Netzes von der kleinen Kurvatur nach kranial. Die Präparation endet im Hisschen Winkel (Abb. 10-18).

Beachte:
Die Ablösung des kleinen Netzes erfolgt im Gegensatz zur SPV in einem Zug (gleichzeitig vorderes und hinteres Blatt des Omentum minus) und nicht magenwandnah, da der Latarjetsche Nerv nicht geschont werden muß.

Hilfreich ist der durch die Inzision der Pars flaccida eingeführte Zeigefinger der linken Hand, mit dem die Magenhinterwand getastet werden kann (Abb. 10-19 und 10-20).

Die untere Klemme wird unterbunden bzw. umstochen (PGS-Faden, 2-0). Die proximale Klemme wird leicht nach rechts abduziert. Die Präparation bis zur Kardia wird dadurch erleichtert (Abb. 10-21 und 10-22).

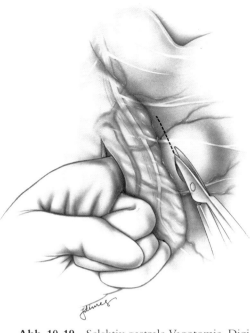

Abb. 10-19 Selektiv gastrale Vagotomie. Digitale Kontrolle der hinteren Magenkante bei der Präparation und Inzision der gastralen Insertion des Omentum minus im gefäßfreien Abschnitt.

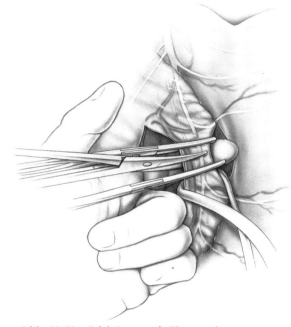

Abb. 10-20 Selektiv gastrale Vagotomie. Knapp unterhalb der Kardia wird die mit dem linken Zeigefinger unterfahrene, vom Magen abgelöste gastrale Insertion des kleinen Netzes quer zwischen 2 Klemmen durchtrennt.

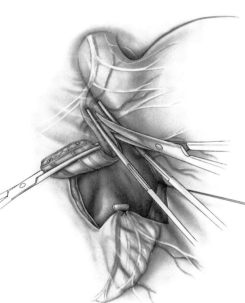

Abb. 10-21 Selektiv gastrale Vagotomie. Fortführung der Präparation kardiawärts unter Schonung der Rr. hepatici.

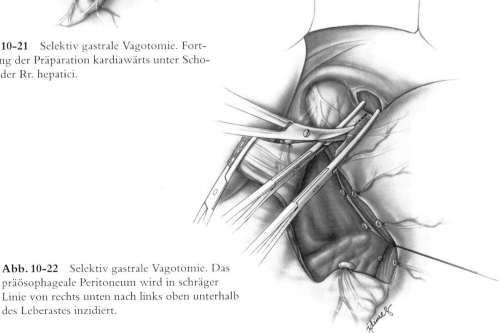

Abb. 10-22 Selektiv gastrale Vagotomie. Das präösophageale Peritoneum wird in schräger Linie von rechts unten nach links oben unterhalb des Leberastes inzidiert.

Besondere Beachtung verlangt die Darstellung und Durchtrennung akzessorischer Vagusäste im Hisschen Winkel (Abb. 10-23a).

Wie bei der SPV wird die vordere SV mit der Durchtrennung eventueller intramuraler Fasern beendet. (Abb. 10-23b).

Für die hintere SV muß zunächst der hintere Vagusstamm sicher identifiziert werden. Der Stamm wird angeschlungen und leicht nach rechts verzogen. Alle zum Magen verlaufenden Vagusfasern werden dann schrittweise magennah durchtrennt, wobei die direkte Fortsetzung des linken Vagusstammes, der R. coeliacus, unversehrt bleibt (Abb. 10-24).

Durch weitere vorsichtige Rotation des distalen Ösophagus zwischen Daumen und Zeigefinger der linken Hand ist es möglich, restliche dorsale Fasern des Vagus zu identifizieren und zu durchtrennen.

Jede SV muß mit einer Drainageoperation des Magens verbunden werden.

Drainagen und Komplikationen

Eine transnasal eingelegte Magenverweilsonde empfiehlt sich für die Dauer von 2 bis 3 Tagen. Je nach Situation wird eine Drainage subhepatisch plaziert. Zu den Komplikationen siehe Tabelle 10-1.

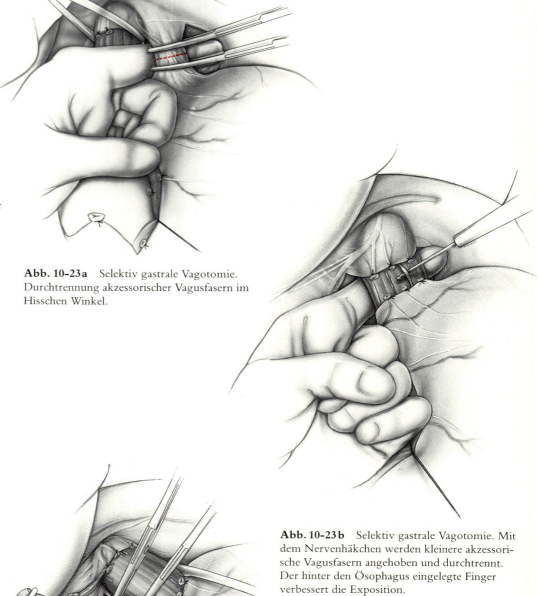

Abb. 10-23a Selektiv gastrale Vagotomie. Durchtrennung akzessorischer Vagusfasern im Hisschen Winkel.

Abb. 10-23b Selektiv gastrale Vagotomie. Mit dem Nervenhäkchen werden kleinere akzessorische Vagusfasern angehoben und durchtrennt. Der hinter den Ösophagus eingelegte Finger verbessert die Exposition.

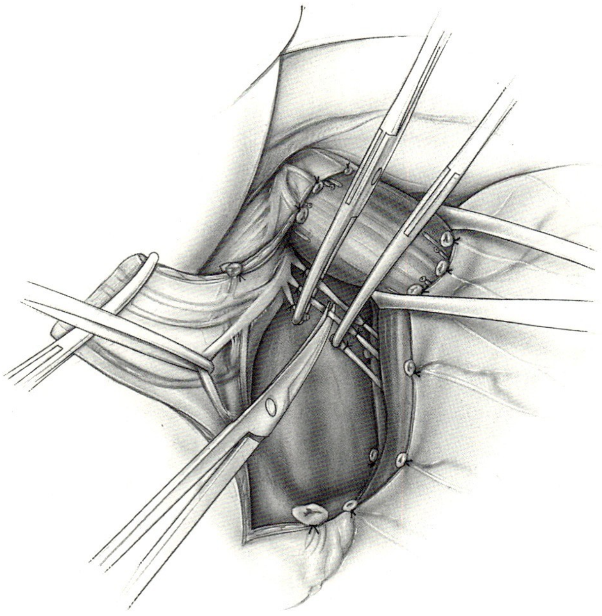

Abb. 10-24 Selektiv gastrale Vagotomie. Durch Zug nach links wird die hintere Präparationsebene des Ösophagus exponiert. Die Vagusäste zum Magen werden durchtrennt. Der R. coeliacus bleibt intakt.

Trunkuläre Vagotomie (TV)

Die trunkuläre Vagotomie erfolgt entweder abdominal oder thorakal.

Abdominale trunkuläre Vagotomie

Lagerung und Zugang

Lagerung, Zugang und Exposition entsprechen dem Vorgehen bei der SPV (siehe Abb. 10-4 und 10-5).

Operationstechnik

Nach Abhalten des linken Leberlappens wird unmittelbar unterhalb des Zwerchfells die vorderwandseitige peritoneale Umschlagfalte quer inzidiert (Abb. 10-25). Das lockere Bindegewebe links neben dem Ösophagus wird mit einem Präpariertupfer bis zur Darstellung des linken Zwerchfellschenkels abgedrängt. Eine dicke Sonde im Ösophagus erleichtert die Erkennung der Begrenzung des Ösophagus. Mit dem rechten Zeigefinger wird der Ösophagus von rechts her unterfahren und mit einem Gummizügel angeschlungen (Abb. 10-26).

Die Identifizierung des vorderen Vagusstammes erfolgt mittels Zug nach links kaudal durch Palpation. Der Nerv fühlt sich wie eine straff gespannte Saite an. Nach seiner Identifizierung wird er mit einer feinen Overholt-Klemme unterfahren und unter Ligatur der Enden reseziert (Abb. 10-27).

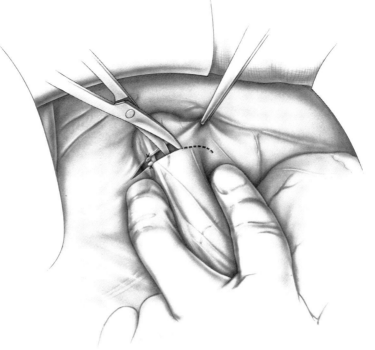

Abb. 10-25 Trunkuläre Vagotomie. Quere Inzision des präösophagealen Peritoneums.

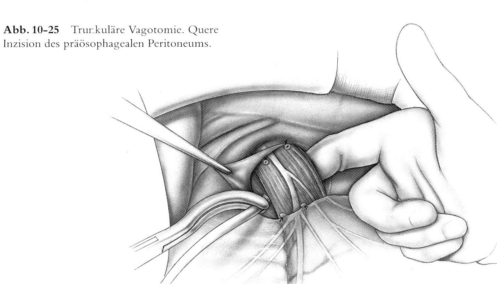

Abb. 10-26 Trunkuläre Vagotomie. Anschlingen des Ösophagus mit einem Gummizügel.

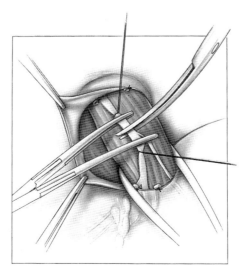

Abb. 10-27 Trunkuläre Vagotomie. Durchtrennung und Ligatur des vorderen Vagusstammes.

Durch Drehung des Ösophagus um seine Längsachse nach rechts wird der hintere Vagusstamm, der bis zu 2 cm dorsal des Ösophagus verlaufen kann, ebenfalls als straffe Saite palpatorisch identifiziert und reseziert (Abb. 10-28).

Beachte:
Keinesfalls darf man sich mit der Durchtrennung von 2 kräftigen Nervenstämmen zufriedengeben. An der ventralen Ösophagusvorderfläche finden sich in über 60% Nebenäste. Mit Hilfe von Nervenhäkchen und palpatorischer Kontrolle müssen alle Fasern aufgesucht und durchtrennt werden bis sich die gesamte Ösophaguszirkumferenz „weich" anfühlt (Abb. 10-29).

Drainagen und Komplikationen
Nach sorgfältiger Blutstillung erübrigt sich eine Bauchraumdrainage. Die resezierten Vagussegmente werden zur Dokumentation histologisch untersucht. Komplikationen siehe Tabelle 10-1.

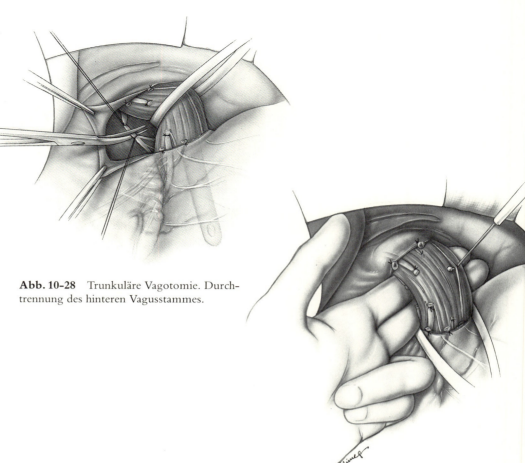

Abb. 10-28 Trunkuläre Vagotomie. Durchtrennung des hinteren Vagusstammes.

Abb. 10-29 Trunkuläre Vagotomie. Durchtrennung akzessorischer Vagusäste auf dem Ösophagus. Bessere Exposition durch hinter den Ösophagus eingeführte Finger.

Thorakale trunkuläre Vagotomie

Lagerung, Zugang und Exploration
Der Patient befindet sich in Rechtsseitenlage. Der linke Arm ist nach oben und vorn geschlagen und an einem Bügel fixiert. Die Eröffnung des Thorax erfolgt durch dorsolaterale Thorakotomie im 7. ICR links. Die Hautinzision beginnt ca. 4 Querfinger lateral der Dornfortsatzlinie und folgt dem Rippenverlauf (Abb. 10-30a und b).

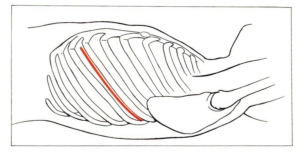

Abb. 10-30a Thorakale trunkuläre Vagotomie. Schnittführung zur Thorakotomie links im 7. ICR.

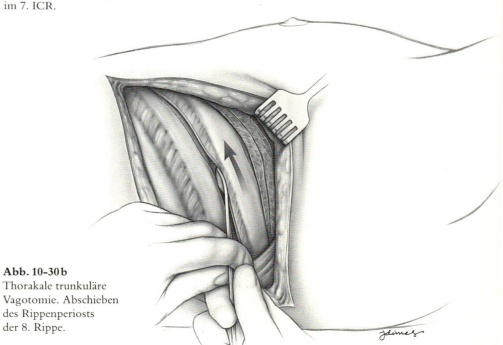

Abb. 10-30b Thorakale trunkuläre Vagotomie. Abschieben des Rippenperiosts der 8. Rippe.

Operationstechnik

Nach Aufspreizen des Interkostalraumes wird die linke Lunge vorsichtig nach kranial abgedrängt, mit Tüchern bedeckt und mittels Haken in der gewünschten Position gehalten.

Nach palpatorischer Identifizierung des Ösophagus Längsinzision der Pleura mediastinalis (Abb. 10-31a). Die Speiseröhre wird digital unterfahren und mit einem Zügel angeschlungen (Abb. 10-31b). Die Mobilisation der unteren Speiseröhre hat auf einer Strecke von 6–8 cm zu erfolgen.

Bei leichter Spannung am Gummizügel werden die einzelnen Äste des Plexus oesophageus gut sichtbar oder über die gesamte Zirkumferenz palpatorisch identifiziert. An der Vorderseite ist mit 3 bis 5, an der Rückseite mit 1 bis 3 Ästen der Vagusstämme zu rechnen. Grundsätzlich wird jeder Hauptstamm auf einer Länge von 2 cm zwischen Clips oder Unterbindungen reseziert (Abb. 10-32a und b).

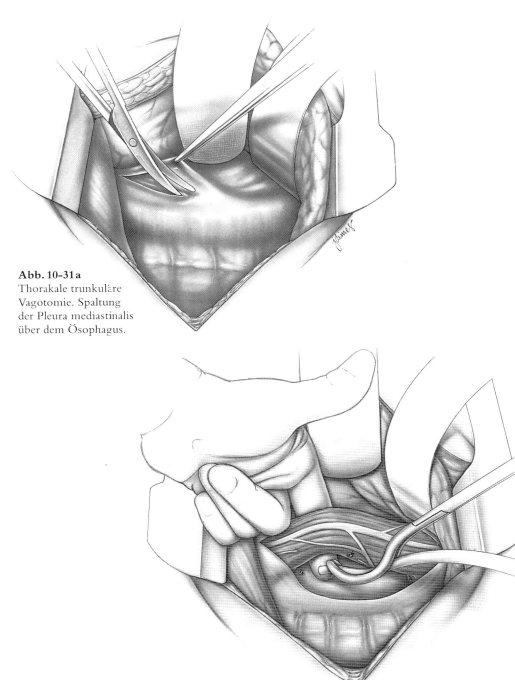

Abb. 10-31a Thorakale trunkuläre Vagotomie. Spaltung der Pleura mediastinalis über dem Ösophagus.

Abb. 10-31b Thorakale trunkuläre Vagotomie. Anschlingen der thorakalen Speiseröhre mit einem Gummizügel.

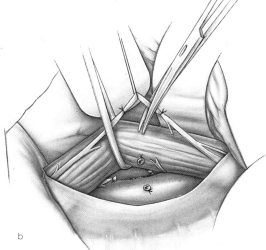

Abb. 10-32a und b Thorakale trunkuläre Vagotomie. Durchtrennung der Vagusstämme und Unterbindung mittels Clips oder resorbierbarer Fäden.

Kleine Äste können wahlweise mit dem Thermokauter koaguliert oder zwischen Unterbindungen durchtrennt werden (Abb. 10-33).

Drainagen und Komplikationen

Die mediastinale Pleura kann abschließend offenbleiben. Nach sorgfältiger Überprüfung der Blutstillung wird obligat in den Sinus phrenicocostalis eine Thoraxdrainage eingelegt. Die Ausdehnung der Lunge wird postoperativ röntgenologisch kontrolliert und in der Regel am 2. Tag die Thoraxdrainage entfernt. In der Folgezeit ist auf eine mäßig starke Pleuraergußbildung zu achten.

Die wichtigste Komplikation ist die Ösophaguswandverletzung. Im Verdachtsfall erfolgt eine Dichtigkeitsüberprüfung der Wand durch Auffüllen des Ösophagus mit Methylenblau-Lösung und gegebenenfalls eine einreihige Allschichtennaht (3–0).

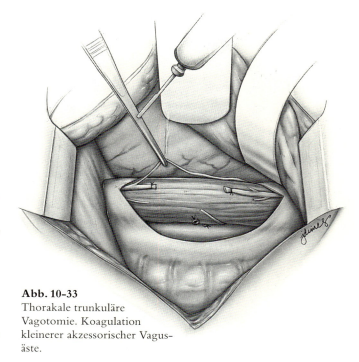

Abb. 10-33
Thorakale trunkuläre Vagotomie. Koagulation kleinerer akzessorischer Vagusäste.

Weiterführende Literatur

1. Bauer, H.: Nichtresezierende Ulcuschirurgie. Springer, Heidelberg–Berlin–New York 1980
2. Blum, A. L., J. R. Siewert: Interdisziplinäre Gastroenterologie: Ulcustherapie. Springer, Berlin–Heidelberg–New York 1982
3. Blum, A. L., J. R. Siewert, R. Arnold, M. Classen, G. E. Feuerle: Ulcusalmanach 1 und 2. Springer, Berlin–Heidelberg–New York 1987
4. Bünte, H., L. Demling, S. Domschke, P. Langhans: Folgeerkrankungen der Ulcuschirurgie. Edition Medizin, Weinheim 1987
5. Burge, H., E. H. Farthmann, G. Grassi, St. B. Hedenstedt, L. F. Hollender, H. W. Schreiber, N. C. Tanner: Vagotomie. Thieme, Stuttgart 1976
6. Kremer, K., W. Lierse, W. Platzer, H. W. Schreiber, S. Weller: Chirurgische Operationslehre (Bd. 3): Oesophagus, Magen, Duodenum. Thieme, Stuttgart 1987
7. Malfertheiner, P., E. Stange, H. Ditschuneit: Aktuelle Aspekte zur Pathogenese und Therapie des peptischen Magen- und Duodenalulcus. Z. Gastroent. 25, Suppl. 3 (1987) 1
8. Muller, C., S. Martinoli: Die proximal selektive Vagotomie. Springer, Berlin–Heidelberg–New York 1985
9. Siewert, J. R., A. L. Blum (et al.): Therapie der Ulcuskrankheit: Wann medikamentöse Langzeittherapie, wann chirurgische Behandlung? Dtsch. med. Wschr. 111 (1986) 363

Gastrotomie, Gastrostomie, Gastroenterostomie, Pyloroplastik, Lokale Ulkuschirurgie, Exterritorialisierung und Extraluminale Gefäßligatur

L. Lehr

Gastrotomie

Indikation

Zur Entfernung von Fremdkörpern und Exploration des Magens von innen; bei Polypen zur Polypektomie, beim Hinterwandulkus zur Durchstechung oder Exzision, bei Varizen zur Umstechung.

Zugang

Mediane Oberbauchlaparotomie (Abb. 10-34).

Operationstechnik

Bei gezieltem Vorgehen, wie z.B. der Entfernung von Fremdkörpern, ist die Schnittführung am Magen quer, wenn die Erweiterungsmöglichkeit besonders nach oral hin entscheidend ist, besser längs.

In beiden Fällen wird die Inzision etwa in Korpusmitte angelegt (Abb. 10-35).

Entsprechend werden auch die Haltefäden positioniert. Meist wird die Magenwand in einem Zug mit dem elektrischen Messer durchtrennt, will man aber eine sichere Blutstillung erreichen, muß man die submukösen Gefäße mit von Habererschen Umstechungen ligieren.

Zum Verschluß des Magens reicht eine einreihige seromuskuläre, die Mukosa tangential fassende Einzelknopfnaht mit synthetischem resorbierbarem Material der Stärke 3–0 aus.

Drainagen

Zur Drainage des Operationsgebietes wird ein möglichst weicher Drain (Penrose, Easy-flow) verwendet, der ebenso wie die eingelegte Magensonde am 3., spätestens am 5. postoperativen Tag entfernt werden kann.

Komplikationen

Einen Hinweis auf eine Nachblutung aus den submukösen Arterien kann Blut in der Magensonde liefern, gesichert wird die Diagnose durch Endoskopie. Dies erlaubt dann auch gleichzeitig einen Versuch der Blutstillung durch Unterspritzen mit vasokonstringierenden Medikamenten (z. B. Por-8®, 1:10 verdünnt).

Eine Nahtinsuffizienz wird in der Regel klinisch diagnostiziert werden können, eine Dokumentation ist durch Röntgen mit wasserlöslichem Kontrastmittel, z. B. über eine liegende Magensonde appliziert, möglich.

Die Behandlung besteht bei der Frühinsuffizienz (vor dem 5. Tag) in der Relaparotomie, Nachexzision der alten Naht und neuerlichem Nahtverschluß.

Später auftretende Insuffizienzen können bei guter innerer und äußerer Drainage auch konservativ behandelt werden.

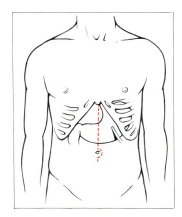

Abb. 10-34 Nichtresektive Magenchirurgie. Standardzugang: Mediane Oberbauchlaparotomie (Gastrostomie: korrekte Position des Gastrostomiekatheters 2 Querfinger entfernt vom linken Rippenbogen).

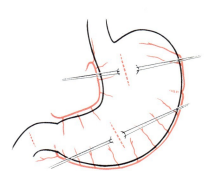

Abb. 10-35 Gastrotomie. Unterschiedliche Schnittrichtung am Magenantrum und -korpus zwischen Haltefäden.

Gastrostomie

Indikation

Zur Ernährung eines Patienten bei Unmöglichkeit zur oralen Nahrungsaufnahme, z. B. infolge eines stenosierenden Karzinoms des Ösophagus oder Pharynx, bei neurologischen Schluckstörungen oder bei langdauernder Bewußtlosigkeit. Andere Indikationen können sich zur Entlastung des Magens bei einer Abflußbehinderung durch eine karzinomatöse Duodenalstenose ergeben, wenn eine Gastroenterostomie nicht möglich oder nicht mehr sinnvoll ist, sowie bei einem chronischen Ileus durch eine Peritonealkarzinose.

Zugang

Mediane Oberbauchlaparotomie (siehe Abb. 10-34).

Operationstechnik

Klassische Verfahren

Die klassischen chirurgischen Verfahren sind die Fisteln nach Witzel und Kader. Der Unterschied besteht darin, daß beim Verfahren nach Witzel der Katheter in einen aus der Magenwand gebildeten, mehrere Zentimeter langen seroserösen Kanal (Abb. 10-36a und b), bei der Methode nach Kader durch eine mittels 2 Tabaksbeutelnähte gesicherte Öffnung ins Magenlumen eingeführt wird (Abb. 10-37a und b).

Am einfachsten ist die Verwendung eines möglichst dicken (Charr. 24–26) Blasendauerkatheters, dessen Material sehr weich ist und der auch noch die Möglichkeit bietet, ein Herausgleiten durch den aufblasbaren, blockierenden Ballon zu verhindern.

Die Katheterspitze soll möglichst funduswärts gerichtet und gut fixiert sein, um ein Einkeilen durch die Peristaltik im Pyloruskanal mit entsprechenden klinischen Beschwerden zu verhindern. Deshalb soll auch die Eintrittsstelle in den Magen eher oralwärts gewählt werden, z. B. an der Korpus-Fundus-Grenze, aber natürlich nur dann, wenn sie spannungsfrei der Bauchdecke anzunähern ist. Andererseits muß man vom

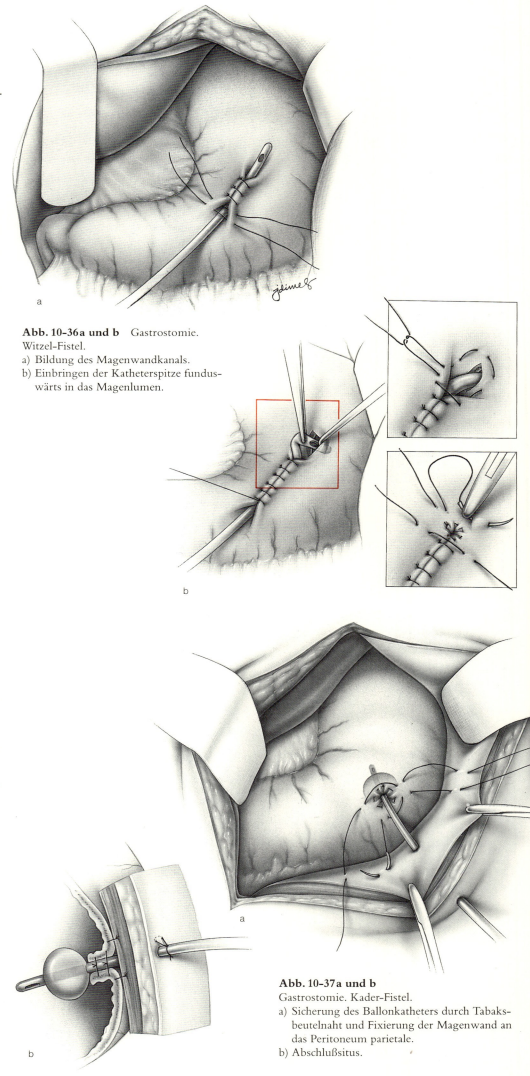

Abb. 10-36a und b Gastrostomie. Witzel-Fistel.
a) Bildung des Magenwandkanals.
b) Einbringen der Katheterspitze funduswärts in das Magenlumen.

Abb. 10-37a und b
Gastrostomie. Kader-Fistel.
a) Sicherung des Ballonkatheters durch Tabaksbeutelnaht und Fixierung der Magenwand an das Peritoneum parietale.
b) Abschlußsitus.

Rippenbogen möglichst entfernt bleiben, da sonst die Gefahr des Infektes mit einer Osteochondritis des Rippenbogens besteht.

Endoskopische perkutane Gastrostomie

Die Gastrostomie ist ein Eingriff, der wegen der ungünstigen Prognose des Grundleidens dem Patienten meist nur mehr kurzfristig zugute kommt. Grundsätzlich ist deshalb die Vermeidung jedes operativen Eingriffes sinnvoll und erwünscht. Dies ist heute durch die endoskopische perkutane Gastrostomie möglich [2]. Dabei wird die Magenvorderwand mit dem Gastroskop vom Lumen her eingestellt und der Magen unter Orientierung an der durch die Bauchdecke durchscheinenden Lichtquelle perkutan punktiert (siehe auch Kapitel 12).

Dieses Verfahren wird auch von Patienten in sehr reduziertem Allgemeinzustand gut toleriert.

Weitere Verfahren

Operationstechnisch aufwendige Verfahren, die unter Vermeidung der Implantation von Fremdmaterial versuchen, durch die Bildung eines Schlauches aus der Magenwand (Depage) oder die Interposition eines gestielten Dünndarmsegmentes eine refluxverhütende gastrokutane Fistel zu schaffen, sind für den in Frage kommenden Patientenkreis in der Regel zu aufwendig.

Drainagen

Das Einlegen einer Drainage ist in der Regel nicht nötig.

Komplikationen

Am häufigsten ist wohl eine Undichtigkeit um den Katheter herum mit der Gefahr eines lokalen Infektes bis zur Peritonitis. Die erste Maßnahme wird daher der Versuch der Trockenlegung des Magens durch Anlegen einer kontinuierlichen Saugung sein.

Gastroenterostomie

Definition und Indikation

Sie wird heute nur mehr als Palliativeingriff bei nicht resektabler maligner Stenose im Bereich des Magens oder des Duodenums (Antrumkarzinom mit tiefer Infiltration des Pankreas, Pankreaskopfkarzinom) eingesetzt. Basierend auf Erfahrungen, daß etwa ein Drittel der Patienten mit Ikterus durch ein Pankreaskopfkarzinom im späteren Verlauf auch noch eine Duodenalstenose entwickelt, wurde empfohlen, zur biliodigestiven Anastomose stets auch gleich prophylaktisch eine Gastroenterostomie hinzuzufügen [3]. Dagegen stellen andere Untersucher einen palliativen Effekt der Gastrojejunostomie neuerdings völlig in Frage [6].

Ob man sich etwa bei einem Patienten, dessen Verschlußikterus durch eine endoskopisch eingelegte Endoprothese gut behandelt ist, beim Auftreten von Beschwerden der Magenausgangsstenose zur Laparotomie und Anlage einer Gastroenterostomie entschließen soll, muß deshalb jeweils individuell entschieden werden.

Als Drainageoperation beim Ulkusleiden ist sie heute auch nur noch ganz ausnahmsweise indiziert. Dies ist der Fall bei der Magenausgangsstenose als früher postoperativer Komplikation nach SPV mit Pyloroplastik, der Magenausgangsstenose nach SPV und Splenektomie wegen iatrogener Läsion oder Trauma. Bei einer Magenresektion bestünde hier die Gefahr einer ischämischen Nekrose des Restmagens.

Beachte:
Wichtig ist, einmal wegen der Gefahr der Aspiration bei Narkoseeinleitung, andererseits aber auch um eine Retonisierung des Magens und damit günstige Wandverhältnisse für die Anastomosennähte zu erzielen, bereits mehrere Tage vor der geplanten Operation eine Magensonde einzulegen und darüber gegebenenfalls den Magen leerzuspülen.

Zugang

Mediane oder quere Oberbauchlaparotomie (siehe Abb. 10-44).

Operationstechnik

Klassische Verfahren

Viele Varianten wurden beschrieben: Vorderwand oder Hinterwand des Magens, retro- oder antekolisch; iso- oder anisoperistaltisch.

Im eigenen Vorgehen ist das Verfahren der Wahl, die Anastomose 1–2 cm von der großen Kurvatur entfernt an die Magenhinterwand anzulegen, und eine obere Jejunumschlinge spannungsfrei antekolisch und isoperistaltisch (zuführende Schlinge oral, abführende aboral) hochzuführen (Abb. 10-38c).

Um an die Magenhinterwand zu kommen, ist eine teilweise Skelettierung der großen Magenkurvatur nötig. Die Inzision der Magenhinterwand und damit die Länge der Seit-zu-Seit-Gastroenterostomie soll mindestens 6–8 cm betragen (Abb. 10-38a).

Die Nahttechnik kann 2reihig, und zwar fortlaufende Schleimhautnaht und seromuskuläre Einzelknopfnaht sowohl an Hinter- als auch an Vorderwand mit Nahtmaterial Stärke 3-0 sein (Abb. 10-38a und b), es genügt aber auch eine einfache 1reihige Einzelknopfnaht an der Hinterwand, am besten als Rückstichnaht ausgeführt.

Zur Verhinderung einer das Lumen einengenden Sporn- bzw. Knickbildung ist die Anlage von sogenannten Aufhängenähten an beiden Enden der Anastomose empfehlenswert (Abb. 10-38c).

Eine Handbreit unter dem Colon transversum wird dann noch eine Braunsche Fußpunkt-Enteroanastomose angelegt (Abb. 10-38c).

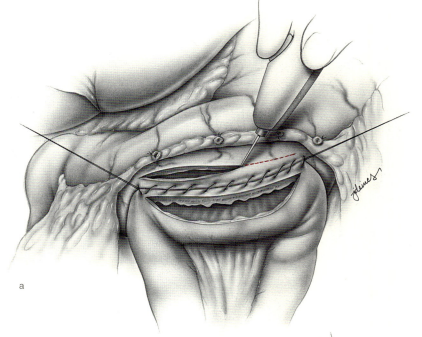

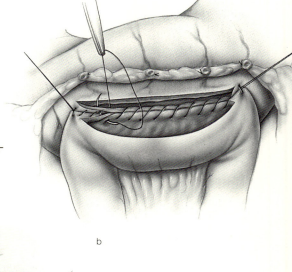

Abb. 10-38a bis c Gastroenterostomie.
a) Erste Nahtreihe an der Hinterwand, seromuskulär fortlaufend.
b) Zweite Nahtreihe an der Hinterwand, Schleimhaut fortlaufend.
c) Abschlußsitus. Die zuführende Schlinge ist antekolisch hochgeführt, sie liegt oral, die abführende aboral; die Anastomose an der Hinterwand des Magens und die Braunsche Fußpunktanastomose sind fertiggestellt (Insert: Aufhängenähte zu beiden Seiten der Anastomose).

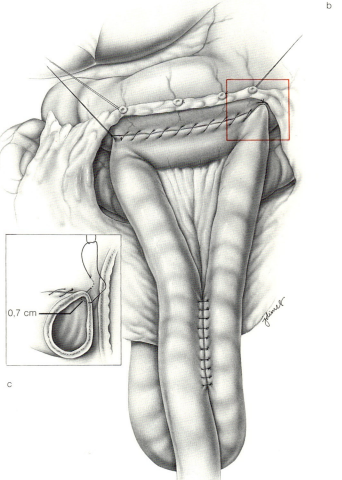

Cross-section-Technik

Eine interessante Modifikation ist die sogenannte „Cross-section"-Technik [5], die zu einer Doppellumenanastomose führt (Abb. 10-39a bis e). Der Vorteil soll vor allem in einer besseren Entleerungsfunktion des Magens bestehen. Tatsächlich ist es bei der klassischen Gastroenterostomie erfahrungsgemäß nicht selten der Fall, daß die Entleerung des Magens verzögert ist oder, solange auch nur eine minimale Duodenalpassage vorhanden ist, die Nahrung doch diesen Weg nimmt, was wegen der Stenose mit Beschwerden verbunden ist.

Billroth-II-Anastomose

Wir bevorzugen deshalb manchmal eine völlige Ausschaltung des Duodenums durch queres Absetzen des Magens mit dem Klammernahtgerät TA™ 90 (siehe auch Kapitel 11) und Rekonstruktion des Nahrungsweges im Sinne einer Billroth-II-Anastomose unter Zurücklassen des tumortragenden Antrums, das blind verschlossen wird.

Beachte
Da es sich hier um eine ulzerogene Operation handelt, muß anschließend auf Dauer ein H_2-Blocker verabreicht werden.

Drainagen

Nicht unbedingt nötig, allenfalls genügt z. B. ein Easy-flow-Drain, 3 Tage in den Anastomosenbereich gelegt und rechts subhepatisch herausgeleitet.

Komplikationen

Da die Gastroenterostomie in der Regel nur eine für wenige Wochen geplante, palliative Maßnahme ist, profitiert der Patient nur davon, wenn sie wirklich komplikationslos verläuft. Es ist daher peinlich darauf zu achten, daß es zu keiner Entleerungsbehinderung, z. B. durch eine zu geringe Anastomosenweite, durch Knickbildung infolge Spannung am Mesenterium oder ähnlichem kommt.

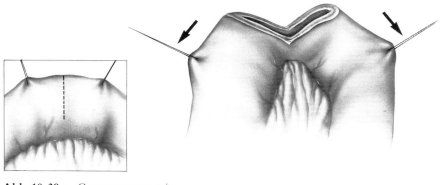

Abb. 10-39a Gastroenterostomie. Cross-section-Technik. Quere Inzision des Dünndarms von antemesenterial bis zu 1 cm an den Mesenterialansatz heran.

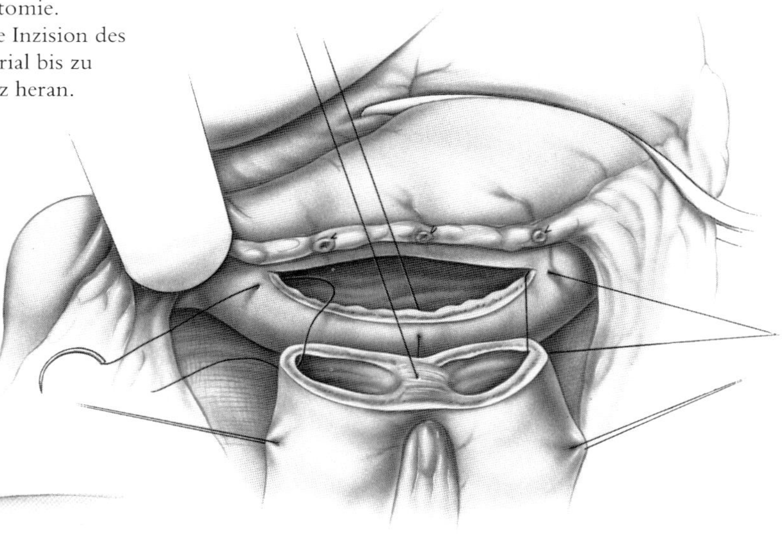

Abb. 10-39b Gastroenterostomie. Cross-section-Technik. Situationsnähte.

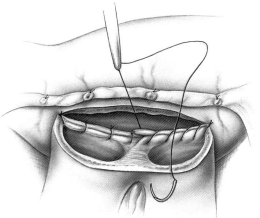

Abb. 10-39c Gastroenterostomie. Cross-section-Technik. Erste Nahtreihe an der Hinterwand seromuskuläre Einzelknopfnähte, und zweite Reihe fortlaufende Schleimhautnaht.

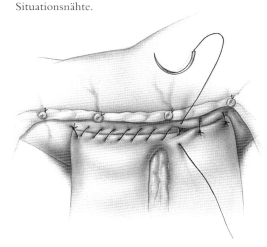

Abb. 10-39d Gastroenterostomie. Cross-section-Technik. Erste Nahtreihe Vorderwand, Schleimhaut fortlaufend einstülpend fertiggestellt, zweite Reihe seromuskuläre Einzelknopfnähte.

Ein ebenfalls bei entsprechender Aufmerksamkeit leicht zu vermeidender Fehler ist die irrtümliche Verwendung einer zu tiefen Jejunum- oder gar einer Ileumschlinge zur Anastomose, was sich klinisch durch schwerste Diarrhöen äußert.

Cave
Irrtümliche Verwendung einer tiefen Jejunum- oder Ileumschlinge.

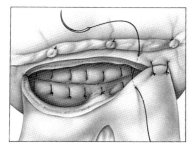

Abb. 10-39e Gastroenterostomie. Auch hier kann die Anastomose sowohl im Bereich der Hinterwand (Rückstichnähte) als auch der Vorderwand (extramukös allschichtig) 1reihig genäht werden.

Pyloroplastik

Indikation

Als isolierter Eingriff im Erwachsenenalter ist eine Indikation selten gegeben. Als Zusatz zur Vagotomie, siehe Abschnitt Vagotomie des Magens.

Wir selbst bevorzugen im Rahmen der SPV bei einer echten fixierten, narbigen Magenausgangsstenose die querovaläre Exzision des vorderen Stenoseteils unter Mitnahme aller Wandschichten, mit anschließendem Querverschluß durch eine einreihige Naht.

Ist auch die Hinterwand aufgebraucht, nehmen wir eine schmale zirkuläre Resektion auch dieses zerstörten gastroduodenalen Segmentes mit anschließender terminoterminaler Antroduodenostomie vor, um die Narbenstenose völlig zu entfernen. Die Nahttechnik ist dann dieselbe wie bei der B-I-Anastomose, d. h., allschichtige Rückstichnaht im Bereich der Hinterwand, und einreihige seromuskuläre, die Submukosa tangential fassende Einzelknopfnaht an der Vorderwand (siehe Abschnitt Billroth-I-Operation).

Vorbereitung

Bei Magenentleerungsstörung unbedingt Einlegen einer Magensonde, die mehrere Tage zum Leerspülen belassen wird, so daß eine Retonisierung des Magens möglich ist. Steht klinisch Erbrechen im Vordergrund, ist eine laborchemische Diagnostik, Ausgleich etwaiger Flüssigkeitsdefizite bzw. Elektrolyt- und Säure-Basen-Haushalt-Entgleisungen notwendig.

Zugang

Mediane Oberbauchlaparotomie oder rechtsbetonter Oberbauchquerschnitt (siehe Abb. 10-44).

Operationstechnik

Viele Varianten sind zwar beschrieben, weitere Verbreitung haben aber nur wenige erlangt.

Um eine Naht unter Spannung in jedem Fall zu vermeiden, ist als 1. Schritt stets die Mobilisation des Duodenums nach Kocher nötig.

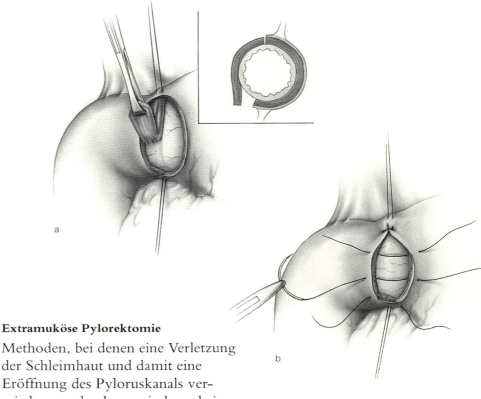

Extramuköse Pylorektomie

Methoden, bei denen eine Verletzung der Schleimhaut und damit eine Eröffnung des Pyloruskanals vermieden werden kann, sind nur bei absolut blanden Verhältnissen in diesem Bereich möglich.

Klassische Beispiele für dieses extramuköse Vorgehen sind die Pyloromyotomie beim Pylorospasmus des Säuglings (siehe Kapitel 14) und die submuköse Hemipylorektomie (Aushülsung der vorderen Pyloruszirkumferenz, Abb. 10-40a bis c). Holle empfiehlt letztere als obligate Ergänzung zur SPV. Sie findet auch bei der Verwendung des Magens als Interponat im Rahmen der Ösophaguschirurgie Anwendung.

Bei narbigen Veränderungen gelingt die Schonung der Schleimhaut meist nicht, so daß a priori das gastroduodenale Lumen eröffnet wird. Von den 3 nachfolgend beschriebenen Methoden der offenen Pyloroplastik hat wohl, zumindest im deutschsprachigen Raum, nur das erste Verfahren weitere Verbreitung erlangt.

Pyloroplastik nach Heineke-Mikulicz

Bei diesem Vorgehen wird zwischen Haltefäden mit dem elektrischen Messer eine in der Längsachse verlaufende transmurale Inzision angelegt (Abb. 10-41a bis c). Diese verläuft von ca. 3 cm proximal des Pylorus auf der Antrumvorderwand beginnend, unter kompletter Durchtrennung des Pylorus, bis 3 cm distal davon auf die Vorderseite des Duodenums (Abb. 10-41a).

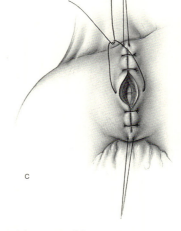

Abb. 10-40a bis c
Submuköse Hemipylorektomie
a) Aushülsung der vorderen Pyloruszirkumferenz unter Vermeidung einer Schleimhautverletzung mit Lumeneröffnung.
b und c) Verschluß des seromuskulären Defektes mit Einzelknopfnähten quer.

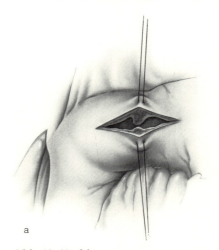

Abb. 10-41a bis c
Pyloroplastik nach Heineke-Mikulicz.
a) Mobilisierung des Duodenums nach Kocher und Spaltung des Pylorusringes.

Nach Blutstillung mittels Elektrokoagulation wird durch Zug an den Haltefäden die Inzision rautenförmig erweitert.

Eine 1. Situationsnaht in der Mitte sichert die symmetrische Adaptation der Wundränder. Der quere Verschluß erfolgt von den seitlichen Wundwinkeln her 1reihig-allschichtig mit Einzelknopfnähten Stärke 3−0 (Abb. 10-41 b und c).

Antroduodenostomie nach Finney bzw. Jaboulay

Die Technik nach Finney (Abb. 10-42a bis c) unterscheidet sich von der nach Jaboulay (Abb. 10-43a bis c) dadurch, daß durch eine hufeisenförmige Inzision der Pylorusring vollständig durchtrennt wird. Durch Vernähen der entsprechenden Inzisionslefzen wird eine Anastomose mit neuer Hinter- und Vorderwand gebildet. Für eine Jaboulay-Gastroduodenostomie sehen wir keine Indikation mehr.

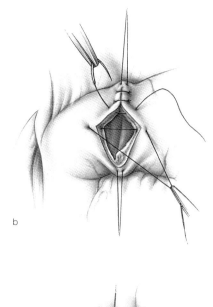

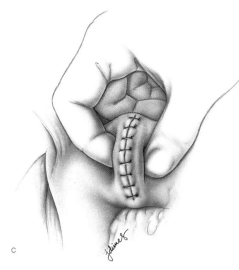

Abb. 10-41
b) Verschluß der Inzision durch seromuskuläre Einzelknopfnähte quer.
c) Abschlußsitus und Überprüfung auf Durchgängigkeit.

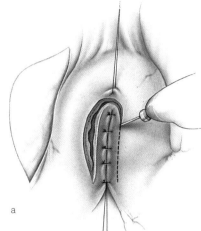

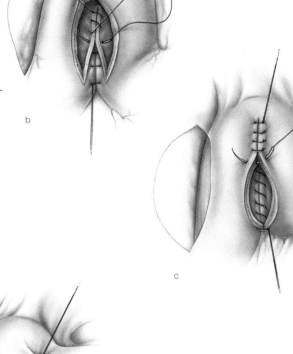

Abb. 10-42a bis c
Pyloroplastik nach Finney.
a) Mobilisierung des Duodenums nach Kocher, erste Nahtreihe Hinterwand Einzelknopf seromuskulär und Inzisionslinie zur Spaltung des Pylorusringes.
b) Zweite Nahtreihe Hinterwand Schleimhaut fortlaufend.
c) Vorderwand 1reihig, seromuskuläre Einzelknopfnähte.

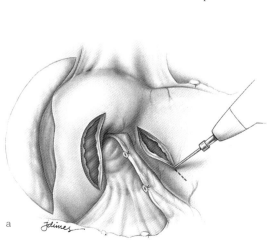

Abb. 10-43a bis c
Gastroduodenostomie nach Jaboulay.
a) Inzisionslinien.
b) An der Hinterwand 2reihige Naht, seromuskuläre Einzelknopfnähte, Schleimhaut fortlaufend.
c) Vorderwandnaht 1reihig, seromuskuläre Einzelknopfnähte.

Drainagen

Im eigenen Vorgehen legen wir subhepatisch eine weiche Zieldrainage (Easy-flow) ein, die nach 3 Tagen entfernt wird. Der Magen wird durch eine Magensonde ebenfalls für etwa 3 Tage entlastet. Man kann die Magensonde auch zur Schienung des Nahrungsweges so in den Anfangsteil des Duodenums einlegen, daß Perforationen der Sonde sowohl im Duodenum als auch im Magen zu liegen kommen. Der Magensaft kann dann sowohl über die Magensonde ins Duodenum bzw. falls dies der Weg des geringeren Widerstandes ist, auch nach außen drainieren.

Komplikationen

Sollte es zu einer Nachblutung kommen, wäre der Versuch einer endoskopischen Unterspritzung mit vasokonstringierenden Medikamenten zu erwägen.

Die Ursache einer Nahtinsuffizienz ist in erster Linie in einer ungenügenden Mobilisation des Duodenums und der dadurch entstehenden Spannung auf den Nähten zu sehen. Die Diagnose ist klinisch zu vermuten und durch Gastrografin-Röntgen leicht zu sichern. Es handelt sich um eine sehr ernstzunehmende Situation, die u. U. einer technisch aufwendigen Sanierung bedarf, da ein einfacher neuerlicher Nahtverschluß unmöglich sein kann.

Eine Alternative könnte die Deckung mit einer nach Roux-Y ausgeschalteten Jejunumschlinge sein, sofern nicht gar eine Resektion nach BII, mit allerdings u. U. kritischem Duodenalstumpfverschluß, notwendig wird.

Eine neuerlich oder erstmalig auftretende Magenausgangsstenose macht als Erstmaßnahme die Einlage einer Magensonde mit Dauerabsaugung und die Gabe von H_2-Antagonisten nötig. Entschließt man sich nach etwa 2wöchigem erfolglosem Abwarten zur Reoperation, ist der kleinste Eingriff eine Gastroenterostomie, die außerdem den Vorteil hat, daß sie bei später doch noch eintretender Duodenalpassage relativ leicht wieder abgelöst und rückgängig gemacht werden kann.

Entsteht die Magenausgangsstenose nicht durch ein verstärktes postoperatives Ödem, sondern später durch echte Narbenbildung, wird wohl wieder die B-II-Resektion der adäquateste Eingriff sein.

Beachte:
Die Pyloroplastik ist ein zwar relativ kleiner und risikoarmer, jedoch von einer signifikanten Spätmorbidität belasteter Eingriff. So können gravierende Beschwerden im Sinne eines alkalischen duodenogastralen Refluxes oder eines Frühdumpingsyndroms nach Vagotomie mit Pyloroplastik sogar den Versuch einer operativen Rekonstruktion des Pylorus rechtfertigen [1].

Lokale Ulkuschirurgie

Definition

Hier werden nur jene Verfahren besprochen, die auch isoliert, d. h. auch ohne gleichzeitige operative Behandlung des Grundleidens, z. B. durch Vagotomie, eigenständig durchgeführt werden (z. B. bei Ulkusperforation oder -blutung, die [ohne chronische Ulkusanamnese] etwa medikamentös induziert ist).

Diese Verfahren gewinnen unter der medikamentösen Behandlungsmöglichkeit mit z. B. H_2-Blockern zunehmend praktische Bedeutung.

Ulkusexzision

Indikation

Ulcus ventriculi jeder Lokalisation, ob perforiert oder nicht perforiert, ob blutend oder nicht blutend.

Der Sinn der Ulkusexzision am Magen ist die histologische Untersuchung des Geschwürs und damit der Karzinomausschluß.

Ansonsten ist das Ziel, durch Exzision des pathologisch veränderten Gewebes eine raschere Ulkusabheilung, bzw. bei Blutung eine Blutstillung zu erreichen.

Ulcus duodeni, das durch die Vorderwand perforiert.

Das Ziel ist es hier, frische Wundränder mit guter Heilungstendenz zu schaffen, weshalb ein einfaches „Übernähen" heute als obsolet gilt.

Dagegen ist die am Magen leitende Indikation des Karzinomausschlusses hier nicht von Bedeutung.

Zugang

Mediane oder quere Oberbauchlaparotomie (Abb. 10-44).

Operationstechnik

Die Exzision erfordert an der Magenvorderwand die quere Exzision, an der kleinen und großen Kurvatur eine keilförmige Schnittführung nach entsprechender Skelettierung (Abb. 10-45 und 10-46). Der Verschluß geschieht durch 1reihige seromuskuläre Einzelknopfnähte Stärke 3–0.

Bei Ulkuslokalisationen an der Magenhinterwand empfiehlt es sich, mit der linken Hand durch das kleine Netz, und die Bursa der kleinen

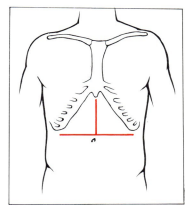

Abb. 10-44 Resektive Magenchirurgie. Standardzugang: Quere Oberbauchlaparotomie mit Erweiterung in der Medianen zum Processus xyphoideus.

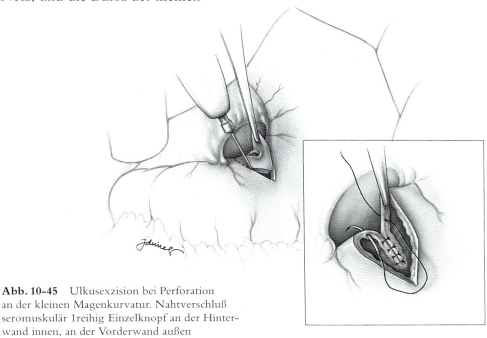

Abb. 10-45 Ulkusexzision bei Perforation an der kleinen Magenkurvatur. Nahtverschluß seromuskulär 1reihig Einzelknopf an der Hinterwand innen, an der Vorderwand außen geknotet.

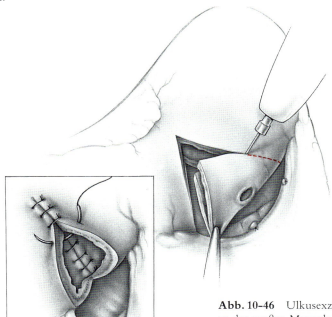

Abb. 10-46 Ulkusexzision bei Perforation an der großen Magenkurvatur.

Kurvatur entlang zu fassen und sich das Ulkus entgegenzuschieben (Abb. 10-47a und b).

Die Exzision erfolgt mit dem elektrischen Messer etwa 5 mm vom Ulkusrand entfernt im Gesunden. Der Schnitt geht bis ins fibröse Gewebe des Ulkusgrundes (Abb. 10-47b). Meist kommt es zu keiner freien Eröffnung, weil ausgedehnte Verwachsungen den Defekt gegenüber der Peritonealhöhle abdecken. Diese Narben bilden auch ein gutes Widerlager für die anschließend von innen her gelegten Einzelknopfnähte (2–0, synthetisch, resorbierbar), die nach dem Knoten die Magenschleimhaut über den Exzisionskrater ziehen und diesen decken (Abb. 10-47c).

Ein an der Duodenalvorderwand perforiertes Ulkus wird möglichst unter Schonung des Pylorus quer exzidiert und das Lumen mit 1reihigen queren Einzelknopfnähten wieder verschlossen (Abb. 10-48).

Eine spezielle Deckung, z. B. mit Netz, führen wir nicht durch, achten aber auf absolute Spannungsfreiheit, wozu meist eine Mobilisierung des Duodenums nach Kocher notwendig ist.

Drainagen

Eine Drainage der Bauchhöhle nehmen wir nach solchen Eingriffen immer vor und verwenden dazu Penrose- oder Easy-flow-Drainagen. Ebenfalls wird immer eine Magensonde eingelegt, die normalerweise am 3. postoperativen Tag wieder entfernt werden kann.

Komplikationen

Eine früh erkannte Nahtinsuffizienz wird am besten durch Relaparotomie und neuerliche Naht (Mobilisierung für Spannungsfreiheit!) versorgt. Nur ausnahmsweise und bei verschleppten Fällen ist eine konservative Behandlung mit Saugung etc. zu empfehlen. Besteht z. B. bei sehr großen Ulzera nach der Exzision die Gefahr einer relevanten Lumeneinengung oder starken Deformität des Nahrungskanals durch die Nähte, ist eine primäre typische Magenresektion (wohl meist Billroth II) zu erwägen.

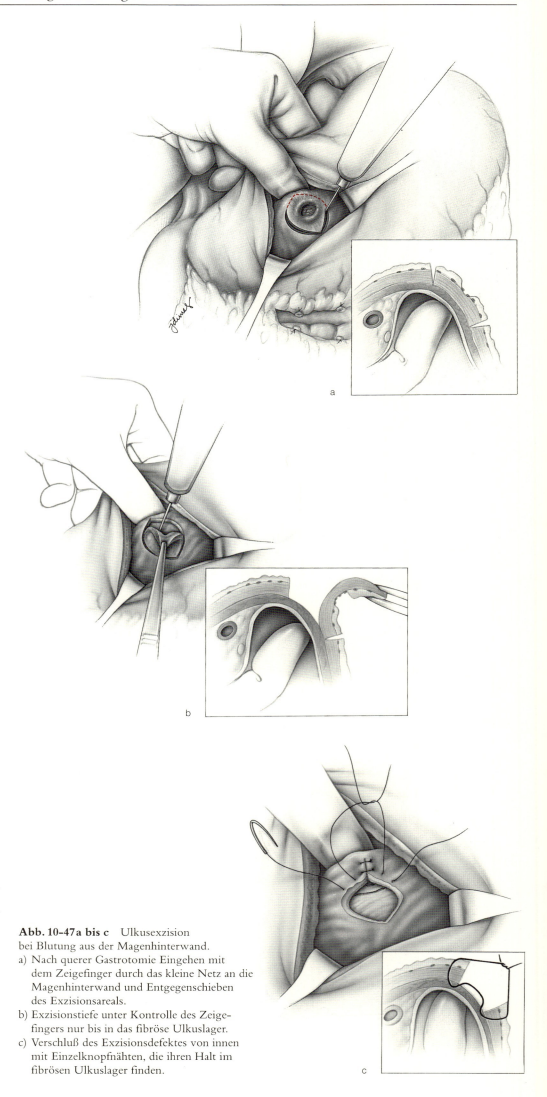

Abb. 10-47a bis c Ulkusexzision bei Blutung aus der Magenhinterwand.
a) Nach querer Gastrotomie Eingehen mit dem Zeigefinger durch das kleine Netz an die Magenhinterwand und Entgegenschieben des Exzisionsareals.
b) Exzisionstiefe unter Kontrolle des Zeigefingers nur bis in das fibröse Ulkuslager.
c) Verschluß des Exzisionsdefektes von innen mit Einzelknopfnähten, die ihren Halt im fibrösen Ulkuslager finden.

Exterritorialisierung

Indikation

Beim penetrierenden Ulkus der Duodenalhinterwand ist eine Exzision des Ulkusgrundes zu gefährlich (Blutung, Pankreasfistel, Choledochusläsion).

Ein einfaches Belassen des Ulkuskraters würde jedoch eine zu lange Abheilungszeit erfordern, während außerdem noch die Möglichkeit gravierender weiterer Komplikationen, z. B. der Massenblutung aus der A. gastroduodenalis, besteht.

Operationstechnik

Der 1. Schritt ist wieder die Mobilisierung des Duodenums nach Kocher. Da durch die folgenden Manipulationen leicht eine stärkere Blutung, etwa aus der A. gastroduodenalis am Ulkusgrund ausgelöst werden kann, empfiehlt sich als früher Schritt eine extraluminale Ligatur der A. gastroduodenalis an ihrem Abgang aus der A. hepatica communis (siehe Abschnitt Extraluminale Gefäßligatur).

Danach erfolgt die Eröffnung des Duodenums durch eine postpylorische Duodenotomie, und zwar quer, wofür sowohl die Vermeidung einer Lumeneinengung beim späteren Verschluß als auch die segmentale Durchblutung und Innervation des Duodenums sprechen.

Eine Längsinzision mit Spaltung des Pylorus sollte tunlichst vermieden werden. Sollte sie aus technischen Gründen doch einmal notwendig sein, wird nicht eine klassische Pyloroplastik durchgeführt, sondern eine anatomische Rekonstruktion des Pylorus zumindest versucht.

> **Cave**
> Keine Längsinzision mit Spaltung des Pylorus.

Durch vorsichtige Inzision des Granulationsgewebes des Ulkusrandes mit dem elektrischen Messer gelingt es, sowohl die Duodenal- als auch Antrumhinterwand mobil zu bekommen. Dieses vernarbte Gewebe bietet ein gutes Widerlager für Einzelknopfnähte.

Beim Knoten dieser Nähte zieht sich dann die Hinterwand über den Ulkuskrater, wodurch die sogenannte Exterritorialisierung zustande kommt (Abb. 10-49). Die Duodenotomie wird dann wieder 1reihig-allschichtig quer verschlossen.

Drainagen und Komplikationen

Das Vorgehen mit Drainage und Magensonde entspricht dem bei der Ulkusexzision beschriebenen. Spezifische Komplikationen sind nicht bekannt.

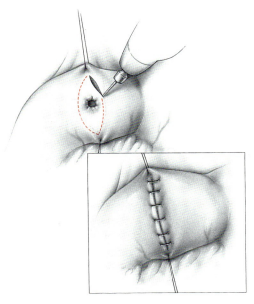

Abb. 10-48 Ulkusexzision bei Perforation am Duodenum. Quere Exzision und Verschluß mit Einzelknopfnähten seromuskulär ebenfalls quer.

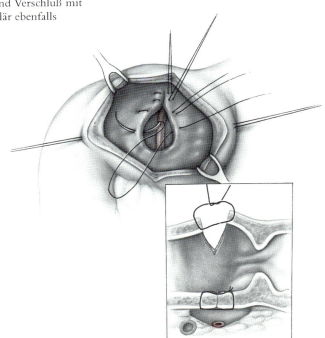

Abb. 10-49 Exterritorialisierung bei penetrierendem Ulkus an der Duodenalhinterwand. Postpylorische quere Duodenotomie, die Duodenalwand wird nach Mobilisierung der Ulkusränder durch Einzelknopfnähte über den Ulkuskrater gezogen, um ihn zu decken.

Extraluminale Gefäßligatur

Indikation

Ulcus duodeni der Blutungsaktivität I bis II b nach Forrest.

Operationsbedürftige Blutungen aus dem Papillenbereich als Komplikation einer endoskopischen Papillotomie, denn das wichtigste Gefäß für die Papillenversorgung, die A. retroduodenalis, entspringt aus der A. gastroduodenalis [4].

Zugang

Mediane oder quere Oberbauchlaparotomie (siehe Abb. 10-44).

Operationstechnik

Das Aufsuchen des Abganges der A. gastroduodenalis aus der A. hepatica communis geschieht am besten durch Herauspräparieren zuerst der A. hepatica communis und Verfolgung derselben bis zu ihrer typischen Astabgabe hinter das Duodenum. Dabei hält man sich durch die, durch das Foramen Winslowi eingeführten Zeige- und Mittelfinger der linken Hand die Strukturen entgegen und schiebt gleichzeitig mit dem Daumen das Duodenum nach distal, so daß sich das Operationsgebiet entfaltet (Abb. 10-50). Die A. gastroduodenalis wird auf eine kurze Strecke freipräpariert, dann mit der Overholtschen Klemme umfahren und selektiv, ganz gezielt ligiert, unter peinlicher Vermeidung einer Einengung der A. hepatica propria (Abb. 10-50).

Ein mehr oder weniger blindes Durchstechen unter palpatorischer Fingerführung am Oberrand des Duodenum ist abzulehnen.

Daraufhin werden die A. gastroepiploica dextra und A. pancreaticoduodenalis inferior aufgesucht, exakt anatomisch präpariert, und auch hier ganz gezielt ligiert.

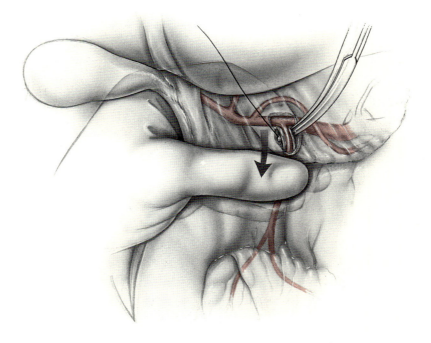

Abb. 10-50 Extraluminale Gefäßligatur. Der in das Foramen epiploicum eingeführte Zeigefinger der linken Hand drückt dem Operateur die Abgangsstelle der A. gastroduodenalis entgegen und spannt sie durch den auf dem Duodenum liegenden Daumen. Gezieltes Isolieren mit einer Overholtschen Klemme und Unterbindung.

Anschließend erfolgt dann eine quere postpylorische Duodenotomie, das Einstellen des Ulkus und die Durchstechung des Ulkusgrundes mit dem Gefäßstumpf unter Sicht (Abb. 10-51a bis c). Zuletzt erfolgt das Vernähen der duodenalen Hinterwand über dem Ulkuskrater im Sinne der vorne beschriebenen Exterritorialisierung (siehe Abb. 10-49).

Besteht eine aktive Blutung im Sinne eines Forrest Ia, wird man zur unmittelbaren Blutstillung zunächst die quere Duodenotomie mit Durchstechung des Ulkusgrundes, und anschließend die extraluminale Gefäßligatur vornehmen.

Stets vor der Duodenotomie hat noch die Mobilisierung nach Kocher zu erfolgen, um den anschließenden, ebenfalls queren Nahtverschluß absolut spannungsfrei vornehmen zu können.
Bei einer Blutung nach endoskopischer Papillotomie (EPT) wird die Effektivität der extraluminalen Ligatur der A. gastroduodenalis am einfachsten durch intraoperative Endoskopie, anderenfalls durch Duodenotomie überprüft. Direkte Eingriffe an der Papille mit Umstechungen etc. sind erst nach eindeutiger Identifizierung und Schienung sowohl des Gallen- als auch Pankreasganges statthaft. Bei retroduodenaler Perforation nach EPT ist der Versuch einer Übernähung nach Kocherscher Mobilisation nur in ganz frischen Fällen diskutabel, in jedem Fall ist aber eine breite Drainage des Retroperitoneums nach rechts, im Sinne einer sogenannten Kompartmentbildung nötig.

Drainagen

Drainage und Magensonde wie in diesem Bereich üblich, maximal bis zum 3. bzw. 5. postoperativen Tag.

Komplikationen

Hüten muß man sich natürlich vor einer Verwechslung der A. gastroduodenalis mit der Leberarterie. Negative Folgen des lege artis durchgeführten typischen Unterbindens der A. gastroduodenalis für die Durchblutung von Magen, Pankreas, Netz oder Duodenum wurden nie beobachtet. Bei einer Rezidivblutung ist die erste Maßnahme die Angiographie zum Nachweis, ob die A. gastroduodenalis tatsächlich verschlossen ist oder nicht. Falls nein, ist die Reoperation indiziert.

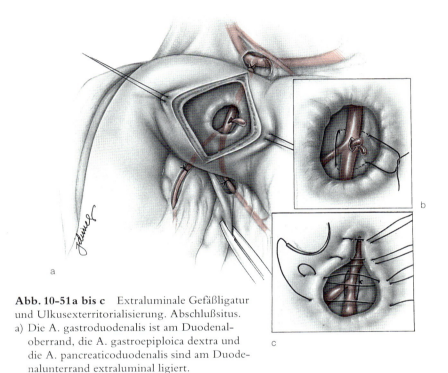

Abb. 10-51a bis c Extraluminale Gefäßligatur und Ulkusexterritorialisierung. Abschlußsitus.
a) Die A. gastroduodenalis ist am Duodenaloberrand, die A. gastroepiploica dextra und die A. pancreaticoduodenalis sind am Duodenalunterrand extraluminal ligiert.
b) Die A. gastroduodenalis ist mit ihrem Wanddefekt von intraluminal her mittels U-Naht durchstochen.
c) Die intraluminalen Einzelknopfnähte zur Exterritorialisierung des Ulkusgrundes sind vorgelegt.

Weiterführende Literatur

1. Hobsley, M: Reconstruction of the pylorus. Langenbecks Arch. Chir. 373 (1988) 131
2. Keymling, M., P. Schlee, W. Wörner: Derzeitiger Stand der perkutanen, endoskopisch kontrollierten Gastrostomie. Verdauungskrankheiten 6 (1988) 32
3. Meinke, W. B. (et al.): Gastric outlet obstruction after palliative surgery for cancer of head of pancreas. Arch. Surg. 118 (1983) 550
4. Stolte, M., V. Wießner, O. Schaffner, H. Koch: Vaskularisation der Papilla Vateri und Blutungsgefahr bei der Papillotomie. Leber Magen Darm 10 (1980) 293
5. Thiele, H., M. Trede: Die „Cross-section" Gastroenterostomie. Chirurg 58 (1987) 274
6. Weaver, D. W. (et al.): Gastrojejunostomy: Is it helpful for patients with pancreatic cancer? Surgery 102 (1987) 608

Billroth-I-Operation (Gastroduodenostomie)

J. R. Siewert und A. H. Hölscher

Definition

Unter der Billroth-I-Resektion versteht man eine distale Magenresektion, die sich in Ausmaß und Radikalität nicht von einer Magenresektion vom Typ Billroth II unterscheidet (Abb. 10-52). Entscheidender Unterschied ist jedoch die Wiederherstellung der Intestinalpassage durch End-zu-End-Gastroduodenostomie bei der Billroth-I-Operation. Die Duodenalpassage wird bei dieser Operation also erhalten.

Indikation

Die beste Indikation für die Billroth-I-Resektion ist das Ulcus ventriculi, hier insbesondere der Typ I nach Johnson. Diese Ulzera sind definitionsgemäß an der Antrum-Korpus-Grenze im Bereich der kleinen Kurvatur lokalisiert und bieten damit die beste Voraussetzung für eine Billroth-I-Resektion.

Ebenso können auch präpylorische Ulzera durch eine distale Magenresektion mit Billroth-I-Anastomose behandelt werden.

Seltenere Indikationen ergeben sich aus der Notwendigkeit der Antrektomie, z. B. bei der antralen G-Zell-Überfunktion.

Die Antrektomie kann aber auch im Sinne der „combined operation" zusammen mit einer Vagotomie ausgeführt werden. Diese Kombination stellt ein Höchstmaß an Effektivität in der Behandlung der Ulcusduodeni-Krankheit dar. Bei allen Patienten, bei denen ein Rezidivulkus unbedingt vermieden werden muß, kann sich eine Indikation zur „combined operation" ergeben. Die Gastroduodenostomie stellt dabei die übliche Rekonstruktionsform dar. Aus theoretischer Sicht könnte eine Billroth-I-Resektion auch beim kleinen Antrumkarzinom vertreten werden. In der Regel macht diese Resektionsform aber doch Zugeständnisse an die Radikalität notwendig (Belassung von Lymphknoten an der großen Kurvatur und parakardial), so daß sie nicht als Standardeingriff der Karzinomchirurgie gelten kann.

Lagerung

Der Patient wird auf den Rücken gelagert. Dabei ist es empfehlenswert, ihn über eine Rolle zu reklinieren (Abb. 10-53).

Zugang

Bei gutartiger Grundkrankheit empfiehlt sich der Oberbauchmedianschnitt, gegebenenfalls unter linkskonvexer Umschneidung des Nabels (Abb. 10-54). Sind schwierige Operationsverhältnisse zu erwarten (multiple Voroperationen) oder wird die Resektion bei maligner Grundkrankheit durchgeführt, kann dieser Schnitt durch einen Querschnitt erweitert werden.

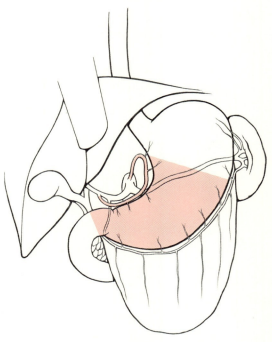

Abb. 10-52 Magenresektion Typ Billroth I. Resektionsausmaß.

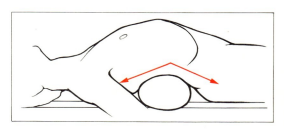

Abb. 10-53 Magenresektion Typ Billroth I. Lagerung.

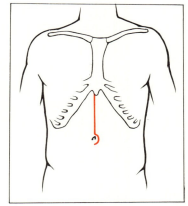

Abb. 10-54 Magenresektion Typ Billroth I. Zugang.

Operationstechnik

Magenresektion

Nach diagnostischer Revision des Abdomens zum Ausschluß von Zweiterkrankungen oder bei maligner Grundkrankheit von Fernmetastasierungen, beginnt die Billroth-I-Resektion mit der Skelettierung der großen Kurvatur des Magens.

Zu diesem Zweck wird die Magenvorderwand mit einer Magenfaßzange gefaßt und aus dem Abdomen hervorgezogen.

Beachte:
Die Skelettierung kann bei gutartiger Grundkrankheit magenwandnah, d. h. zwischen den gastroepiploischen Gefäßen und der eigentlichen großen Kurvatur, erfolgen.

Sie beginnt in einem übersichtlichen mittleren Areal und wird dann zunächst nach oral hin fortgesetzt. Als Grenze der Skelettierung kann etwa der Übergang von Korpus zu Fundus angesehen werden. Diese Stelle ist durch das Ende der A. gastroepiploica dextra gekennzeichnet. Von hier an finden sich meist nur noch spärliche Äste der A. gastroepiploica sinistra. Diese anatomische Landmarke kann als orale Resektionsgrenze angesehen werden (Abb. 10-55).

Die Faßzange kann jetzt so umgesetzt werden, daß sie über die große Kurvatur quer zur Magenachse Magenhinter- und -vorderwand gemeinsam faßt und damit ein Hochziehen des Magens erlaubt. Alternativ kann der Magen auch mit einem Zügel angeschlungen werden. Sodann wird die Skelettierung nach aboral hin fortgesetzt und erreicht schrittweise den Pylorus. Dabei stößt man auf die A. gastroepiploica dextra, die ein Ast der A. gastroduodenalis ist und hier pylorusnah ligiert werden muß. Das gleiche gilt für die V. gastroepiploica dextra (Abb. 10-56).

Wesentliche Voraussetzung für eine spätere spannungslose Gastroduodenostomie ist eine ausgedehnte und weit über die V. cava hinausgehende Mobilisation des Duodenums und des Pankreaskopfes. Nur auf diese Weise wird das Duodenum so mobil, daß es auch bei kleinerem Magenrest spannungslos mit diesem anastomosiert werden kann.

Beachte:
Ein weiterer wichtiger Schritt für eine übersichtliche Präparation im Bereich des Pylorus und des oralen Duodenums ist die Abpräparation der rechten Kolonflexur.

Bei der Durchtrennung der A. gastroepiploica dextra ist auch die A. gastroduodenalis hinter dem Duodenum an der Vorderwand des Pankreas dargestellt worden. Auf dieser Leitschiene kann jetzt das Duodenum stumpf umfahren und angezügelt werden.

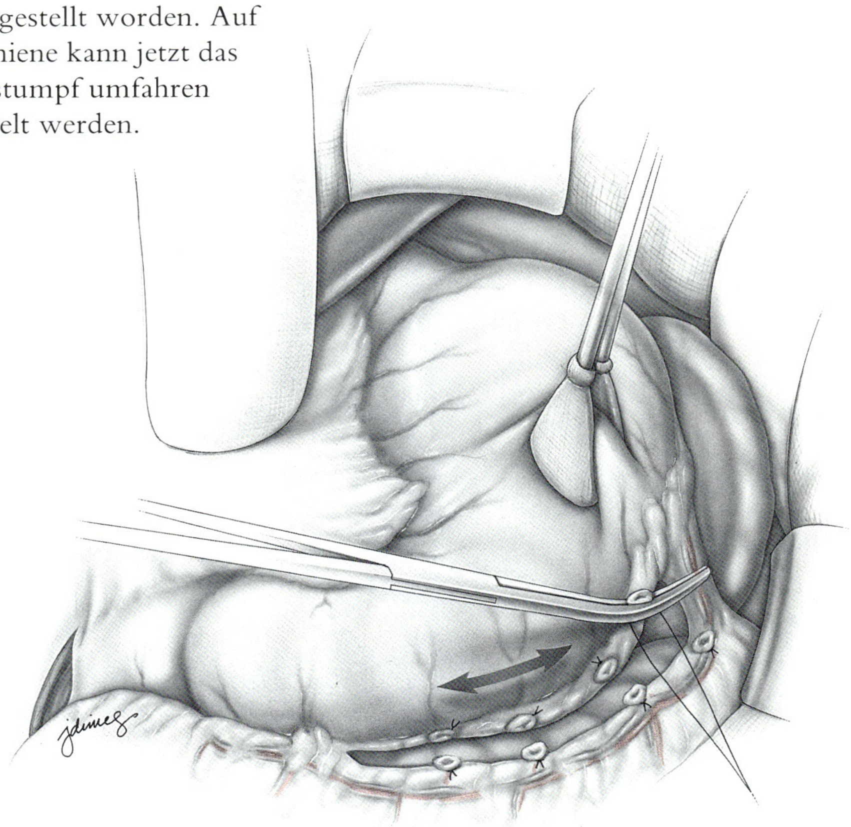

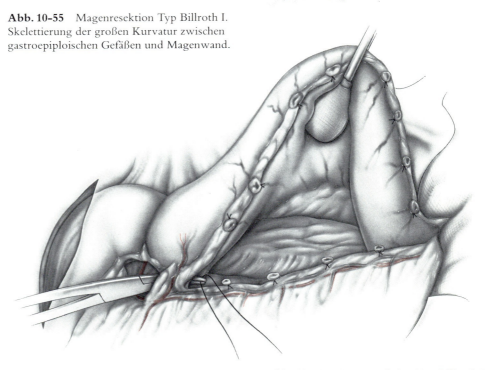

Abb. 10-55 Magenresektion Typ Billroth I. Skelettierung der großen Kurvatur zwischen gastroepiploischen Gefäßen und Magenwand.

Abb. 10-56 Magenresektion Typ Billroth I. Ligatur der A. und V. gastroepiploica.

Der Magen wird jetzt nach unten geschlagen und die Skelettierung entlang der kleinen Kurvatur fortgesetzt. Dabei ist es notwendig, über wenigstens 2 cm aboral des Pylorus das Duodenum zu skelettieren. Dann wird die Präparation nach oral fortgesetzt, wo wandnah skelettiert werden kann (Abb. 10-57).

Je nach Indikation kann die Skelettierung an der kleinen Kurvatur so weit hoch wie notwendig geführt werden. Stellt ein Ulcus ventriculi die Indikation dar, muß die Skelettierung in jedem Fall bis ca. 2 Querfinger oberhalb des Ulcus ventriculi ausgeführt werden. Da nach oral hin, im Bereich der kleinen Kurvatur, keine Limitierung besteht, können auch hochsitzende Ulzera so entfernt werden.

Nachdem der distale Magen nun allseits skelettiert ist, kann die Durchtrennung des Duodenums erfolgen. Erfolgt die Resektion bei gutartiger Grundkrankheit, ist es nicht notwendig, 2 cm (oder mehr) postpylorisch das Duodenum mitzuresezieren, sondern die Durchtrennung kann unmittelbar postpylorisch (ca. 1 cm) erfolgen (Abb. 10-57). Diese knapp postpylorische Durchtrennung hat den Vorteil, daß das Duodenum in diesem Bereich noch an Hinter- und Vorderseite einen Serosaüberzug hat und damit die Anastomosierung technisch einfacher wird. Bezogen auf die A. gastroduodenalis liegt die Durchtrennungslinie etwa 1–2 cm oral von ihr.

Der Duodenalstumpf wird mit 2 Haltefäden armiert und zunächst unverschlossen gelassen. Um eine Kontamination des Operationsfeldes zu vermeiden, empfiehlt es sich, das Duodenum mit einem Betaisodona®-getränkten und armierten Tupfer zu okkludieren. Magenseitig wird eine Abfallklemme plaziert.

Nunmehr kann der Magenstumpf hochgeschlagen werden und die Skelettierung im Bereich der kleinen oder großen Kurvatur gegebenenfalls vollendet werden. Als nächster Schritt erfolgt die orale Absetzung des Magens. Dabei wird die Resektionslinie von der Grundkrankheit, meistens vom Sitz des Ulcus ventriculi, geprägt. Die Größe des Magenrestes und die Spannungslosigkeit der Anastomose wird durch die Länge der großen Kurvatur bestimmt. Deshalb kann im Bereich der kleinen Kurvatur bis unmittelbar subkardial, soweit dies nötig ist, reseziert werden. Die Durchtrennung des proximalen Magens erfolgt am besten, nach Verschluß des oralen Magenstumpfes, mit einem automatischen Nähapparat (Abb. 10-58). Das Präparat kann nunmehr entfernt und das Operationsgebiet noch einmal auf Bluttrockenheit hin revidiert werden.

Beachte:
Diese Revision auf Bluttrockenheit zu diesem Zeitpunkt ist sehr empfehlenswert, weil nach Anlage der Anastomose der Zugang, z. B. zur Pankreaskapsel, erschwert ist.

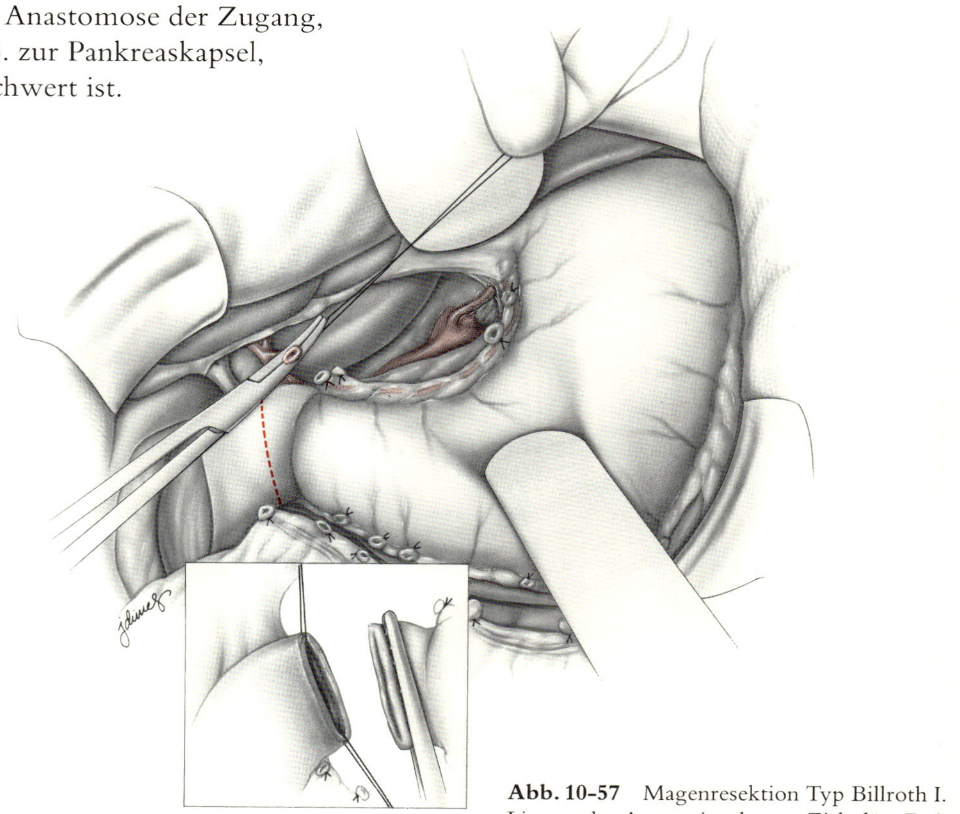

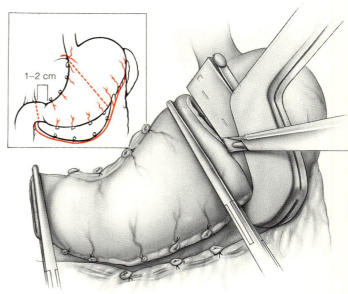

Abb. 10-57 Magenresektion Typ Billroth I. Ligatur der A. gastrica dextra. Zirkuläre Freipräparation des Duodenums und postpylorisches Absetzen des Duodenums.

Abb. 10-58 Magenresektion Typ Billroth I. Festlegung der oralen Resektionsebene. Verschluß des oralen Magenstumpfes mit automatischem Nähapparat (TA™ 90). Entfernung des Magenresektates.

Der Magenstumpf wird jetzt für die Anastomose vorbereitet. Zu diesem Zweck kann im Bereich der kleinen Kurvatur die maschinelle Nahtreihe durch Einzelknopfnähte seroserös gedeckt werden. Dabei entsteht ein schlauchähnlicher Magenrest (Abb. 10-59).

Die Einzelknopfnähte werden so weit heruntergeführt, bis ein Durchmesser des Magenschlauches erreicht ist, der in etwa dem Lumen des Duodenums entspricht. Entscheidend ist dabei der Abstand zwischen der neu genähten kleinen Kurvatur und der großen Kurvatur. Der übrigbleibende spitzwinkelige Magenzipfel kann nun mit dem Elektrokauter abgetragen werden. (Abb. 10-60). Kleinere, größtenteils arterielle Blutungen aus der Schnittfläche müssen mit dem Elektrokauter oder durch kleine Umstechungen gestillt werden. In Anbetracht der reichhaltigen arteriellen Versorgung in Submukosa und Mukosa des Magens sind derartige Blutungen häufig. Eigentliche von Haberersche Umstechungsnähte sind allerdings in der Regel nicht notwendig.

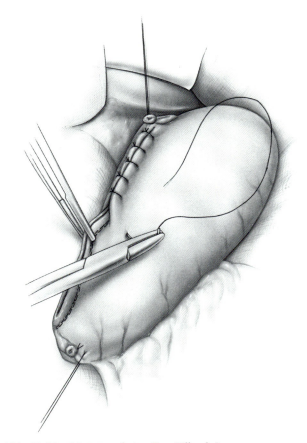

Abb. 10-59 Magenresektion Typ Billroth I. Serosierung der kleinen Kurvatur über der maschinellen Nahtreihe mit Einzelknopfnähten.

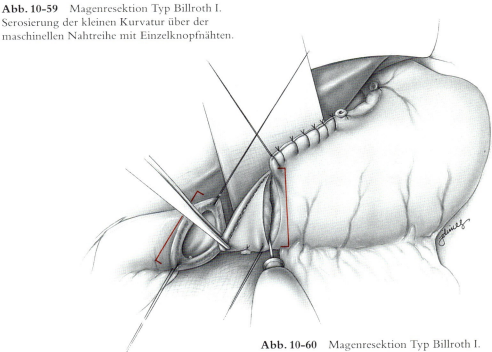

Abb. 10-60 Magenresektion Typ Billroth I. Vorbereitung der oralen Anastomosenebene durch Nachresektion im Bereich der großen Kurvatur.

Gastroduodenostomie

Nunmehr wird die Gastroduodenostomie angelegt. Da die Anastomose nicht wendbar ist, werden im Bereich der Vorder- und Hinterwand unterschiedliche Nahttechniken angewandt.

Die 1. Ecknaht wird im Bereich der kleinen Kurvatur gelegt. Sie entspricht zugleich der 1. Vorderwandnaht, d. h. sie wird seromuskulär, die Mukosa tangential fassend, sowohl im Bereich des Magens wie auch des Duodenums gestochen und außen geknotet.

Eine gleichartige 2. Haltenaht wird im Bereich der großen Kurvatur in gleicher Stichführung angelegt. Diese Naht bleibt jedoch zunächst offen (Abb. 10-61a). Es ist für den Operateur leichter, an der kleinen Kurvatur zu beginnen und auf sich zuzunähen.

Die Nahttechnik im Bereich der Hinterwand ist die schleimhautadaptierende Rückstichnaht. Zu diesem Zweck wird, beginnend am Magen, die Wand transmural komplett durchstochen (innen-außen) und dann von außen nach innen die Duodenalwand. Dann wird die Nadel zurückgestochen, indem tangential Mukosa und Submukosa des Duodenums und in gleicher Weise Mukosa und Submukosa des Magens gefaßt werden (Abb. 10-61 b). Je nach Übersichtlichkeit können zunächst alle Rückstichnähte im Bereich der Hinterwand genäht und auf einer Klemme gesammelt werden, um sie dann abschließend nacheinander zu knüpfen. Bei guter Übersicht können die Nähte auch sogleich geknüpft werden.

Ein Fassen der Pankreaskapsel zum Zweck der Deckung der Hinterwand ist nicht notwendig, in Anbetracht möglicher Blutungen auch nicht empfehlenswert.

Die Vorderwand der Gastroduodenostomie kann in typischer Nahttechnik 1reihig allschichtig Mukosa und Submukosa jeweils tangential, an beiden Wundlefzen mitfassend, genäht werden. In der Regel sind 6 bis 7 Einzelknopfnähte notwendig, um einen kompletten Verschluß der Vorderwand zu erzielen (Abb. 10-62).

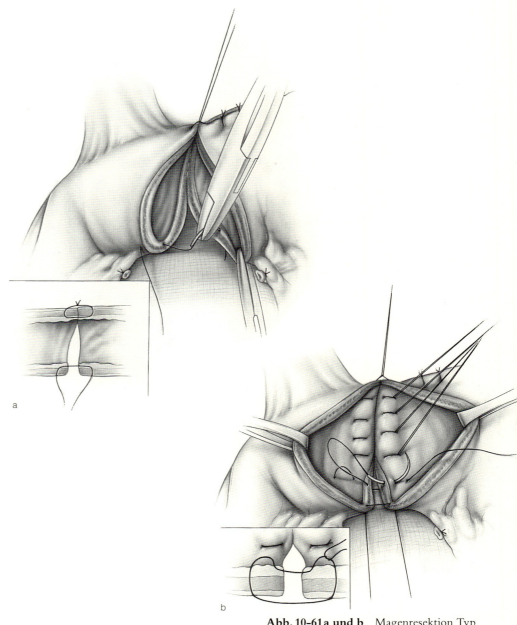

Abb. 10-61a und b Magenresektion Typ Billroth I. Gastroduodenostomie.
a) Anlegen von Haltefäden zunächst im Bereich der kleinen Kurvatur – allschichtige Standardnaht außen geknüpft –, dann im Bereich der großen Kurvatur allschichtige Standardnaht, die zunächst offengelassen wird.
b) Anastomosierung der Hinterwand mit schleimhautadaptierenden Rückstichnähten.

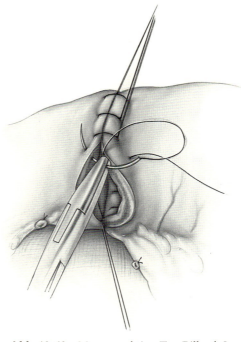

Abb. 10-62 Magenresektion Typ Billroth I. Gastroduodenostomie. Vorderwandnaht mit allschichtigen, die Mukosa tangential fassenden Standard-Einzelknopfnähten.

Versorgung der Jammerecke

Abschließend muß der Ecknaht im Bereich der kleinen Kurvatur besondere Aufmerksamkeit gewidmet werden (Jammerecke). Ist die Anastomose so wie eben beschrieben genäht worden, empfiehlt es sich, eine seroseröse Dreiecksnaht im Bereich dieser „Jammerecke" zu legen, um hier eine zusätzliche Sicherung zu erreichen. Diese Naht faßt die Seromuskularis der Magenvorderwand, der Magenhinterwand und schließlich des Duodenums knapp oral bzw. aboral der gelegten Anastomose (Abb. 10-63a). Das Knüpfen dieser Naht führt zu einer Abdeckung dieser Ecke.

Eine andere Möglichkeit der Sicherung dieser Dreiecksnaht ist die sorgfältige Adaptation dieser Ecke bereits während des Legens der 1. Nahtreihe. Dabei kann die Duodenallefze durch eine besondere Stichführung in die Magenwand hineingezogen werden. Zu diesem Zweck sticht man die Magenhinterwand in Längsrichtung seromuskulär unter tangentialem Mitfassen der Mukosa, dann transmural von innen nach außen die Duodenalecke, und schließlich wird die Naht zurück wieder in Längsachse unmittelbar neben der Naht der kleinen Kurvatur seromuskulär, die Mukosa tangential mitfassend, gestochen (Abb. 10-63b). Beim Knüpfen dieser Naht zieht sich die Duodenalwand in die Naht der kleinen Kurvatur des Magens hinein, so daß eine ideale Adaptation erreicht wird und eine weitere deckende Naht nicht notwendig ist.

Es empfiehlt sich, die Reste des großen Netzes an die Pankreaskapsel anzunähen, um die Bursa omentalis wieder zu verschließen (Abb. 10-64). Damit ist die Gastroduodenostomie fertiggestellt (Abb. 10-65).

Drainagen

Am Ende sollte eine transnasale Magensonde bis über die Anastomose hinaus in das Duodenum geführt werden. Dabei muß darauf geachtet werden, daß deren Perforationen sowohl im Duodenum als auch im Magen zu liegen kommen. Eine solche Sonde gewährleistet eine Dekompression des Magens für die ersten 2 bis 3 postoperativen Tage. Darüber hinaus liefert sie eine sichere Diagnostik, ob eine Nachblutung eingetreten ist oder nicht.

Die Anastomose wird nach außen durch einen dünnen Easy-flow-Drain für 3 bis 4 Tage drainiert.

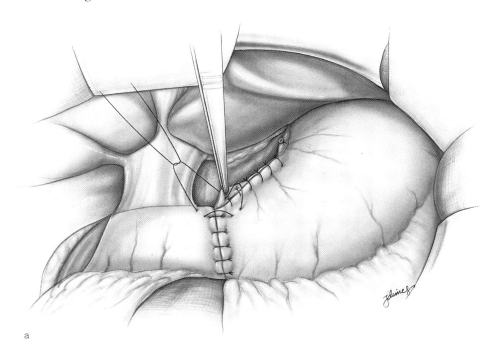

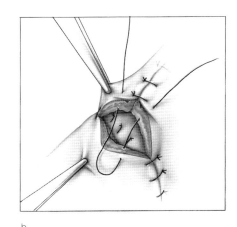

Abb. 10-63a und b Magenresektion Typ Billroth I. Gastroduodenostomie.
a) Deckung der sogenannten „Jammerecke" durch seromuskuläre Dreipunktnaht.
b) Alternativ kann auch bereits im Rahmen der ersten Nahtreihe die Duodenalwand in die neue kleine Kurvatur des Magens eingepaßt werden.

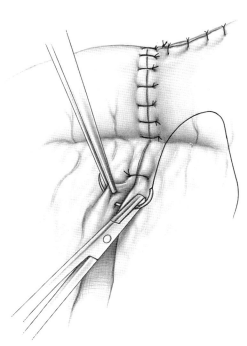

Abb. 10-64 Magenresektion Typ Billroth I. Gastroduodenostomie. Verschluß der Bursa omentalis.

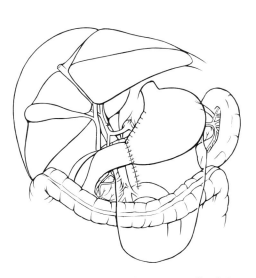

Abb. 10-65 Magenresektion Typ Billroth I. Abschlußsituation.

Postoperative Komplikationen

Nach einer distalen Magenresektion und einer Rekonstruktion vom Typ Billroth I sind die folgenden intraabdominalen Komplikationen möglich (Abb. 10-66):

– Nahtinsuffizienzen im Bereich der Anastomose (3–4%).
– Passagebehinderungen im Bereich der Anastomose (2–5%).
– Nachblutungen (2%).
– Sehr selten ist eine postoperative Pankreatitis (0,9%).

Frühe *Anastomoseninsuffizienzen* (1. bis 4. Tag) führen in der Regel zu einer diffusen Peritonitis und bedürfen dringend der Relaparotomie. Nach dem 5. Tag eintretende Anastomoseninsuffizienzen können dagegen meist bei guter innerer (Magensonde) und äußerer Drainage konservativ behandelt werden. Die Applikation von Somatostatin, mit der Absicht, die Säure-, Galle- und Pankreassekretion zu reduzieren, ist umstritten, eine parenterale Ernährung dagegen selbstverständlich. In jedem Fall muß Klarheit über das Ausmaß der Anastomoseninsuffizienz geschaffen werden. Dies kann am besten durch Röntgendarstellung der Leckage mit Gastrografin®, evtl. auch endoskopisch erfolgen.

Passagestörungen im Bereich der Gastroduodenostomie sind in der hier beschriebenen Technik außerordentlich selten. Sie sind häufiger, wenn ein größerer Magenquerschnitt durch Raffnähte dem Duodenallumen angepaßt wird. Hier ist eine Verschwellung der Anastomose postoperativ möglich. Die Prognose derartiger Passagestörungen ist im Prinzip aber gut. Immer muß der Magen vorübergehend mit einer Magensonde entlastet werden.

Extraluminale *Nachblutungen* müssen je nach Ausmaß operativ revidiert werden. Intraluminale Nachblutungen dagegen können auch früh postoperativ endoskopisch eingestellt und sehr häufig durch Unterspritzung gestillt werden. Eine chirurgische Reintervention ist selten notwendig. Wird sie dennoch erforderlich, sollte der Magen 3–5 cm oral der Anastomose quer inzidiert werden, die Anastomose kann dann eingestellt und die Blutung von innen umstochen werden.

In der Literatur finden sich immer wieder Angaben über die Entwicklung einer *postoperativen Pankreatitis*. Diese ist nach unserer Erfahrung extrem selten. Sie ereignet sich eigentlich nur, wenn es intraoperativ zu einer Läsion von Pankreasparenchym oder gar des Pankreasganges gekommen ist. Selbstverständlich sind auch iatrogene Verletzungen der Papille denkbar. Die Prognose der postoperativen Pankreatitis – nicht der Hyperamylasämie – ist schlecht. Sie wird nach den gleichen Prinzipien wie eine akute Pankreatitis ohne vorausgegangene Operation behandelt. Muß die Billroth-I-Rekonstruktion unter Notfallbedingungen ausgeführt werden, ist erfahrungsgemäß die Rate der Komplikationen höher, als wenn diese unter elektiven Bedingungen durchgeführt wird. Wesentliche Voraussetzung für die Vermeidung von Komplikationen ist, daß die Billroth-I-Anastomose nur bei einwandfreien Duodenalverhältnissen ausgeführt wird.

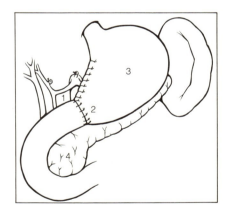

Abb. 10-66 Postoperative Komplikationen nach distaler Magenresektion und Billroth-I-Rekonstruktion [16].
1) Nahtinsuffizienz der Gastroduodenostomie.
2) Intra- und extraluminale Nachblutungen.
3) Magenretention aufgrund einer Passageverzögerung durch die Gastroduodenostomie.
4) Postoperative Pankreatitis.

Weiterführende Literatur

1. Baehrlehner, E., D. Lenschel, R. Fischer et al.: Die einreihige extramuköse Adaptationsnaht („Naht auf Stoß") bei der Magenresektion nach Billroth I. Dtsch. Gesundh. Wesen 31 (1979) 1466
2. Becker, H. D., L. Lehmann, D. Löhlein et al.: Selektiv-proximale Vagotomie mit Ulcusresektion oder Billroth-I-Resektion beim chronischen Ulcus ventriculi. Chirurg 53 (1982) 773
3. Borg, J., S. Bergström: Spätergebnisse der Resektionsbehandlung nach Billroth I und Billroth II in der Ulcuschirurgie. Bruns Beitr. Klin. Chir. 217 (1969) 481
4. Duthie, H. L., K. T. H. Moore, D. Bardsley, R. G. Clark: Surgical treatment of gastric ulcers: Controlled comparison of Billroth I gastrectomy and vagotomy and pyloroplasty. Brit. J. Surg. 57 (1970) 784
5. Emas, S., C. Hammarburg: Prospective, randomized trial of selective proximal vagotomy with ulcer excision and partial gastrectomy with gastroduodenostomy in the treatment of corporeal gastric ulcer. Amer. J. Surg. 146 (1983) 631
6. Fisher, P. B., G. L. Jordan jr.: Billroth I gastrectomy for the treatment of duodenal ulcer. Amer. J. Surg. 24 (1958) 922
7. Goligher, J. C., P. J. Moir, J. H. Wrigley: The Billroth and Polya operations for duodenal ulcer. Lancet I (1956) 220
8. Hollender, L. F., F. Bur, R. P. van Peteghem, D. Alexion, M. Starlinger: Hat die Resektion nach Billroth I bei Magengeschwür an Bedeutung verloren? Zbl. Chir. 103 (1978) 329
9. Hutchinson, W. B., L. B. Kiriluk: Billroth I gastric resection for chronic duodenal ulcer. Amer. J. Surg. 100 (1960) 251
10. Kraft-Kinz, J., L. Kronberger: Operationsbedingte Mißerfolge bei der Magenresektion nach Billroth I. Zbl. Chir. 102 (1977) 1194
11. Madsen, P., O. Kronberg, O. Hart-Hansen, T. Petersen: Billroth I gastric resection versus truncal vagotomy and pyloroplasty in the treatment of gastric ulcers. Acta chir. scand. 142 (1976) 151
12. Nielsen, J., E. Amdrup, P. Christiansen et al.: Gastric ulcer. II. Surgical treatment. Acta chir. scand. 139 (1973) 460
13. Nyhus, L. M.: Evaluation of the Billroth I gastric resection. Amer. J. Dig. Dis. 7 (1962) 224
14. Siewert, J. R.: Chirurgische Verfahrenswahl: Billroth I oder Billroth II. In: Becker, H. D., H. J. Peiper (Hrsg.): Ulcus ventriculi. Thieme, Stuttgart 1977
15. Siewert, J. R., R. A. Hinder: Der operierte Magen. In: Demling, L. (Hrsg.): Klinische Gastroenterologie. S. 429, Thieme, Stuttgart 1984
16. Siewert, J. R., A. H. Hölscher: Billroth I Gastrectomy. In: Nyhus, L. M., C. Wastell (eds.): Surgery of the Stomach and Duodenum, 4. ed., p. 263. Little, Brown, Boston–Toronto 1986
17. Thomas, W. E. G., M. H. Thompson, R. C. N. Williamson: The long-term outcome of Billroth I partial gastrectomy for benign gastric ulcer. Ann. Surg. 195 (1982) 189
18. Winkler, R., E. Farthmann, H. P. Eichfuß: Die B-I-Resektion in der Ulcuschirurgie. Langenbecks Arch. Chir. 343 (1977) 123

Billroth-II-Operation
J. Lange und J. R. Siewert

Definition

Unter dem Begriff Billroth-II-Operation wird die distale Magenresektion mit Blindverschluß des Duodenums, also unter Aufgabe der Duodenalpassage und Gastrojejunostomie verstanden (Abb. 10-67). Es gibt eine Vielzahl von Modifikationen für diese Operation.

Im folgenden soll die Gastrojejunostomia antecolica, oralis-partialis, inferior, isoperistaltica, beschrieben werden.

Indikation

Die Gastrojejunostomie nach Billroth II kann in einer Vielzahl von Variationen durchgeführt werden. Die Gastrojejunostomie kann partiell oder total sein, terminolateral oder terminoterminal, isoperistaltisch oder anisoperistaltisch, ante- oder retrokolisch. Die Zahl der Modifikationen korreliert mit der Vielzahl berühmter Chirurgen.

Wir bevorzugen die partielle, untere, antekolische, isoperistaltische End-zu-Seit-Gastrojejunostomie.

Eine totale Gastrojejunostomie ist unserer Meinung nach nicht notwendig, da der limitierende Faktor für die Intestinalpassage nicht die Größe der Gastrojejunostomie, sondern der Jejunumdurchmesser ist.

Die isoperistaltische Modifikation ergibt sich durch die anatomische Lage des Treitzschen Bandes links der Medianlinie. Ferner ist die Entleerung bei dieser Form besser und das Syndrom der zuführenden Schlinge seltener.

Die antekolische Form läßt sich bei eventuellen Wiederholungseingriffen leichter revidieren.

Bei der retrokolischen Form mit kurzer zuführender Schlinge ist die Möglichkeit des alkalischen Refluxes weit größer.

Auch ist die Frage des Magenstumpfkarzinoms in bezug auf die retrokolische Anastomose letztendlich noch nicht geklärt.

Hinzu kommt, daß durch die Braunsche Enteroanastomose der Duodenalstumpf entlastet wird.

Die Operation nach Billroth II ist indiziert, wenn eine spannungslose Gastroduodenostomie (B I) nicht möglich ist. In der hier beschriebenen Radikalität ist sie nur für gutartige Grundkrankheiten anwendbar. (Technik bei maligner Grundkrankheit siehe Kapitel 9.)

Lagerung

Rückenlage. Anheben des Thorax durch Unterlegen einer Rolle in Höhe der Mamillen (Abb. 10-68).

Zugang

Die Eröffnung des Abdomens erfolgt entweder durch quere Oberbauchlaparotomie, die bei Bedarf in der Medianlinie zum Processus xiphoideus erweitert werden kann, oder durch mediane Oberbauchlaparotomie mit Linksumschneidung des Nabels (Abb. 10-69). Zur besseren Übersicht empfiehlt sich das Einsetzen eines selbsthaltenden Rippenbogenretraktors.

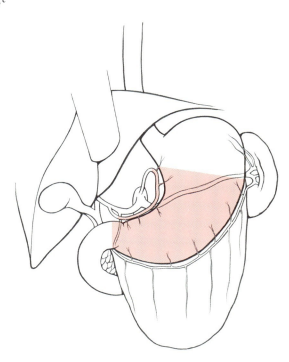

Abb. 10-67 Magenresektion Typ Billroth II. Resektionsausmaß.

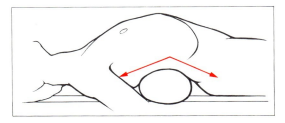

Abb. 10-68 Magenresektion Typ Billroth II. Lagerung.

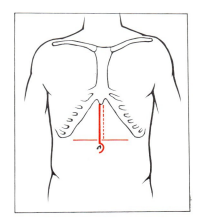

Abb. 10-69 Magenresektion Typ Billroth II. Zugänge.

Operationstechnik

Magenresektion

Die Präparation des Magens beginnt in der Mitte der großen Kurvatur mit der Eröffnung der Bursa omentalis (Abb. 10-70a). Die Skelettierung erfolgt zwischen Magenwand und Vasa gastroepiploica in Richtung auf das Duodenum. Die Stämme von A. und V. gastroepiploica sinistra müssen zur Versorgung des großen Netzes geschont werden. Die Präparation wird am Pylorus vorbei auf das proximale Duodenum fortgesetzt.

Es erfolgt nun die Mobilisation des Duodenums nach Kocher durch Längsinzision der peritonealen Umschlagfalte entlang des lateralen Duodenalrandes (Abb. 10-70a). Das Duodenum wird am Duodenalknie gefaßt und nach links angespannt. Durch Lösen der bindegewebigen retroperitonealen foetalen Verklebungen kann es teils stumpf, teils scharf leicht mobilisiert werden (siehe auch Abb. 13-3a und b).

Es folgt die Präparation der oberen, kleinkurvaturseitigen Duodenalwand im Bereich des Lig. hepatoduodenale. Hierbei muß die A. gastrica dextra magenwandnah ligiert und durchtrennt werden. Schließlich wird die Hinterwand des Duodenums vorsichtig freipräpariert. Am Übergang vom freien Duodenum zum dorsal am Pankreas fixierten retroperitonealen Anteil stellt sich die A. gastroduodenalis dar (Abb. 10-70b). Ist das Duodenum postpylorisch zirkulär freipräpariert, wird es angeschlungen und anschließend, am besten mit einem Stapler (TA^{TM} 55), abgesetzt und blind verschlossen (Abb. 10-70c). Die Resektionslinie kann fakultativ mit einigen seromuskulären Einzelknopfnähten (3—0) gedeckt werden (Abb. 10-70d).

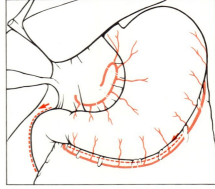

Abb. 10-70a Magenresektion Typ Billroth II. Skelettierung der großen Kurvatur zwischen gastroepiploischen Gefäßen und Magenwand, Ligatur der Vasa gastroepiploica. Mobilisation des Duodenums nach Kocher.

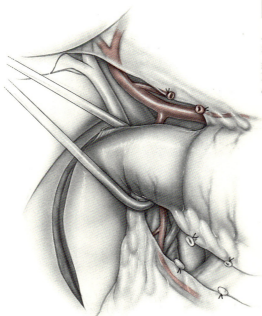

Abb. 10-70b Magenresektion Typ Billroth II. Zirkuläre Freipräparation des Duodenums und Ligatur der A. gastrica dextra.

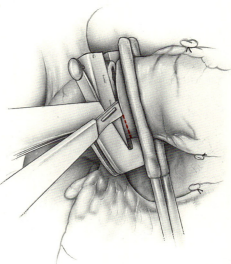

Abb. 10-70c Magenresektion Typ Billroth II. Absetzen des Duodenums postpylorisch, Verschluß des Duodenalstumpfes mit automatischem Nähapparat (TA^{TM} 55).

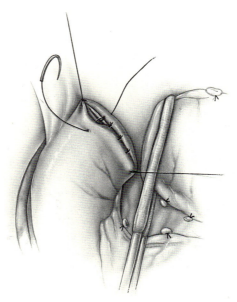

Abb. 10-70d Magenresektion Typ Billroth II. Übernähung des maschinellen Verschlusses des Duodenalstumpfes mit seromuskulären Einzelknopfnähten.

Nach dem Durchtrennen der Pars flaccida des kleinen Netzes wird der Magen mit der linken Hand angespannt und die Magenwand kleinkurvaturseitig bis in Höhe der geplanten Resektionslinie freipräpariert (ca. 3–5 cm distal der Kardia, Abb. 10-71). Der aufsteigende Ast der A. gastrica sinistra sollte geschont werden. Jetzt folgt die vollständige Skelettierung der großen Kurvatur funduswärts bis zur gewünschten Resektionshöhe (ca. 5 cm oberhalb der Grenze zwischen A. gastroepiploica dextra und sinistra, Abb. 10-72). Die Resektionslinie am Magen wird mit 2 Haltefäden markiert. Sie kann schräg zur Magenachse verlaufen.

Beachte:
Die Anastomosenebene sollte bei der isoperistaltischen Rekonstruktion aber annähernd quer verlaufen, was durch Übernähung der kleinen Kurvatur erreicht wird.

Das Absetzen des Magens erfolgt nach aboralem Anlegen einer Abwurfklemme nach oral mit einem Stapler TA™ 90 (Abb. 10-73). Der deserosierte Anteil der kleinen Kurvatur sowie die Resektionsfläche werden mittels seromuskulären Einzelknopfnähten (3–0), gedeckt, mit Ausnahme des ca. 5 cm langen, für die Gastrojejunostomie vorgesehenen Bereichs (Abb. 10-74).

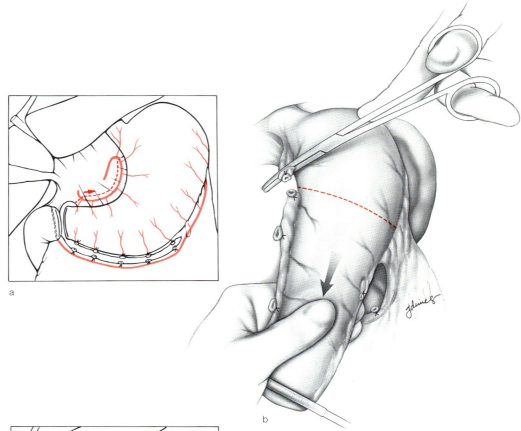

Abb. 10-71a und b Magenresektion Typ Billroth II. Skelettierung der kleinen Kurvatur und Festlegung der oralen Resektionsebene.

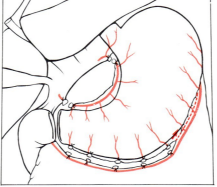

Abb. 10-72 Magenresektion Typ Billroth II. Beendigung der Skelettierung der großen Kurvatur und Festlegung der oralen Resektionsebene.

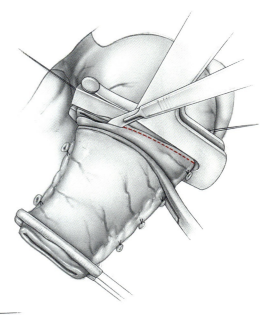

Abb. 10-73 Magenresektion Typ Billroth II. Verschluß des oralen Magenstumpfes mit automatischem Nähapparat (TA™ 90).

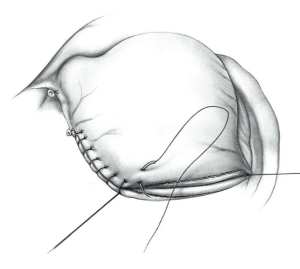

Abb. 10-74 Magenresektion Typ Billroth II. Partielle Übernähung der kleinen Kurvatur mit seromuskulären Einzelknopfnähten. Aussparung der Anastomosierungsebene für die Gastrojejunostomie.

Gastrojejunostomie

Die Wiederherstellung der Intestinalpassage erfolgt mit der ersten Jejunalschlinge. Aufgrund der Lokalisation des Treitzschen Bandes, relativ weit links der Medianlinie, wird die zuführende Schlinge (Länge 40–50 cm) an die große Kurvatur, die abführende an die kleine Kurvatur geführt (isoperistaltische Anastomose).

Die terminolaterale Anastomose zwischen Magen und Jejunum sollte eine Länge von ca. 5–8 cm haben. Bei noch geschlossenem Magen und nicht eröffnetem Jejunum erfolgt zunächst die fortlaufende seromuskuläre Hinterwandnaht (3–0) (Abb. 10-75a und b).

Danach wird die Serosa und Muskularis der Magenhinterwand direkt proximal der Klammernahtreihe mit dem Thermokauter vorsichtig bis auf die Submukosa (gefäßführende Schicht) inzidiert (Abb. 10-75c). Die submukösen Gefäße werden mittels Einzelknopfnähten, sogenannten von Habererschen Nähten (4–0), umstochen. Dasselbe Prozedere erfolgt an der Magenvorderwand (Abb. 10-75d). Anschließend werden Magen und Jejunum eröffnet (Abb. 10-75e und f).

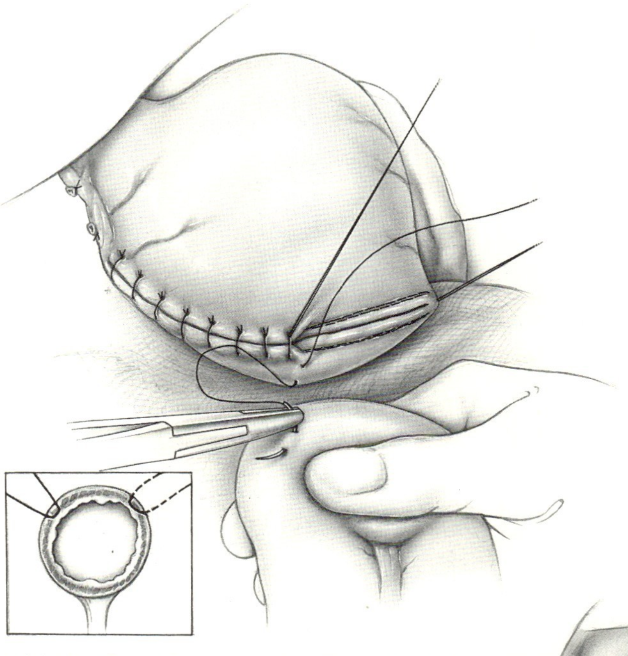

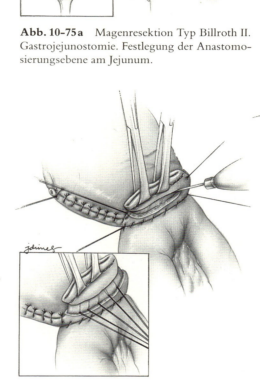

Abb. 10-75a Magenresektion Typ Billroth II. Gastrojejunostomie. Festlegung der Anastomosierungsebene am Jejunum.

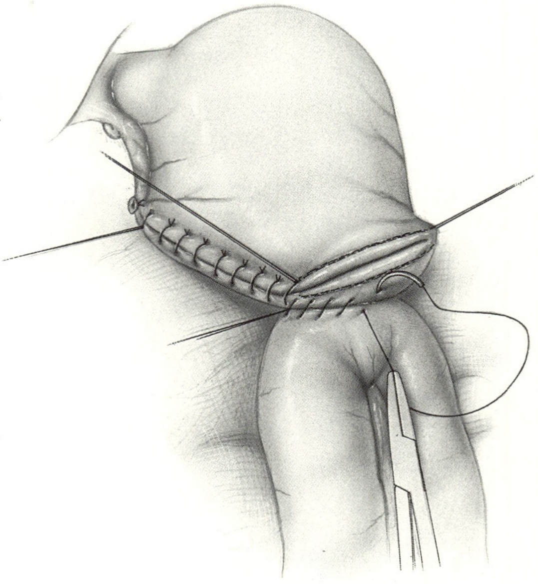

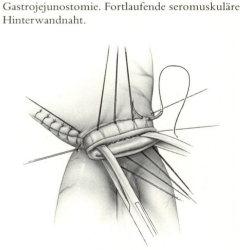

Abb. 10-75b Magenresektion Typ Billroth II. Gastrojejunostomie. Fortlaufende seromuskuläre Hinterwandnaht.

Abb. 10-75c Magenresektion Typ Billroth II. Gastrojejunostomie. Durchtrennung der Seromuskularis im Bereich des Magens und Versorgung der submukösen Gefäße durch von Haberersche Umstechungsnähte an der Hinterwand.

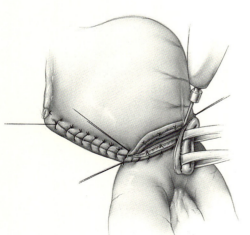

Abb. 10-75e Magenresektion Typ Billroth II. Gastrojejunostomie. Absetzen der maschinellen Nahtreihe im Bereich der gastralen Anastomosierungsebene.

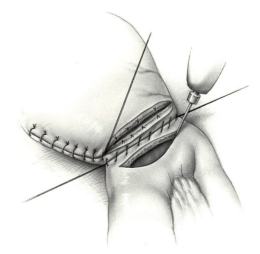

Abb. 10-75d Magenresektion Typ Billroth II. Gastrojejunostomie. Durchtrennung der Seromuskularis und Versorgung der submukösen Gefäße durch von Haberersche Umstechungsnähte an der Vorderwand.

Abb. 10-75f Magenresektion Typ Billroth II. Gastrojejunostomie. Eröffnung des Jejunums parallel zum Magen.

Die Anastomose der Hinterwand wird durch eine fortlaufende Schleimhautnaht (3–0) fertiggestellt (Abb. 10-76a und b). Es erfolgt der Verschluß der Vorderwand durch eine allschichtige fortlaufende Schleimhautnaht (3–0) (Abb. 10-76c). Abschließend wird die Vorderwand noch durch seromuskuläre Einzelknopfnähte gedeckt (Abb. 10-76d).

Beachte:
Sowohl die Gastrojejunostomie als auch die Braunsche Fußpunktanastomose können durch eine modifizierte Nahttechnik hergestellt werden. Die Hinterwand kann jeweils mittels 1reihiger, allschichtiger Rückstich-Einzelknopfnaht anastomosiert werden, die Vorderwand durch 1reihige, allschichtige, submuköse, tangentiale Einzelknopfnähte (siehe Kapitel 1, Abschnitt Nahttechniken) (Abb. 10-76e).

Sogenannte Aufhängenaht

Zur Sicherung der Anastomose an der kleinen Kurvatur wird diese mit einer seromuskulären Dreipunktnaht gedeckt, die Magenvorderwand, Jejunum und Magenhinterwand erfaßt (Abb. 10-77).

Die Magensonde sollte zur Entlastung über die Gastrojejunostomie in die zuführende Schlinge gelegt werden.

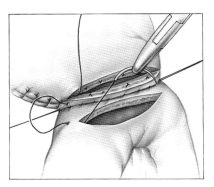

Abb. 10-76a Magenresektion Typ Billroth II. Gastrojejunostomie. Ecknaht für die Schleimhautnaht.

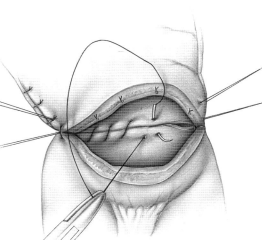

Abb. 10-76b Magenresektion Typ Billroth II. Gastrojejunostomie. Fortlaufende Schleimhautnaht zur Adaptation der Mukosa.

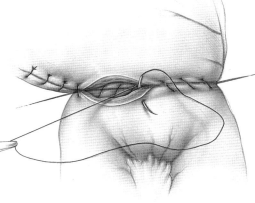

Abb. 10-76c Magenresektion Typ Billroth II. Gastrojejunostomie. Fortlaufende Allschichtennaht im Bereich der Anastomosenvorderwand.

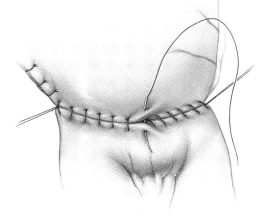

Abb. 10-76d Magenresektion Typ Billroth II. Gastrojejunostomie. Fakultative seromuskuläre Deckung der Allschichtennaht durch Einzelknopfnähte.

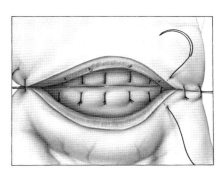

Abb. 10-76e Magenresektion Typ Billroth II. Gastrojejunostomie. Alternative: Die Vorderwand kann auch durch allschichtige, die Mukosa tangential fassende Standard-Einzelknopfnähte hergestellt werden, die Hinterwand mit Einzelknopf-Rückstichnähten.

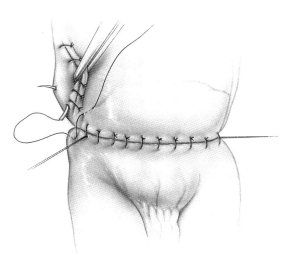

Abb. 10-77 Magenresektion Typ Billroth II. Sogenannte Aufhängenaht an der kleinen Kurvatur (bei isoperistaltischer Anastomose nicht notwendig).

Braunsche Enteroanastomose

Die Operation wird mit einer Braunschen Anastomose (laterolaterale Jejunostomie) beendet, die am tiefsten Punkt zwischen zu- und abführender Schlinge angelegt werden sollte. Die Braunsche Anastomose wird durch eine fortlaufende allschichtige Schleimhautnaht der Vorder- und Hinterwand sowie durch eine fortlaufende seromuskuläre 2. Nahtreihe fertiggestellt (Abb. 10-78a bis c und 10-79a und b). Die Situation postoperativ zeigt die Abbildung 10-80.

Die Anastomose kann auch 1reihig allschichtig genäht werden (Hinterwand Rückstichnähte; Vorderwand Standard-Allschichtennaht).

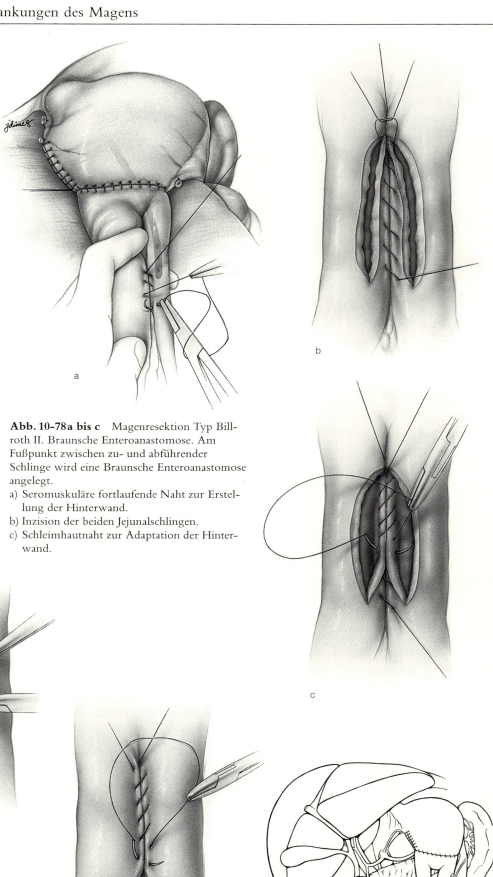

Abb. 10-78a bis c Magenresektion Typ Billroth II. Braunsche Enteroanastomose. Am Fußpunkt zwischen zu- und abführender Schlinge wird eine Braunsche Enteroanastomose angelegt.
a) Seromuskuläre fortlaufende Naht zur Erstellung der Hinterwand.
b) Inzision der beiden Jejunalschlingen.
c) Schleimhautnaht zur Adaptation der Hinterwand.

Abb. 10-79a und b Magenresektion Typ Billroth II. Braunsche Enteroanastomose; Vorderwand.
a) Fortlaufende allschichtige Vorderwandreihe.
b) Fakultative zweite seromuskuläre fortlaufende Nahtreihe.

Abb. 10-80 Magenresektion Typ Billroth II. Abschlußsitus mit isoperistaltischer Gastroenterostomie oralis partialis und Braunscher Fußpunktanastomose.

Drainagen

Eine Drainage ist bei der Billroth-II-Operation nicht zwingend notwendig. Denkbar ist eine Drainage des Duodenalstumpfes, die jedoch fakultativ ist und nur bei technisch schwierigem Duodenalstumpfverschluß erwogen werden sollte. Eine Drainage der Gastroenterostomie ist nicht notwendig.

Komplikationen

Typische und gefürchtetste Komplikation der Billroth-II-Operation ist die Duodenalstumpfinsuffizienz. In Anbetracht der Tatsache, daß die Billroth-II-Operation heute überwiegend bei Ulcus ventriculi oder beim Magenkarzinom zur Anwendung kommt, bereitet der Verschluß des Duodenums in aller Regel keine Probleme. Duodenalstumpfinsuffizienzen sind entsprechend selten geworden. Schwierig kann der Duodenalstumpfverschluß beim Vorliegen eines Ulcus duodeni sein. Aus diesem Grund sollte beim Ulcus duodeni die Magenresektion auch wenn immer möglich, vermieden werden.

Kommt es zu einer Duodenalstumpfinsuffizienz, so ist ihre Behandlung schwierig und ihre Prognose ernst. Entwickelt sich die Insuffizienz innerhalb der ersten 5 postoperativen Tage, ist die unmittelbare Reoperation dringend notwendig. Am besten hat sich die Drainage des Duodenalstumpfes nach außen mit einem dicken Foley-Katheter bewährt. Sind die lokalen Verhältnisse bei der Reoperation noch gut, ist auch eine innere Drainage des Duodenalstumpfes, z. B. in eine ausgeschaltete Roux-Y-Dünndarmschlinge denkbar.

Spätinsuffizienzen können bei guter äußerer Drainage konservativ behandelt werden. Die meist resultierende Duodenalfistel kann sekundär in eine ausgeschaltete Dünndarmschlinge eingepflanzt werden.

Hat eine frühe Duodenalstumpfinsuffizienz einmal zu einer diffusen Peritonitis geführt, ist die Prognose außerordentlich ernst. Die Peritonitis kann meist nicht zur Ausheilung gebracht werden, weil die Peritonitisursache nicht sicher versorgt werden kann. Die Letalität dieser seltenen Komplikation liegt über 50%.

Komplikationen an der Gastroenterostomie sind außerordentlich selten.

Eine in der frühen postoperativen Phase gefürchtete Komplikation ist das akute Syndrom der zuführenden Schlinge. Diese kann bei der richtigen Lage der zuführenden Schlinge (an der großen Kurvatur, isoperistaltische Anastomose) sicher vermieden werden. Eine zusätzliche Sicherheit bringt eine gut lokalisierte Braunsche Anastomose.

Weiterführende Literatur

1. Becker, H. D., H. J. Peiper: Ulcus ventriculi. Thieme, Stuttgart 1977
2. Billroth, Th.: Offenes Schreiben an Herrn Wittleshöfer. Wien. med. Wschr. 31 (1881) 161
3. Blum, A. L., J. R. Siewert (Hrsg.): Ulcustherapie. Springer, Berlin–Heidelberg–New York 1982
4. Braun, H.: Über die Gastroenterostomie und gleichzeitige Enteroanastomose. Zbl. Chir. 19 (1892) 102
5. Schreiber, H. W.: Magen incl. Ulcus duodeni. In: Baumgartl, F., K. Kremer, H. W. Schreiber (Hrsg.): Spezielle Chirurgie für die Praxis, Bd. II, S.108–194. Thieme, Stuttgart 1969
6. Siewert, J. R: Operative Therapie des unkomplizierten Ulcus ventriculi. In: Allgöwer, M., A. L. Blum, W. Creutzfeldt, F. Harder, L. F. Hollender, H. J. Peiper, J. R. Siewert (Hrsg.): Chirurgische Gastroenterologie, S. 436–450. Springer, Berlin–Heidelberg–New York 1981

Distale Magenresektion Typ Roux-Y
H. Bünte

Definition

Während die distale Magenresektion bei allen in diesem Kapitel beschriebenen Methoden gleich ist, unterscheiden sie sich in der Form der Rekonstruktion. Die Roux-Y-Rekonstruktion ist durch eine End-zu-Seit-Einpflanzung der zuführenden Schlinge wenigstens 40 cm aboral der Gastroenterostomie gekennzeichnet. Ein besonderer Vorzug der Roux-Y-Schlinge liegt in ihrer Reichweite. So kann selbst nach einer hohen Resektion die Kontinuität durch eine spannungsfreie Anastomose wiederhergestellt werden. Dadurch ist es z. B. bei der Ulkuskrankheit möglich, eine sichere Entfernung der gastrinproduzierenden Magenanteile und eine Reduktion der säurebildenden Belegzellmasse zu erzielen. Das akute Syndrom der zuführenden Schlinge, d. h. die stauungsbedingte Duodenalstumpfberstung, tritt bei dieser chirurgischen Technik fast nie auf.

Ein weiterer Vorzug der Rekonstruktion nach Roux-Y liegt in der Verminderung eines unphysiologischen Gallenrefluxes in den Restmagen. Weiterhin wird eine alkalische Refluxösophagitis verhindert oder läßt sich sogar nach erfolglosen Antirefluxoperationen mit dieser Methode chirurgisch erfolgreich behandeln.

Indikation

Die Indikation zur distalen Magenresektion mit Passagewiederherstellung nach dem Roux-Y-Prinzip ist identisch mit den Indikationen zu anderen Resektionsmethoden wie Billroth I oder Billroth II. Eine besondere Indikation stellt das postoperative Rezidiv der gastroösophagealen Refluxkrankheit dar.

Lagerung und Zugang

Der Patient liegt in leicht überstreckter Haltung auf dem Rücken, der linke Arm ist ausgelagert. Die Schnittführung soll einen raschen Zugang, eine ausreichende Übersicht, die Möglichkeit der Schnitterweiterung, einen anatomisch regelrechten Wundverschluß und auch die postoperative Funktionstüchtigkeit der Bauchdecken gewährleisten. Von den vielfältigen Variationen der Schnittführung kommt der obere Medianschnitt diesen Forderungen am nächsten.

> **Cave**
> Vor zu sparsamen Schnittführungen sei gewarnt, da nur eine ausreichende Übersicht die geforderte Sicherheit gewährleistet, und eine zu kleine Inzision auch nur eine unzureichende Resektion zuläßt.

Der Hautschnitt reicht von unterhalb des Processus xiphoideus bis nach kaudal an den Nabel. Unter Zuhilfenahme von Roux-Haken wird vor Einstellen des eigentlichen Situs zunächst die Bauchhöhle exploriert. Ist eine Schnittverlängerung erforderlich, kann der Nabel bogenförmig links in einem Abstand von 2 cm umschnitten werden.

Nach Exploration der Bauchhöhle wird nun der Situs eingestellt. Dies erfolgt mit einem selbsttragenden Bauchdeckenhaken. Zur besseren Übersicht werden grundsätzlich Rippenbogenretraktoren, z. B. nach Behrends, eingesetzt.

Operationstechnik

Die wichtigsten Schritte der distalen Magenresektion wegen eines Gastroduodenalulkus bestehen in der Skelettierung des Magens im Bereich von großer und kleiner Kurvatur und der Durchführung der Resektion mit anschließender Passagewiederherstellung.

Beachte:
Um Rezidiven vorzubeugen, sollte darauf geachtet werden, daß eine hohe Resektion im Sinne einer Zweidrittelresektion der Magenschleimhautoberfläche resultiert. Für die Praxis bedeutet das eine Dreiviertelresektion der Magenlänge.

Präparation

Die Skelettierung des Magens beginnt an der großen Kurvatur. Zunächst wird die Bursa omentalis an einer gefäßarmen Stelle des Lig. gastrocolicum mit der Schere eröffnet. Nun folgt funduswärts bis knapp oberhalb der gewählten proximalen Resektionsgrenze die schrittweise Durchtrennung des Ligaments zwischen Ligaturen. Die Skelettierung erfolgt hart am Magen, so daß die gastroepiploischen Gefäße zur Versorgung des großen Netzes erhalten bleiben (Abb. 10-81).

Nach Anspannen des Magens mittels einer Faßzange wird die große Kurvatur nach distal hin skelettiert.

> **Cave**
> Im Bereich des Pylorus sollte in kleinen Schritten, z. B. mit einer dünnen Kocher-Rinne, schichtweise vorgegangen werden, um unnötige Blutungen und Pankreasläsionen zu vermeiden.

Ist die große Kurvatur ausreichend skelettiert, wird der Magen nach oben geschlagen und eventuelle Adhäsionen an der Hinterwand gelöst. Die Pars flaccida des Omentum minus wird nun mit 2 sich entgegenkommenden Fingern durchstoßen.

Die Skelettierung der kleinen Kurvatur nach distal erstreckt sich ebenfalls bis ca. 3 cm postpylorisch.

Etwa 2 cm postpylorisch wird das Duodenum sicher aboral des Pylorus quer durchtrennt (Abb. 10-81). Dies erfolgt mit einem Klammernahtgerät oder oberhalb einer angesetzten Payr-Quetsche. Die Klammernahtreihe wird mit einigen Situationsnähten locker eingestülpt. Beim Verschluß mit der Klemme wird eine fortlaufende Allschichtennaht gelegt, die nach Entfernung der Quetsche zugezogen wird. Je nach anatomischer Situation erfolgt eine zusätzliche Nahtsicherung mit einer Tabaksbeutelnaht oder durch serosierende Einzelknopfnähte.

Nun kann der frei bewegliche distale Magenanteil angehoben werden. Nach Hochschlagen und Anspannen des Magens wird die kleine Kurvatur nach proximal bis ca. 2 cm distal des gastroösophagealen Übergangs skelettiert. Die A. gastrica sinistra läßt sich dabei mühelos unter Sicht im Bereich ihrer Aufteilung darstellen und unter sorgfältiger Schonung der Rr. oesophagei absetzen.

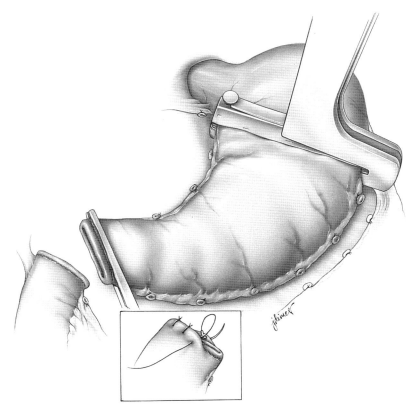

Abb. 10-81 Magenresektion Roux-Y. Skelettierung der distalen Magenanteile. Die A. gastrica sinistra wird unter Erhaltung der zum Ösophagus ziehenden Äste ligiert und das Duodenum sicher unterhalb des Pylorus und des Magens skelettiert, so daß ein Magenrest kleiner als 1/3 verbleibt. Über den Klammern des Duodenalstumpfes wird eine einstülpende Nahtreihe angelegt.

Magenresektion

Die Resektion des Magens im Korpusbereich erfolgt am besten mit einem Klammernahtgerät (Abb. 10-81). Vor Schließen des Nahtgerätes wird der Magen mit 2 Ellis-Klemmen groß- und kleinkurvaturseitig dicht unterhalb der Resektionslinie gefaßt, aufgespannt und nach distal gezogen. In einem Winkel von 45° zur Körperlängsachse wird nun das Klammernahtgerät geschlossen und der Magen abgesetzt. Hierfür kann auch das von Nakayama modifizierte Petzsche Klammernahtgerät eingesetzt werden.

Bei vorgesehener partieller Anastomosierung des Magens mit einer Roux-Y-Schlinge wird die Klammernahtreihe an der Absetzungskante des Magens bis auf den für die Anastomose vorgesehenen Anteil mittels einstülpender Einzelknopfnaht serosiert (Abb. 10-82).

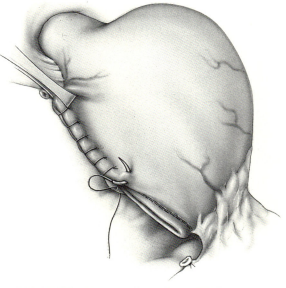

Abb. 10-82 Magenresektion Roux-Y. Über den Klammern des Magenstumpfes wird über etwa ⅔ ebenfalls eine einstülpende Naht gelegt. Der verbliebene Anteil an der großen Kurvatur verbleibt für die Anastomose.

Roux-Y-Schlinge

Zur Vorbereitung der Roux-Y-Schlinge wird das Querkolon nach oben geschlagen und die erste Dünndarmschlinge aufgesucht. Etwa 15 cm aboral des Treitzschen Bandes wird das Mesenterium des Dünndarms darmnahe in einer Länge von 4 cm radial skelettiert. In den so entstandenen Schlitz wird ein Klammernahtgerät eingebracht und der Dünndarm durchtrennt (Abb. 10-83).

Die Schnittkante des aboralen Schenkels wird serosiert (Abb. 10-84). Unter sicherer Schonung der A. colica media wird links davon das Mesocolon transversum inzidiert (Abb. 10-85).

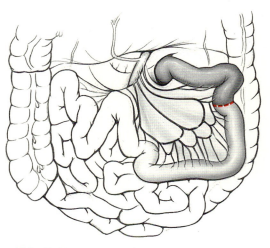

Abb. 10-83 Magenresektion Roux-Y. Die oberste Dünndarmschlinge wird wenigstens handbreit distal des Treitzschen Ligaments durchtrennt, so daß hier später eine spannungsfreie End-zu-Seit-Anastomose angelegt werden kann.

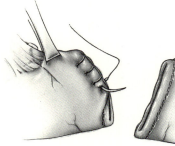

Abb. 10-84 Magenresektion Roux-Y. Nach Durchtrennung des Darms wird über den Klammern des distalen Dünndarmstumpfes eine einstülpende Nahtreihe gelegt.

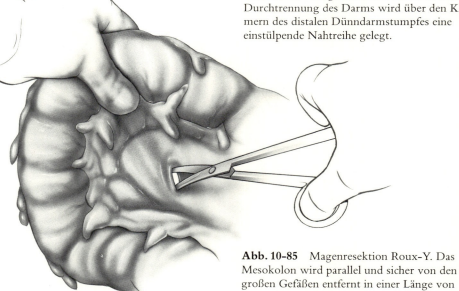

Abb. 10-85 Magenresektion Roux-Y. Das Mesokolon wird parallel und sicher von den großen Gefäßen entfernt in einer Länge von etwa 3 Querfingern inzidiert.

Anschließend wird die zur Anastomose vorbereitete Schlinge retrokolisch hochgezogen und dem Magenrest angenähert. Der verbliebene großkurvaturseitige Dreieckzipfel des Magens wird nach oben geschlagen und durch seromuskuläre Hinterwandnähte im Bereich der Anastomosierungsebene rechtwinkelig zur großen Kurvatur mit der 1. Jejunalschlinge isoperistaltisch verbunden (Abb. 10-86).

Nach Resektion des Magenzipfels und Eröffnung der Jejunalschlinge mit dem elektrischen Messer werden auftretende kleinere Schleimhautblutungen koaguliert (Abb. 10-87a). Die Hinter- und Vorderwand werden jeweils durch eine fortlaufende Allschichtennaht adaptiert (Abb. 10-87b) und schließlich auch die Vorderwand durch Einzelknopfnähte in 2. Reihe fertiggestellt (Abb. 10-87c).

Der ca. 2 cm lange überstehende Blindsack der Roux-Y-Schlinge wird locker auf die sogenannte „Jammerecke" der kleinen Kurvatur gesteppt (Abb. 10-87c).

Die Vorderwand der Anastomose wird nun in den Mesokolonschlitz nach unten gezogen und dort ebenfalls mit mehreren Einzelknopfnähten fixiert (Abb. 10-88).

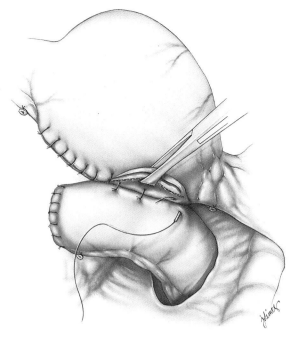

Abb. 10-86 Magenresektion Roux-Y. Die abführende blind verschlossene Dünndarmschlinge wird hochgezogen, nachdem der Mesokolonschlitz zur Hälfte an die hintere Magenwand fixiert wurde. Die Dünndarmschlinge wird mit einigen Einzelknopfnähten an die Magenhinterwand fixiert.

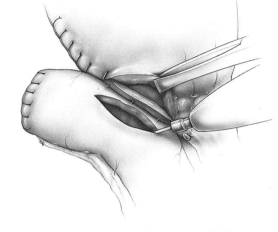

Abb. 10-87a Magenresektion Roux-Y. Der Magen wird oral der Klammernaht, und die Dünndarmschlinge über etwa 2 Querfinger Länge längs eröffnet.

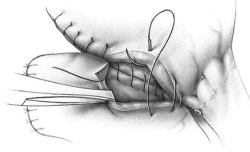

Abb. 10-87b Magenresektion Roux-Y. Nach Verschluß der Hinterwand durch fortlaufende Allschichtennaht erfolgt die fortlaufende einstülpende Allschichtennaht der Vorderwand.

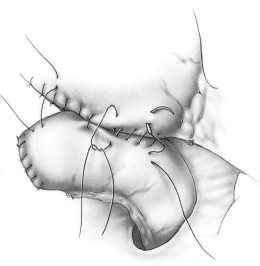

Abb. 10-87c Magenresektion Roux-Y. Über die fortlaufende Allschichtennaht der Vorderwand werden einige Einzelknopfnähte plaziert. Ebenso wird der etwa 2 cm lange blinde Dünndarmstumpf an der Kleinkurvaturseite an den Magen fixiert. Die „Jammerecke" wird so zusätzlich gesichert.

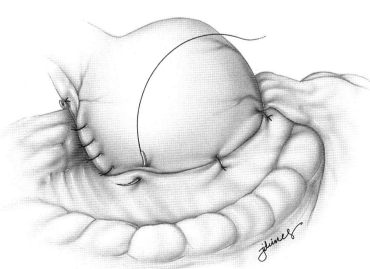

Abb. 10-88 Magenresektion Roux-Y. Nunmehr wird die ganze Anastomose durch den Mesokolonschlitz nach unten gezogen und die vordere Hälfte des Schlitzes an die Magenvorderwand genäht.

Etwa 40 cm aboral der Gastrojejunostomie wird eine End-zu-Seit-Jejunojejunostomie angelegt, d. h. die zuführende Schlinge eingepflanzt (Abb. 10-89). Die Anastomosentechnik entspricht der oben gezeigten Gastrojejunostomie.

Beachte:
Die Ausmessung der Schlingenlänge erfolgt dabei an der mesenterialen Darmseite unter Berücksichtigung der Tonisierung des Darms.

Zur Vermeidung innerer Hernien muß auch der zwischen den beiden Schlingen entstandene Mesenterialschlitz sorgfältig mittels einer Tabaksbeutelnaht geschlossen werden.

In besonderen Fällen, z. B. nach Voroperationen mit ausgedehnten Verwachsungen, sehr kurzem und fettreichem Mesokolon, kann die Schlingenführung auch antekolisch erfolgen. Hier muß allerdings zur Vermeidung einer Kompression der Roux-Y-Schlinge die vom Duodenum her zuführende Schlinge länger bemessen werden.

Drainagen

Aufgrund der postoperativ eintretenden Atonie des Magen-Darm-Traktes empfiehlt es sich, eine innere Drainage im Sinne einer transnasalen Magensonde zu legen. Durch sie lassen sich Sekretmengen ableiten und bilanzieren sowie die Anastomose entlasten.

Die Sondenspitze sollte im Restmagen, also proximal der gastrojejunalen Anastomose, zu liegen kommen. Die Kontrolle der Sondenlage erfolgt manuell am Abschluß der Operation.

Generell sollte jede transnasal gelegte Sonde bei regelrechtem Heilverlauf wegen der damit verbundenen subjektiven Beschwerden, der gestörten Fähigkeit zum Abhusten und möglicherweise auch unbemerkten Aspiration zum frühestmöglichen Zeitpunkt entfernt werden. Dies ist der Fall, wenn rückläufige Sekretmengen auf ein Wiedereinsetzen der Peristaltik hinweisen und ein probeweises Abklemmen der Sonde toleriert wird. In der Regel kann sie am 2. bis 3. postoperativen Tag gezogen werden.

Eine äußere Drainage kann zur Ableitung von Sekret und Zelldetritus nach jeder Magenresektion eingelegt werden. Als Zieldrainage liegt ihre innere Öffnung subhepatisch zwischen Anastomose und Duodenalstumpf. Bei Verwendung harter Drainagerohre sollte deren Lage durch tägliches Kürzen um 2–3 cm verändert und am 4. bis 5. postoperativen Tag komplett entfernt werden.

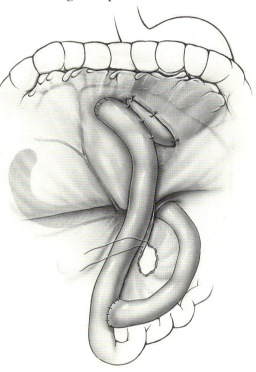

Abb. 10-89 Magenresektion Roux-Y. Die Operation wird abgeschlossen durch die End-zu-Seit-Anastomose des proximalen Dünndarmstumpfes in die abführende Schlinge etwa 40 cm unterhalb der Magenanastomose. Der Mesenteriumschlitz zwischen proximalem und distalem Dünndarmanteil an der Jejunojejunostomie wird mit einer Tabaksbeutelnaht verschlossen.

Weiterführende Literatur

1. Bünte, H., P. Langhans: Hundert Jahre Ulkus-Chirurgie. Urban & Schwarzenberg, München – Wien – Baltimore 1982
2. Bünte, H., W. Grill, P. Langhans, J. R. Siewert: Die Roux-Schlinge – Indikationen, Techniken und Resultate. Edition Medizin, Weinheim – Deerfield Beach – Basel 1984
3. Langhans, P., K. Schönleben, H. Bünte: The routine use of Roux-Y anastomosis in gastric surgery. Scand. J. Gastroenterol. (Suppl. 67) 16 (1981) 247
4. Roux, C.: L'oesophago-jejuno-gastrostomose, nouvelle opération pour rétrécissement infranchissable de l'oesophage. Sem. Med. 27 (1907) 37

Umwandlungsoperationen und Reeingriffe bei Rezidivulzera

H. D. Becker

Definition und Indikation

Die Effektivität eines Operationsverfahrens ist neben der postoperativen Mortalität vor allem durch die postoperativ aufgetretenen spezifischen Folgezustände gekennzeichnet. Besonders nach Operationen am Magen treten funktionelle Regulationsstörungen auf, die die Lebensqualität des Patienten erheblich beeinträchtigen können. Dabei weisen resezierende Verfahren eine deutlich höhere Frequenz dieser postoperativen Syndrome auf als nichtresezierende Operationsverfahren. Fußend auf der Art des vorausgegangenen Eingriffs lassen sich Postgastrektomie-Syndrome von Postvagotomie-Syndromen unterscheiden (Tab. 10-2).

Tab. 10-2 Postoperative Syndrome nach Operationen am Magen.

Syndrome nach partieller Magenresektion
Frühdumpingsyndrom
Spätdumpingsyndrom
Afferent-loop-Syndrom
Efferent-loop-Syndrom
Postoperative Refluxgastritis
Postoperative Refluxösophagitis
Gastroileostomie
Rezidivulkus nach Resektion
Magenstumpfkarzinom
Malabsorption
Anämie
Osteoporose

Postvagotomie-Syndrome
Postvagotomiedysphagie
Vagales Denervationssyndrom
Postvagotomiediarrhö
Cholelithiasis nach Vagotomie
Rezidivulkus nach Vagotomie

Im Vordergrund der therapeutischen Bemühungen bei den Folgezuständen nach Operationen am Magen stehen konservative Behandlungsmethoden, die erst voll ausgeschöpft sein müssen, bevor an eine erneute chirurgische Intervention gedacht werden darf. Lediglich bei rein mechanischen Problemen (spezielle Form des Afferent-loop-Syndroms, Gastroileostomie) ist ein langes konservatives Zuwarten für den Patienten nicht sinnvoll.
Im folgenden werden die zur Verfügung stehenden Operationsverfahren abgehandelt, nachdem kurz auf die speziellen Indikationen eingegangen worden ist.

Operationstechnik beim Dumpingsyndrom – Umwandlungsoperation mit Wiederherstellung der Duodenalpassage

Dieses Operationsverfahren findet Anwendung bei der Billroth-II-Gastrojejunostomie bzw. bei einigen Rekonstruktionsformen nach totaler Gastrektomie.
Die Umwandlungsoperationen haben vor allem bei schweren Formen des Früh- und Spätdumpingsyndroms ihre Indikation. Gelegentlich kann diese Operation auch beim Afferent-loop-Syndrom oder bei der Gallerefluxgastritis angezeigt sein.

Isoperistaltische Jejunuminterposition nach Biebl-Henley-Soupault

Die isoperistaltische Interposition der abführenden Jejunumschlinge nach Billroth-II-Resektion ist die am häufigsten verwandte Methode zur Wiederherstellung der Duodenalpassage. Als Interponat verwendet man die proximalen 15 cm der abführenden Jejunalschlinge (Abb. 10-90a). Die zuführende Schlinge wird unmittelbar vor Einmündung an der kleinen Kurvatur abgesetzt und blind verschlossen. Der proximale Anteil der zuführenden Schlinge und der distale Anteil der abführenden Schlinge werden dann zur Wiederherstellung der Intestinalpassage als End-zu-End-Jejunojejunostomie 2reihig anastomosiert. Die abführende Schlinge wird in den rechten Oberbauch geschlagen und eine Jejunoduodenostomie angelegt (Abb. 10-90b).

Beachte:
Am besten wird auf eine terminoterminale Anastomose zwischen Jejunuminterponat und Duodenum verzichtet, da die Verwachsungen im Bereich des Duodenalstumpfes sehr ausgeprägt sind.

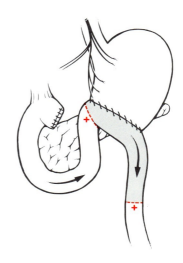

Abb. 10-90a Schematische Darstellung der isoperistaltischen Jejunuminterposition.

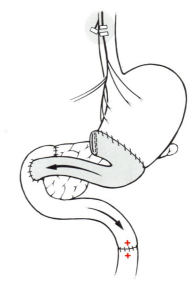

Abb. 10-90b Isoperistaltische Jejunuminterposition mit terminolateraler Jejunoduodenostomie und trunkulärer Vagotomie.

Es ist daher besser, eine termino-laterale Jejunoduodenostomie anzulegen.

Als 1. Schritt erfolgt die weitgehende Mobilisierung des Duodenums nach Kocher. Die Inzision am Duodenum soll ca. 3 cm vom medialen Rand angelegt werden. Zunächst werden Einzelknopfnähte seromuskulär für die Hinterwand gelegt, wobei Teile des Duodenalstumpfes und der Pankreaskapsel gefaßt werden (Abb. 10-91a). Nach Eröffnung der Lumina fortlaufende Allschichtennaht, wobei darauf geachtet wird, daß die Ecknähte einstülpend angelegt werden (Abb. 10-91b). Die Vorderwandnaht wird als Allschichtennaht fortlaufend einstülpend genäht (Abb. 10-91c). Danach als 2. Vorderwandreihe seromuskuläre Einzelknopfnähte, wobei die beiden Ecknähte als Dreipunktnähte einstülpend angelegt werden (Abb. 10-91d). Als Nahtmaterial wird resorbierbares Nahtmaterial Polyglykolsäure 3–0 verwandt.

Beachte:
Am Ende der Operation muß jeweils eine trunkuläre Vagotomie durchgeführt werden (siehe Abb. 10-90b), da in mehreren Serien gezeigt werden konnte, daß die Gefahr eines Ulcus pepticum jejuni bei fehlender Vagotomie und relativ großem Restmagen besteht.

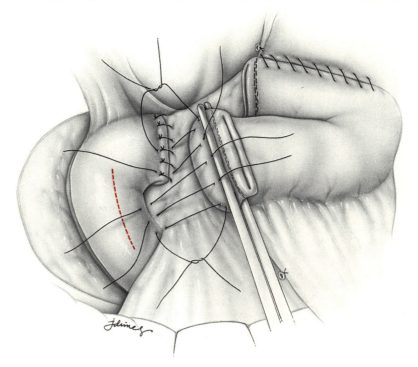

Abb. 10-91a Isoperistaltische Jejunuminterposition. Seromuskuläre Hinterwandnähte mit Fassen der Pankreaskapsel.

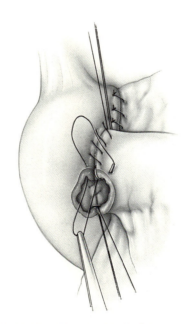

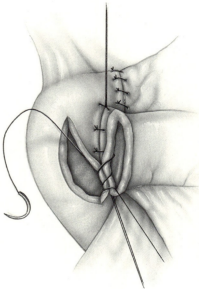

Abb. 10-91b Isoperistaltische Jejunuminterposition. Fortlaufende Allschichtenhinterwandnaht.

Abb. 10-91c Isoperistaltische Jejunuminterposition. Fortlaufende allschichtige Vorderwandnaht.

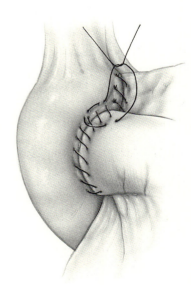

Abb. 10-91d Isoperistaltische Jejunuminterposition. Zweite Nahtreihe mit seromuskulären Einzelknopfnähten, die an den Ecken als Dreipunktnähte angelegt sind.

Anisoperistaltische Interposition nach Poth

Die anisoperistaltische Interposition beinhaltet das gleiche Operationsprinzip wie bei der vorausgegangenen isoperistaltischen Interposition. Als Interponat wird jedoch die zuführende Jejunalschlinge gewählt, wobei die Interponatlänge 10 cm nicht überschreiten darf (Abb. 10-92a). An der großen Kurvatur erfolgt die Absetzung der abführenden Schlinge.

Dieses Operationsverfahren ist nur bei langer zuführender Schlinge technisch möglich. Die Implantation des Interponats am Duodenum erfolgt in der gleichen Technik wie in Abbildung 10-91a gezeigt (Abb. 10-92b). Auch bei diesem Operationsverfahren ist eine trunkuläre Vagotomie am Ende der Operation obligatorisch.

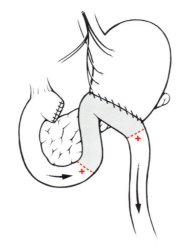

Abb. 10-92a Anisoperistaltische Jejunuminterposition.

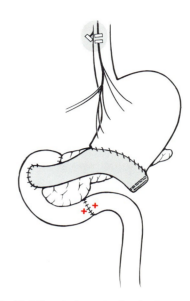

Abb. 10-92b Anisoperistaltische Jejunuminterposition. Interponatlänge 10 cm.

Operationstechnik beim Syndrom der zuführenden Schlinge (Afferent-loop-Syndrom)

Das Syndrom der zuführenden Schlinge wird vorwiegend in einer chronischen Form beobachtet, kann jedoch auch postoperativ als hochakutes Krankheitsbild in Erscheinung treten.

Während das akute Afferent-loop-Syndrom durch einen weitgehenden oder totalen Verschluß der zuführenden Schlinge unmittelbar postoperativ erklärt werden kann, kommt es beim chronischen Afferent-loop-Syndrom zu intermittierenden Obstruktionen der zuführenden Schlinge. Hierbei können sowohl mechanische als auch funktionelle Ursachen vorliegen. Das chronische Afferent-loop-Syndrom wird vorwiegend bei Patienten ohne Braunsche Enteroanastomose beobachtet.

Während das akute Afferent-loop-Syndrom meist eine sofortige chirurgische Intervention zur Beseitigung des mechanischen Hindernisses nach sich zieht, ist beim chronischen Afferent-loop-Syndrom die Indikation zum chirurgischen Vorgehen nur bei sehr ausgeprägter Symptomatik angezeigt. Etwa ein Drittel aller Patienten beobachten innerhalb eines Jahres nach der Operation eine deutliche Besserung der zunächst aufgetretenen Symptome.

Isoperistaltische Jejunuminterposition nach Biebl-Henley-Soupault

Dieses oben beschriebene Verfahren (siehe Abb. 10-90a und b) beseitigt mit absoluter Sicherheit das Afferent-loop-Syndrom, da durch die Wiederherstellung der normalen Intestinalpassage die Voraussetzungen für das Auftreten des Afferent-loop-Syndroms behoben werden. Die Indikation für die Durchführung einer isoperistaltischen Interposition sollte jedoch wegen des vorhandenen intraoperativen und postoperativen Risikos zurückhaltend gestellt werden.

Wie bereits oben beschrieben, wird als Interponat die abführende Schlinge in einer Länge von ca. 15 cm verwandt (Abb. 10-93a). Die Interposition erfolgt in gleicher Technik wie oben beschrieben, wobei eine terminolaterale Jejunoduodenostomie bevorzugt wird (Abb. 10-93b).

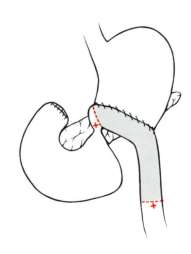

Abb. 10-93a Afferent-loop-Syndrom.

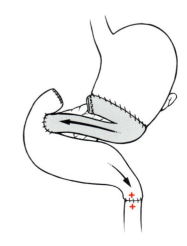

Abb. 10-93b Isoperistaltische Jejunuminterposition bei Afferent-loop-Syndrom.

Jejunojejunostomie

Eine alternative Behandlungsmethode stellt die Wiederherstellung der Duodenalpassage ohne Jejunuminterposition dar. Die Operation besteht hierbei aus 2 Schritten: Resektion der alten Anastomose mit Konfiguration des Magens für die Billroth-I-Gastroduodenostomie (Abb. 10–94a).

Beachte:
Dieses Operationsverfahren ist jedoch nur praktikabel bei großem Restmagen.

Nach Resektion der Anastomose Konfiguration des Magens für eine Billroth-I-Anastomose. Die Resektion an der kleinen Kurvatur wird hierbei weit nach kranial geführt. Der Verschluß des Magenstumpfes erfolgt mit dem Nähapparat TA™ 55 bzw. 90. Zusätzliche Serosierung der kleinen Kurvatur. Der an der großen Kurvatur gelegene Magenanteil wird dann mit einer Klemme gefaßt und auf das Duodenum gebracht. Das Duodenum ist durch ein ausgedehntes Kocher-Manöver mobilisiert worden. Jetzt terminolaterale Gastroduodenostomie oder terminoterminale Gastroduodenostomie (Abb. 10-94b), wenn der Duodenalstumpf gut mobilisierbar ist. Meist wird jedoch eine terminolaterale Anastomose bevorzugt. Die Technik ist identisch der Technik der terminolateralen Jejunoduodenostomie.

Braunsche Enteroanastomose

Die einfachste Operation mit dem geringsten Risiko, jedoch auch den schlechtesten Langzeitergebnissen stellt die Braunsche Enteroanastomose dar. Vor allem bei den funktionellen Entleerungsstörungen des Duodenums reicht eine Braunsche Anastomose oft nicht aus (Abb. 10-95a). Ist der zuführende Anteil stark erweitert, wird eine 2reihige Jejunojejunostomie mit einer Stomaöffnung von 5 cm angelegt (Abb. 10-95b). Als Nahtmaterial wird 3–0 Polyglykolsäure verwandt. Alle Nahtreihen werden fortlaufend genäht, wobei die Vorderwandnahtreihen einstülpend angelegt werden.

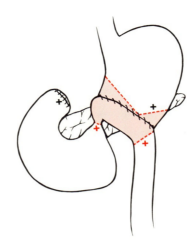

Abb. 10-94a Afferent-loop-Syndrom. Vorbereitung zur Reanastomosierung mit dem Magen.

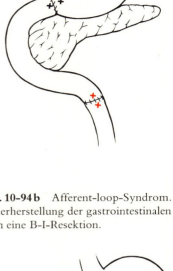

Abb. 10-94b Afferent-loop-Syndrom. Wiederherstellung der gastrointestinalen Passage durch eine B-I-Resektion.

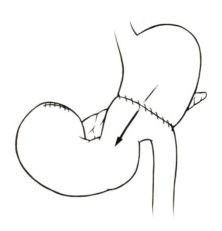

Abb. 10-95a Funktionelle Form des Afferent-loop-Syndroms.

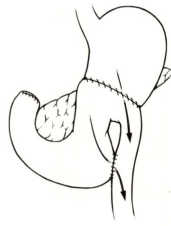

Abb. 10-95b Afferent-loop-Syndrom. Braunsche Enteroanastomose.

Umwandlung der Gastrojejunostomie in eine Roux-Y-Modifikation

Bei den funktionellen Entleerungsstörungen des Duodenums (Abb. 10-96a) lassen sich gute Ergebnisse durch die Umwandlung der Gastrojejunostomie in eine Roux-Y-Modifikation erzielen (Abb. 10-96b). Die zuführende Schlinge wird dabei mit dem Nähapparat TA™ 55 an der kleinen Kurvatur abgesetzt und möglichst 25 cm distal der Gastrojejunostomie End-zu-Seit in die abführende Schlinge eingepflanzt (Abb. 10-96b), wobei eine 2reihige Anastomosentechnik bevorzugt wird. Die seromuskulären Nähte werden als Einzelknopfnähte, die Schleimhautnaht als fortlaufende Allschichtennaht angelegt. Als Nahtmaterial wird Polyglykolsäure 3–0 verwandt.

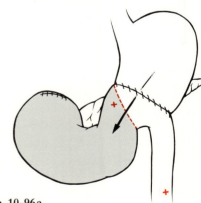

Abb. 10-96a Afferent-loop-Syndrom. Vorbereitung zur Roux-Y-Anastomose.

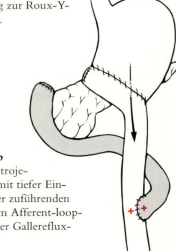

Abb. 10-96b Roux-Y-Gastrojejunostomie mit tiefer Einpflanzung der zuführenden Schlinge beim Afferent-loop-Syndrom oder Gallerefluxgastritis.

Operationstechnik bei der Gallerefluxgastritis

Der Reflux von Duodenalsaft in den Magenrest stellt eine obligatorische Folge der distalen Magenresektion dar, wobei nicht geklärt ist, ob die Refluxmenge nach Billroth-I-Gastroduodenostomie geringer ist als nach Billroth-II-Gastrojejunostomie. Ob die Anlage einer Braunschen Enteroanastomose das Ausmaß des Refluxes reduziert, ist ebenfalls nicht endgültig geklärt.

Beachte:
Die Indikationen zur Reoperation bei der Gallerefluxgastritis muß sehr zurückhaltend gestellt werden. Wichtig ist die schwierige differentialdiagnostische Abklärung zum Afferent-loop-Syndrom.

Umwandlung der Gastrojejunostomie in eine Roux-Y-Modifikation

Die tiefe Einpflanzung der zuführenden Jejunalschlinge in die abführende Schlinge stellt das effektivste Operationsverfahren dar, wobei die Einpflanzungsstelle 40–60 cm distal der Gastrojejunostomie liegen muß (siehe Abb. 10-96b).

Isoperistaltische Jejunuminterposition nach Biebl-Henley-Soupault

Wegen der Größe des chirurgischen Eingriffes bleibt dieses Verfahren nur wenigen Fällen vorbehalten.

Braunsche Enteroanastomose

Eine Seit-zu-Seit-Jejunostomie (siehe Abb. 10-95b) liefert meist ein unbefriedigendes Ergebnis, da die Refluxverhütung nur ungenügend erreicht wird.

Operationstechnik beim Rezidivulkus nach Billroth-II-Resektion

Rezidivulzera nach Billroth-II-Resektionen werden bei 4–6% der Ulcusduodeni-Patienten und bei 3–5% der Ulcus-ventriculi-Patienten beobachtet. Die chirurgische Therapie sollte sich möglichst nach den pathogenetischen Ursachen des Rezidivulkus richten. Hier sind vorwiegend folgende Punkte zu bedenken (Abb. 10-97):

– Belassene Antrumschleimhaut am Magenrest,
– zu großer Restmagen und fehlende Vagotomie beim Ulcus duodeni,
– Antrumrest im Pylorusbereich,
– Gastrinproduzierender Tumor (Zollinger-Ellison-Syndrom) im Pankreas oder Intestinum.

Bei ca. 30% der Patienten mit Rezidivulzera nach Billroth-II-Resektion läßt sich jedoch kein eindeutiger Entstehungsmechanismus abklären.

Beachte:
Die Indikation zur Operation beim Rezidivulkus nach Billroth-II-Resektion wird heute sehr zurückhaltend gestellt, da durch die modernen Medikamente zur Säurehemmung viele Rezidivulzera abheilen.
Lediglich akute Komplikationen und medikamentenresistente Ulzerationen bedürfen einer chirurgischen Therapie.

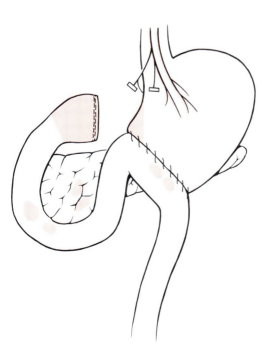

Abb. 10-97 Pathogenetische Mechanismen für Rezidivulzera nach B-II-Resektion.

Ulkusexzision

Die chirurgische Therapie beinhaltet meist die Resektion des ulkustragenden Anastomosenanteils und/oder eine Durchtrennung des Vagusnerven (Abb. 10-98a). Dabei kann ein größerer oder kleinerer Anteil der zuführenden und abführenden Schlinge mitreseziert werden.

Gastroduodenostomie

Bei ausreichend großem Restmagen ist eine Wiederherstellung der Duodenalpassage gelegentlich möglich. Hierbei wird der Magen wie für eine Billroth-I-Resektion konfiguriert, d. h. die Resektion wird vorwiegend an der kleinen Kurvatur in Richtung Kardia geführt. Die Anastomose mit dem Duodenum erfolgt am besten als terminolaterale Anastomose, nachdem das Duodenum durch ein Kocher-Manöver mobilisiert worden ist. Die Intestinalpassage wird durch eine Jejunojejunostomie als End-zu-End-Anastomose wiederhergestellt (Abb. 10-98b).

Gastrojejunostomie

In den meisten Fällen wird die Wiederherstellung nach Art einer Billroth-II-Gastrojejunostomie erfolgen (Abb. 10-98c). Vor allem bei sehr kurzer zuführender Schlinge kann eine Anastomose zum Duodenum technisch schwierig sein. Es empfiehlt sich dann, im Bereich des Treitzschen Bandes eine weitgehende Mobilisation unter Schonung der Gefäßversorgung des Duodenums herbeizuführen. Mit der hochgezogenen Jejunalschlinge kann dann End-zu-Seit oder End-zu-End eine Anastomose erstellt werden (Abb. 10-98c).

Beachte:
Nach Fertigstellung der Gastrojejunostomie empfiehlt es sich, eine Braunsche Enteroanastomose anzulegen.

Roux-Y-Modifikation

Ist die zuführende Schlinge ausreichend weit, empfiehlt sich die Modifikation nach Roux-Y, wobei die Duodenojejunalschlinge ca. 25–40 cm distal der Gastrojejunostomie eingepflanzt werden soll (siehe Abb. 10-96b).

Transthorakale trunkuläre Vagotomie

Sind bei dem Patienten die oben beschriebenen pathogenetischen Mechanismen ausgeschlossen worden und verfügt der Patient nur über einen relativ kleinen Restmagen, so kann, falls keine Notfallsituation vorliegt, durch eine transthorakale Vagotomie die Ulkusdisposition behoben werden. Wir bevorzugen dabei eine rechtsseitige Thorakotomie im 6. oder 7. ICR. Die Vagusstränge lassen sich auf dem Ösophagus sehr gut darstellen, durchtrennen und resezieren. Die Enden des Vagus werden mit Hämoclips markiert (Abb. 10-98d). Bei den meisten Patienten heilen die Ulzerationen innerhalb von 4 Wochen ab.

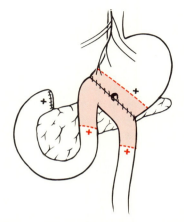

Abb. 10-98a Rezidivulkus nach B-II-Resektion. Ausmaß der Resektion.

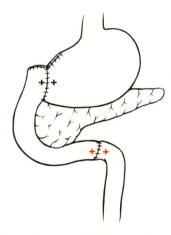

Abb. 10-98b Rezidivulkus nach B-II-Resektion. Umwandlung in eine Billroth-I-Resektion.

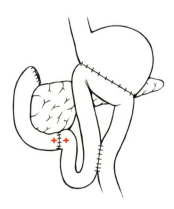

Abb. 10-98c Rezidivulkus nach B-II-Resektion. Nachresektion und Wiederherstellung durch B-II-Modifikation mit Braunscher Enteroanastomose.

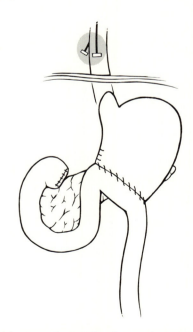

Abb. 10-98d Rezidivulkus nach B-II-Resektion. Transthorakale Vagotomie.

Operationstechnik beim Rezidivulkus nach Billroth-I-Resektion

Die pathogenetischen Prinzipien beim Rezidivulkus nach Billroth I sind identisch mit den Mechanismen beim Rezidivulkus nach Billroth II, wobei belassene Antrumschleimhaut eine geringe Bedeutung hat (siehe Abb. 10-97).

Beachte:
Die Indikation zur Operation beim Rezidivulkus nach Billroth I ist identisch mit den Indikationen bei Billroth-II-Magen.

Ulkusexzision

Im allgemeinen besteht die Operation in einer Resektion des distalen Magenanteils unter Mitnahme der Anastomose und eines ca. 2–3 cm breiten Streifens des proximalen Duodenums (Abb. 10-99a).

Rekonstruktion des Magens nach Billroth II

Nach stattgehabter Resektion des distalen Magenanteils mit Anastomose und proximalem Duodenum erfolgt die Wiederherstellung des Magens durch eine antekolische Gastrojejunostomie, wobei die Anastomose meist partiell angelegt wird. Eine Braunsche Anastomose ist nicht notwendig (Abb. 10-99b).

Gastrojejunostomie mit selektiv gastraler Vagotomie

Ist die Primäroperation wegen eines Ulcus duodeni erfolgt, sollte die Gastrojejunostomie durch eine Durchtrennung des Vagusnerven komplettiert werden. Es empfiehlt sich hierbei, die selektiv gastrale Vagotomie des Magenrestes unter Schonung der zu Leber und Pankreas ziehenden Vagusfasern vorzunehmen (Abb. 10-99c).

Transthorakale Vagotomie

Liegt keine Notfallsituation vor, kann bei Patienten mit Rezidivulkus nach Billroth-I-Resektion, vor allem wenn als Primärerkrankung ein Ulcus duodeni vorlag, eine transthorakale Vagotomie durchgeführt werden (Abb. 10-99d).

Beachte:
Diese Operation ist nicht zu empfehlen bei anatomischen Veränderungen im Bereich der Anastomose.

Die Thorakotomie erfolgt im 6. oder 7. ICR rechts. Nach Darstellung der Vagusfasern am Ösophagus Durchtrennung und Resektion. Markierung der Enden des Vagus mittels Hämoclip (Abb. 10-99d).

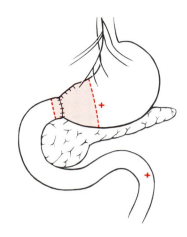

Abb. 10-99a Rezidivulkus nach B-I-Resektion. Ausmaß der Resektion.

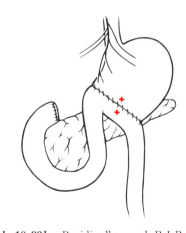

Abb. 10-99b Rezidivulkus nach B-I-Resektion. Nachresektion und Wiederherstellung durch eine Billroth-II-Gastrojejunostomie.

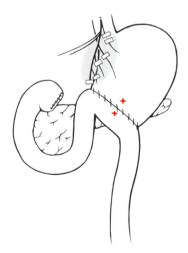

Abb. 10-99c Rezidivulkus nach B-I-Resektion. Nachresektion und Gastrojejunostomie sowie selektiv gastrale Vagotomie.

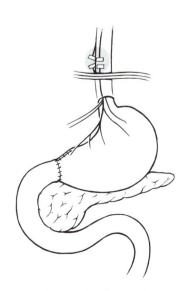

Abb. 10-99d Rezidivulkus nach B-I-Resektion. Transthorakale Vagotomie.

Operationstechnik beim Rezidivulkus nach Vagotomie

Rezidivulzera nach Vagotomie werden in 10–15% aller Patienten beobachtet. Als pathogenetische Ursachen sind vor allem eine inkomplette Vagotomie, ein überfunktionierendes Magenantrum und gastrinproduzierende Tumoren zu nennen (Abb. 10-100a).

Beachte:
Eine Indikation zur Operation bei Rezidivulkus nach Vagotomie ist sehr streng zu stellen.
Im Vordergrund stehen heute konservative Maßnahmen mit die Säuresekretion hemmenden Substanzen. Kommt es zu Komplikationen oder heilen die Rezidivulzera unter der konservativen Therapie nicht ab, ist eine Indikation zur Operation gegeben.

Operationstechnik

Die Operation beinhaltet heute die Entfernung des distalen Magenanteils, meistens in Form einer Antrektomie unter Mitnahme einer Manschette des proximalen Duodenums (Abb. 10-100b).

Distale Magenresektion mit Gastroduodenostomie

Das am häufigsten verwandte Operationsverfahren ist die Antrektomie mit Gastroduodenostomie als End-zu-End-Anastomose (Abb. 10-100c). Hierbei wird eine weitgehende Resektion der kleinen Kurvatur zur Bildung einer Magenkonfiguration für die Billroth-I-Resektion herbeigeführt. Die Anastomose erfolgt mit dem zur großen Kurvatur gelegenen Querschnitt des Magens als End-zu-End-Anastomose.

Distale Magenresektion mit Gastrojejunostomie

In typischer Weise erfolgt die distale Magenresektion. Antekolisch wird eine Gastrojejunostomie in den oben beschriebenen Modifikationen durchgeführt (Abb. 10-100d).

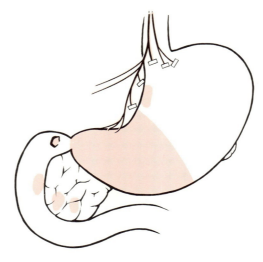

Abb. 10-100a Pathogenetische Mechanismen für Rezidivulzera nach Vagotomie.

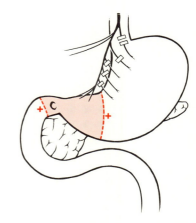

Abb. 10-100b Resektionsausmaß bei Rezidivulzera nach Vagotomie.

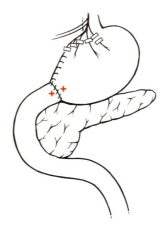

Abb. 10-100c Rezidivulkus nach Vagotomie. Antrektomie und Billroth-I-Gastroduodenostomie.

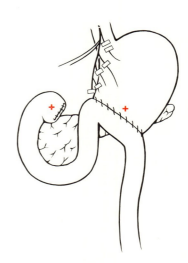

Abb. 10-100d Rezidivulkus nach Vagotomie. Nachresektion und Billroth-II-Gastrojejunostomie.

Weiterführende Literatur

1. Becker, H., W. F. Caspary: Postgastrectomy and Postvagotomy Syndromes. Springer, Berlin–Heidelberg–New York 1980
2. Bushkin, F. L., E. R. Woodward: Postgastrectomy syndromes. Saunders, Philadelphia 1976
3. Herrington, J. L., J. L. Sawyers: Remedial Operations. In: Nyhus, L. M., C. Wastell: Surgery of the stomach and duodenum, 4th ed., p. 535. Little, Brown, Boston–Toronto 1986

Gastroplastik bei krankhafter Fettsucht
M. Rothmund

Definition

Im folgenden soll die Gastroplastik nach Mason (Vertical Banded Gastroplasty) beschrieben werden, die den Magen auf ein nur 30–35 ml fassendes Reservoir verkleinert und den Ausgang des Reservoirs permanent kalibriert. Sie ist als Optimum und vorläufige Endstufe der zahlreiche Modifikationen beinhaltenden Entwicklung der Gastroplastiken anzusehen.

Indikation

Die Indikation zu gewichtsreduzierenden operativen Maßnahmen ist umstritten und kann im Rahmen dieser Operationslehre nicht in der gebührenden Ausführlichkeit behandelt werden. Kurz zusammengefaßt kann die Indikation zu einer Gastroplastik vertreten werden, wenn bei einem Patienten ein Übergewicht von mehr als 100% vorliegt, der Wunsch nach Gewichtsreduktion ernsthaft gegeben ist und mehrere stationär überwachte konservative Versuche nicht zum Erfolg geführt haben. Zusätzlich sollte das Übergewicht zu objektivierbaren Folgeerkrankungen wie gestörter Glukosetoleranz, Fettleber, Hyperlipidämie oder Gelenkveränderungen geführt haben. Mitbewertet werden sollte ein gestörtes Sozialverhalten, Arbeitslosigkeit und subjektiv stark eingeschränkte Lebensqualität. Endokrinologische Erkrankungen als Ursache der Adipositas müssen ausgeschlossen sein.

Kontraindikationen sind ein Alter über 50 Jahre, schwere Zweiterkrankungen, die das Operationsrisiko erhöht erscheinen lassen, eine Abhängigkeit von Alkohol oder Drogen, psychiatrische Erkrankungen oder eine fehlende Einsicht in die Folgen der Operation, d. h. in eine erheblich reduzierte Nahrungsaufnahme.

Lagerung und Zugang

Der Patient wird überstreckt auf den Rücken gelagert. Durch einen Oberbauchmittelschnitt, der, wenn nötig, links um den Nabel herum verlängert wird, kann der Oberbauch exponiert werden (Abb. 10-101). Es empfiehlt sich unbedingt, einen Rochard-Haken in den oberen Wundwinkel einzusetzen, um einen sicheren, übersichtlichen Zugang zum abdominalen Ösophagus und zum proximalen Magen zu gewinnen. Im allgemeinen reichen selbsthaltende Haken mit großen Valven oder normale Bauchdeckenhaken aus. Bei sehr dicker subkutaner Fettschicht, die dazu führt, daß die gesamte Bauchdecke nicht durch das Blatt eines Bauchdeckenhakens gefaßt werden kann, sind zusätzliche Schnitte, etwa 8–10 cm lateral des Oberbauchmittelschnitts sinnvoll (Abb. 10–101). Durch sie können die Hakengriffe vom Mittelschnitt aus retrograd durch das subkutane Fett gesteckt und durch die Hilfsschnitte herausgeleitet werden.

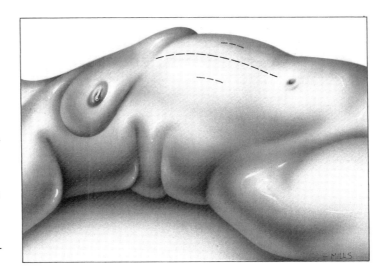

Abb. 10-101 Gastroplastik. Zugang durch einen Oberbauchmittelschnitt. Hilfsschnitte für Bauchdecken-Haken bei extrem dicker subkutaner Fettschicht.

Operationstechnik

Der linke Leberlappen wird durch einen langen Haken zurückgehalten, der Magen mit der linken Hand des Operateurs nach kaudal gezogen und das Peritoneum über dem abdominalen Ösophagus durchtrennt. Der Ösophagus, der durch eine dicke Magensonde geschient sein sollte, wird jetzt mit einem elastischen Silikonzügel oder einem Penrose-Drain angeschlungen. Mit einem flexiblen Metermaß wird eine Strecke von 9 cm vom Hisschen Winkel nach kaudal abgemessen und der Punkt bei 9 cm mit einem sterilen Filzstift markiert (Abb. 10-102).

Jetzt wird von der kleinen Kurvatur her in Höhe der vorgenannten Markierung eine Strecke von 3 cm abgemessen und somit der Punkt festgelegt, durch den später der Zentraldorn des EEA™-Gerätes gestoßen wird. Damit ergibt sich später ein etwa 1,5 cm breiter Steg zwischen der durch das EEA™-Gerät geschaffenen Öffnung und der kleinen Kurvatur. Während des Manövers wird der Magen an seiner Kleinkurvaturseite mit Babcock-Klemmen ausgespannt (Abb. 10-102).

Anschließend eröffnet man mit einem Scherenschlag die Pars flaccida des Omentum minus, führt die rechte Hand hinter das Omentum minus und den Magen und hebt ihn damit etwas nach vorn. Es folgt jetzt in Höhe der angezeichneten, später mit dem zirkulären Klammernahtgerät zu schaffenden Öffnung, die Skelettierung der kleinen Magenkurvatur auf einer Strecke von etwa 3 cm. Sie gleicht in der Technik der Skelettierung bei einer SPV.

Beachte:
Es muß Wert darauf gelegt werden, den Latarjetschen Nerven und die Äste des Krähenfußes nicht zu verletzen.

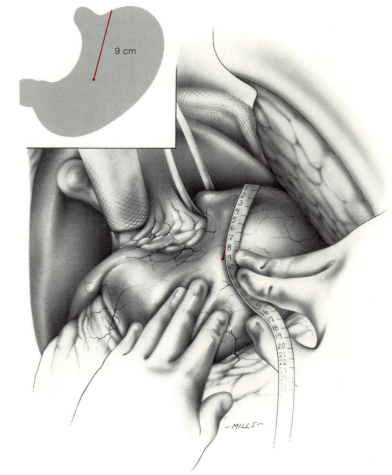

Abb. 10-102a Gastroplastik. Festlegung des Punktes, durch den später das EEA™-Gerät geschoben wird, durch Abmessung von oben.

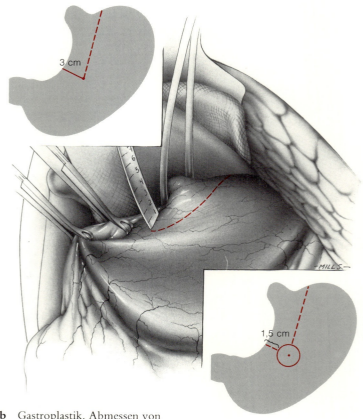

Abb. 10-102b Gastroplastik. Abmessen von der kleinen Kurvatur her und definitive Festlegung der Perforationsstelle für den Zentraldorn des EEA™-Gerätes.

Durch die jetzt geschaffene Öffnung im kleinen Netz wird ebenfalls ein elastischer Silikonzügel oder eine Penrose-Drainage geführt (Abb. 10-103).

Von einem EEA™-Gerät mit der Magazingröße 33 wird die Andruckplatte abgeschraubt und der Zentraldorn mit einem Silikonschlauch passender Größe überzogen. Das andere Ende dieses Schlauches wird mit einem Redon-Spieß armiert. Die kleine Kurvatur des Magens wird anschließend mit dem Zügel am Omentum minus und mit zusätzlich an der kleinen Kurvatur angebrachten Babcock-Klemmen hochgehalten, so daß vom rechten Wundrand her ein Stück der Hinterwand des Magens sichtbar wird. Der Redon-Spieß wird jetzt am markierten Treffpunkt der beiden oben genannten Linien durch Magenvorder- und Magenhinterwand gestoßen, und der Zentraldorn des EEA™-Gerätes am Silikonschlauch durch diese Öffnung gezogen, so daß er schließlich an der Hinterfläche des Magens erscheint (Abb. 10-104). Der Silikonschlauch wird dann mit einem Skalpell entfernt und die Andruckplatte aufgeschraubt (Abb. 10-105a und b). Das Gerät wird jetzt geschlossen und ausgelöst.

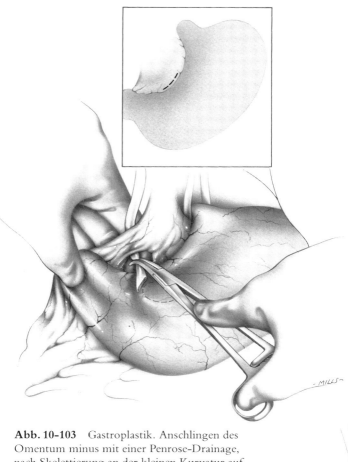

Abb. 10-103 Gastroplastik. Anschlingen des Omentum minus mit einer Penrose-Drainage, nach Skelettierung an der kleinen Kurvatur auf einer Strecke von etwa 3 cm unter Schonung des Latarjetschen Nerven.

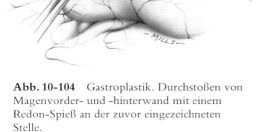

Abb. 10-104 Gastroplastik. Durchstoßen von Magenvorder- und -hinterwand mit einem Redon-Spieß an der zuvor eingezeichneten Stelle.

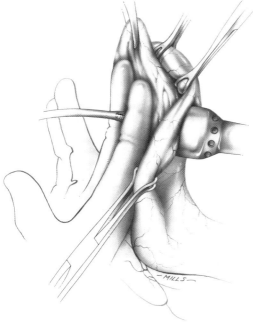

Abb. 10-105a Gastroplastik. Abziehen des Silikonschlauches nach Inzision über dem Zentraldorn.

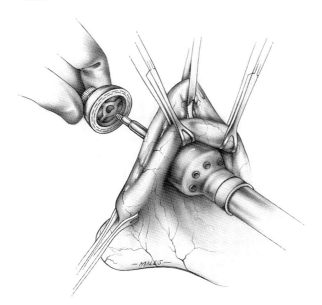

Abb. 10-105b Gastroplastik. Aufschrauben der Andruckplatte.

Beachte:
Zuvor muß gesichert sein, daß kein Fett interponiert ist und daß in der Tat nur Magenvorder- und -hinterwand in das Gerät eingeschlossen sind (Abb. 10-106).

Es entsteht jetzt eine kreisrunde Öffnung mit 2 versetzten Klammernahtreihen. Es empfiehlt sich, diese Nahtreihen in der ganzen Zirkumferenz noch durch 3–0-Einzelknopfnähte mit einem resorbierbaren Nahtmaterial zu sichern (Abb. 10-107).

Auf die untere unbewegliche Branche eines TA™-90-Gerätes wird jetzt eine Thoraxsaugdrainage der Größe 28 aufgesteckt. Diese Drainage wird von vorne durch die EEA™-Öffnung hinter dem Magen hochgeschoben und links neben dem Ösophagus im Hisschen Winkel wieder vor den Magenfundus gezogen (Abb. 10-108a). Der Drainageschlauch erlaubt es, das Gerät sicher, und ohne daß zusätzliches retrogastrales Gewebe aufgeladen wird, durch die geschaffene kreisrunde Öffnung nach kranial zu schieben, so daß die 9 cm lange Klammernahtreihe, die später gesetzt werden kann, Magenkorpus und -fundus parallel zur kleinen Kurvatur erfaßt. Das Gerät wird zunächst nach Entfernen des Drainageschlauchs geschlossen, jedoch noch nicht ausgelöst. Zuvor zieht man den Silikonschlauch, der um den abdominalen Ösophagus gelegt ist, gegen eine Muffe an und schließt damit den Ösophagus (Abb. 10-108b). Das gleiche geschieht durch einen weiteren Silikonschlauch bzw. einen Penrose-Drain, der um die Brücke zwischen EEA™-Öffnung und kleiner Kurvatur gelegt ist. Jetzt ist durch den Schluß des Klammernahtgerätes und das Anziehen der beiden Zügel das zu schaffende Reservoir geschlossen.

Über eine mit ihrer Spitze im Reservoir liegende Magensonde läßt man passiv Flüssigkeit in das Reservoir einlaufen, das sich sichtbar während der Füllung bläht. Durch Versetzen des TA™-90-Gerätes nach rechts und links wird das Reservoir so kalibriert, daß etwa 35 ml, sicher jedoch weniger als 50 ml, in Magenschlauch und Reservoir einlaufen können (Abb. 10-109).

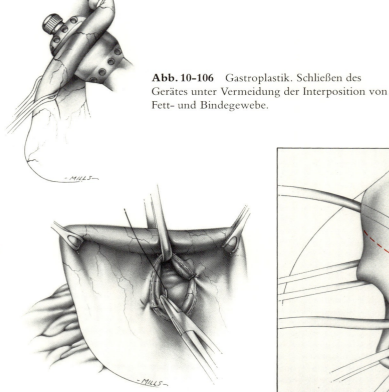

Abb. 10-106 Gastroplastik. Schließen des Gerätes unter Vermeidung der Interposition von Fett- und Bindegewebe.

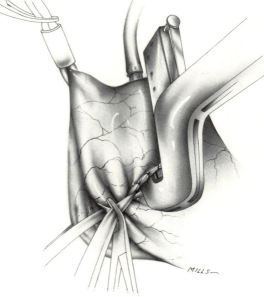

Abb. 10-107 Gastroplastik. Übernähen der zirkulären Klammernahtreihe mit Einzelknopfnähten, Fadenstärke 3–0.

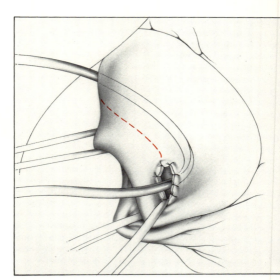

Abb. 10-108a Gastroplastik. Durchschieben einer Thoraxdrainage der Größe 28 von ventral nach dorsal durch die Öffnung und hinter dem Magen hoch bis zum Hisschen Winkel und dort wieder vor den Magen. Die Drainage ist auf die untere Branche eines TA™-90-Gerätes aufgesteckt (nicht sichtbar).

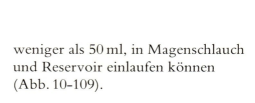

Abb. 10-108b Gastroplastik. Schließen des Gerätes, nachdem zuvor die Thoraxdrainage abgezogen ist und provisorisches Verschließen des Reservoirein- und -ausganges durch Anziehen der Zügel.

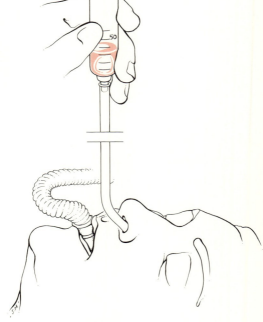

Abb. 10-109 Gastroplastik. Passives Einlaufen von Kochsalzlösung in das Reservoir zur Kalibrierung. Die Größe des Reservoirs wird bestimmt durch Versetzen des TA™-Gerätes nach rechts oder links. Es sollte 35 ml fassen.

Ist gesichert, daß das Reservoir nicht mehr und nicht weniger Flüssigkeit bei passiver Füllung aufnimmt, wird das TA™-90-Gerät in der jetzt sitzenden Position ausgelöst. Zur Sicherheit wird 1 cm links neben diese Nahtreihe eine 2. Nahtreihe mit dem TA™-90-Gerät gesetzt. Das Gerät wird auf die gleiche Weise eingeführt wie oben beschrieben (Abb. 10-110).

Jetzt wird ein Goretex®-Streifen zurechtgeschnitten, der 7 cm lang und 1,5 cm breit ist. Bei 5,5 cm wird eine Markierung angebracht. Der Streifen wird um den Steg gelegt, der zwischen kleiner Kurvatur und der EEA™-Öffnung entstanden ist. Die beiden Enden des Streifens werden so aneinandergelegt, daß ein Ende das andere bei der Markierung bei 5,5 cm überlappend erreicht. Durch mehrere Einzelknopfnähte wird gesichert, daß sich der Goretex®-Streifen nicht lösen kann. Er umschlingt jetzt den „Pylorus" des geschaffenen Reservoirs und sorgt dafür, daß auch langfristig keine Dilatation des Reservoirausgangs erfolgen kann. Ein aus dem Omentum majus skelettierter Streifen wird um das Kunststoffband gelegt, um unerwünschte Verklebungen zu vermeiden (Abb. 10-111a und b).

Es werden sämtliche Zügel entfernt, die Magensonde durch den Reservoirausgang in das Antrum plaziert und das Abdomen verschlossen (Abb. 10-112).

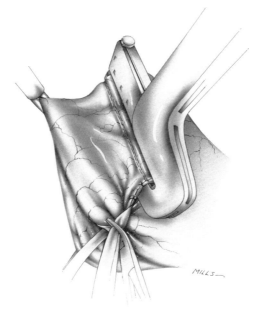

Abb. 10-110 Gastroplastik. Setzen der Nahtreihe durch Auslösen des Geräts und Sicherung dieser Nahtreihe durch eine zweite, etwa 1 cm links daneben.

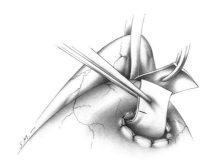

Abb. 10-111a Gastroplastik. Umschlingen des Reservoirausgangs mit einem zuvor zurechtgeschnittenen Goretex®-Streifen.

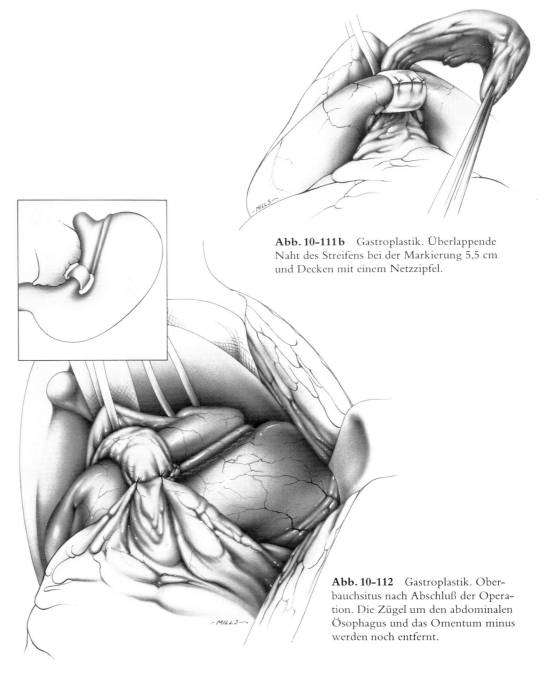

Abb. 10-111b Gastroplastik. Überlappende Naht des Streifens bei der Markierung 5,5 cm und Decken mit einem Netzzipfel.

Abb. 10-112 Gastroplastik. Oberbauchsitus nach Abschluß der Operation. Die Zügel um den abdominalen Ösophagus und das Omentum minus werden noch entfernt.

Drainagen und postoperative Maßnahmen

Es ist empfehlenswert, eine Blutungsdrainage für 24 bis 48 Stunden einzulegen. Postoperativ empfiehlt sich eine Überwachung auf der Intensivstation für 24 Stunden, um die hin und wieder auftretenden respiratorischen Störungen dieser adipösen Patienten frühzeitig zu erkennen und zu behandeln. Die Magensonde wird nach 24 Stunden entfernt. Am 2. postoperativen Tag beginnt die orale Ernährung mit Flüssigkeit, während des 3. bis 5. Tages langsam aufbauend bis zu leichter Kost. Die Patienten können in den ersten Wochen nach der Operation alle 4 bis 6 Stunden etwa 3 bis 4 Schlucke einer Flüssigkeit und etwa ½ Scheibe Brot zu sich nehmen.

Beachte:
Diese Menge kann pro Mahlzeit auch im weiteren Verlauf nicht wesentlich gesteigert werden.

Es ist mit einem Gewichtsverlust nach etwa 1 Jahr um 40% vom Ausgangswert zu rechnen. Metabolische Störungen sind nicht zu erwarten, vorausgesetzt, daß eine gemischte Kost und zusätzlich Vitaminpräparate und Spurenelemente eingenommen werden. Eine langfristige Führung durch einen ernährungswissenschaftlich geschulten Arzt ist unerläßlich.

Komplikationen

Der Vorteil der Gastroplastik nach Mason gegenüber anderen Gastroplastiken und Magenbypassverfahren ist der, daß bei definierter Reservoirgröße und permanent kalibriertem Reservoirausgang das Magenlumen nicht eröffnet werden muß. Schwere Komplikationen, vor allem septischer Art, sind deshalb selten. Die Mortalität wird in der Literatur durchgehend mit unter 1% angegeben.

Frühkomplikationen

Frühkomplikationen sind zum einen der Adipositas des Patienten, zum anderen dem operativen Eingriff selbst zuzuschreiben. Die häufigste Komplikation ist trotz aller Vorsichtsmaßnahmen die Wundinfektion im Bereich des subkutanen Fettgewebes, die jedoch immer durch lokale Maßnahmen beherrscht werden kann. Lungenembolien, Atelektasen und Pneumonien sind neben der Adipositas der relativen Immobilität der Patienten zuzuschreiben. Sie kommen in 2–5% der Patienten vor, eine Prophylaxe muß durch frühe Mobilisation und physikalische Maßnahmen sowie eine Low-dose-Heparinisierung betrieben werden. In der Anfangszeit kamen Nahtinsuffizienzen der zirkulären Klammernahtreihe vor, sie sind jedoch extrem selten geworden, nachdem allgemein eine Deckung dieser Nahtreihe durch eine 2. seromuskuläre Einzelknopfnahtreihe empfohlen wird.

Beachte:
Zu achten ist auf oberflächliche Milzverletzungen, die durch Zug am Magen entstehen können.

Sie werden mit einer Häufigkeit von 1–6% angegeben. Manche Patienten erbrechen in der frühen postoperativen Phase nach Beginn der oralen Ernährung. Dies ist fast immer ein Zeichen dafür, daß sie nicht auf die neue Situation vorbereitet wurden oder schon sehr früh versuchen, mehr zu essen oder zu trinken als ihnen empfohlen wurde. Hier hilft eine intensive Beratung und eine Zurücknahme der Nahrungsmengen und der Nahrungsfrequenz.

Spätkomplikationen

Das Ziel der operativen Behandlung ist dann nicht erreicht, wenn die Patienten nicht mindestens 40% ihres Ausgangsgewichts verlieren. Dann wurde entweder das Reservoir zu groß angelegt oder der Reservoirausgang zu weit konstruiert. Eine weitere Ursache für eine Gewichtszunahme kann eine Insuffizienz der vertikalen Klammernahtlinien sein. Diese Komplikation wurde vor allem in der Anfangsphase nach Einführung des Verfahrens beobachtet, wenn nur 1 Klammernahtlinie gesetzt wurde. Die 2. Klammernahtlinie verhindert diese Komplikation fast immer. Notwendig zur Klärung des zu geringen oder ausbleibenden Gewichtsverlustes ist eine röntgenologische Untersuchung (Magen-Darm-Passage), die über Volumengröße, Kaliber des Reservoirausgangs oder eine eventuelle Klammernahtinsuffizienz Auskunft gibt. Therapeutisch kommt nur eine operative Korrektur des Zustandes in Frage. Selten ist das Reservoir zu klein oder der Reservoirausgang zu eng. Dann kommt es zu einem unerwünscht hohen Gewichtsverlust und zur Malnutrition. In diesem Fall ist nach Korrektur von Elektrolytverschiebungen und Vitaminmangelzuständen ebenfalls eine operative Korrektur nötig. Das Reservoir kann dann mit dem übrigen Magen vor der vertikalen Klammernahtlinie Seit-zu-Seit verbunden werden. In solchen Fällen ist jedoch mit einer raschen und unerwünscht hohen Gewichtszunahme zu rechnen. Eine neue Kalibrierung des Magenausgangs ist weniger problematisch.

Bei weniger als 1% der Patienten wurde nach Magenbypass und Magenplastik ein Ulkus im ausgeschalteten Magen beschrieben. Bei der Gastroplastik nach Mason ist auf jeden Fall eine endoskopische Untersuchung mit einem für Kinder geeigneten Endoskop möglich; wird ein Ulkus nachgewiesen, muß eine Behandlung mit H_2-Rezeptorantagonisten erfolgen. Die Häufigkeit von Ulzera im ausgeschalteten Magen wird mit etwa 1% angegeben. Ulkusblutungen wurden bei 0,3% der Patienten beschrieben.

In der Phase des raschen Abnehmens nach der Operation kommt es bei etwa 3–7% der Patienten zum Auftreten von Gallensteinen. Die Ursache dafür ist nicht geklärt. Wird die Cholelithiasis symptomatisch, muß eine Cholezystektomie erfolgen. Ein bei erfolgreicher Operation fast immer auftretender Befund ist überschüssige Haut an Bauch, Mammae, Oberarmen und Oberschenkeln. Empfehlenswert sind plastische Korrekturen, deren Techniken in der einschlägigen Literatur angegeben sind und die in plastisch-chirurgischen Zentren zu den Standardverfahren gehören.

Weiterführende Literatur

1. Adibi, S. A., R. T. Stanko: Perspectives on Gastrointestinal Surgery for Treatment of Morbid Obesity: The Lesson Learned. Gastroenterology 87 (1984) 1381
2. Linner, J. H.: Surgery for Morbid Obesity. Springer, Berlin–Heidelberg–New York–Tokyo 1984
3. Mason, E. E.: Vertical Banded Gastroplasty for Obesity. Arch. Surg. 117 (1982) 701

11 Spezielle maschinelle Nahttechniken an Ösophagus und Magen – Alternativen zu den Standardverfahren

D. Wilker und L. Schweiberer

Prinzipien der Klammernaht 261
Gastrotomie und Ulkusexzision 262
Billroth-I-Magenresektion 264
Billroth-II-Magenresektion 267
Billroth-II-Magenresektion mit Braunscher Fußpunktanastomose 267
Billroth-II-Magenresektion mit Roux-Y-Anastomose 268
Ösophagojejunostomie mit Jejunoplicatio 269
Transhiatale Ösophagojejunostomie nach Resektion des distalen Ösophagus 270
Palliative Gastroenterostomie mit Durchtrennung des Magens 271
Dissektion von Ösophagusvarizen 272
Weiterführende Literatur 273

Prinzipien der Klammernaht

(siehe auch Kapitel 1)

Voraussetzung für die Anwendung von Klammernahtgeräten ist die Beherrschung der Handnaht. Aber auch die Technik der Nahtmaschinen bedarf einer ständigen Übung. Gefahren und Fehlerquellen jedes einzelnen Instrumentes müssen bekannt sein. Diese allgemeinen Voraussetzungen sowie die präzise Handhabung der Klammernahtgeräte sind in Band III, Kapitel 2 behandelt worden.

Daneben gibt es einige sich wiederholende Prinzipien bei der Anwendung von Klammernahtgeräten am oberen Gastrointestinaltrakt.

- Eine invertierende Übernähung von Klammernahtreihen ist nicht nur unnötig, sondern auch mit dem Nachteil behaftet, eine nahtbedingte Durchblutungsstörung zu provozieren.
- Die primäre Anwendung grüner Magazine mit großen Klammern ist auch am Magen nicht sinnvoll. Es sollten immer blaue Magazine verwandt werden, da zum einen das Durchklammern dieser Nahtreihen mit Rundklammernahtgeräten komplikationslos gelingt, und zum anderen Blutungen aus der Klammernahtreihe wegen der kleineren Klammern seltener auftreten. Nur wenn so viel Gewebe gefaßt werden muß, daß sich das blaue Magazin nicht schließen läßt, muß auf das grüne Magazin zurückgegriffen werden.
- Blutungen aus Klammernahtreihen sollten möglichst nicht koaguliert werden, da wegen der Metallklammern größere Nekrosen mit nachfolgender Insuffizienz entstehen können. Vielmehr werden Blutungen mit 4–0-Durchstechungsligaturen versorgt.
- Während Blutungen bei evertierenden Klammernahtreihen leicht zu diagnostizieren sind, stellen Blutungen bei invertierenden Anastomosen ein diagnostisches Problem dar. Manchmal gelingt es, die Nahtreihe mit Ellis-Klemmen zu fassen, auszukrempeln und so darzustellen. Auch mit Hilfe eines ins Lumen eingeführten Stieltupfers kann eine Blutung diagnostiziert werden. Durchstechungsligaturen können von außen durch die gesamte Nahtreihe, manchmal auch von innen angebracht werden.
- Klammernahtreihen sollten nach Möglichkeit kontramesenterial angelegt werden, da dann eine geringere Blutungsgefahr besteht.
- Klammernahtreihen dürfen nur in gut durchblutetem Gewebe, d. h. unmittelbar neben versorgenden Gefäßen oder unmittelbar neben der Präparationsgrenze angelegt werden.

Die Anwendung der Klammernahtgeräte bildet ja nur einen kleinen Teil des Verfahrensspektrums an Speiseröhre und Magen. Die Standardeingriffe werden in den jeweiligen speziellen Kapiteln dieser Operationslehre behandelt.

Gegenstand dieses Kapitels ist lediglich die Darstellung alternativer Anwendungsmöglichkeiten von Klammernahtgeräten und deren technische Durchführung.

Gastrotomie und Ulkusexzision

Longitudinale Nahtgeräte bieten die Möglichkeit, Ulkusexzision und Wiederverschluß der Magenwand in einem Schritt durchzuführen (siehe auch Kapitel 10, Abschnitt Lokale Ulkuschirurgie). Wenn das Ulkus nicht zu groß und von außen gut lokalisierbar ist (Abb. 11-1), kann es von extragastral mit Hilfe eines longitudinalen Nahtgerätes ausgeklammert werden (Abb. 11-2). Es entsteht dann eine evertierende Naht (Abb. 11-3).

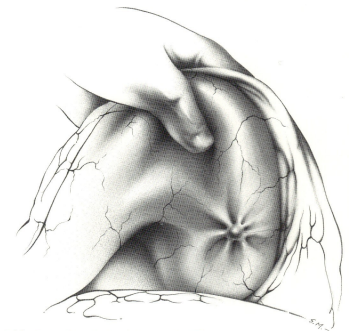

Abb. 11-1 Ansicht des Ulkus an der Hinterwand des Magens.

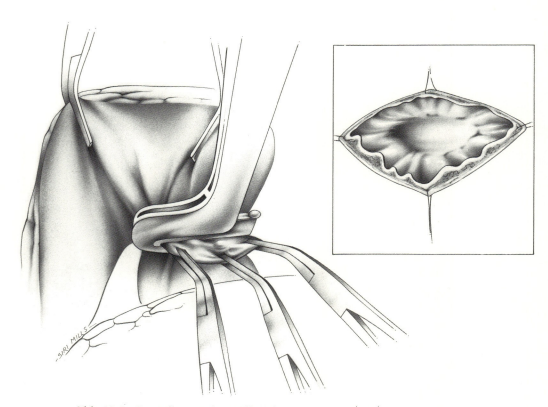

Abb. 11-2 Das Ulkus wird mit Ellis-Klemmen gefaßt und mit Hilfe eines longitudinalen Nahtgerätes ausgeklammert. Dazu muß die Umgebung des Ulkus zunächst sorgfältig freipräpariert werden. In der Fensterabbildung ist das exzidierte Ulkus dargestellt.

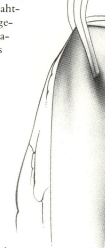

Abb. 11-3 Das Ulkus an der Hinterwand ist reseziert und der Magen durch evertierende Naht verschlossen.

Wenn das Ulkus erst vom Lumen her aufgesucht werden muß, kann es auch von innen durch die Gastrotomie hindurch ausgeklammert werden (Abb. 11-4). Es entsteht dann eine invertierende Klammernahtreihe. Voraussetzung für dieses Vorgehen ist allerdings eine sorgfältige Skelettierung der Exzisionsstelle, auch bei transluminärer Exzision. Damit werden unkontrollierte Blutungen und ein nur partielles Fassen der Wand vermieden.

Der Verschluß einer Gastrotomie gelingt leicht mit Hilfe longitudinaler Nahtgeräte. Die beiden Inzisionsränder werden mit mindestens 2 Ellis-Klemmen adaptiert und in das Nahtgerät gezogen (Abb. 11-5). Nach Auslösen der Nahtmaschine entsteht eine evertierende Klammernahtreihe.

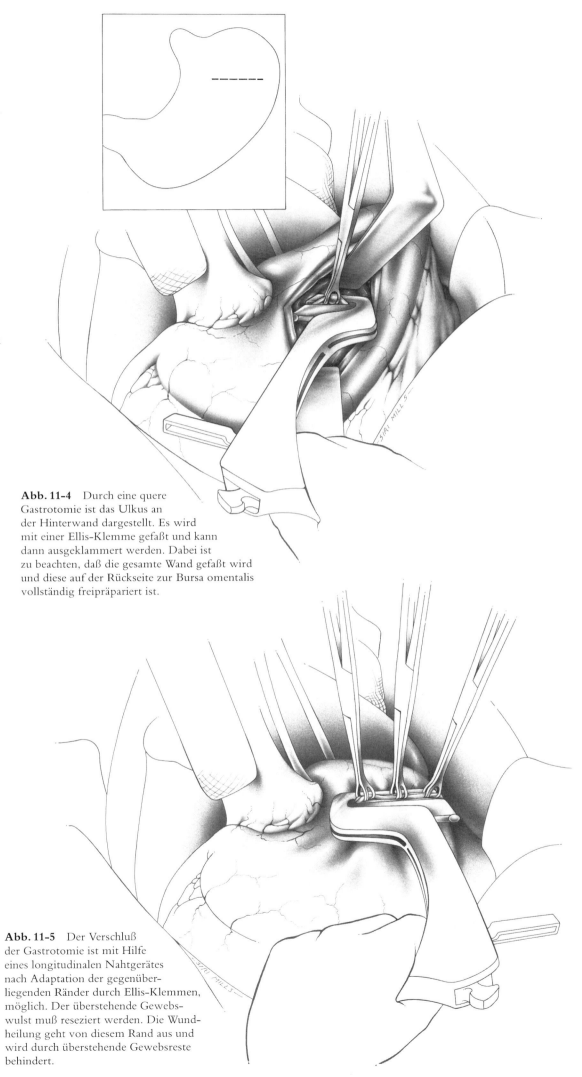

Abb. 11-4 Durch eine quere Gastrotomie ist das Ulkus an der Hinterwand dargestellt. Es wird mit einer Ellis-Klemme gefaßt und kann dann ausgeklammert werden. Dabei ist zu beachten, daß die gesamte Wand gefaßt wird und diese auf der Rückseite zur Bursa omentalis vollständig freipräpariert ist.

Abb. 11-5 Der Verschluß der Gastrotomie ist mit Hilfe eines longitudinalen Nahtgerätes nach Adaptation der gegenüberliegenden Ränder durch Ellis-Klemmen, möglich. Der überstehende Gewebswulst muß reseziert werden. Die Wundheilung geht von diesem Rand aus und wird durch überstehende Gewebsreste behindert.

Billroth-I-Magenresektion

Nach üblicher Präparation des Magens wird das Duodenum über der Tabaksbeutelnaht-Klemme mit der Schere durchtrennt. Die Lage der Klemme muß so gewählt werden, daß am Zwölffingerdarm noch genügend Platz für die Klammernahtreihe des Rundklammernahtgerätes bleibt. Andererseits soll die Anastomose zwischen Magen und Zwölffingerdarm so nah wie möglich an der duodenalen Präparationsgrenze liegen, um eine gute Durchblutung zu gewährleisten (Abb. 11-6).

Nach Durchtrennung des Duodenums gibt es bei der Billroth-I-Resektion prinzipiell 2 Rekonstruktionsverfahren (siehe auch Kapitel 10, Abschnitte Billroth-I-Operation, Billroth-II-Operation).

– Resektion des distalen Magens, dann Anlegen der Anastomose;
– zuerst Anlegen der Anastomose, dann Resektion des Magens.

Der Verschluß des proximalen Magens gelingt leicht mit dem TA™-90-Gerät, das von der kleinen Kurvatur bis zur großen Kurvatur herübergelegt wird. Durch eine gesonderte Inzision an der Vorderwand des Magens wird das Rundklammernahtgerät (EEA™) eingeführt (Abb. 11-6). Die Andruckplatte muß vorher entfernt werden. Der Gewebestift wird mit Hilfe einer Stichinzision unmittelbar neben der Klammernahtreihe an der großen Kurvatur ausgeführt. Der Gewebestift muß dann in voller Länge ausgefahren werden um genügend Platz für die nachfolgenden Manipulationen zu haben. Die Andruckplatte wird wieder aufgeschraubt und mit Hilfe von 3 Ellis-Klemmen in das Duodenum eingeführt. Die Tabaksbeutelnaht wird verknotet und das Gewebe über der Andruckplatte kann bei weit ausgefahrenem Gewebestift gut beurteilt werden. Beim Annähern von Andruckplatte und Magazin kommt die longitudinale Klammernahtreihe in die Klammernahtreihe des Rundklammernahtgerätes (Abb. 11-7). Das Zusammentreffen der beiden Klammernahtreihen wird als Jammerecke bezeichnet.

Beachte:
Es ist günstig, diesen Nahtzwickel nach hinten zu drehen, so daß hier schnell Verklebungen mit dem Pankreas entstehen können.

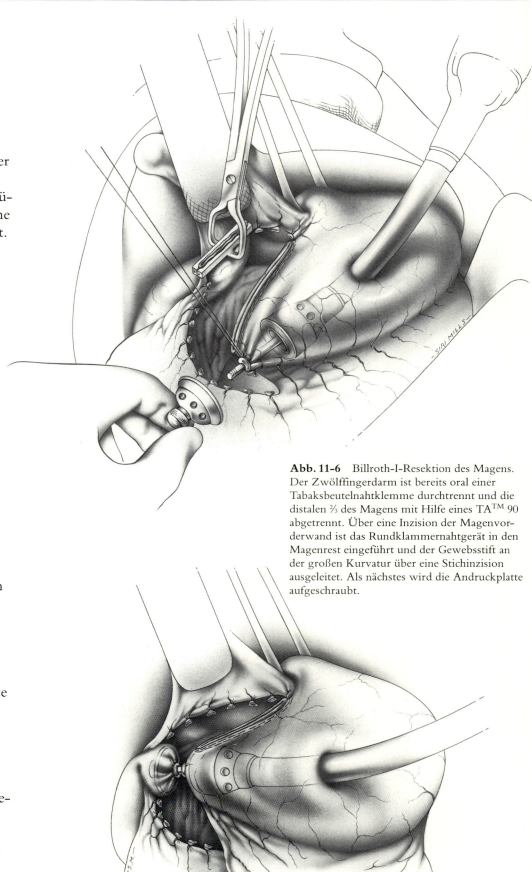

Abb. 11-6 Billroth-I-Resektion des Magens. Der Zwölffingerdarm ist bereits oral einer Tabaksbeutelnahtklemme durchtrennt und die distalen ⅔ des Magens mit Hilfe eines TA™ 90 abgetrennt. Über eine Inzision der Magenvorderwand ist das Rundklammernahtgerät in den Magenrest eingeführt und der Gewebestift an der großen Kurvatur über eine Stichinzision ausgeleitet. Als nächstes wird die Andruckplatte aufgeschraubt.

Abb. 11-7 Die Andruckplatte ist ins Duodenum eingeführt und die Tabaksbeutelnaht geknotet. Andruckplatte und Magazin werden einander genähert und dabei die bestehende longitudinale Klammernaht nach hinten gedreht. Dadurch kommt es schnell zu Verklebungen dieser schwierigen Nahtstelle mit dem Pankreas.

Wird die Anastomose vor der Resektion angelegt, kann das Rundklammernahtgerät durch die postpylorische Durchtrennung in den Magen eingeführt werden (Abb. 11-8). Der Gewebestift wird an der Hinterwand großkurvaturseits am umgeklappten Magen mit Hilfe einer Stichinzision wieder ausgeführt. Da hier beim Anlegen der Anastomose Spannungen auftreten können, ist es besser, eine kleine Tabaksbeutelnaht anzulegen (Abb. 11-9 und 11-10).

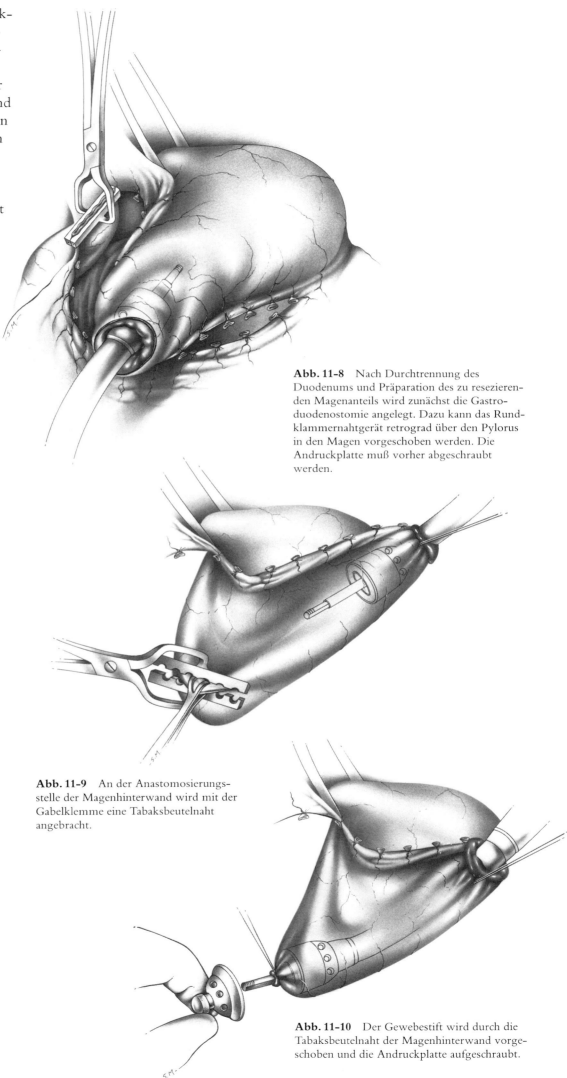

Abb. 11-8 Nach Durchtrennung des Duodenums und Präparation des zu resezierenden Magenanteils wird zunächst die Gastroduodenostomie angelegt. Dazu kann das Rundklammernahtgerät retrograd über den Pylorus in den Magen vorgeschoben werden. Die Andruckplatte muß vorher abgeschraubt werden.

Abb. 11-9 An der Anastomosierungsstelle der Magenhinterwand wird mit der Gabelklemme eine Tabaksbeutelnaht angebracht.

Abb. 11-10 Der Gewebestift wird durch die Tabaksbeutelnaht der Magenhinterwand vorgeschoben und die Andruckplatte aufgeschraubt.

266 | 11 Spezielle maschinelle Nahttechniken an Ösophagus und Magen

Nach Fertigstellung der Gastroduodenostomie (Abb. 11-11 und 11-12) wird der Magen reseziert (Abb. 11-13). Dabei sollte zwischen beiden Klammernahtreihen ein Abstand von mindestens 1 cm verbleiben (Abb. 11-14).

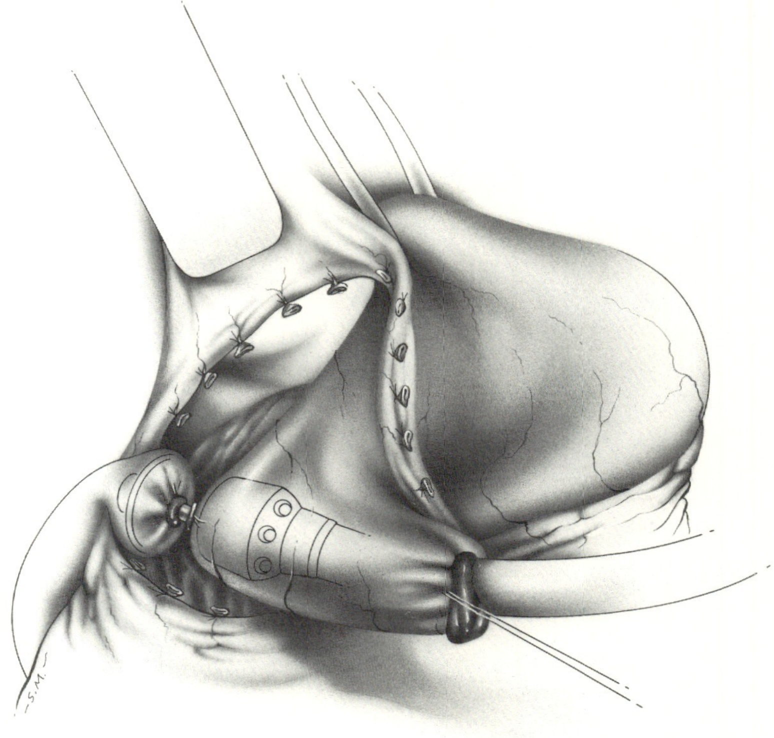

Abb. 11-11 Die Andruckplatte wurde ins Duodenum eingebracht und die Tabaksbeutelnaht darüber verknotet.

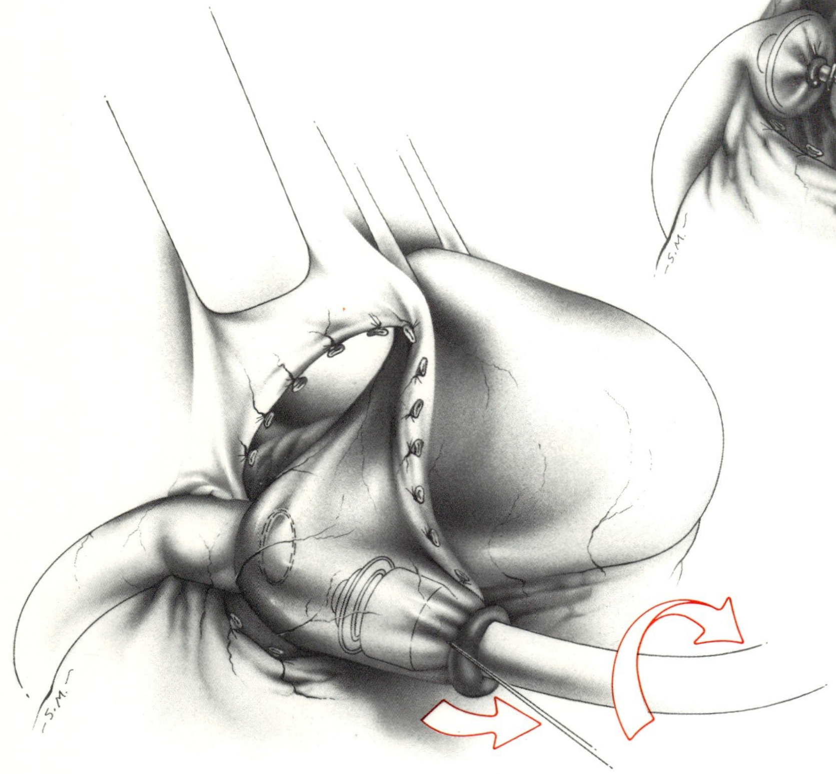

Abb. 11-12 Nach Auslösen des Magazins werden Andruckplatte und Magazin durch 3 halbe Schläge wieder auseinandergeschraubt und das Nahtgerät unter drehenden Bewegungen wieder aus dem Magen entfernt.

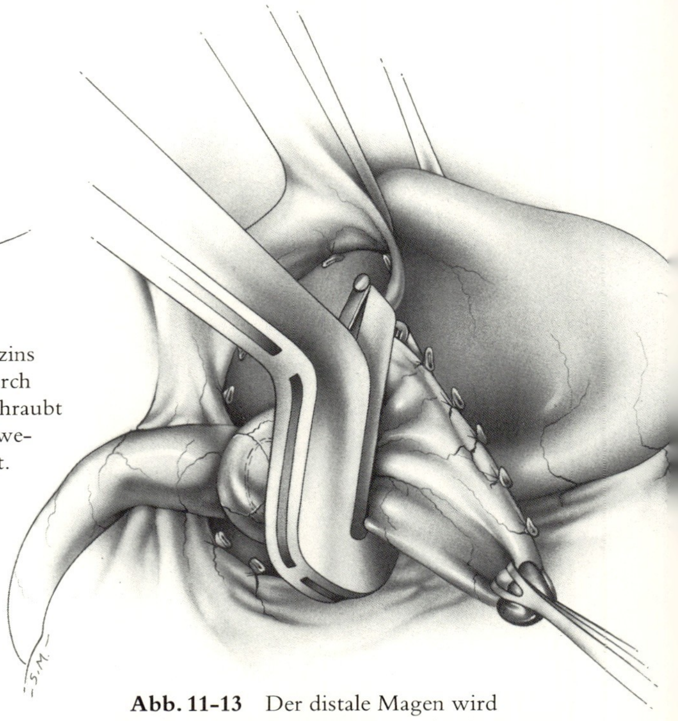

Abb. 11-13 Der distale Magen wird nach Fertigstellung der Gastroduodenostomie mit Hilfe eines longitudinalen Nahtgerätes reseziert.

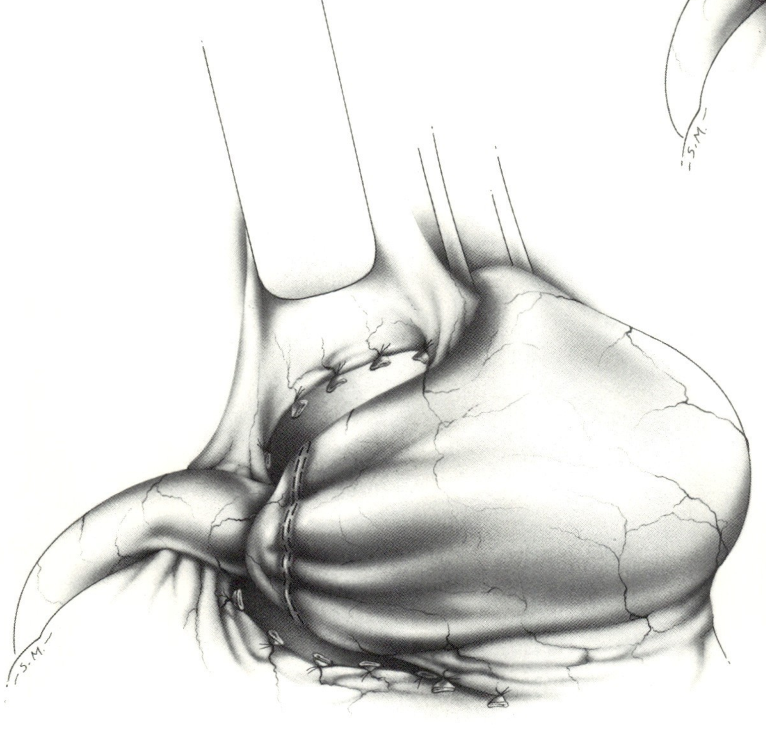

Abb. 11-14 Die evertierende Klammernahtreihe der Magenresektion muß mindestens 1 cm von der Gastroduodenostomie entfernt liegen, damit in der dazwischengelegenen Magenwand keine Nekrose auftritt.

Billroth-II-Magenresektion

Nach üblicher Präparation des Magens wird das Duodenum unmittelbar postpylorisch mit einem GIA™-Nahtgerät durchtrennt (Abb. 11-15). Der Vorteil des GIA™-Nahtgerätes gegenüber einfachen longitudinalen Klammernahtapparaten liegt bei gleichem Preis im zusätzlichen Verschluß des Magens. Die Durchtrennung des Magens wird wie bei der Billroth-I-Resektion mit dem TA™ 90 vorgenommen.

Billroth-II-Magenresektion mit Braunscher Fußpunktanastomose

Die Enterotomie der ersten Jejunalschlinge an der Stelle der später anzulegenden Braunschen Enteroanastomose ermöglicht das Einführen des Rundklammernahtgerätes (Abb. 11-16 Fenster). Bei entfernter Andruckplatte wird das Klammernahtgerät im Jejunum hochgeführt und der Gewebestift dann kontramesenterial durch eine Stichinzision ausgeführt (Abb. 11-16). An der Spitze der großen Kurvatur wird eine Tabaksbeutelnaht angelegt (Abb. 11-16) und durch die Klammernaht, die zur Resektion des Magens notwendig war, hindurchgeklammert. Der Treffpunkt der zirkulären mit der longitudinalen Klammernahtreihe, die sogenannte Jammerecke, wird durch 2 adaptierende Nähte der zuführenden Schlinge gesichert (Abb. 11-17).

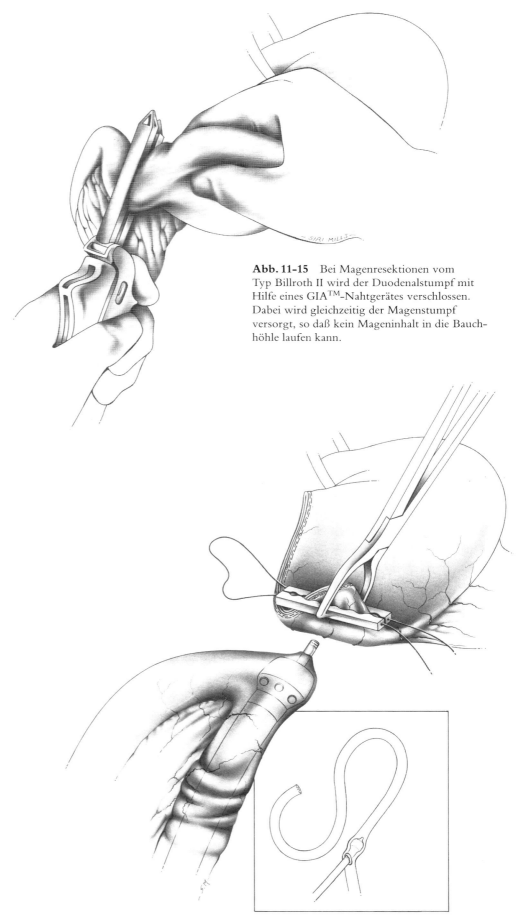

Abb. 11-15 Bei Magenresektionen vom Typ Billroth II wird der Duodenalstumpf mit Hilfe eines GIA™-Nahtgerätes verschlossen. Dabei wird gleichzeitig der Magenstumpf versorgt, so daß kein Mageninhalt in die Bauchhöhle laufen kann.

Abb. 11-16 Die Gastrojejunostomie wird mit einem Rundklammernahtgerät angelegt, das über eine Jejunostomie eingeführt wird. Die Eröffnung des Dünndarms geschieht an der Stelle der späteren Braunschen Enteroanastomose (Fensterabbildung). Über eine kontramesenteriale Stichinzision wird der Gewebestift ausgeführt und dann die Andruckplatte aufgeschraubt.

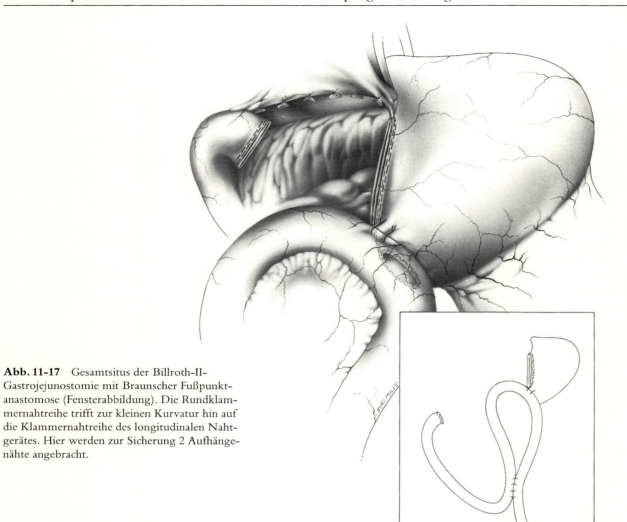

Abb. 11-17 Gesamtsitus der Billroth-II-Gastrojejunostomie mit Braunscher Fußpunktanastomose (Fensterabbildung). Die Rundklammernahtreihe trifft zur kleinen Kurvatur hin auf die Klammernahtreihe des longitudinalen Nahtgerätes. Hier werden zur Sicherung 2 Aufhängenähte angebracht.

Billroth-II-Magenresektion mit Roux-Y-Anastomose

Die Gastrojejunostomie wird bei der Roux-Y-Anastomose mit Hilfe der Krückstocktechnik angefertigt. Hierzu wird die erste Jejunalschlinge durchtrennt. In das aborale Ende wird das Klammernahtgerät eingeführt und der Gewebestift kontramesenterial durch eine Stichinzision ausgeführt (Abb. 11-18). Die Anastomose wird dann, wie im vorhergehenden Kapitel beschrieben, angelegt. Zur Sicherung des Treffpunktes der longitudinalen Naht mit der Rundklammernaht, werden auch hier wieder 2 adaptierende Nähte gelegt. Der überstehende Bürzel wird mit Hilfe eines longitudinalen Staplers verschlossen und reseziert (Abb. 11-18 Fenster). Die Anastomose der zuführenden Schlinge wird terminolateral, 30–40 cm aboral der Gastroenterostomie, am einfachsten mit der Hand angelegt (Abb. 11-18 Fenster).

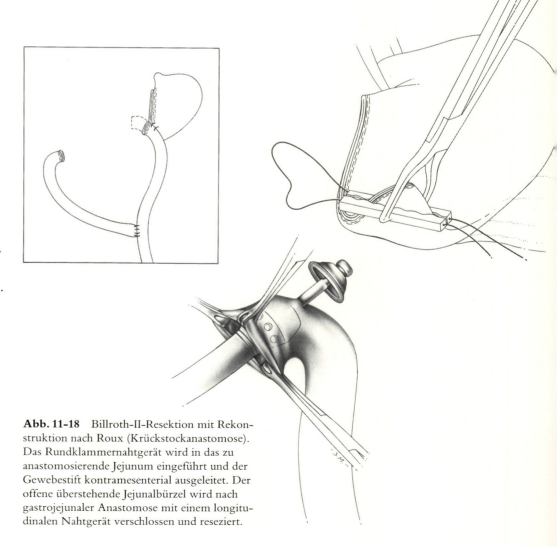

Abb. 11-18 Billroth-II-Resektion mit Rekonstruktion nach Roux (Krückstockanastomose). Das Rundklammernahtgerät wird in das zu anastomosierende Jejunum eingeführt und der Gewebestift kontramesenterial ausgeleitet. Der offene überstehende Jejunalbürzel wird nach gastrojejunaler Anastomose mit einem longitudinalen Nahtgerät verschlossen und reseziert.

Palliative Gastroenterostomie mit Durchtrennung des Magens

Die Wiederherstellung der Magen-Darm-Passage durch eine Gastroenterostomie bei inoperablen Magentumoren ist nur dann sinnvoll, wenn es gelingt, den proximalen Magen vom distalen Tumor zu trennen (siehe auch Kapitel 10, Abschnitt Gastroenterostomie). Dies ist allerdings nur selten der Fall, da der Tumor entweder operabel ist, oder so nahe an die Kardia heranreicht, daß eine Abtrennung des proximalen Magens nicht gelingt. Eine einfache Gastroenterostomie an der Vorder- oder Hinterwand des Fundus oder Korpus funktioniert höchstens als Überlauf. Übelkeit und Erbrechen werden jedoch kaum gebessert, weil die tumorbedingte Motilitätsstörung des Magens persistiert.

Eine Abtrennung des proximalen vom distalen, tumortragenden Magen läßt sich leicht durch mehrfache Anwendung des GIA™-Nahtgerätes, oder durch das neue 90 mm lange GIA™-Nahtgerät bewerkstelligen (Abb. 11-22 und 11-23). Beide Magenanteile werden damit sofort wieder verschlossen. Eine zirkuläre Freipräparation des Magens im Bereich der anzulegenden Klammernaht ist dazu erforderlich. Gelingt dieses Verfahren, so wird der proximale Magenstumpf wie nach Billroth-II-Resektion wieder an das Jejunum angeschlossen (Abb. 10-23 Fenster). Zusätzlich kann zwischen Magenstumpf und Magentumor das große Netz eingelegt werden um eine schnelle Tumorinvasion des Restmagens zu verhindern.

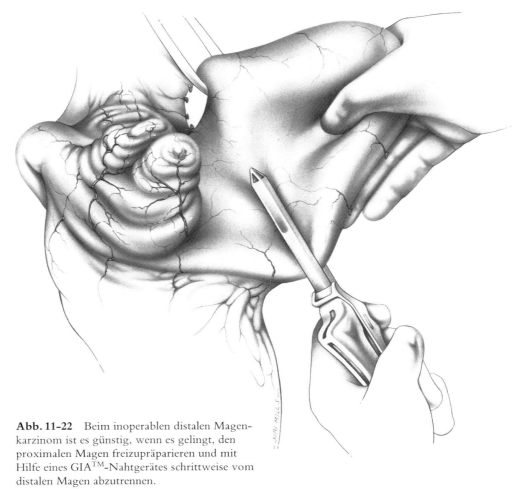

Abb. 11-22 Beim inoperablen distalen Magenkarzinom ist es günstig, wenn es gelingt, den proximalen Magen freizupräparieren und mit Hilfe eines GIA™-Nahtgerätes schrittweise vom distalen Magen abzutrennen.

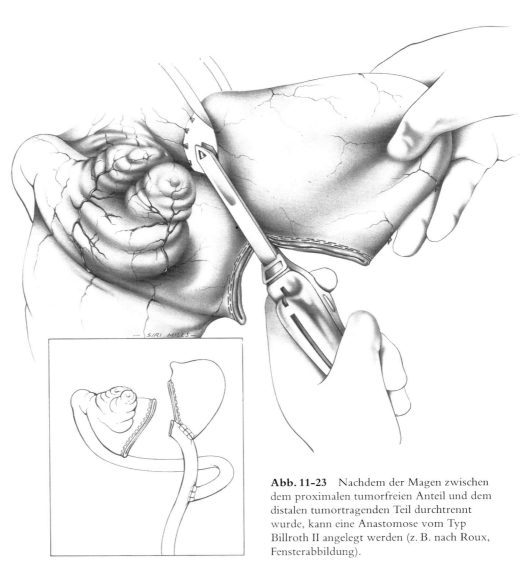

Abb. 11-23 Nachdem der Magen zwischen dem proximalen tumorfreien Anteil und dem distalen tumortragenden Teil durchtrennt wurde, kann eine Anastomose vom Typ Billroth II angelegt werden (z. B. nach Roux, Fensterabbildung).

Dissektion von Ösophagusvarizen

Um den venösen Abstrom des Pfortaderblutes über die Ösophagusvarizen zu unterbrechen, stehen 2 Methoden zur Verfügung:

– Die Dissektion des proximalen Magens mit Hilfe des GIA™-Nahtgerätes ohne Messer (Abb. 11-24). Dabei wird die Magenhinterwand und Magenvorderwand nach querer Inzision an der kleinen Kurvatur unmittelbar subkardial mit je 4 Klammernahtreihen versorgt (siehe Kapitel 5, Abschnitt Apparative Sperroperation, sowie Band III, Kapitel 2).

– Eine weitere Möglichkeit ist die Anwendung des Rundklammernahtgerätes am distalen Ösophagus. Dazu wird eine Gastrotomie an der Vorderwand des Magens angelegt, das Klammernahtgerät eingeführt und nach Freipräparation des distalen Ösophagus ein Faden um die Speiseröhre gelegt und dieser auf dem Gewebestift verknotet (Abb. 11-25). Dann wird das Nahtgerät zusammengedreht, das Magazin ausgelöst und die Gastrotomie mit Staplernaht verschlossen (Abb. 11-26). Durch dieses Manöver wird eine Ösophagusanastomose bewerkstelligt und damit alle Varizen in der Ösophaguswand unterbrochen.

Beachte:
Beide Methoden haben allerdings den Nachteil, daß sich die Freipräparation dieser Region aufgrund der prall gefüllten Venen sehr schwierig und blutreich gestaltet (siehe auch Kapitel 5).

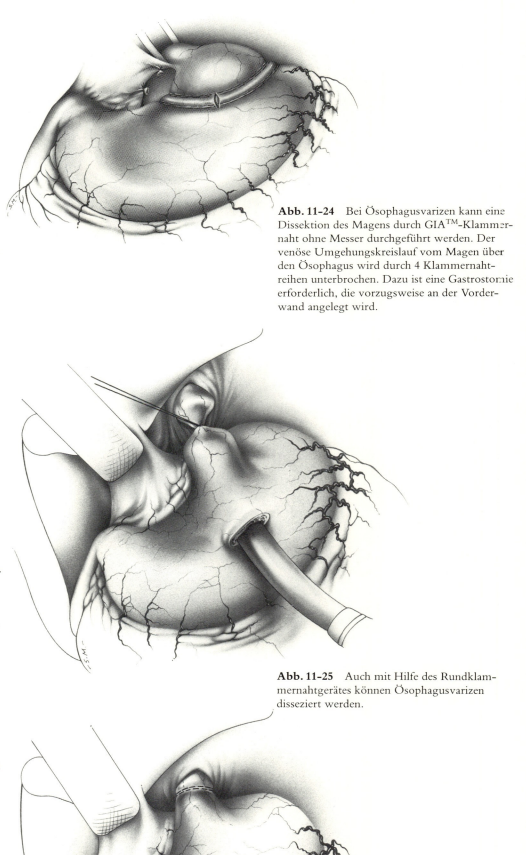

Abb. 11-24 Bei Ösophagusvarizen kann eine Dissektion des Magens durch GIA™-Klammernaht ohne Messer durchgeführt werden. Der venöse Umgehungskreislauf vom Magen über den Ösophagus wird durch 4 Klammernahtreihen unterbrochen. Dazu ist eine Gastrostomie erforderlich, die vorzugsweise an der Vorderwand angelegt wird.

Abb. 11-25 Auch mit Hilfe des Rundklammernahtgerätes können Ösophagusvarizen disseziert werden.

Abb. 11-26 Das Rundklammernahtgerät ist ausgelöst und entfernt. Es entsteht eine invertierende 2reihige Anastomose. Die Gastrotomie kann durch ein longitudinales Nahtgerät wieder verschlossen werden.

Weiterführende Literatur

1. Allgöwer, M., M. Dinstl, E. H. Farthmann, H. Hamelmann, A. Thiede, G. Heberer, K. Kremer, B. Ulrich, J. R. Siewert: Automatische Nähapparate: Vorteile und Indikationen in der gastrointestinalen Chirurgie. Langenbecks Arch. Chir. 362 (1984) 139
2. Bell, W. H.: Spontanverschluß einer palliativen Klammernaht-Gastro-Enteroanastomose. Zbl. Chir. 112 (1987) 516
3. Bluett, M. K.: Experimental evaluation of staple lines in gastric surgery. Arch. Surg. 122 (1987) 772
4. Günther, B., J. Koller: Indikation und Stellenwert maschineller Anastomosen am oberen Gastrointestinaltrakt. Chirurg 56 (1985) 216
5. Hansen, H., H. J. Sommer, W. Eichelkraut: Die Durchblutung handgenähter und geklammerter Anastomosen. Langenbecks Arch. Chir. 370 (1987) 140
6. Harris, P. L., E. Freedman, I. Bland, J. Miller, M. Seeger, R. Woodward: Collagen Content, Histology, and Tensile Strength: Determinants of Wound Repair in Various Gastric Stapling Devices in a Canine Gastric Partition Model. J. surg. Res. 42 (1987) 411
7. Jascalevich, M. C.: Jejunal Interposition Gastroduodenostomy With Automated Suturing Devices. Amer. J. Surg. 152 (1986) 320
8. Junginger, Th., S. Walgenbach, H. Pichlmayr: Die zirkuläre Klammeranastomose (EEA) nach Gastrektomie. Chirurg 54 (1983) 161
9. Kremer, K.: Zur Gastrektomie. Chirurg 53 (1982) 649
10. Mulholland, M. W., M. D. Fernando, M. D. Magallanes, M. Terence, M. D. Quigley, P. John, M. D. Delaney: Incontinuity Gastrointestinal Stapling. Dis. Col. Rect. 26 (1983) 586
11. Ravitch, M. M., R. Lane, W. P. Cornell, A. Rivarola, T. McEnany: Closure of duodenal, gastric and intestinal stumps with wire staples: Experimental and clinical studies. Ann. Surg. 163 (1966) 573
12. Ravitch, M. M., M. F. Steichen: Surgical stapling techniques. Surg. Clin. N. Amer. 64 (1983) 3
13. Reiling, R. B., W. A. Reiling, W. A. Bernie, A. B. Huffer, N. C. Perkins, D. W. Elliott: Prospective controlled study of stapled gastrointestinal anastomoses. Amer. J. Surg. 139 (1980) 147
14. Seufert, R. M., C. Hottenrott, A. Schmidt-Matthiesen: Kontrollierte Studie zum Vergleich maschineller und manueller Ösophago-Jejunostomie nach Gastrektomie. Langenbecks Arch. Chir. 371 (1987) 235
15. Steichen, F. M., M. M. Ravitch: Stapling in Surgery. Year Book Medical Publishers, Chicago–London 1984
16. Thiede, A., K. H. Fuchs, H. Hamelmann: Klammernahtgeräte zur Rekonstruktion eines Ersatzmagens. Chir. Gastroenterol. 2 (1986) 67
17. Ulatowski, L., J. Usmiani, M. Kantartzis: Maschinelle Ösophago-Jejunostomie: Moderner Trend oder Fortschritt. Chirurg 53 (1982) 495
18. Ulrich, B., J. Winter, K. Kremer: Zur Technik der transdiaphragmalen Klammernahtanastomose nach Resektion des distalen Ösophagus beim Kardiakarzinom. Chirurg 55 (1984) 291

12 Chirurgische Endoskopie

H. F. Weiser

Bougierung 277
Tumorpertubation (PEP) 279
Lasertherapie 280
Perkutane endoskopische Gastrostomie (PEG) 281
Pneumatische Dilatation der Kardia 283
Ösophagusvarizensklerosierung 284
Weiterführende Literatur 285

Bougierung

Die Bougierung von benignen Ösophagus- und Kardiastenosen ist ein sehr effizientes Behandlungsverfahren. Vor allem peptische Stenosen können über Jahre offengehalten werden.

Bei konzentrischen oder nicht total verschließenden Stenosen ist die blinde Bougierung mit Quecksilber gefüllten oder Hartgummibougies ausreichend (Abb. 12-1 a bis c).

Bei hochgradigen oder exzentrischen Stenosen ist es von Vorteil, zunächst einen Führungsdraht endoskopisch unter röntgenologischer Kontrolle in das Restlumen des Ösophagus einzulegen und die eigentliche Bougierung über den Führungsdraht mit Hilfe eines zentral aufgebohrten Hartgummibougies, oder, wie heute bevorzugt, mit dem Eder-Puestow-Instrumentarium durchzuführen (Abb. 12-1 d bis g).

> **Cave**
> Kontinuierliche Röntgenkontrolle erforderlich. Berstungsgefahr.

Zur Bougierung maligner Stenosen empfiehlt sich prinzipiell die Verwendung des Eder-Puestow-Instrumentariums. Die Tumorbougierung beginnt mit der endoskopischen Passage der Tumorstenose. Dies ist unter Bildwandlerkontrolle und unter Verwendung eines dünnkalibrigen Fiberendoskops bei nicht voroperierten und nicht vorbestrahlten Tumoren in aller Regel möglich. Es empfiehlt sich, die endoskopisch erkennbare orale und aborale Tumorgrenze unter Bildwandlerkontrolle mit einer Metallmarke auf der Thoraxwand zu markieren. Bei distalen Ösophaguskarzinomen bzw. bei Kardiakarzinomen, bei denen der Tumor auf Fornix und Corpus ventriculi übergreift, ist mit mehrfachen nahezu rechtwinkligen Achsenknickungen vor allem im Bereich des ösophagogastralen Überganges zu rechnen. In diesen Fällen wird der Führungsdraht des Eder-Puestow-Instrumentariums unter endoskopischer Kontrolle in den

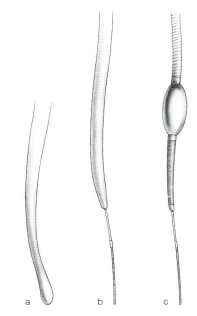

Abb. 12-1a Hartgummibougie bzw. quecksilbergefüllter Weichgummibougie mit abgerundeter Bougiespitze.

Abb. 12-1b Hartgummibougie mit zentraler Bohrung und eingelegtem Führungsdraht.

Abb. 12-1c Eder-Puestow-Metalloliven mit eingelegtem Führungsdraht. Olivendurchmesser Charr. 21–51.

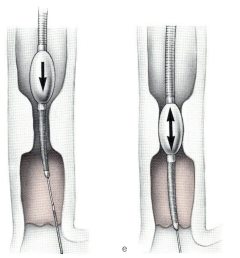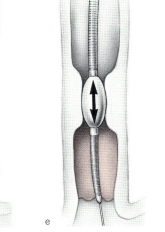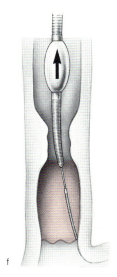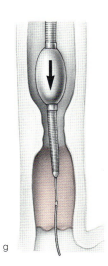

Abb. 12d bis g Eder-Puestow-Instrumentarium, bestehend aus einem knickfreien Stahldraht mit hochflexiblem Federfinger und 4 cm langen Metalloliven zwischen Charr. 21 und 51. Die Metalloliven werden auf eine Schubstange aufgeschraubt und über den Führungsdraht schrittweise koaxial vorgeschoben.

oralen Anteil der Tumorstenose eingelegt (Abb. 12-2a). Das Tieferschieben des Führungsdrahtes erfolgt dann unter alleiniger radiologischer Kontrolle in der Art, daß nach vollständiger Passage der Tumorstenose die flexible Spitze des Drahtes großkurvaturseits in Korpusmitte zu liegen kommt (Abb. 12-2b). Nach Entfernen des Endoskops (Abb. 12-2c) folgt die koaxiale Tumorbougierung mit Eder-Puestow-Oliven bis Charr. 45 (Abb. 12-2d). Der gesamte Bougierungsvorgang geschieht ausnahmslos bildwandlerkontrolliert [1, 5, 11, 12].

Zu beachten sind unbedingt folgende Punkte:

– Der Bougierungsvorgang muß leichtgängig vonstatten gehen, unbeherrschte, ruckartige Bougierungsaktionen können zur Tumorberstung führen.
– Die Gefahr der Ösophagusberstung in Höhe der Stenose besteht bei Bougierungssprüngen von mehr als 2 Charr.
– Die Gefahr von Ösophagusverletzungen droht bei Abknickung des Führungsdrahtes und bei Defekten am Führungsfinger des Nottingham-Schubstabes.
– Die kontinuierliche Röntgenkontrolle der Führungsdrahtspitze ist erforderlich. Bei unkontrolliertem Vorschieben von Pusher und Metallolive besteht die Gefahr der Magenperforation durch gleichzeitiges Vorschieben der Führungsdrahtspitze.

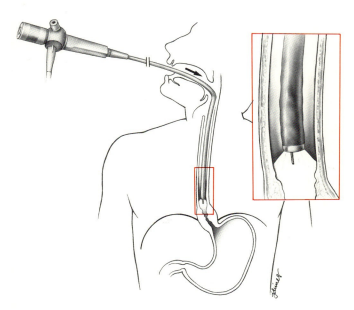

Abb. 12-2a Röntgenkontrollierte endoskopische Tumorpassage mit dünnkalibrigem Endoskop.

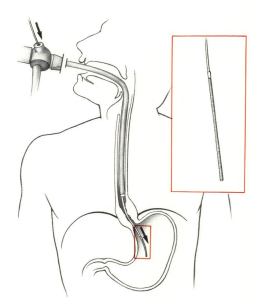

Abb. 12-2b Röntgenkontrollierte Plazierung des Führungsdrahtes.

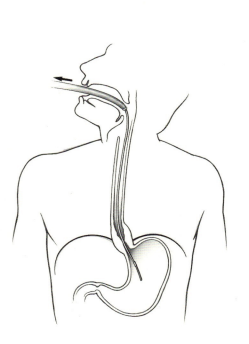

Abb. 12-2c Endgültige Lage des Führungsdrahtes nach Entfernung des Endoskops.

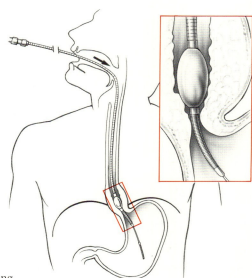

Abb. 12-2d Koaxiale Tumorbougierung.

Tumorpertubation (PEP)

Die palliative endoskopische Pertubation (PEP) von Ösophagus- und Kardiakarzinomen stellt die Ultima ratio für weit fortgeschrittene, nicht resezierbare Ösophagus- und Kardiakarzinome sowie chirurgisch nicht versorgbare ösophagotracheobronchiale Fisteln dar.

Prothesen sind kontraindiziert bei Karzinomen, die weniger als 2 cm aboral des oberen Ösophagussphinkters lokalisiert sind. Es stehen verschiedene Prothesentypen zur Verfügung, wie z. B. die nach Celestin mit zusammenfaltbarem Kragen, die Keymate-Prothese mit distaler Manschette, selbst hergestellte Tygon-Prothesen sowie Wilson-Cook-Expansionsprothesen [10, 11, 19, 20].

Das Einlegen der Endoprothese geht im wesentlichen wie folgt vonstatten: Der Tumor wird zunächst auf Charr. 42–45 mit dem Eder-Puestow-Instrumentarium aufbougiert (siehe Abb. 12-2d).

Bei sehr weichen, nekrotischen Tumorstenosen sollte der Bougierungsvorgang bei Charr. 36–40 beendet werden, um eine spätere Fixation der Endoprothese im Tumor zu gewährleisten. Der obere Tumorrand sowie die longitudinale Tumorausdehnung werden radiologisch und endoskopisch exakt lokalisiert und ausgemessen. Der gewählte Tubus wird dann axial über den Nottingham-Obturator gestülpt und im distalen Tubusanteil mit einer Fixationsolive am Nottingham-Obturator befestigt (Abb. 12-3a).

Die Tubusimplantation erfolgt koaxial über den zuvor eingelegten Führungsdraht (Abb. 12-3b bis d).

Cave
Kontinuierliche radiologische Lagekontrolle des flexiblen Pusherfingers und des Führungsdrahtes ist nötig. Perforationsgefahr im Bereich der Magenhinterwand.

Bei korrektem Tubussitz wird unter Bildwandlerkontrolle die Fixationsolive des Nottingham-Obturators gelöst und das gesamte Einführungsensemble aus dem Tubuslumen herausgeschraubt, um so eine unbeabsichtigte Tubusdislokation zu vermeiden.

Die Verwendung eines zusätzlichen über den Nottingham-Obturator gestülpten Schubrohres ist nur selten indiziert. Dieses Vorgehen kommt in Betracht, wenn ein besonders langer Tubus zur Überbrückung eines ausgedehnten Kardia-Korpus-Karzinoms implantiert werden soll.

Nach Tubusimplantation folgt die Lage- und Durchgängigkeitskontrolle. Der Tubustrichter muß entfaltet und allseitig wandschlüssig sein. Der Tubusschacht muß glatt durchgängig sein und die ganze Tumorlänge überbrücken. Das orale Ende des Tubus sollte intraluminär im Gesunden liegen. Das distale Tubusende liegt bei pertubierten Ösophagustumoren distal des Tumors dem Ösophagus, bei Kardiakarzinomen der tumorfreien großen Kurvatur des Corpus ventriculi wandschlüssig an.

Am Tag nach der Tubuseinlage erfolgt die radiologische Lage- und Funktionskontrolle der Prothese. Hat keine Dislokation nach oral bzw. aboral stattgefunden und liegt keine Berstung im pertubierten Tumorareal vor, kann mit oraler Nahrungsaufnahme begonnen werden [2, 3, 8].

Beachte:
Die wichtigsten Komplikationen der endoskopischen Implantation von Überbrückungstuben sind Perforationen, Dislokationen, in die Prothese einwachsende Tumoren, refluxbedingte Ösophagusstenosen sowie Ösophagusperforationen infolge Drucknekrosen [2].

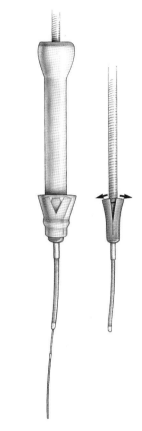

Abb. 12-3a Implantationsset, bestehend aus Nottingham-Obturator und fixiertem Celestin-Tubus.

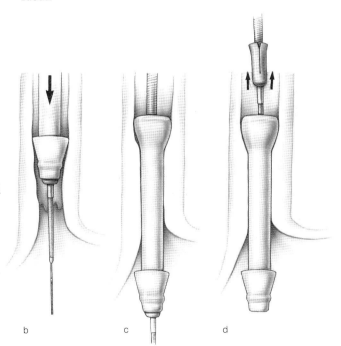

Abb. 12-3b bis d Technik der PEP.
b) Koaxiale Protheseimplantation über den liegenden Führungsdraht.
c) Korrekte Tubuslage – orales und aborales Tubusende ragen jeweils 1–2 cm in das tumorfreie Lumen.
d) Schraubenförmiges Entfernen des Nottingham-Obturators.
Cave: Tubusdislokation!

Lasertherapie

Ziel der Lasertherapie ist, bei nicht resektablen, stenosierenden Ösophagustumoren die möglichst schnelle Öffnung des Speiseweges durch Verdampfung von Tumorgewebe. Bei Vorliegen langstreckiger Ösophagusstenosen mit erhaltenem zentralen Lumen wird zunächst, wie im Abschnitt Bougierung dargestellt, die Tumorstenose so weit bougiert, bis sie für ein dünnkalibriges Fiberendoskop durchgängig ist (Abb. 12-4a und b), um so die Vaporisation des Tumorgewebes vom aboralen Tumorrand beginnend nach oralwärts zu ermöglichen. Nach Einführen der Lasersonde durch den Biopsiekanal des Endoskops wird das zu verdampfende Tumorgewebe mit dem Leitstrahl markiert und anschließend bei einer Intensität von 60 bis 100 Watt und einer Applikationsdauer von je 2 bis 3 Sekunden verdampft. Auf diese Weise kann zunächst in kreisenden Bewegungen die gesamte Zirkumferenz und anschließend in kleinen, oralwärts gerichteten Schritten die gesamte Tumorstenose großflächig geöffnet werden (Abb. 12-4c und d).

Beachte:
Vorteil der von aboral nach oralwärts gerichteten Lasertherapie ist das sichere intraluminale Verbleiben im tumortragenden Ösophagus. Im Vergleich dazu kommt es bei prograder Lasertechnik entlang eines in die Tumorstenose eingelegten Leitbougies, entsprechend den Abbildungen 12-5a bis c, in 5–8% der Fälle zu Tumorperforationen [6, 7].

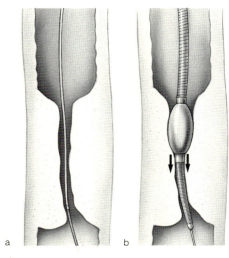

Abb. 12-4a und b
Koaxiale Tumorbougierung.

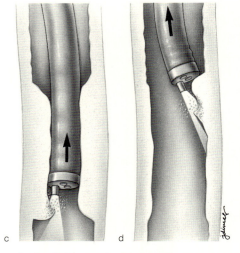

Abb. 12-4c und d Technik der retrograden, endoluminalen Lasertherapie.

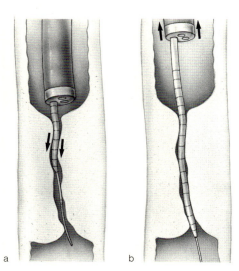

Abb. 12-5a bis c Technik der prograden, endoluminalen Lasertherapie.

Perkutane endoskopische Gastrostomie (PEG)

Der zur PEG allgemein verwendete Katheter besteht aus Polyurethan und hat einen Außendurchmesser von 2,9 mm. Er ist 57 cm lang und hat zur Lagestabilisierung an seiner Spitze ein kleines geschliffenes Wolframgewicht. 35 cm von der Sondenspitze entfernt befindet sich eine Silikon-Kautschuk-Scheibe von 2 cm Durchmesser, mit der der Katheter an der Innenfläche der Magenvorderwand verankert wird.

Beachte:
Abweichend von der üblichen Linksseitenlage zur Gastroduodenoskopie wird die PEG in Rückenlage vorgenommen.

Nach Einführen des Gastroskops und kontinuierlicher Luftinsufflation wird bei maximal entfaltetem Magen in Höhe des Fundus-Korpus-Überganges per Diaphanoskopie die Punktionsstelle festgelegt. Diese befindet sich in aller Regel am Übergang vom mittleren zum äußeren Drittel einer vom Bauchnabel zur Mitte des Rippenbogens gedachten Linie (Abb. 12-6a). Im Bereich des Lichtscheines wird durch Druck mit dem Finger auf die Bauchdecke eine entsprechende Vorwölbung der Magenschleimhaut endoskopisch sichtbar. Nach sterilem Abwaschen und Lokalanästhesie aller Bauchwandschichten, einschließlich des Peritoneums, sowie Anlegen einer ca. 3 mm breiten kutanen Stichinzision kann nun die Punktionskanüle so weit vorgeschoben werden, bis sie im Magenlumen sichtbar wird. Durch die direkte visuelle Kontrolle lassen sich Verletzungen größerer Gefäße in der Regel vermeiden (Abb. 12-6b). Nach Entfernen des Punktionsmandrains wird ein etwa 100 cm langer Führungsfaden in das Magenlumen eingeführt, dort mit der Biopsiezange gefaßt und per Endoskop über den Oropharynx herausgezogen (Abb. 12-6c und d).

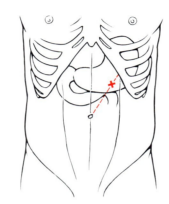

Abb. 12-6a Diaphanoskopische Lokalisation der PEG im linken Epigastrium.

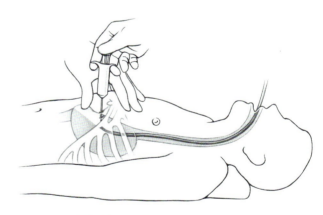

Abb. 12-6b Perkutane Punktion der Magenvorderwand unter endoskopischer Sichtkontrolle.

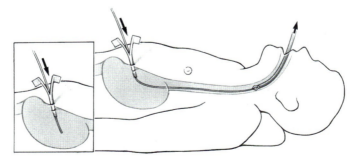

Abb. 12-6c und d Endoskopisches Einlegen des zur Implantation der Ernährungssonde erforderlichen Führungsfadens.

Am oralen Ende des Fadens kann nun ein kleiner Plastikkegel aufgezogen werden, um das Katheterende über ein entsprechendes Loch am Führungsfaden zu befestigen.

Nach Versenken des Katheterendes in der Basis des Kegels kann anschließend durch langsamen Zug am distalen Fadenende das gesamte Ensemble durch den Ösophagus in den Magen hineingezogen werden, bis sich die Kegelspitze in der Kunststoffkanüle verkeilt (Abb. 12-6e). Durch weiteren Zug am Faden werden dann Kegel und Katheter durch die Magenvorder- und Bauchwand hindurchgezogen, bis die Silikonfixationsscheibe des Katheters an der Magenschleimhaut anliegt.

> **Cave**
> **Zu festes Anziehen des Katheters führt im Bereich der inneren Fixationsplatte zu Drucknekrosen der Magenvorderwand. Freie Perforation nach 24 bis 36 Stunden. Peritonitis nach Austritt von Sondennahrung möglich.**

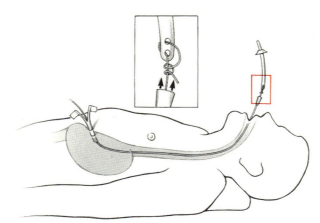

Abb. 12-6e Montage von Dilatationskegel und Katheter am transkutan liegenden Führungsfaden.

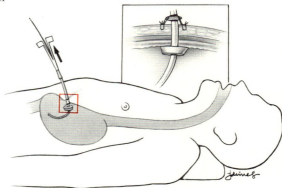

Abb. 12-6f Endgültige Plazierung des Ernährungskatheters mit abschließender endoluminaler sowie kutaner Katheterfixation.

Abschließend muß nach neuerlichem Einführen des Endoskops die Sondenspitze im Ösophagus mit einer Fremdkörperfaßzange gefaßt und unter Sicht bis in ihre endgültige Lage distal des unteren Duodenalknies vorgeschoben werden. Beim Zurückziehen des Endoskops durch den Pylorus sollte der Katheter mit der Zange in Position gehalten werden, um ein gleichzeitiges Zurückweichen desselben zu vermeiden.

Die Befestigung des Ernährungskatheters auf der Bauchhaut erfolgt durch Nahtfixation einer Silikon-Kautschuk-Halteplatte, die ein Dislozieren des Katheters in das Magenlumen hinein verhindert (Abb. 12-6f).

Nach Abschluß der Kathetereinlage wird das Katheterende kurz abgeschnitten und ein Luer-Lock-Ansatz aufgeklebt. Bei Bedarf kann der Katheter endoskopisch wieder entfernt werden. Der Ansatz wird dafür abgeschnitten und der Katheter mit der Fremdkörperfaßzange transoral herausgezogen [9, 14].

Pneumatische Dilatation der Kardia

Eine Reihe von Dilatatortypen wie der Moscher-Dilatator, der Brown-McHardy-Dilatator, Dilatatoren mit zentralem Kanal zum Einführen eines Kinderendoskops, mit denen eine Dilatation der Kardia unter Sicht möglich ist, und Kaphingst-Dilatatoren mit endständiger Metallolive und zentraler Bohrung zum Einführen des Dilatators über einen endoskopisch gelegten Führungsdraht, stehen zur pneumatischen Dilatationsbehandlung der Kardia zur Verfügung (Abb. 12-7a und b).

Alle aufgeführten Dilatatortypen lassen sich am besten in Pharynxanästhesie in halb sitzender Position einführen.

Als zweckmäßig und technisch problemlos durchführbar hat sich das Einführen pneumatischer Dilatatoren über einen zuvor fiberendoskopisch gelegten Führungsdraht mit flexibler Spitze erwiesen, wobei der Dilatator unter Durchleuchtungskontrolle so weit in den Ösophagus vorgeschoben wird, bis das zu dehnende Ösophagussegment die Mitte des Dilatators umschließt (Abb. 12-7c).

Cave
Aspirationsgefahr.

Der Dilatator wird nun langsam aufgedehnt, wobei darauf zu achten ist, daß die gelegentlich einsetzende Ösophagusmotorik oder ein eventueller Würgereiz den Ballon nicht in den Magen oder die Speiseröhre dislozieren. Die Ballondilatatoren weiten sich zunächst oral und aboral des enggestellten Segmentes auf, bis dann auch die Kardia zunehmend auseinanderweicht (Abb. 12-7d).

Die Dehnung beginnt mit einem Ballondurchmesser von ca. 3 cm und wird in 0,5-cm-Schritten gesteigert. Meist ist ein Dilatatordurchmesser von 3,5–4 cm bei einem Dehnungsdruck von 300 mmHg für eine suffiziente pneumatische Dilatation der Kardia ausreichend. Der Patient gibt während der Behandlung einen mäßigen Schmerz an. Ist diese Schmerzreaktion besonders heftig, wird der Dehnungsvorgang unterbrochen.

Zu beachten sind unbedingt folgende Punkte:

- Dilatation in 0,5-cm-Schritten bis zum endgültigen Dilatationsdurchmesser! Nur bei langsamer Steigerung des Durchmessers ist eine kontinuierliche Gefügedilatation der Kardiamuskulatur möglich. Zu schnelle Steigerung des Durchmessers birgt die Gefahr der Ösophagusruptur.
- Nach Entfernen des Dilatators (Abb. 12-7e) ist zum Ausschluß einer Perforation eine abschließende Röntgenkontrolle mit wasserlöslichem Kontrastmittel des Ösophagus zwingend [8, 21].

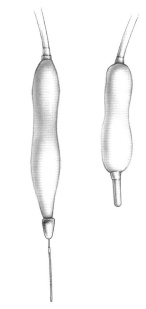

Abb. 12-7a Brown-McHardy-Dilatator.

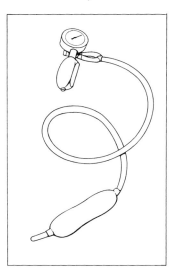

Abb. 12-7b Dilatator mit zentraler Bohrung nach Kaphingst.

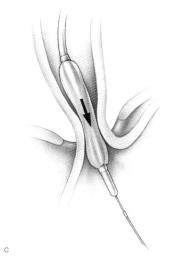

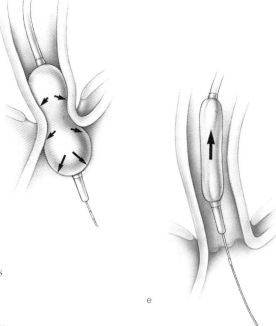

Abb. 12-7c bis e
Technik der pneumatischen Dilatation.
c) Einführen des Dilatators über einen endoskopisch gelegten Führungsdraht.
d) Schonende Dilatation der Kardia durch langsame, kontinuierliche Steigerung des Dilatationsdruckes.
Cave: Maximaler Dehnungsdruck 300–500 mmHg!
e) Entfernen des Dilatationssets nach Öffnen des Manometerventils und Abschluß der Dehnungsbehandlung.
Cave: Aspirationsgefahr!

Ösophagusvarizensklerosierung

Die Sklerotherapie von Ösophagusvarizen wird heute sowohl submukös-paravarikös mit dem Ziel der Erhaltung eines submukösen Kollateralkreislaufs wie auch intravasal als embolisierende und thrombosierende Sklerotherapie durchgeführt [4, 13, 16, 17].

Bei massiver Hämatemesis schützt die sofortige Orotrachealintubation vor der gefürchteten Blutaspiration und erlaubt bei gleichzeitiger Kreislaufstabilisation eine orientierende endoskopische Inspektion von Ösophagus, Magenvorderwand, Angulusfalte, Antrum und Bulbus duodeni.

Bei massiver Varizenblutung und Blutungsschock hat die Ballonkompressionsbehandlung für einen Zeitraum von 24 bis maximal 36 Stunden Vorrangstellung, vorausgesetzt, die Blutung kommt dadurch zum Stillstand. Erst nach Stabilisierung des Kreislaufs wird dann zum frühestmöglichen Zeitpunkt mit dem Ziel der Ösophagusvarizenverödung erneut endoskopiert.

Bei weniger dramatischen Blutungen und nicht schockiertem Patienten kann auf die passagere Ballontamponade zugunsten einer sofortigen Sklerotherapie verzichtet werden.

Zur Sklerotherapie kommen neben starren Endoskopen heute vornehmlich Fiberendoskope mit mehreren großlumigen Saugkanälen sowie flexible Sklerosierungsnadeln zur Anwendung (Abb. 12-8a).

Als Sklerosierungsflüssigkeit stehen Aethoxysklerol, Paraffinöl oder Phenol-Mandelöl zur Verfügung.

Nach Absaugen von Blut- und Mageninhalt sowie Einstellen der Schleimhautgrenze zwischen Ösophagus und Magen beginnt die Sklerotherapie durch zirkuläre Injektion des Sklerosierungsmittels in Einzeldepots von jeweils 0,5 bis 1,5 ml. Bis zur vollständigen Blutstillung werden die Injektionen in axialen Abständen von 1–2 cm über eine Strecke von 10–12 cm oralwärts fortgeführt. Es kommen insgesamt Sklerosierungsmittelmengen zwischen 30 und 100 ml je nach verwendeter Substanz pro Sitzung zur Anwendung (Abb. 12-8b bis d).

Aufgrund der schwierigen Verhältnisse gelingt es nicht immer, gezielt submukös zu injizieren. Es bleibt weiterhin nicht aus, daß ein Teil der Sklerosierungsflüssigkeit in ein intraluminal gelegenes Faltental gespritzt und abgesaugt wird. Es ist ebenso unvermeidlich, daß ein Teil der Sklerosierungsflüssigkeit intravariköse oder transvariköse injiziert wird. Es erscheint deshalb müßig, eine strikte Trennung in submuköse bzw. intravaskuläre Injektionstechnik zu fordern.

Die Sklerotherapie endet mit dem Einlegen einer Magensonde, die bis zum nächsten Morgen belassen werden sollte. Nach der initialen Blutstillung sind zur Sicherung des Therapieergebnisses in der Regel 2 bis 3 Sitzungen im Abstand von 3 bis 5 Tagen erforderlich. Bis zur vollständigen Verödung der Varizen werden im allgemeinen weitere 2 bis 3 Sitzungen über einen Zeitraum von 6 bis 8 Monaten benötigt [15, 16, 18].

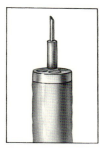

Abb. 12-8a Endoskopkopf mit ausgefahrener, flach geschliffener Sklerosierungskanüle.

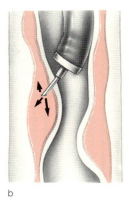 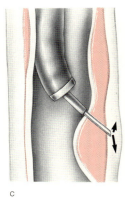 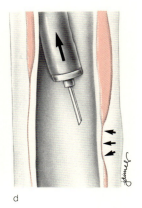

b   c   d

Abb. 12-8b bis d Technik der intravasalen und submukösen Varizensklerosierung.
b) Intravasale Injektion.
c) Submuköse extravasale Injektion.
d) Okklusion der Vene durch submuköses Flüssigkeitsdepot.

Weiterführende Literatur

1. Buess, G., J. Thon, F. Hutter: Multiple diameter bougie sitted over small caliber fiberscope. Endoscopy 15 (1983) 53
2. Cusumano, A., L. Norberto, F. Buin, E. Ancona, A. Peracchia: Esophageal prosthesis in the treatment of cancer of the esophagus. In: Siewert, J. R., A. H. Hölscher (eds.): Diseases of the Esophagus. Springer, Berlin–Heidelberg–New York–London–Paris–Tokyo 1988
3. Demling, L., W. Rösch: Operative Endoskopie. Akron, Berlin 1979
4. Denck, H., F. Olbert: Wandsklerosierung bei Oesophagusvarizen – prophylaktisch – bei akuter Blutung – im Intervall? In: Demling, L., W. Rösch (Hrsg.): Operative Endoskopie. Akron, Berlin 1979
5. Dooner, J. M. C. (et al.): Selective management of benign esophageal strictures. Amer. J. Gastroent. 77 (1982) 172
6. Fleischer, D.: Endoscopic palliative tumor therapy with laser irradiation. Clin. Gastroent. 15 (1986)
7. Fleischer, D.: Seminar on endoscopic laser therapy. Gastrointest. Endosc. 31 (1985) 397
8. Häring, R. (Hrsg.): Oesophaguschirurgie. edition medizin, Weinheim–Deerfield Beach–Basel 1981
9. Keimling, M., P. Schlee, W. Wörner: Die perkutane endoskopisch kontrollierte Gastrostomie. Dtsch. Med. Wschr. 112 (1987) 1982
10. Kremer, K., B. Ulrich: Konservative Behandlung der benignen Oesophagusstenose. In: Kremer, K., B. Ulrich (Hrsg.): Die kurable Oesophagusstenose. Thieme, Stuttgart–New York 1983
11. Manegold, B. C.: Endoskopische Bougierung und Tubusapplikation bei stenosierenden Prozessen am Oesophagus. In: Buess, G. (Hrsg.): Endoskopische Techniken. Ärzteverlag, Köln 1984
12. Manegold, B. C.: Diagnostik und Differentialtherapie der benignen Oesophagusstenosen. Internist 23 (1982) 257
13. Paquet, K. J., E. Raschke, H. Figge: Die konservative Behandlung der akuten massiven Blutung aus Oesophagusvarizen. Dtsch. Med. Wschr. 96 (1971) 509
14. Ponsky, J. L., M. W. L. Gauderer: Percutaneous endoscopic gastrostomy: A nonoperative technique for feading gastrostomy. Gastrointest. Endosc. 27 (1981) 9
15. Salmon, P. R., M. Jong: Endoscopic hemostasis of the upper gastrointestinal tract. Clin. Gastroent. 16 (1986) 14
16. Siewert, J. R., A. L. Blum, E. H. Farthmann, P. G. Lankisch (Hrsg.): Interdisziplinäre Gastroenterologie – Notfalltherapie. Springer, Berlin–Heidelberg–New York 1982
17. Soehendra, N., V. Reinders-Frederiks, M. Döhn, G. Bützow, W. Erbe: Fiberendoskopische Oesophagusvarizenverödung. Dtsch. Med. Wschr. 104 (1979) 161
18. Terblanche, J., J. M. Northover, P. Bornemann, D. Khan, G. G. Barbezat, S. L. Sellers, S. J. Saunders: Prospective evaluation of injection sclerotherapy in the treatment of acute bleeding from esophageal varices. Surgery 85 (1979) 239
19. Tytgat, G. J. N., F. Denhartog: Pertubation von Oesophagusstenosen. In: Buess, G. (Hrsg.): Endoskopische Techniken, Ärzteverlag, Köln 1984
20. Tytgat, G. J. N., K. Huibregtse, J. F. W. M. Bartelsmann, F. C. A. Denhartog-Jager: Endoscopic palliative therapy of gastrointestinal and biliary tumors with prosthesis. Clin. Gastroent. 15 (1986) 97
21. Vantrappen, G., J. Helmans: Treatment of achalasia and related motor disorders. Gastroenterology 79 (1980) 144

13 Eingriffe am Duodenum

W. Oettinger und H. G. Beger

Anatomische Vorbemerkungen 289
Zugänge 290
Standardeingriff am Duodenum – Duodenotomie 290
Eingriffe bei Stenosen des Duodenums 292
Angeborene Duodenumstenosen des Erwachsenen 292
Membranen des Duodenums 292
Wandstenosen und arteriomesenteriale Kompression 292
Pancreas anulare 293
Erworbene Stenosen des Duodenums 294
Eingriffe bei Duodenaldivertikeln 295
Juxtapapilläres Divertikel 295
Papillendivertikel 296
Intraluminales Divertikel 296
Seltene Divertikellokalisationen 296
Eingriffe bei Verletzungen des Duodenums 297
Drainagen und Komplikationen 298
Weiterführende Literatur 298

Anatomische Vorbemerkungen

Die Topographie des Duodenums ist durch eine weitgehend retroperitoneale Lage, eine enge Beziehung zu den großen Gefäßen dorsal, zur Leberpforte lateral sowie zum Pankreas medial gekennzeichnet. Komplikationen, vor allem bei unübersichtlichen Ausgangsbedingungen, etwa infolge Perforation, penetrierender Ulzera oder Verletzungen, resultieren eher aus dieser Nachbarschaft als aus duodenumeigenen Besonderheiten.

Die Gefäßversorgung erfolgt nicht wie sonst über ein mesenteriales Netz von Arkadengefäßen, sondern im wesentlichen aus radial in die kleine Kurvatur einstrahlenden Abzweigungen von Pankreasgefäßen, die in der Duodenumwand Kollateralen bilden (Abb. 13-1). Eine Skelettierung des kleinkurvaturseitigen Duodenumrandes bewirkt regelmäßig einen gleichstreckigen Durchblutungsverlust.

Eine Mobilisation des Duodenums erfolgt, wenn das Pankreas nicht direkt mitbetroffen ist, auf der Seite der großen Kurvatur, wo keine Gefäße einstrahlen. Diese Maßnahme ist bei fast allen Eingriffen am Duodenum empfehlenswert. Sie erfolgt nach Inzision des parietalen Peritoneums entlang der großen Kurvatur im wesentlichen stumpf, wobei der Pankreaskopf und der Papillenbereich von dorsal her mitmobilisiert werden können.

Dieses Mobilisationsverfahren wurde erstmals von Kocher beschrieben (siehe Abb. 13-3a und b).

Beachte:
Das sogenannte Kocher-Manöver ist der Schlüssel zu einem schonenden Umgang mit dem Duodenum.

Dies gilt für die Duodenotomie, die biliodigestive Anastomose, die Pankreaskopfbiopsie, eine spannungsfreie Billroth-I-Anastomose oder für die Erleichterung des Magenhochzuges bei ösophagointestinalen Rekonstruktionen (siehe Kapitel 3, Abschnitt Magenhochzug, und Kapitel 10, Abschnitt Billroth-I-Operation).

Bei Operationen am Duodenum müssen auch funktionelle Eigenheiten des Duodenums berücksichtigt werden:

– Es werden im Rahmen der digestiven Funktionen hohe intraluminale Drucke ($> 50\,\text{mmHg}$) aufgebaut.
– Der Duodenumchymus enthält viele aktive Verdauungsenzyme.
– Die Duodenummukosa ist ein endokrin hochaktives Organ.

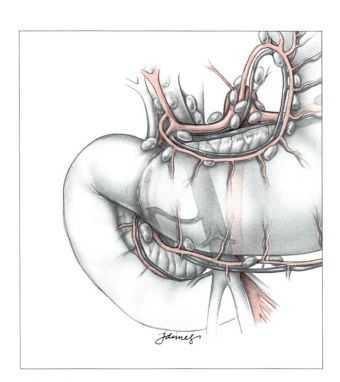

Abb. 13-1 Topographische Anatomie und Gefäßversorgung des Duodenums.

Zugänge

Die Standardzugänge zum Duodenum erfolgen durch:

- mediane Oberbauchlaparotomie (Abb. 13-2a),
- Rippenbogenrandschnitt rechts (Abb. 13-2b),
- quere Oberbauchlaparotomie (Abb. 13-2c) und
- para- oder transrektale Inzision (Abb. 13-2d).

Die Schnittführung ist von der Operationsindikation, von Voroperationen sowie von einer eventuell zu erwartenden Ausdehnung des Operationszieles abhängig.

Der Rippenbogenrandschnitt rechts gestattet neben dem guten Zugang zu Gallenwegen und Leber die beliebige Verlängerung zum beidseitigen Rippenbogenrandschnitt. Die mediane oder paramediane Inzision soll im Hinblick auf die Spannungslinien der Haut kosmetisch günstigere Ergebnisse bringen.

Grundsätzlich bewährt sich bei umschriebenen Eingriffen am Duodenum in Zielrichtung Leberpforte der Rippenbogenrandschnitt, in Zielrichtung Pankreas die mediane oder quere Oberbauchlaparotomie.

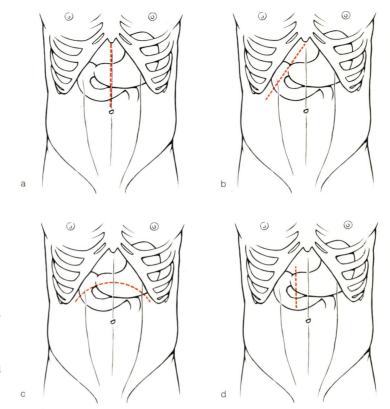

Abb. 13-2a bis d Empfohlene Zugänge bei Eingriffen am Duodenum.
a) Mediane Oberbauchlaparotomie.
b) Rippenbogenrandschnitt.
c) Quere Oberbauchlaparotomie.
d) Para- oder transrektale Inzision.

Standardeingriff am Duodenum – Duodenotomie

Die Duodenotomie dient als Standardzugang zu intraduodenalen Strukturen, wie Polypen, Divertikeln, Membranen und Ulzera sowie zur Papilla Vateri. Voraus geht die Kochersche Mobilisation (Abb. 13-3a und b) und das Anlegen von (3–0) atraumatischen Haltefäden, parallel zur Schnittlinie (Abb. 13-4a).

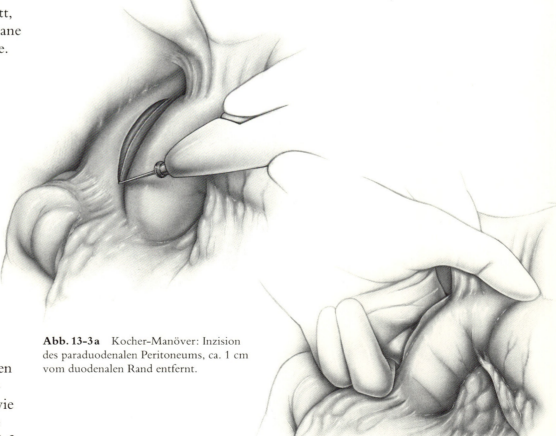

Abb. 13-3a Kocher-Manöver: Inzision des paraduodenalen Peritoneums, ca. 1 cm vom duodenalen Rand entfernt.

Abb. 13-3b Stumpfes Unterminieren von Duodenum und Pankreaskopf.

Die für die Duodenotomie gewählte Inzisionsrichtung sollte nach Möglichkeit der Textur der Wandmuskulatur, dem Verlauf der versorgenden Gefäße und schließlich einer möglichst großen Übersicht bei möglichst kleiner Inzision Rechnung tragen. Dafür hat sich am besten die diagonal beginnende und hockeyschlägerförmig auslaufende Inzision von großkurvaturseits oral nach kleinkurvaturseits aboral über der Facies anterior der Pars descendens des Duodenums bewährt (Abb. 13-4b).

Die Höhe des Schnittes, der mit dem elektrischen Messer durchgeführt wird, ist im wesentlichen durch das Operationsziel bestimmt.

So wird bei einer Ulkusblutung oder als Vorbereitung einer biliodigestiven Anastomose eher oralwärts, beim Zugang zur Papille weiter aboral inzidiert. Blutungen aus den Schnitträndern müssen gewebsschonend durch Elektrokauter gestillt werden.

In der Regel genügt für explorative Maßnahmen eine Schnittlänge von 2,5 bis maximal 3 cm Länge, für biliodigestive Anastomosen 1 bis 1,5 cm.

Zur Exploration und Exposition werden die Schnittränder mit S- oder Zenker-Haken retrahiert (Abb. 13-4c).

Der Verschluß der Duodenotomie erfolgt 2reihig mit invertierenden Einzelknopfnähten aus resorbierbarem Material, innere Reihe: 4–0 allschichtig, äußere Reihe: 3–0 oder 4–0 seromuskulär (Abb. 13-4d und e). Die Zwischenabstände der Nähte betragen 5 mm, die Einstich-Ausstichtiefe (Abstand vom Wundrand) beträgt an der mukösen Seite 4 mm, an der serösen 2 mm.

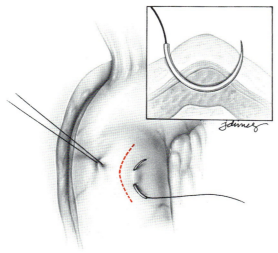

Abb. 13-4a Anbringen von seromuskulären Haltefäden zur Vorbereitung der Duodenotomie.

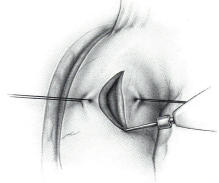

Abb. 13-4b Duodenotomie.

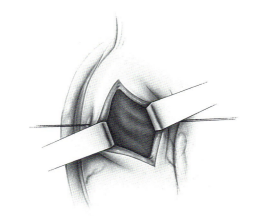

Abb. 13-4c Exposition der duodenalen Hinterwand und der Papille.

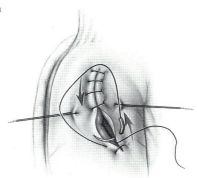

Abb. 13-4d 2reihiger Verschluß der Duodenotomie: hier invertierende Allschichtennaht.

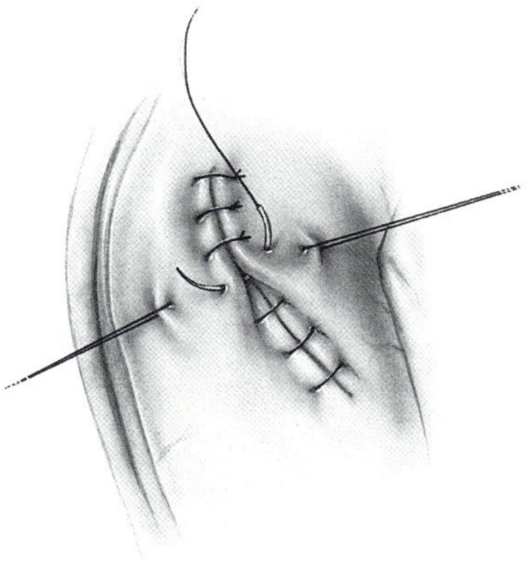

Abb. 13-4e 2reihiger Verschluß der Duodenotomie: hier 2. Reihe, seromuskuläre Naht.

Ebenso bewährt hat sich die quere Duodenotomie und deren 1reihig allschichtiger Wiederverschluß (siehe Kapitel 10, Abschnitt Lokale Ulkuschirurgie) *Der Herausgeber*

Eingriffe bei Stenosen des Duodenums

Duodenumstenosen können angeboren oder erworben sein. Die Ursachen sind entweder intraluminale Lamellen im Sinne von Fehlbildungen oder die Kompression von außen. Chirurgische Interventionen sind oft schon im Kindesalter erforderlich, angeborene Fehlbildungen können aber auch erst im Erwachsenenalter zu chirurgisch relevanten Symptomen führen.

Die chirurgisch-technische Alternative zur Beseitigung solcher Stenosen besteht einerseits in der lokalen Resektion, und zum anderen in der Anlage einer Duodenojejunostomie (Seit-zu-End) mit ausgeschalteter Jejunumschlinge nach Roux-Y.

Beachte:
Sie kann auch langstreckig, etwa bei erforderlicher Teilresektion der Duodenumwand, angelegt werden und stellt damit eine sichere und variable Methode zur Beseitigung von Duodenumstenosen unterschiedlicher Genese dar, so daß heute nur noch selten eine Billroth-II-Resektion zur Umgehung der Duodenumstenose notwendig wird.

Angeborene Duodenumstenosen des Erwachsenen

Membranen des Duodenums

Duodenummembranen werden heute mehrheitlich durch das Endoskop beseitigt. Ausgedehnte zirkuläre und breitwandige Membranen erfordern allerdings die transduodenale Freilegung und Resektion. Führt die Membran durch Einbeziehung der Duodenumwand zu einer längerstreckigen Stenose, muß, wie bei den übrigen nichtresektablen Stenosen, eine Duodenojejunostomie mit ausgeschalteter Jejunumschlinge angelegt werden.

Wandstenosen und arteriomesenteriale Kompression

Die häufigsten angeborenen Ursachen einer extraluminalen Kompression sind Bindegewebszüge, die sich über der Duodenumvorderwand ausspannen. Sie resultieren aus Lage- und Rotationsanomalien der duodenalen Schleife. Meist befreit die bloße Durchtrennung dieser Bänder den Patienten von seinen Beschwerden.

Das arteriomesenteriale Kompressionssyndrom ist eine Sonderform dieser Pathogenese. Hier komprimiert der die superioren Mesenterialgefäße führende Bindegewebszug den Duodenumausgang. Diese Behinderung ist in der Regel angeboren, kann aber auch posttraumatisch oder bei Patienten auftreten, die lange Zeit parenteral ernährt werden.

Die chirurgische Therapie besteht in der Durchtrennung des Treitzschen Bandes und/oder seines Aufhängemuskels, gegebenenfalls in einer Duodenojejunostomie (Seit-zu-Seit).

Bei allen angeborenen extraluminalen Duodenumstenosen sollte eine intraluminale Membranstenose sowie ein im Pylorusbereich ausgebildeter stenosierender Muskelring durch sorgfältige intraoperative Diagnostik ausgeschlossen werden.

Pancreas anulare

Das Pancreas anulare wird selten einmal erst im Erwachsenenalter klinisch manifest. Die Therapie der Wahl besteht auch dann in der Seit-zu-Seit-Duodenoduodenostomie (Abb. 13-5a bis e).

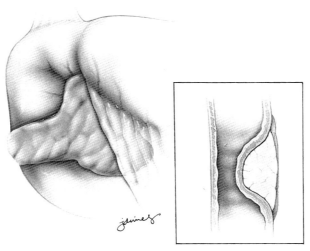

Abb. 13-5a Pancreas anulare.

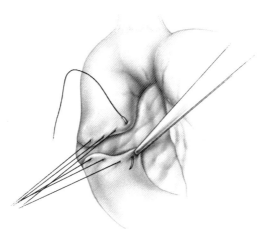

Abb. 13-5b Hinterwandnähte zur Vorbereitung der Duodenostomie.

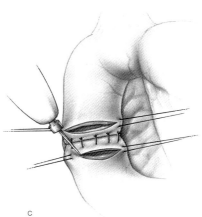

Abb. 13-5c und d Vorbereitung und Durchführung der inneren Allschichtennaht bei Duodenostomie wegen Pancreas anulare.

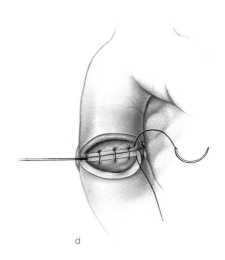

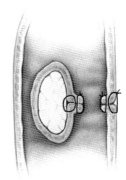

Abb. 13-5e Längsschnitt nach Fertigstellung der Anastomose.

Erworbene Stenosen des Duodenums

Es sind extraluminale Kompressionen durch Veränderungen von Nachbarorganen, intraluminale oder intramurale Neubildungen und narbige, meist ulkusbedingte Stenosen zu unterscheiden.

Auch ein Duodenumdivertikel kann klinisch als Stenose imponieren, selten ein extrapapillärer Tumor, z. B. ein Polyp (Abb. 13-6a).

Die chirurgische Therapie zielt zunächst auf die lokale Beseitigung solcher Stenoseursachen (Abb. 13-6a bis c). Diese gelingt jedoch nur bei benignen Veränderungen, wie der Magenausgangsstenose, Polypen, Divertikeln und entzündlichen Pankreaskopftumoren.

Die chirurgische Technik bedient sich der bereits erörterten transduodenalen Operationsverfahren, der Pylorotomie und im letztgenannten Fall z. B. der duodenumerhaltenden Pankreaskopfresektion.

Die überwiegende Mehrzahl der das Duodenum stenosierenden Neubildungen des Erwachsenen sind maligner Natur. Sie betreffen in erster Linie die Gallenwege, die Papille und das Pankreas. Zur Beseitigung der Stenose kommen mit Ausnahmen der Papillektomie und Ampullektomie nur eingreifende, das gesamte Duodenum einschließende Resektionen in Frage, oder die Palliation durch eine Bypass-Operation. Hierfür sind die Billroth-II-Magenresektion oder die hintere Gastroenteroanastomose mit Braunscher Fußpunktanastomose die Verfahren der Wahl. Bei fortgeschrittener extraduodenaler Kompression ist in gleicher Sitzung auch eine biliodigestive Bypass-Operation erforderlich.

Beachte:
Intraluminal nachweisbare Duodenumstenosen stellen im Erwachsenenalter auch ohne eindrucksvolle Oberbauchbeschwerden in der Regel eine Operationsindikation dar. Da Lage- und Rotationsanomalien des Duodenums ebenso wie die arteriomesenteriale Kompression beim Erwachsenen relativ häufig und ohne klinisch relevante Einengung des Duodenums zu beobachten sind, muß eine ausführliche Umgebungsdiagnostik durchgeführt werden, bevor aus diesen Verdachtsdiagnosen allein eine Indikation abgeleitet wird.

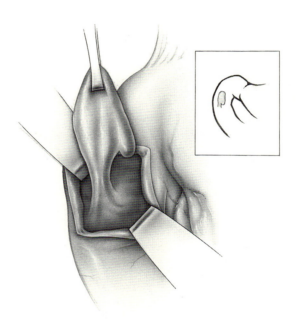

Abb. 13-6a Typischer Duodenalpolyp.

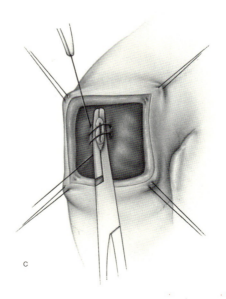

Abb. 13-6b und c Entfernen des Polyps über einer Klemme und anschließende Umstechungsligatur der Polypbasis.

Eingriffe bei Duodenaldivertikeln

Entsprechend ihrer Pathogenese lassen sich primäre, sekundäre und intraluminale Duodenumdivertikel unterscheiden.

Das primäre Duodenumdivertikel stellt eine im Bereich von Muskellücken auftretende Schleimhauthernie dar.

Sekundäre Duodenumdivertikel entsprechen Traktionsdivertikeln, sind also umgebungsbedingte Ausziehungen der gesamten Duodenumwand, etwa bei narbigen Veränderungen infolge Ulkuskrankheit.

Intraluminale Duodenaldivertikel sind dagegen Schleimhauttaschen, die beidseits mit einer Mukosaschicht überzogen sind.

Aus operationstaktischen Erwägungen hat es sich bewährt, eine weitere Klassifikation in Abhängigkeit von der Lokalisation des Divertikels und seiner Beziehung zur Papilla major vorzunehmen:

- Juxtapapilläres Divertikel (Abb. 13-7a),
- Papillendivertikel (siehe Abb. 13-8a),
- intraluminales Divertikel (siehe Abb. 13-9a).

Die Operationsindikation ist bei akuten Divertikelkomplikationen, also z. B. einer Verschlußikterussymptomatik infolge eines gefüllten intraluminalen Divertikels, unumstritten. Es ist aber ebenso zweifelsfrei anerkannt, daß bei Patienten mit uncharakteristischen Oberbauchbeschwerden und Vorliegen eines Duodenumdivertikels erst nach sorgfältigem Ausschluß von Zweitkrankheiten eine Indikation zur operativen Therapie diskutiert werden sollte.

Beachte:
Bei weniger als 5% aller Patienten mit diagnostiziertem Duodenumdivertikel ist eine operative Therapie indiziert.

Die indirekten Operationsverfahren beseitigen nicht das Divertikel, sondern zielen auf eine Passagedeviation desselben. Zu diesen Verfahren gehören im wesentlichen die Billroth-II-Resektion sowie die Duodenojejunostomie.

Die direkten Verfahren sind dagegen die Divertikulektomie, Divertikelinvagination sowie die endoskopische Exzision des intraluminalen Divertikels. Es sollen im folgenden nur die direkten Operationsverfahren angesprochen werden.

Juxtapapilläres Divertikel

Die Resektion kann als transduodenaler oder extraduodenaler Eingriff ausgeführt werden. Nach Kocher-Manöver und Dissektion des Lig. duodenocolicum am Duodenumrand wird das Divertikel lokalisiert und möglichst zirkulär mobilisiert. Danach erfolgt die Duodenotomie in beschriebener Weise. Eine beinahe mikrochirurgische Dissektionstechnik erlaubt es trotz enger Beziehung von Divertikelwand und Pankreasgewebe, ein Trauma des Pankreasparenchyms zu vermeiden. Die Papilla major wird bei lumeneröffnender Operation mit einem Katheter sichtbar gemacht. Das mobilisierte Divertikel wird eingestülpt (Abb. 13-7b) und intraluminal reseziert (Abb. 13-7c). Die Muskellücke wird mit Einzelknopfnähten aus resorbierbarem Nahtmaterial von intraluminal her verschlossen (Abb. 13-7d). In 2. Reihe erfolgt die Mukosanaht und abschließend der gleichfalls 2reihige Verschluß der Duodenotomie (siehe Abb. 13-4d und e).

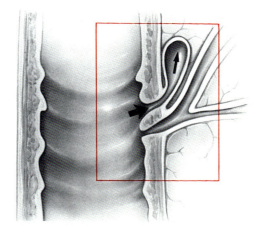

Abb. 13-7a Topographie des juxtapapillären Duodenaldivertikels.

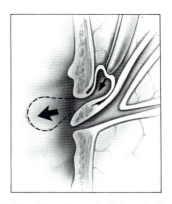

Abb. 13-7b Einstülpen des Divertikels zur Vorbereitung der transduodenalen Exstirpation.

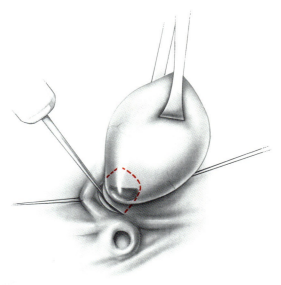

Abb. 13-7c Exstirpation des juxtapapillären Duodenaldivertikels.

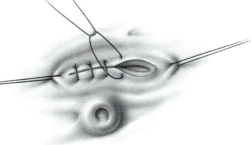

Abb. 13-7d Versorgung des Defektes durch 1reihige Allschichtennaht.

Papillendivertikel

Hier wird in gleicher Weise mit der Kocher-Mobilisation des Duodenums begonnen, das Divertikel lokalisiert und zirkulär mobilisiert (Abb. 13-8a). Dabei ist mit besonderer Sorgfalt der Übergang vom normalen Duodenum zur Divertikelwand zu präparieren. Darüber hinaus ist die Darstellung von Ductus choledochus und Ductus pancreaticus major erforderlich, die mit einem Bändchen markiert werden. Jetzt erfolgt die zirkuläre Inzision des Divertikels am papillenfernen Rand (Abb. 13-8b). An der Papille selbst wird das Divertikel unter Belassung eines 5 mm breiten Randsaumes reseziert (Abb. 13-8c). Die Papille wird anschließend mit einem entsprechenden Wandsaum an der Duodenumwand in Form einer invertierenden Naht reinseriert (Abb. 13-8d).

Beachte:
Zur Vermeidung einer Cholostase in der postoperativen Phase sollte nach Resektion des Papillendivertikels eine T-Drainage des Ductus choledochus durchgeführt werden.

Intraluminales Divertikel

Diese Variante (Abb. 13-9a) erfordert den geringsten chirurgischen Aufwand. Sie wird in der Mehrzahl der Fälle endoskopisch abgetragen (Abb. 13-9b). Die chirurgische Entfernung erfolgt als transduodenale Abtragung der doppelschichtigen Mukosamembran.

Seltene Divertikellokalisationen

Bei Lokalisation des Divertikels im retroperitonealen oder im retromesenterialen Abschnitt muß von einer horizontalen Inzision im Mesenterium des Dünndarms oder über Eröffnung des Mesocolon transversum das Divertikel freigelegt werden. Bei dieser seltenen Operation wird das Divertikel nach Freilegung reseziert, der Defekt im Sinne einer Duodenojejunostomie (Seit-zu-End) durch eine ausgeschaltete Jejunumschlinge verschlossen und die Dünndarmpassage über eine Roux-Y-Anastomose wiederhergestellt.

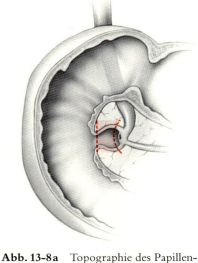

Abb. 13-8a Topographie des Papillendivertikels.

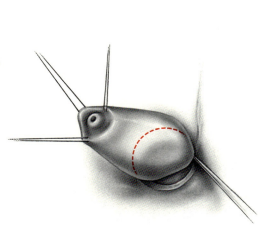

Abb. 13-8b Inzision der Divertikelzirkumferenz am papillenfernen Rand.

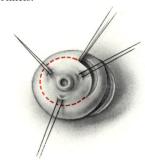

Abb. 13-8c Inzision des Divertikels an seiner papillennahen Zirkumferenz.

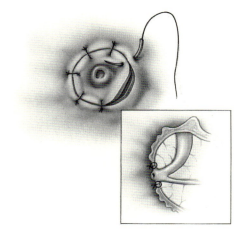

Abb. 13-8d Reinsertion der Papille in die Duodenalwand.

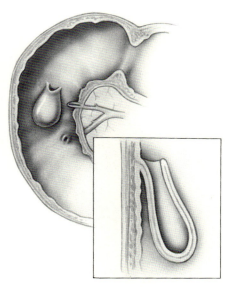

Abb. 13-9a Intraluminales Divertikel.

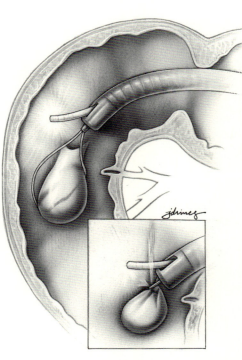

Abb. 13-9b Endoskopische Abtragung des intraluminalen Divertikels.

Eingriffe bei Verletzungen des Duodenums

Isolierte Verletzungen des Duodenums werden selten beobachtet, sie sind meist Begleitfolgen von Schußverletzungen aber auch stumpfen Bauchtraumen. Zur chirurgischen Versorgung kommen je nach Größe des Defektes die primäre Naht oder die Deckung mit einer ausgeschalteten Schlinge in Frage.

Wichtig bei jedem Verdacht einer Duodenumverletzung ist die ausgiebige Mobilisation des Organs und die Exposition seiner umgebenden Strukturen. Darüber hinaus ist es zuweilen erforderlich, die rechte Kolonflexur und das Mesokolon in die Mobilisation einzubeziehen (Abb. 13-10). Bei angehobenem Duodenum sind nun die rechte Nierenkapsel, die Nierengefäße, die V. cava und der Pankreaskopf einsehbar.

Kleine Defekte werden nach Anfrischen der Wundränder und spannungsfreier Adaptation in Einzelknopfnaht quer verschlossen (Abb. 13-11a und b).

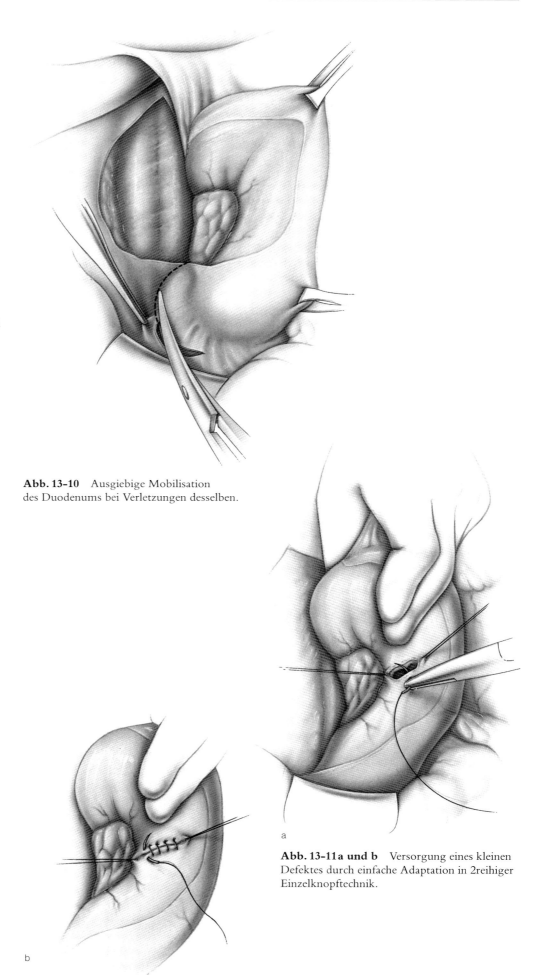

Abb. 13-10 Ausgiebige Mobilisation des Duodenums bei Verletzungen desselben.

Abb. 13-11a und b Versorgung eines kleinen Defektes durch einfache Adaptation in 2reihiger Einzelknopftechnik.

13 Eingriffe am Duodenum

Liegen größere Defekte vor, z. B. nach Explosionstraumen oder infolge invasiven Tumorwachstums, empfiehlt sich die Deckung des Defektes durch eine ausgeschaltete Jejunumschlinge, die nach dem Roux-Y-Prinzip End-zu-Seit auf den Defekt anastomosiert wird (Abb. 13-12 a und b). Verletzungen im Bereich der Papille sind fast immer mit schweren Verletzungen des Pankreaskopfes kombiniert, so daß eine Pankreatikoduodenektomie als Primärversorgung dem konservativeren Vorgehen der Reinsertion der Ductus pancreaticus et choledochus der Vorzug gegeben werden muß.

Drainagen und Komplikationen

Grundsätzlich erfordert jede Versorgung einer Duodenumwunde eine ausgiebige Drainage des Operationsfeldes, da Begleitverletzungen des Pankreas und damit die Gefahr einer tryptischen postoperativen Peritonitis stets befürchtet werden müssen. Intraluminal wird eine Magensonde bis mindestens zum Treitzschen Band plaziert und das extraluminale Operationsfeld durch eine Easy-flow-Drainage abgeleitet.

Weiterführende Literatur

1. Akin, J. T., W. Gray, E. Skandalakis: Vascular compression of the duodenum: Presentation of ten cases and review of the literature. Surgery 79 (1976) 515
2. Beger, H. G.: Erkrankungen des Duodenums (Divertikel, Stenosen). In: Allgöwer, M., F. Harder, L. F. Hollender, H.-J. Peiper (Hrsg.): Chirurgische Gastroenterologie. Springer, Berlin–Heidelberg–New York 1981
3. Gay, B., H. G. Baars, G. Blumenstein: Die angeborenen Membranstenosen des Duodenums im Erwachsenenalter. Zbl. Chir. 19 (1971) 641
4. Kern, E., H. Gropp: Stenosen im Bereich des Treitz'schen Bandes. Chirurg 40 (1969) 126
5. Kümmerle, P.: Die Chirurgie der duodenopancreatischen Region. Langenbecks Arch. Chir. 313 (1965) 218

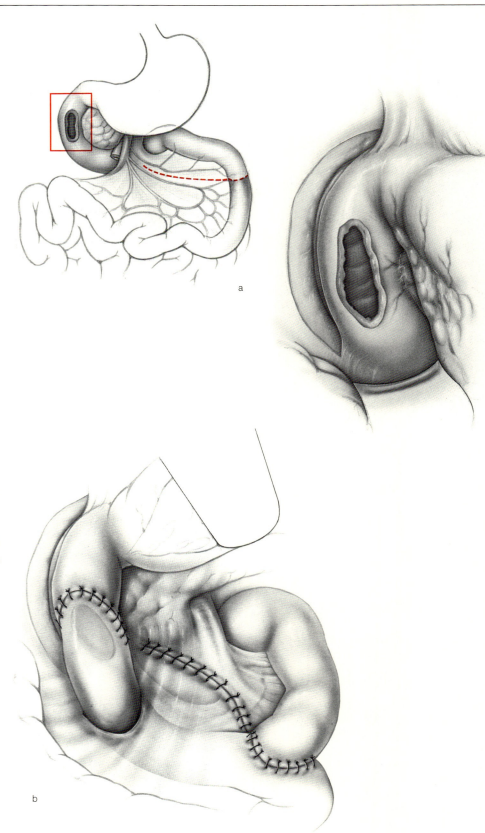

Abb. 13-12a und b Versorgung papillennaher Defekte durch ausgeschaltete Jejunumschlinge und End-zu-End-Anastomose.

Eingriffe bei Fehlbildungen

14 Eingriffe bei Fehlbildungen des abdominalen Gastrointestinaltraktes

W. Ch. Hecker

Allgemeines zur Laparotomie bei Neugeborenen und Säuglingen 301
Brüche des Hiatus oesophageus beim Kind – Kardiainsuffizienz mit und ohne Hernie 301
Definition 301
Präoperative Maßnahmen 301
Indikation 301
Lagerung 302
Zugang 302
Operationstechnik 302
Drainagen 305
Komplikationen 305

Spastisch-hypertrophische Pylorusstenose 305
Definition und Indikation 305
Präoperative Maßnahmen 305
Lagerung und Zugang 305
Operationstechnik 306
Nachbehandlung 306
Drainagen 306
Komplikationen 306

Pylorusstenosen und Pylorusatresien 307
Definition 307
Lagerung und Zugang 307
Operationstechnik 307
Drainagen 307
Komplikationen 307

Gastrostomie 308

Atresien und Stenosen des Duodenums 309
Definition und Indikation 309
Operationstechnik der Atresien und Stenosen durch innere Membranen ... 310
Operationstechnik der Stenosen von außen 312
Pancreas anulare 312
Malrotation 312
Duodenalduplikatur 312
Allgemeine Nachbehandlung beim duodenalen Ileus 313
Drainagen 313
Komplikationen 313

Erkrankungen des Dünndarms – Jejunum und Ileum 314
Definition und Indikation 314
Lagerung und Zugang 314

Atresien und Stenosen 314

Operationstechnik 314

> Allgemeine Vorbemerkung 314 – Vorgehen nach Dennis Browne – End-to-back-Technik 314 – Vorgehen nach Rehbein – Trichterförmige Verjüngung des oralen Darmschenkels 315

Nachbehandlung 315

Duplikaturen 316

Definition und Indikation 316
Operationstechnik 316

Mekoniumileus 317

Definition 317
Diagnostik 317
Operationstechnik 317

Mekoniumperitonitis 318

Definition und Indikation 318
Operationstechnik 318

Drainagen 318
Komplikationen 318

Weiterführende Literatur 318

Allgemeines zur Laparotomie bei Neugeborenen und Säuglingen

Neugeborene und Säuglinge sind ungleich mehr durch einen Platzbauch gefährdet als größere Kinder und Erwachsene. Es empfiehlt sich deswegen, das Abdomen nach einer Laparotomie grundsätzlich so zu verschließen, wie man es auch nach einer stattgehabten Wundruptur tun würde, d. h. mit durchgreifenden, alle Schichten der Bauchwand umfassenden Drahtbleiplattennähten, die für 5 bis 10 Tage belassen werden (Abb. 14-1).

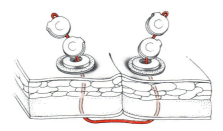

Abb. 14-1 Drahtbleiplattennaht. Die Drahtnaht faßt die ganze Bauchwand. Auf der Haut liegt ein Schaumgummiplättchen, darüber eine Bleiplatte, und der Draht ist mit 2 Bleiplomben versehen.

Brüche des Hiatus oesophageus beim Kind – Kardiainsuffizienz mit und ohne Hernie

Definition

Die Einteilung der Brüche im Bereich des Hiatus oesophageus nach Akerlund in

- kongenitalen Brachyösophagus
- Hiatusgleithernie und
- paraösophageale Hernie

scheint uns für die kindlichen Brüche im Bereich des Hiatus nicht sinnvoll, da die in hohem Maße behandlungsbedürftige Kardiainsuffizienz mit und ohne Hiatushernie keine Erwähnung findet. Wir bevorzugen die Bezeichnung Kardiainsuffizienz mit und ohne Hernie.

Präoperative Maßnahmen

Die entscheidenden diagnostischen Maßnahmen sind eine 24-Stunden-pH-Metrie als allgemeine Suchmethode, die Röntgenuntersuchung und die Ösophagoskopie.

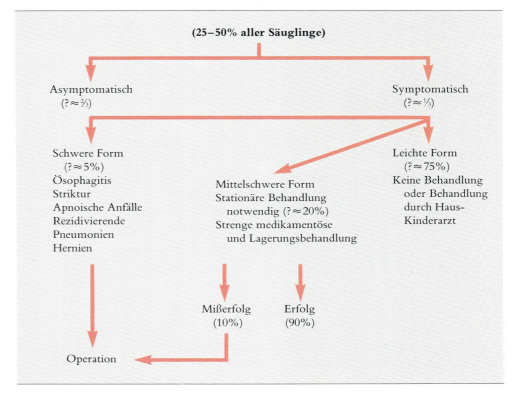

Tab. 14-1 Alle Patienten mit gastroösophagealem Reflux (modifiziert nach L. L. Leape).

Indikation

Die Problematik des Leitsymptoms Erbrechen gibt am besten die Tabelle 14-1 wieder, aus der erkennbar ist, daß nur ein kleiner Prozentsatz dieser Patienten operiert werden muß.

Ziel der operativen Korrektur ist die Reposition der Kardia und des terminalen Ösophagus, Einengung der auseinandergewichenen Hiatuszwinge, Fixation der Kardia und des terminalen Ösophagus sicher unterhalb des Zwerchfells und Wiederherstellung des spitzen Hisschen Winkels zur Verhinderung des Refluxes.

Lagerung

Die thorakalen Zugangswege sind wegen der hohen Rezidivquote (zwischen 20 und 50%) obsolet. Wir verwenden die Rückenlagerung. Eine Rolle sollte in Höhe des Xiphoids unterlegt werden (Abb. 14-2).

Zugang

Linksseitiger hoher Rippenbogenrandschnitt, der neben dem Processus xiphoideus beginnt (Abb. 14-2).

Operationstechnik

Zwei Behandlungsverfahren sind nach unseren Erfahrungen bezüglich ihrer Leistungsfähigkeit gleichrangig nebeneinanderzustellen:

- die retroösophageale Hiatusplastik und Gastropexie sowie die
- Fundoplicatio nach Nissen.

Da im Kindesalter die Fundoplicatio durch einige nicht unerhebliche Komplikationen belastet ist, bevorzugen wir die auf Boerema zurückgehende und durch Rehbein für das Kindesalter modifizierte retroösophageale Hiatusplastik und Gastropexie.
  Nach Eröffnen des Peritoneums empfiehlt sich zunächst zum Ausschluß eines Roviralta-Syndroms immer die Revision des Pylorus. Beim Vorliegen einer spastisch hypertrophen Pylorusstenose sollte zunächst die Pyloromyotomie nach Weber-Ramstedt durchgeführt werden.
  Danach erfolgt die Inzision des Lig. gastrohepaticum, Präparation der Kardia und des eventuell in den Thorax prolabierten Magens aus dem Hiatus oesophageus (Abb. 14-3a). Crus mediale und Crus laterale der Hiatuszwinge werden dargestellt; es schließt sich die Mobilisierung von einigen Zentimetern des in das Mediastinum verlagerten terminalen Ösophagus aus der Hiatuszwinge und dem distalen Mediastinum an (Abb. 14-3b und c). Unter sorgfältiger Schonung der Nn. vagi wird der Ösophagus mit einem rechtwinkelig gebogenen Instrument nach

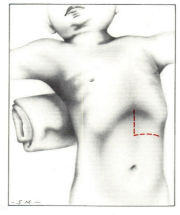

Abb. 14-2 Lagerung und linksseitiger Rippenbogenrandschnitt.

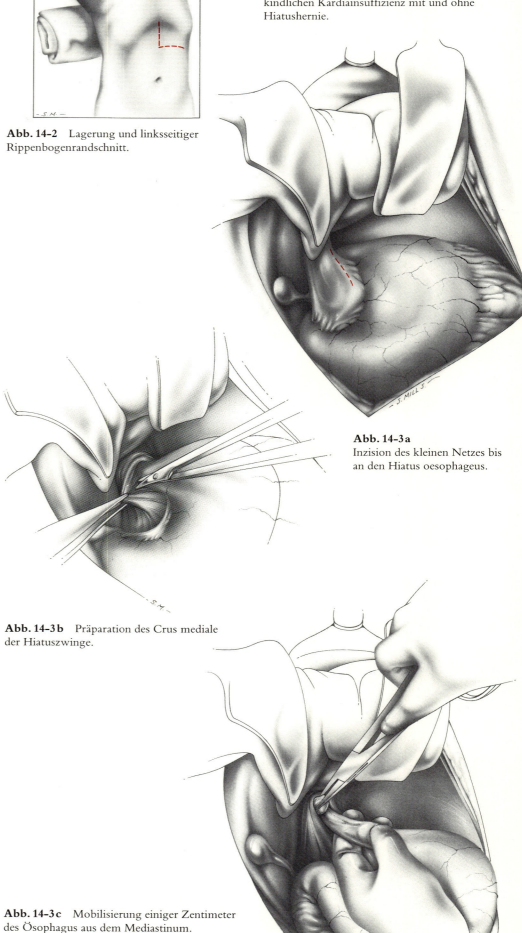

Abb. 14-3a bis i Operative Korrektur der kindlichen Kardiainsuffizienz mit und ohne Hiatushernie.

Abb. 14-3a Inzision des kleinen Netzes bis an den Hiatus oesophageus.

Abb. 14-3b Präparation des Crus mediale der Hiatuszwinge.

Abb. 14-3c Mobilisierung einiger Zentimeter des Ösophagus aus dem Mediastinum.

ventral gehalten (Abb. 14-3 d und e) und die beiden Hiatusschenkel werden retroösophageal mit 3 bis 4 Einzelknopfnähten (nichtresorbierbares Nahtmaterial, 2−0) adaptiert (Abb. 14-3 e und f). Durch 3 Nähte im kardianahen Abschnitt der kleinen Magenkurvatur wird der Magen dann an die vordere rechte Bauchwand fixiert, so daß der Ösophagus und die Curvatura minor des Magens unter leichter Anspannung eine gerade Linie bilden (Abb. 14-3 f).

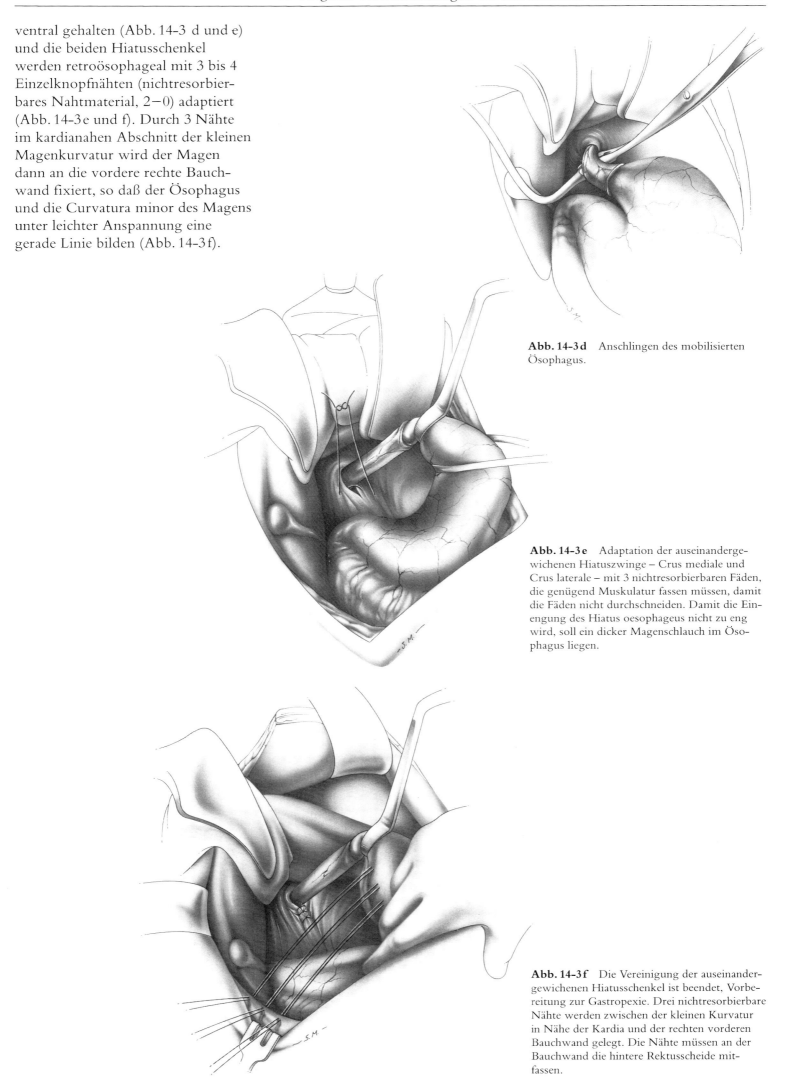

Abb. 14-3 d Anschlingen des mobilisierten Ösophagus.

Abb. 14-3 e Adaptation der auseinandergewichenen Hiatuszwinge – Crus mediale und Crus laterale – mit 3 nichtresorbierbaren Fäden, die genügend Muskulatur fassen müssen, damit die Fäden nicht durchschneiden. Damit die Einengung des Hiatus oesophageus nicht zu eng wird, soll ein dicker Magenschlauch im Ösophagus liegen.

Abb. 14-3 f Die Vereinigung der auseinandergewichenen Hiatusschenkel ist beendet, Vorbereitung zur Gastropexie. Drei nichtresorbierbare Nähte werden zwischen der kleinen Kurvatur in Nähe der Kardia und der rechten vorderen Bauchwand gelegt. Die Nähte müssen an der Bauchwand die hintere Rektusscheide mitfassen.

Fundus und Fornix ventriculi treten nun nach kranial und bedingen dadurch den spitzen Hisschen Winkel, der die Gewähr für eine verschlußfähige Kardia gibt (Abb. 14-3g). Die Position des Fundus wird durch 1 oder 2 Nähte im Bereich des kranialen Anteils des Hiatus oesophageus fixiert. Die Naht faßt die Muskularis des Ösophagus mit (Abb. 14-3g).

Liegt eine refluxbedingte distale Ösophagusstenose vor oder besteht eine ausgeprägte Ösophagitis (die bei Säuglingen und Kleinkindern sehr häufig mit einer Stenose ausheilt), ist es sinnvoll, bereits jetzt einen Faden zur später notwendigen Bougierung einzulegen (Abb. 14-3h und i). Der Anästhesist schiebt eine Magensonde vor, die in der Nähe der Gastropexie von einer kleinen Gastrotomie aus gefaßt wird. An diesen Magenschlauch wird ein kräftiger Bougierungsfaden angeheftet und vom Anästhesisten durch Zurückziehen des Magenschlauches aus der Nase herausgeleitet und dann fixiert.

Die Gastrotomie wird durch eine doppelte Tabaksbeutelnaht verschlossen. Dann wird der Bougierungsleitfaden mit einer großen scharfen Nadel durch die Bauchwand nach rechts herausgeleitet. Die Region der Gastrotomie wird mit 3 bis 4 Nähten an die vordere Bauchwand fixiert (Abb. 14-3i).

Während der Naht der auseinandergewichenen Hiatuszwinge empfiehlt sich das Einlegen einer etwas dickeren Magensonde, um eine Einengung des terminalen Ösophagus zu verhindern. Nach Adaptation der beiden Crura wird die Magensonde durch eine dünnere Sonde ersetzt.

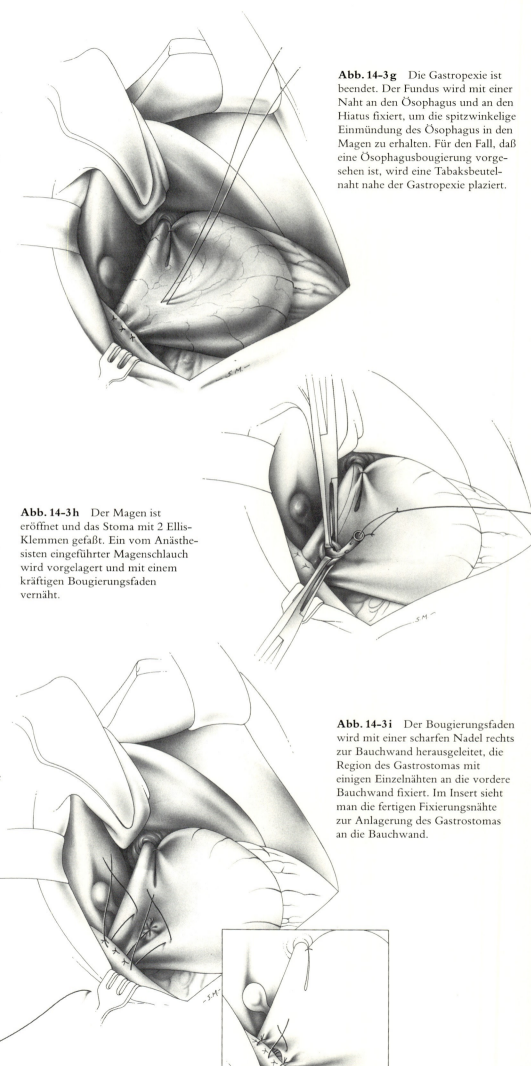

Abb. 14-3g Die Gastropexie ist beendet. Der Fundus wird mit einer Naht an den Ösophagus und an den Hiatus fixiert, um die spitzwinkelige Einmündung des Ösophagus in den Magen zu erhalten. Für den Fall, daß eine Ösophagusbougierung vorgesehen ist, wird eine Tabaksbeutelnaht nahe der Gastropexie plaziert.

Abb. 14-3h Der Magen ist eröffnet und das Stoma mit 2 Ellis-Klemmen gefaßt. Ein vom Anästhesisten eingeführter Magenschlauch wird vorgelagert und mit einem kräftigen Bougierungsfaden vernäht.

Abb. 14-3i Der Bougierungsfaden wird mit einer scharfen Nadel rechts zur Bauchwand herausgeleitet, die Region des Gastrostomas mit einigen Einzelnähten an die vordere Bauchwand fixiert. Im Insert sieht man die fertigen Fixierungsnähte zur Anlagerung des Gastrostomas an die Bauchwand.

Drainagen

Eine Drainierung ist bei dieser Operation nicht erforderlich.

Komplikationen

Durch die Nähte kann es zu einer Einengung des Hiatus oesophageus kommen.

Spastisch-hypertrophische Pylorusstenose

Definition und Indikation

Die Indikation zur Ramstedtschen Pyloromyotomie soll dann gestellt werden, wenn der Pädiater nach 3 bis 6 Tagen feststellt, daß er mit konservativen Maßnahmen nicht in derselben Zeit zum Ziele gelangen kann, wie es mit der Operation möglich ist.
 Als diagnostische Maßnahme genügt in der Regel die Registrierung des spastischen, schwallartigen Erbrechens, der Nachweis von peristaltischen Wellen sowie der sonographische Nachweis des kokardenförmigen „Pylorus-Tumors". Besteht der Verdacht auf eine zusätzliche Hiatushernie, also dem sogenannten Roviralta-Syndrom, ist eine Röntgenuntersuchung unverzichtbar.

Präoperative Maßnahmen

Zur Operationsvorbereitung sollen alle sedierenden Medikamente, einschließlich des meist sehr hoch dosierten Atropins, abgesetzt werden. Eine 6 Stunden vor der Operation eingelegte Magensonde hält den Magen sekretleer.

Lagerung und Zugang

Bei der Lagerung soll eine kleine Rolle unter den Rücken in der Höhe des Epigastriums plaziert werden. Als Zugang wählen wir einen kleinen transrektalen Schnitt (siehe Band III, Kapitel 1) im rechten Oberbauch. Diese Inzision liegt unmittelbar über dem Pyloruswulst und kann bei einer notwendigen Schnitterweiterung infolge unrichtiger Diagnose ohne Mühe beliebig nach kaudal erweitert werden.

Operationstechnik

Nach Eröffnung des Abdomens wird die Leber mit einem kleinen Haken nach rechts kranial gehalten. Mit einer breiten anatomischen Pinzette wird das Antrum des Magens gefaßt und vor die Bauchwand geführt. Dann wird die Pinzette durch die Hand des Operateurs ersetzt, der mit einer feuchten Kochsalzkompresse den Magen faßt und den Pyloruswulst vor die Bauchwand luxiert.

Nun übernimmt der Assistent das Halten des Antrums.

Mit dem Skalpell wird dann die Serosa und die oberste Schicht des Pyloruswulstes vom Übergang zum Duodenum bis in das Antrum hinein inzidiert.

Mit einer Pylorusspreize wird danach der Muskelwulst zunächst in einem kleinen Areal bis auf die Mukosa gespalten und dann die gesamte Muskulatur des Pylorus und terminalen Antrums gehörig auseinandergedrängt (Abb. 14-4).

> **Cave**
> **Bei unzureichender Spaltung wird das terminale Antrum nicht miterfaßt.**

Der Pyloruswulst muß bis an das Duodenum heran durchtrennt werden, wobei streng darauf zu achten ist, daß die Duodenalschleimhaut, der Ort, an dem die meisten Läsionen erfolgen, nicht eröffnet wird.

> **Cave**
> **Läsionen des Duodenums.**

Blutungen werden vorsichtig koaguliert. Keine Koagulation der Schleimhautgefäße! Der Pylorus wird dann reponiert, die Leber legt sich vor die Bauchwandinzision über den Pylorus. Dann wird das Abdomen in Schichten verschlossen.

Nachbehandlung

Wir beginnen 12 Stunden nach der Operation mit 2stündiger Gabe von zunächst 10 g Traubenzucker und steigern dann die Nahrung langsam weiter.

Drainagen

Bei dieser Operation sind keine Drainagen erforderlich.

Komplikationen

Komplikationen können dann auftreten, wenn eine Läsion des Duodenums übersehen wurde.

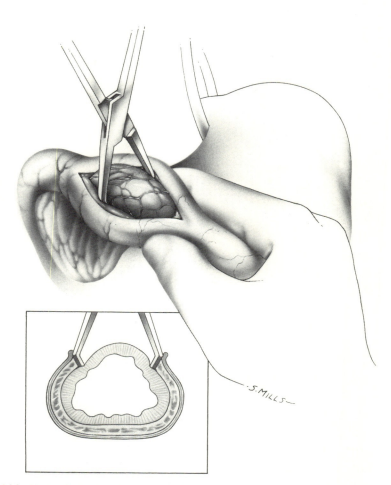

Abb. 14-4 Operation der spastisch-hypertrophischen Pylorusstenose. Extramuköse Inzision mit dem Skalpell über dem Pyloruswulst vom Übergang zum Duodenum über den Pyloruswulst bis etwa 2 bis 3 cm das Antrum mitumfassend. Im Insert sieht man die prolabierende Mukosa nach der Spreizung des Pylorus nochmals im Querschnitt.

Pylorusstenosen und Pylorusatresien

Definition

Die Symptomatik gleicht der der spastisch-hypertrophen Pylorusstenose. Die Symptomatik ist aber im Auftreten ungleich früher bei Atresien und Membranstenosen. In der Diagnostik ist das Röntgenstudium unerläßlich.

Lagerung und Zugang

Lagerung wie bei der spastisch-hypertrophischen Pylorusstenose. Der Zugang erfolgt durch quere Laparotomie einen Querfinger oberhalb des Nabels.

Operationstechnik

Darstellung des Pylorus (Abb. 14-5a). Im Bereich der Stenose, also meist unmittelbar am Übergang vom Magen zum Duodenum, wird beiderseits lateral je ein Haltefaden angelegt, dann wird über dem Hindernis der Pylorus und das Antrum einerseits und der orale Teil des Duodenums andererseits gespalten (Abb. 14-5b). Liegt eine Membran vor, die oft eine kleine Perforation besitzt, welche mit einer Sonde darstellbar ist (Abb. 14-5b), wird die Membran exzidiert (Abb. 14-5c). Liegt eine funktionelle Pylorusstenose, bedingt durch eine Verletzung von Vagusästen, vor, z. B. nach der Operation einer Ösophagusatresie, wird nach einem Vorschlag von Holle der vordere Anteil des Pylorus exzidiert. Dann wird die Längsinzision von Magen und Duodenum in querer Richtung vernäht. Die Nahttechnik bei allen Nähten an Magen und Darm ist die von Herzog angegebene Rückstichnahttechnik, die bei invertierender Form zuerst alle Schichten und beim Rückstich nur die Schleimhaut faßt. Der Knoten liegt im Darmlumen (Abb. 14-5d).

Drainagen

Bei dieser Operation ist keine Drainierung erforderlich.

Komplikationen

Sehr selten kann es zu einer Nahtdehiszenz kommen.

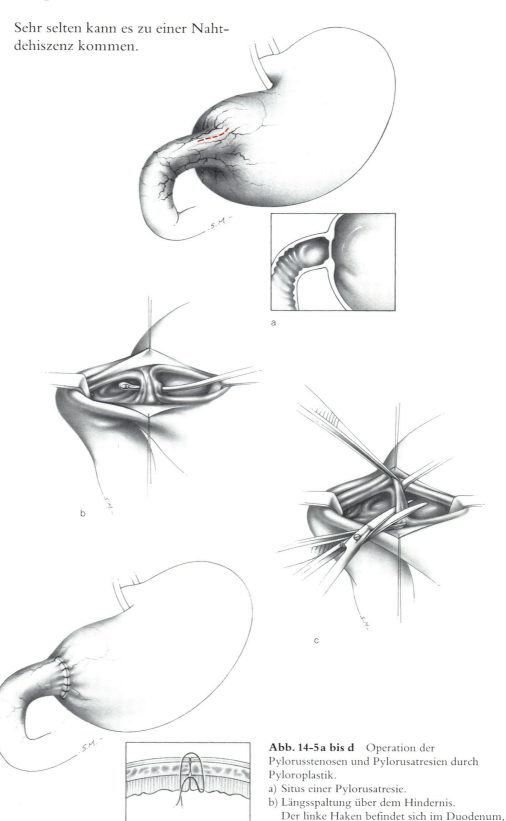

Abb. 14-5a bis d Operation der Pylorusstenosen und Pylorusatresien durch Pyloroplastik.
a) Situs einer Pylorusatresie.
b) Längsspaltung über dem Hindernis. Der linke Haken befindet sich im Duodenum, der rechte Haken im Magen, eine Sonde liegt innerhalb der Membranstenose.
c) Mit einem Scherenschlag wird die stenosierende Membran durchtrennt.
d) Die Längsinzision wird quer vernäht, in der Technik nach Herzog. Insert: Nahttechnik nach Herzog mit im Lumen liegenden Knoten.

Gastrostomie

Aus vielerlei Gründen, etwa bei Ösophagusatresien und beim Neugeborenenileus, ist eine Gastrostomie sinnvoll.

Links paramedian im Oberbauch wird laparotomiert (Abb. 14-6), der Magen dargestellt, eine Tabaksbeutelnaht mit 5–0 oder 6–0 eines nichtresorbierbaren Nahtmaterials angelegt, der Magen eröffnet und dann ein 12- oder 14-Charrière-Magenschlauch (Kasper-Katheter) eingelegt. Dann wird die 1. Tabaksbeutelnaht geknüpft und eine 2. darübergelegt. Nach dem Knüpfen werden die Fäden der 2. Tabaksbeutelnaht lang gelassen. Dann wird 2–3 cm lateral der Laparotomie eine kleine ½ bis ¾ cm lange Inzision angelegt, eine Overholt-Klemme in das Abdomen eingeführt, der Kasper-Katheter gefaßt und durch die kleine Abdominalinzision herausgeführt. Die langgelassenen Fäden der Tabaksbeutelnaht werden dann mit dem Peritoneum der Bauchwand dort vernäht, wo der Kasper-Katheter herausgeleitet wurde. Der Kasper-Katheter wird durch eine Hautnaht gesichert. Verschluß der Laparotomie.

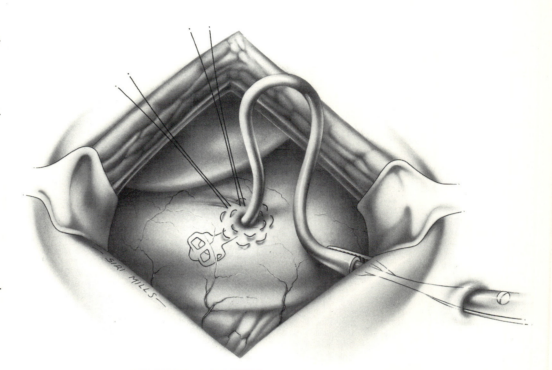

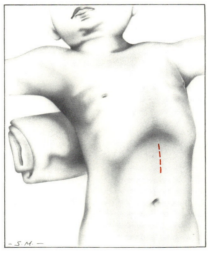

Abb. 14-6 Gastrostomie. Links paramedianer, 3–4 cm langer Oberbauchschnitt. Legen einer doppelten Tabaksbeutelnaht. Die lang gelassenen Fäden der 2. Tabaksbeutelnaht werden mit dem Peritoneum vernäht, so daß das Gastrostoma an die vordere Bauchwand gelangt.

Atresien und Stenosen des Duodenums

Definition und Indikation

Im Bereich des Duodenums verlangen die sehr verschiedenen Arten der hier beobachteten Fehlbildungen ein unterschiedliches Vorgehen. Im einzelnen müssen besprochen werden:

– Die Formen der Atresien durch innere Membranen (Abb. 14-7a bis e) und Stenosen,
– die Stenosierung des Duodenums von außen durch ein Pancreas anulare, eine Malrotation, oder durch Duodenalduplikaturen (enterogene Zysten) (Abb. 14-7f bis h).

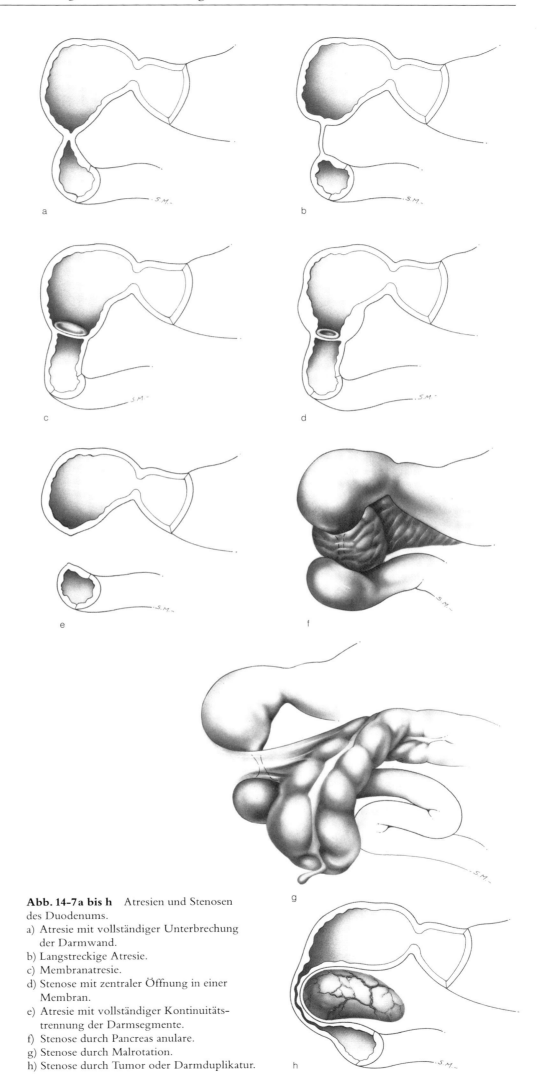

Abb. 14-7a bis h Atresien und Stenosen des Duodenums.
a) Atresie mit vollständiger Unterbrechung der Darmwand.
b) Langstreckige Atresie.
c) Membranatresie.
d) Stenose mit zentraler Öffnung in einer Membran.
e) Atresie mit vollständiger Kontinuitätstrennung der Darmsegmente.
f) Stenose durch Pancreas anulare.
g) Stenose durch Malrotation.
h) Stenose durch Tumor oder Darmduplikatur.

Operationstechnik der Atresien und Stenosen durch innere Membranen

Bei membranösen Atresien und Stenosen muß das Hindernis in ganzer Ausdehnung freipräpariert werden. In jedem Fall muß die rechte Kolonflexur und das Mesocolon ascendens, welches mit dem Retroperitoneum verklebt ist, abgelöst und dann das ganze rechte Kolon nach medial gehalten werden (Abb. 14-8a und b).

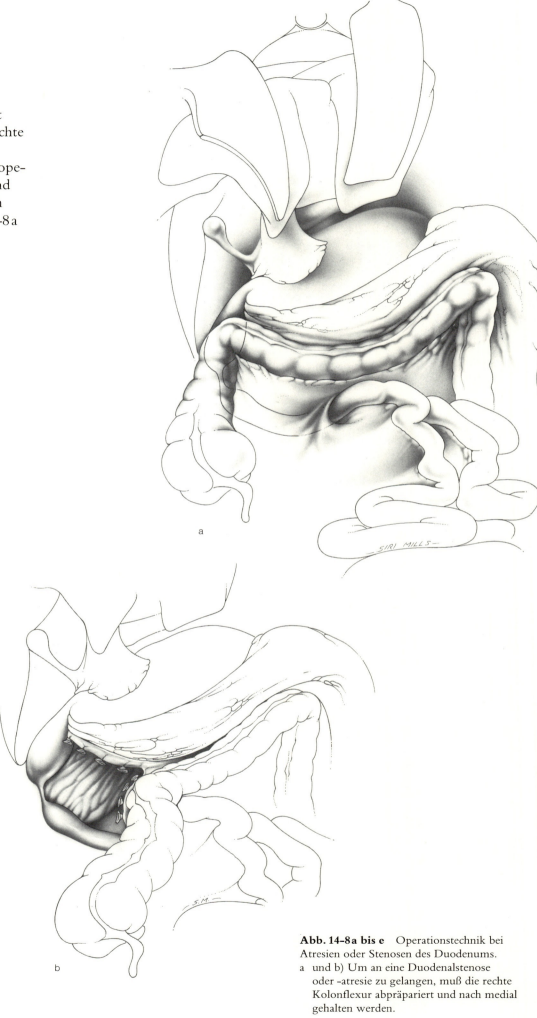

Abb. 14-8a bis e Operationstechnik bei Atresien oder Stenosen des Duodenums.
a und b) Um an eine Duodenalstenose oder -atresie zu gelangen, muß die rechte Kolonflexur abpräpariert und nach medial gehalten werden.

Dann wird über dem dargestellten Hindernis der Darm längs inzidiert, die Membran exzidiert und die Längsinzision quer vernäht (Abb. 14-8c und d). Handelt es sich um eine Kontinuitätstrennung, so hat sich uns folgendes Verfahren bewährt. Oraler und aboraler Blindsack werden quer inzidiert. Um kongruente Lumina zu erhalten, wird am abführenden, dünneren Schenkel die dem Mesenterium abgewandte Darmwand zusätzlich längs gespalten (Abb. 14-8e). Nun wird in der einschichtigen invertierenden Herzog-Nahttechnik der Darm anastomosiert (Nahtmaterial 6–0, resorbierbar).

Nicht wenige Kinderchirurgen empfehlen, über die Anastomose etwa 10–20 cm nach aboral einen dünnen Ernährungsschlauch zu legen, um frühzeitig mit der Fütterung zu beginnen.

Beachte:
Wir selbst sahen bei diesem Verfahren aber so viele Nachteile, daß wir davon wieder abgekommen sind.

Es ist oft ein recht mühsames Unterfangen, den Ernährungsschlauch auch tatsächlich weit genug über die Anastomose und über die Flexura duodenojejunalis zu führen, ohne die bereits gelegten Nähte zu gefährden. Ferner ist nicht gewährleistet, daß der Schlauch tatsächlich in dieser Position liegen bleibt. In vielen Fällen rutscht er wieder zurück. Wir sind der Meinung, daß nach einer ordentlichen und sorgfältigen Anastomose in der Regel bei einem vorsichtigen Nahrungsaufbau keine wesentlichen Schwierigkeiten im postoperativen Verlauf eintreten. Wir sind heute in der Lage, einen langsamen Nahrungsaufbau durch parenterale Ernährung auch über längere Zeit zu ermöglichen.

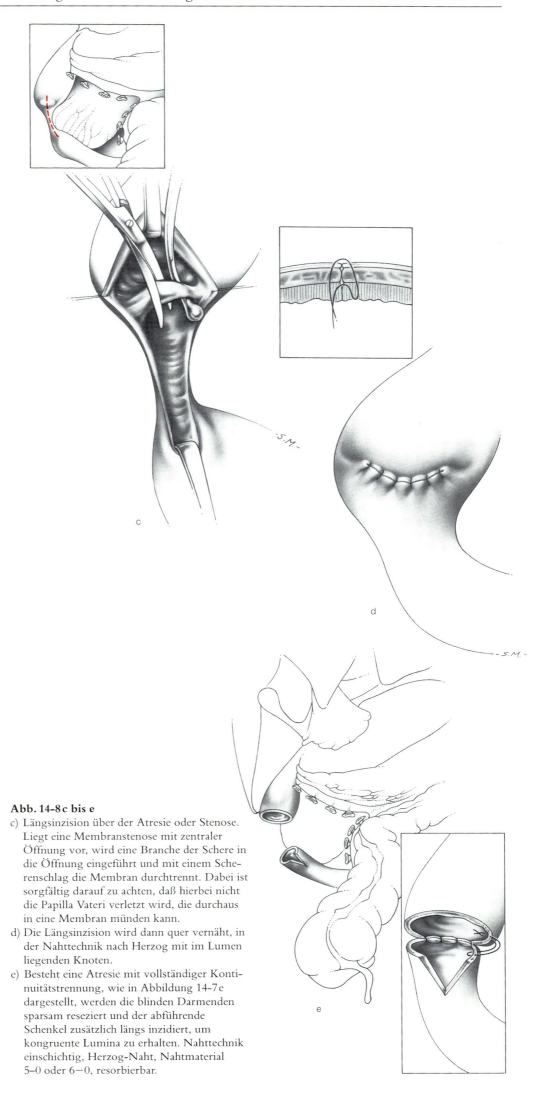

Abb. 14-8c bis e
c) Längsinzision über der Atresie oder Stenose. Liegt eine Membranstenose mit zentraler Öffnung vor, wird eine Branche der Schere in die Öffnung eingeführt und mit einem Scherenschlag die Membran durchtrennt. Dabei ist sorgfältig darauf zu achten, daß hierbei nicht die Papilla Vateri verletzt wird, die durchaus in eine Membran münden kann.
d) Die Längsinzision wird dann quer vernäht, in der Nahttechnik nach Herzog mit im Lumen liegenden Knoten.
e) Besteht eine Atresie mit vollständiger Kontinuitätstrennung, wie in Abbildung 14-7e dargestellt, werden die blinden Darmenden sparsam reseziert und der abführende Schenkel zusätzlich längs inzidiert, um kongruente Lumina zu erhalten. Nahttechnik einschichtig, Herzog-Naht, Nahtmaterial 5–0 oder 6–0, resorbierbar.

Operationstechnik der Stenosen von außen

Pancreas anulare

Liegt ein Pancreas anulare vor, ist es kontraindiziert, den schnürenden Ring der Bauchspeicheldrüse zu durchtrennen. Die Methode der Wahl ist die Duodenoduodenostomie in unmittelbarer Nähe des Pankreasringes. Oberhalb und unterhalb des Pankreasringes werden zu- und abführender Darmschenkel quer inzidiert (Abb. 14-9a). Bei hochgradigen Lumendifferenzen wird, wie in der Abbildung 14-9a dargestellt, der aborale Schenkel durch eine Längsinzision gehörig erweitert. Nun wird mit 6-0 resorbierbarem Faden und atraumatischer Nadel der inzidierte Darm anastomosiert (Abb. 14-9b).

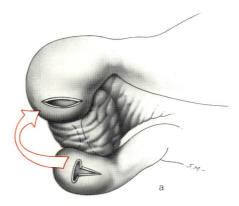
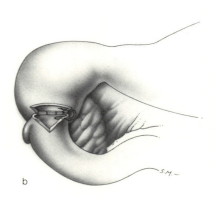

Abb. 14-9a und b Operationstechnik beim Pancreas anulare.
a) Bei der Duodenalstenose, bedingt durch Pancreas anulare, werden zu- und abführender Schenkel horizontal inzidiert. Um kongruente Lumina zu erhalten, wird der abführende Dünndarmschenkel zusätzlich mit einer Längsinzision versehen.
b) Einschichtige Nahttechnik.

Malrotation

Bei der Malrotation, die in den verschiedensten Formen und Schweregraden in Erscheinung tritt (siehe Abb. 14-7g und 14-10a und b), besteht immer eine Kompression des Duodenums. Die Malrotation kann durchaus in einen Volvulus übergehen, der nicht nur zu einer Kompression des Duodenums, sondern zu einer Drosselung von A. und V. mesenterica superior mit der entsprechenden Durchblutungsstörung bis hin zur vollständigen Infarzierung des Dünndarms führt. Das Prinzip der Operation besteht nun darin, die durch zahlreiche Adhäsionen und Verwachsungen fixierte Fehllagerung des Darms zu lösen, und zwar derart, daß Duodenum und oberstes Jejunum freipräpariert werden, so daß A. und V. mesenterica superior mit ihren Aufzweigungen vollständig dargestellt sind (Abb. 14-10a bis c).

Nach der Präparation wird der fehlgedrehte Darm reponiert und dann so gelagert, daß sich der Dünndarm im rechten Abdomen und das Kolon sich im linken Abdomen befinden (Abb. 14-10c). Es wird also aus einer Malrotation eine Nonrotation hergestellt.

Beachte:
Da das Zäkum dabei in den linken Oberbauch gelangt und es sinnvoll erscheint, den großen differentialdiagnostischen Schwierigkeiten einer eventuellen, später auftretenden Appendizitis vorzubeugen, empfehlen wir immer, eine Appendektomie durchzuführen.

Duodenalduplikatur

Ein Duodenalileus kann durch eine Duodenalduplikatur bedingt sein. Diese enterogene Zyste muß exstirpiert werden, was gelegentlich wegen der gemeinsamen Blutversorgung auf größte Schwierigkeiten stößt.

In diesen Fällen wird entweder die Mukosa der Darmduplikatur vollständig entfernt, oder die Duplikatur bis auf den Rest reseziert, der die gemeinsame Blutversorgung trägt. Von diesem Rest wird dann die Mukosa abpräpariert.

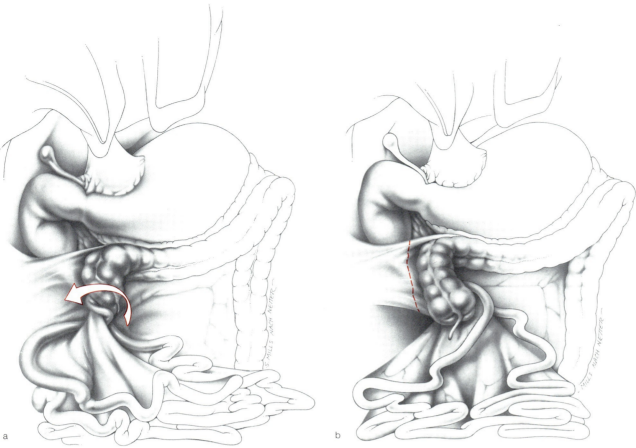

Allgemeine Nachbehandlung beim duodenalen Ileus

Während man bei Atresien in den tieferliegenden Darmabschnitten den oralen, immer stark erweiterten Blindsack resezieren kann, ist das beim Duodenum nicht möglich. Man muß also in Rechnung stellen, daß der stark dilatierte und damit natürlich in seiner Funktion gestörte Blindsack eine ausreichende peristaltische Kraft nur sehr langsam und spät entwickelt und dementsprechend der Nahrungsaufbau vorsichtig gestaltet werden muß. Ein Schema dafür gibt es nicht. Wir beginnen am 3. postoperativen Tag 2stündig mit höchstens 2–3 g Traubenzucker und steigern dann sehr langsam bei weiterhin 2stündiger Fütterung und gehen von Traubenzucker oder Tee dann auf Muttermilch oder auf die für das jeweilige Alter adäquate Milchform über. Besonders bei Frühgeborenen benötigt man oft 3 Wochen und länger, ehe die volle Nahrungsmenge erreicht und die substituierende Infusion abgesetzt werden kann.

Abb. 14-10a bis c Operationstechnik der Malrotation.
a) Darstellung einer Malrotation II. Das nichtfixierte Kolon hat mit dem Dünndarm zu einem Volvulus geführt, der im oder auch entgegen des Uhrzeigersinns erfolgen kann. Die Malrotation I ist in Abbildung 14-7g dargestellt.
b und c) Der Volvulus wird zurückgedreht, und die Adhäsionen, die besonders zum Duodenum hin sehr innig sein können, gelöst, so daß A. und V. mesenterica superior vollständig sichtbar sind. Es soll dann das Kolon in der linken Leibeshälfte, der Dünndarm in der rechten Leibeshälfte lokalisiert sein.

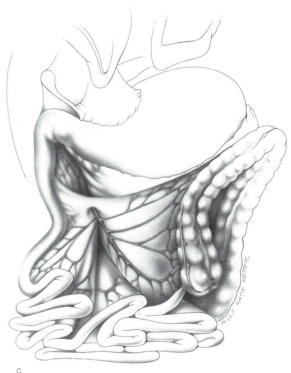

Drainagen

Nur bei unsicherer Anastomose werden Drainagen gelegt.

Komplikationen

Sehr selten kann es zu einer Nahtdehiszenz kommen.

Erkrankungen des Dünndarms – Jejunum und Ileum

An speziellen kinderchirurgischen Operationen sollen hier die Eingriffe bei

- Atresien,
- Stenosen,
- Mekoniumileus und
- Duplikatur

besprochen werden.

Definition und Indikation

Stenosen sind in der Regel klinisch von Atresien nicht zu trennen. Ursachen für Stenosen und Atresien können intraluminale Fehlentwicklungen, Ausheilungszustände nach durchgemachter Perforation mit Mekoniumperitonitis und Kompression bei Duplikaturen (enterogene Zysten) sein. Unter therapeutischem Gesichtspunkt dürfen Atresien und Stenosen als Einheit behandelt werden. Da es sich hier um Ileus- oder Subileuszustände handelt, ist die Indikation zur Operation immer gegeben. Zur präoperativen Diagnostik genügt in der Regel die einfache Übersichtsaufnahme des Abdomens in 2 Ebenen und die Sonographie.

Beachte:
Kontrastmittelgaben von oral her sind überflüssig. Gelegentlich ist ein Kolonkontrasteinlauf hilfreich. In manchen Fällen kann die Diagnose auch alleine durch die Sonographie gestellt werden.

Lagerung und Zugang

Als operativen Zugang wählen wir in den meisten Fällen die quere Laparotomie, einen Querfinger unterhalb des Nabels. Es kann aber auch die mediane Laparotomie ausgeführt werden. Die kosmetisch schönere Narbe entsteht durch die horizontale Baucheröffnung.

Atresien und Stenosen

Operationstechnik

Allgemeine Vorbemerkung

Für die Operationstechnik sind folgende Grundsätze zu beachten:
Der oral des Hindernisses liegende Darmabschnitt ist beim Neugeborenenileus immer sehr stark, bei Atresien meist grotesk erweitert (Abb. 14-11a). Dieser Darmanteil ist so weit zu resezieren, bis das Lumen annähernd normal ist. Bei Atresien und Stenosen der tieferen und mittleren Darmabschnitte gelingt das ohne weiteres.

Anders aber bei hohen Jejunalatresien. Hier kann höchstens bis kurz vor die Flexura duodenojejunalis reseziert werden und man ist dann oft gezwungen, im Kaliber erheblich unterschiedliche Darmöffnungen zu anastomosieren. Eine Seit-zu-Seit-Anastomose hat sich nicht bewährt.

Beachte:
Man sei immer bestrebt, eine möglichst geradlinige Verbindung End-zu-End herzustellen.

Zwei Operationsverfahren scheinen uns hier angebracht: Die End-to-back-Anastomose von Dennis Browne und die trichterförmige Verjüngung des oralen Darmschenkels nach Rehbein. Letztere kombinieren wir mit der End-to-back-Technik.

Vorgehen nach Dennis Browne – End-to-back-Technik

Ausgiebige Resektion des erweiterten Darmsegmentes und sparsame Resektion des abführenden Schenkels (Abb. 14-11a und b). Die Kontrolle, daß im abführenden Schenkel keine weiteren Atresien oder Stenosen bestehen, erfolgt, indem man einen 5- oder 8-Charrière-Ernährungsschlauch in den aboralen Darm einführt und ihn mit 5%iger Traubenzuckerlösung durchspült. Das ist immer bis zum Rektum möglich.

Nun wird das Lumen des abführenden Darmschenkels auf der dem Mesenterium abgewandten Seite (Rücken = back) durch eine Längsinzision so weit vergrößert, daß eine Kongruenz zum zuführenden Schenkel besteht (Abb. 14-11a und b).

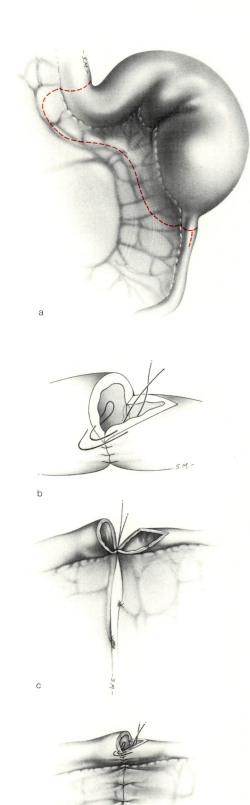

Abb. 14-11a bis d Operation von Atresien und Stenosen des Dünn- und Dickdarms – Vorgehen nach Dennis Browne.

a) Resektion des stark erweiterten zuführenden Darmschenkels, sparsame Resektion des abführenden Darmschenkels. Um kongruente Lumina zu erhalten, wird der abführende Darmschenkel auf seiner dem Mesenterium abgewandten Seite inzidiert.

b bis d) End-zu-End-Anastomose, einschichtig, Herzog-Nahttechnik.

Die Anastomose nähen wir mit 6–0, bei stark untergewichtigen Frühgeburten mit 7–0 atraumatischem resorbierbarem Nahtmaterial mit Einzelknopfnähten in Herzog-Nahttechnik (Abb. 14-11 c). Eine Darmklemme liegt in der Regel nur am zuführenden Darmteil, hier sind ganz weiche Federklemmen angebracht.

Beachte:
Wichtig ist die Prüfung der Durchgängigkeit der Anastomose, indem man vorsichtig von oral her Darminhalt über die Anastomose nach aboral massiert. Danach erfolgt der Verschluß des Mesenterialschlitzes (Abb. 14-11 c).

Beachte:
Die geschilderte Anastomosentechnik ist nur bei Lumenunterschieden von etwa doppeltem Kaliber des zuführenden Schenkels zum abführenden Schenkel vorzunehmen.

Bei sehr großer Inkongruenz wird aus der Technik dann eine End-zu-Seit-Anastomose, die nach eigenen Erfahrungen oft nicht ausreichend in Funktion kommt. Hier tritt dann die Methode nach Rehbein in den Vordergrund.

Vorgehen nach Rehbein – Trichterförmige Verjüngung des oralen Darmschenkels

Ist eine ausgiebige Resektion des erweiterten zuführenden Darmteils nicht möglich, etwa wegen der Nähe zur Flexura duodenojejunalis, kann das Vorgehen nach Rehbein zur Anwendung kommen. An dem oralen, stark erweiterten Darmschenkel wird ein keilförmiges Segment aus der dem Mesenterium abgewandten Darmwand entnommen, so daß die Spitze des Dreiecks oral gelegen ist (Abb. 14-12 a).

Die Basis des Keils ist die Darmöffnung, die von der Spitze etwa 5–8 cm entfernt liegt. Am aboralen Teil wird dessen „Rücken" inzidiert. Mit invertierenden Einzelknopfnähten nach der Herzog-Technik wird nun von oral her die Keilexzision am zuführenden Darmschenkel verschlossen (Abb. 14-12 b). Dann beginnt die Anastomose wie im vorigen Abschnitt dargestellt (Abb. 14-12 c).

Nach dieser Technik haben wir bei Frühgeburten Darmsegmente anastomosieren können, die zuführend fast Daumenstärke und abführend Bleistiftstärke aufweisen.

Nachbehandlung

Sie gestaltet sich im wesentlichen wie beim Duodenalileus.

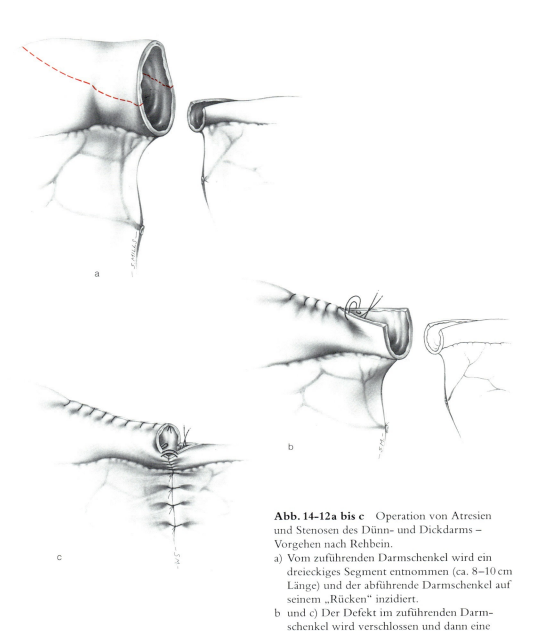

Abb. 14-12a bis c Operation von Atresien und Stenosen des Dünn- und Dickdarms – Vorgehen nach Rehbein.
a) Vom zuführenden Darmschenkel wird ein dreieckiges Segment entnommen (ca. 8–10 cm Länge) und der abführende Darmschenkel auf seinem „Rücken" inzidiert.
b und c) Der Defekt im zuführenden Darmschenkel wird verschlossen und dann eine End-zu-End-Anastomose ausgeführt.

Duplikaturen

Definition und Indikation

Die Duplikaturen werden am gesamten Digestionstrakt vom Ösophagus bis zum Rektum beobachtet. Sie häufen sich aber im Bereich des Dünndarms. Man unterscheidet zwischen sphärischen und tubulären Formen. Die Duplikaturen werden entweder durch Ileussymptomatik oder durch Blutung erkannt. Da die Doppelbildung immer eine innige Verbindung zum „normalen" Darmteil hat und praktisch mit ihm eine gemeinsame Blutversorgung besitzen muß (Abb. 14-13a), ist die Resektion der Duplikatur mit dem ihm anlagernden „normalen" Darmabschnitt die Regel. Bei längeren Duplikaturen, besonders bei thorakoabdominalen sowie beim Duodenum, bei denen Resektionen entweder nicht möglich oder zu risikoreich sind, hat sich das Verfahren nach Waterston bewährt.

Operationstechnik

Sie besteht in der Ausschälung der Mukosa der Duplikatur nach dem Prinzip der submukösen Rektumschleimhautauslösung bei Atresia ani nach Rehbein.

Man inzidiert vorsichtig die Serosa und die Muskularis und schält dann die Mukosa heraus. Bei langstreckigen tubulären Duplikaturen beginnt man am oberen Pol mit der Auslösung, eröffnet dann den unteren Pol, führt eine Kornzange nach oral, faßt die Schleimhaut und zieht dann unter fortwährender schiebender Präparation mit dem Präpariertupfer von kranial her nach aboral durch (Abb. 14-13b bis d). In den von Schleimhaut entblößten „Sack" wird ein Drain eingelegt (Abb. 14-13d). Die von ihrer Schleimhaut entblößte Duplikatur verklebt und obliteriert dann rasch.

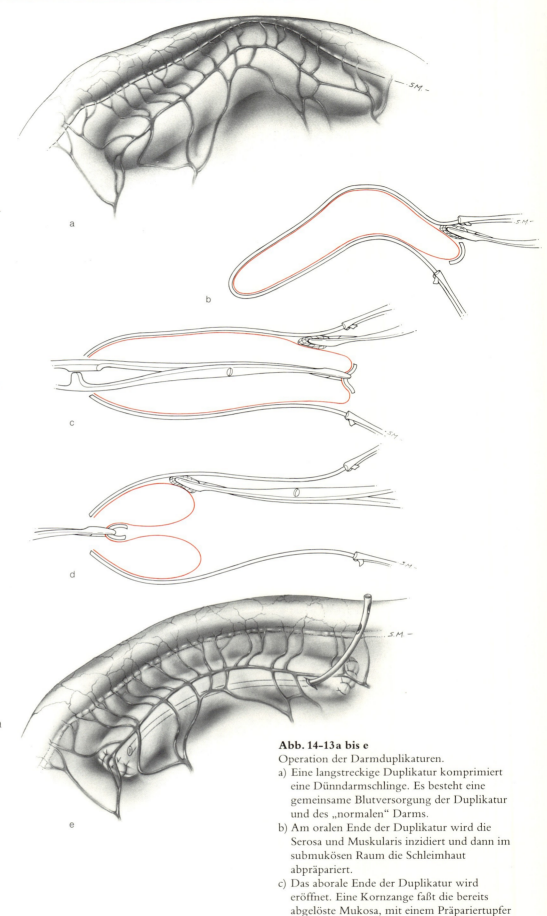

Abb. 14-13a bis e
Operation der Darmduplikaturen.
a) Eine langstreckige Duplikatur komprimiert eine Dünndarmschlinge. Es besteht eine gemeinsame Blutversorgung der Duplikatur und des „normalen" Darms.
b) Am oralen Ende der Duplikatur wird die Serosa und Muskularis inzidiert und dann im submukösen Raum die Schleimhaut abpräpariert.
c) Das aborale Ende der Duplikatur wird eröffnet. Eine Kornzange faßt die bereits abgelöste Mukosa, mit einem Präpariertupfer wird dann weiter von oral im submukösen Raum präpariert.
d) Die Mukosa ist fast vollständig aus der Duplikatur herausgelöst.
e) Die Schleimhaut ist entfernt, das aborale Ende der Duplikatur wird verschlossen. In das orale Ende führt man einen Drain ein, der zur Bauchwand herausgeleitet wird. Die Wundränder der von Schleimhaut entblößten Duplikatur verkleben und verwachsen vollständig.

Mekoniumileus

Definition

Der Mekoniumileus stellt die schwerste enterale Manifestation der Mukoviszidose dar. In den meisten Fällen liegt neben dieser enteralen auch die bronchiale Form vor. Sie ist meist die Ursache der unglücklichen Ausgänge dieser schweren Fehlbildung. Durch eine pathologische Zusammensetzung der Darm- und Gallensekrete kommt es im terminalen Ileum und Kolon zu einer pasten- oder honigartigen Eindickung des Darminhaltes, der obstruierend wirkt und oft mit der Darmwand verklebt ist. In einigen Fällen ist in diesem Bereich die Schleimhaut zugrunde gegangen, durch Granulationsgewebe ersetzt und mit Kalksalzen inkrustiert. Oberhalb des Hindernisses ist der Darm ähnlich wie bei Atresien grotesk erweitert.

Diagnostik

Röntgenleeruntersuchung des Abdomens in 2 Ebenen und Sonographie. Besteht der Verdacht auf einen Mekoniumileus, ist ein Kolonkontrasteinlauf indiziert. In einem beachtlichen Teil der Fälle gelingt es mit einmaligem, zweimaligem oder noch häufigerem Auswaschen des Darms mit Gastrografin® oder einem ähnlichen Mittel, die Entleerung des stark eingedickten Mekoniums zu erreichen. Gelingt das nicht, muß operiert werden.

Operationstechnik

Vorbereitung und Zugang wie bei Darmatresien. Der stark erweiterte Darmabschnitt ist wie bei Atresien zu resezieren (Abb. 14-14a). Die eingedickten Mekoniummassen im abführenden Dünn- und Dickdarm werden nun von oral sowie von aboral herausgespült. Mit einem 8-Charrière-Plastikernährungsschläuchlein wird in die Öffnung des abführenden Darmteils eingegangen und 5%ige Traubenzuckerlösung eingespritzt. Dadurch lösen sich die meisten Verklebungen zwischen dem Mekonium und der Darmwand. Gelingt es mit dieser Maßnahme nicht, zu einer Ablösung des eingedickten Mekoniums vom Kolon zu kommen, wird in das Rektum ein Ballonkatheter eingeführt und von dort aus die 5%ige Traubenzuckerlösung eingespritzt. Hat sich das grau-weiße, honigähnliche Mekonium von der Darmwand gelöst, läßt es sich dann in aboraler Richtung in der Regel gut zum Anus herausmassieren.

Da es selten gelingt, den Darm vollständig von den Mekoniummassen zu befreien, ist eine End-zu-End-Anastomose nicht sinnvoll, sondern es hat sich hier das Anastomosenverfahren nach Koop besonders bewährt und gilt als die Methode der Wahl. Die Öffnung des abführenden Darmschenkels wird als Ileostoma rechts lateral zur Bauchwand herausgeleitet und der zuführende Darmteil End-zu-Seit etwa 4–5 cm aboral des Ileostomas mit dem abführenden Darm anastomosiert (Abb. 14-14b). Das Ileostoma kann nun zum einen, wenn die Darmpassage nach unten noch nicht gebahnt ist, als sogenanntes Überlaufventil wirken, und zum anderen ist es möglich, durch die Öffnung nach oral und aboral einzugehen, Darminhalt abzusaugen sowie nach aboral zu spülen.

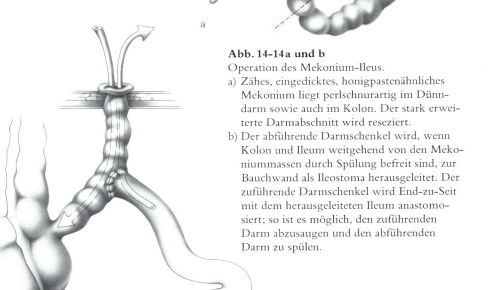

Abb. 14-14a und b
Operation des Mekonium-Ileus.
a) Zähes, eingedicktes, honigpastenähnliches Mekonium liegt perlschnurartig im Dünndarm sowie auch im Kolon. Der stark erweiterte Darmabschnitt wird reseziert.
b) Der abführende Darmschenkel wird, wenn Kolon und Ileum weitgehend von den Mekoniummassen durch Spülung befreit sind, zur Bauchwand als Ileostoma herausgeleitet. Der zuführende Darmschenkel wird End-zu-Seit mit dem herausgeleiteten Ileum anastomosiert; so ist es möglich, den zuführenden Darm abzusaugen und den abführenden Darm zu spülen.

Mekoniumperitonitis

Definition und Indikation

Die Ursache der Mekoniumperitonitis ist eine fetale, oder unter der Geburt stattgehabte Darmperforation. Oft handelt es sich hier um primäre Darmwanddefekte oder Überdehnungsrupturen bei Atresien oder, sehr häufig, um einen Mekoniumileus. Je nach dem Zeitpunkt der stattgehabten Perforation findet sich mehr oder weniger viel, mehr oder weniger abgekapseltes Mekonium in der freien Bauchhöhle. Oft liegen praktisch richtige, das Abdomen weitgehend einnehmende „Mekoniumzysten" vor. Die Indikation zur Operation ist, wie bei jedem Ileus und jeder Peritonitis, unbedingt gegeben.

Die Diagnose kann in der Regel vom Aspekt her gestellt werden. Unmittelbar nach der Geburt fällt bereits ein enorm aufgetriebenes Abdomen mit rotlivide gezeichneter Haut auf. Im Röntgenbild zeigt sich Kalk im Abdomen, wenn die Peritonitis längere Zeit besteht. Die lufthaltigen Darmschlingen sind stark zur Seite gedrängt.

Operationstechnik

Vorbereitung und Zugang wie bei Atresien. Das Prinzip der Operation besteht darin, daß von einer ausgedehnten Laparotomie aus zuerst die Mekoniumzyste aufgesucht, eröffnet und entleert wird. Die Mekoniumzystenwand hat dann meist zu einer Verklebung mit allen in ihrer Nachbarschaft gelagerten Abdominalorganen geführt. Es ist nun zweckmäßig, einen „gesunden" Teil des Magen-Darm-Traktes aufzusuchen und von diesem ausgehend, den gesamten Darm Schritt für Schritt freizupräparieren. Das weitere Vorgehen entscheidet sich nun nach dem Befund. Bestehen Atresien, weitgehend zerstörte Darmabschnitte oder Perforationen, müssen diese Darmteile reseziert werden.

Beachte:
Ist die Mekoniumzyste sekundär infiziert, soll grundsätzlich keine End-zu-End-Anastomose durchgeführt werden, sondern die beiden Darmschenkel sind als doppelläufiges Ileostoma, Ileokolostoma oder als Kolostoma vorzulagern.

Die Reanastomosierung wird sekundär vorgenommen, wenn das Kind 4 bis 6 Wochen gut gediehen ist, entsprechend dem Vorgehen bei der nekrotisierenden Enterokolitis.

Drainagen

Bei unsicherer Anastomose, sowie bei großen Wundflächen müssen Drainagen gelegt werden.

Komplikationen

Die Darmperistaltik kommt eventuell nur sehr langsam in Gang.

Weiterführende Literatur

1. Andrassy, R. J., G. H. Mahour: Malrotation of the midgut in infants and children. Arch. Surg. 116 (1981) 158
2. Bennet, R. J. jr.: Atresia of pylorus. Amer. J. Drug Dis. 4 (1937) 44
3. Daum, R., H. W. Schüler, H. Tonnesen, A. Holschneider, W. Ch. Hecker: Duplikaturen des Magen-Darm-Traktes. Beitrag zum Ileus im Neugeborenen-, Säuglings- und Kindesalter. Z. Kinderchir. 11 (Suppl.) (1972) 64
4. Holder, T. M., R. E. Gross: Temporary gastrostomy in pediatric surgery experience with 187 cases. Pediatrics 26 (1960) 36
5. Irving, I. M., P. P. Rickham: Duodenal atresia and stenosis: Annular pancreas. In: Rickham, P. P., J. Lister, J. M. Irving (eds.): Neonatal Surgery, 2. ed. Butterworth, London 1978
6. Ladd, W. E., R. E. Gross: Abdominal surgery of infancy and childhood, pp. 53–70. Saunders, Philadelphia 1941
7. Nissen, R., M. Rossetti: Die Behandlung von Hiatushernie und Reflux-Oesophagitis mit Gastropexie und Fundoplicatio. Thieme, Stuttgart 1959
8. Rammstedt, C.: Zur Operation der angeborenen Pylorusstenose. Med. Klin. 8 (1912) 1702
9. Rehbein, F.: Die akuten chirurgischen Baucherkrankungen beim Neugeborenen. Langenbecks Arch. Chir. 292 (1959) 402
10. Rehbein, F.: Kinderchirurgische Operationen, S. 286–289. Hippokrates, Stuttgart 1976
11. Rehbein, F.: Duodenalstenose beim Neugeborenen und Säugling. Langenbecks Arch. Chir. 287 (1957) 453
12. Rowl, M. J., D. Buckner, H. W. Clatworthy jr.: Wind sock web of the duodenum. Amer. J. Surg. 116 (1968) 444
13. Santulli, T. V.: Meconium ileus. In: Holder, T. M., K. W. Ashcraft (eds.): Pediatric Surgery. Saunders, Philadelphia 1980
14. Schärli, A. F., J. F. Ledidschke: Gastric motility after pylorotomy in infants. A reappraisal of postoperative feeding. Surgery 64 (1968) 113
15. Stamm: Gastrostomy by a new method. Medical News 65 (1894) 324
16. Welch, K. J., M. M. Ravitch, E. Aberdeen, J. G. Randolph: Pediatric Surgery, 4. ed. Year Book Medical Publishers, Chicago–London 1986

Sachregister

Halbfett gesetzte Seitenzahlen beziehen sich auf die Hauptfundstellen des Stichwortes

A

Abdominalchirurgie
- Anatomie des Magens 123
- Oberbauchlängsschnitt, medianer 128
- Oberbauchquerschnitt 126–127
- Oberbauch-T-Schnitt 129–130
- Zugang 125

abdominale Anastomose, Jejunuminterposition, Ösophagusersatz 49

Abszeß, subphrenischer, Fundoplicatio 83

Achalasie, Myotomie, distale, kurze 57

Adenokarzinom des gastroösophagealen Überganges 107, 109
- – – Gastrektomie 109
- – – Ösophagektomie 109

Adenom des gastroösophagealen Überganges 111
- – – Gastrektomie 110
- – – Ösophagogastrektomie, totale 110
- – – s. a. Kardiakarzinom

Afferent-loop-Syndrom 243, 245
- Braunsche Enteroanastomose 246
- Gastrojejunostomie 246
- Jejunojejunostomie 246
- Jejunuminterposition, isoperistaltische 245
- Roux-Y-Anastomose 246
- Umwandlungsoperationen 243

Akerlund-Einteilung, Hiatushernien 301

Anästhesie, Ösophagektomie 17

Anastomose
- abdominale, Jejunuminterposition 49
- gastrokolische, Ösophagusersatz 44
- intrathorakale, Ösophagusersatz 40
- kolozervikale, Ösophagusersatz 44
- ösophagoenterale 32
- ösophagogastrische 40
- ösophagojejunale, Roux-Y-Schlinge 162–163
- nicht wendbare, Gastrointestinaltrakt, oberer 4
- wendbare, Gastrointestinaltrakt, oberer 4
- zervikale, Ösophagusersatz 50
- – – Magenschlauch 38

Anastomoseninsuffizienzen
- Billroth-I-Operation 230
- zervikale, Kardiaresektion 119

Y-Anastomose, Roux-Y-Schlinge 164

Angelchik-Antirefluxprothese 90–92

Angiographie, präoperative, Appleby-Operation 149

Antirefluxoperation
- epiphrenische Divertikel 64
- Hiatus oesophagus, Einengung 98
- Myotomie, kurze 58
- – lange 60

Antirefluxprothese
- nach Angelchik 90–92
- – Drainage 92
- – Fundopexie 92
- – Komplikationen 93
- Magenersatzbildung 159

Anti-Trendelenburglagerung 101

Antrektomie s. Billroth-I-Operation

Antroduodenostomie
- nach Finney 217
- terminoterminale 216

Antrumkarzinom
- Billroth-I-Operation 224
- Gastroenterostomie 213

Appleby-Operation 111, 149–151

Arteria(-ae)
- bronchiales 11
- colica media 43
- – – sinistra 43
- gastrica(-ae) breves 33, 123
- – – dextra 33, 123
- – – posterior 33, 123
- – – sinistra 11, 33, 86, 123
- gastroduodenalis 33, 222
- gastroepiploica dextra 33, 123
- – – sinistra 33, 123
- hepatica communis 33, 111
- – – Resektion 149
- – – propria 33
- jejunales 47
- lienalis 33, 111
- pancreaticoduodenalis superior 33
- phrenica 11, 86
- retroduodenalis 222
- thyreoideae inferiores 11

Arterie nach Belsey 86

arteriomesenteriales Kompressionssyndrom 292

B

Ballonkompressionsbehandlung, Varizenblutung 284

Bauchmuskulatur, Innervation 125

Bauhinsche Klappe 46

Belsey-Arterie 86

Belsey-Löffel 88

Belsey-Mark-IV-Operation 85–86
- Drainage 89
- Fundoplicatio 87–88
- Lagerung 85
- Operationstechnik 85
- Präparation 85
- Redression, subdiaphragmale 89
- Vernähen der Zwerchfellschenkel 87
- Zugang 85

Biebl-Henley-Soupault-Operation
- Jejunuminterposition, isoperistaltische 243

Billroth-I-Operation 224–225, 231
- Drainage 229
- Gastroduodenostomie 228–229
- Klammernahtgeräte 264–266
- Komplikationen, postoperative 230
- Magenresektion 225–227
- Operationstechnik 225
- Versorgung der Jammerecke 229

Billroth-II-Operation
- Braunsche Enteroanastomose 236, 267
- Drainage 237
- Duodenaldivertikel 295
- Gastroenterostomie 215
- Gastrojejunostomie 234–235
- Klammernahtgeräte 267
- Komplikationen 237
- Magenresektion 232–233
- Operationstechnik 232
- Rezidivulkus, Operationstechnik 247–248

Billroth-II-Operation
– Roux-Y-Anastomose, Klammernahtgeräte 268
– Versorgung der Jammerecke 235
Blutungen
– Klammernahtreihen, Diagnose 261
– – Koagulation 261
Blutversorgung 3
– Gastrointestinaltrakt, oberer 3
– Ösophagus **11**
Bougierung 277–278
– Eder-Puestow-Instrumentarium 277
– Instrumentarium 277
Brachyösophagus 101
– kongenitaler 303
Braunsche Enteroanastomose 113, 143, 214, 235–236
– – Afferent-loop-Syndrom 246
– – Gallenrefluxgastritis 247
Brown-McHardy-Dilatator 283
Buelau-Drainage
– En-bloc-Ösophagektomie 24
– Ösophagektomie, transmediastinale 30
– – transthorakale 19
Burge-Elektrode 202
Burge-Test 199, **202**

C

Cardia s. Kardia
Cholelithiasis
– nach Gastroplastik 257
– nach Vagotomie 243
Cross-section-Technik, Gastroenterostomie 215

D

Darmduplikaturen 318
Darmperforation unter der Geburt 318
Darmstenosen
– Kindesalter, Dennis Browne-Operation 314
– – Rehbein-Operation 315
Denervationssyndrom
– Fundoplicatio 83
– vagales 243
Dennis Browne-End-to-back-Technik, Darmstenosen 314
Depage-Operation 213
Diaphanoskopie, PEG 281
Dickdarm, Blutversorgung 3
Dickdarmlavage, präoperative, Ösophagektomie 32
Dickdarmstenosen
– Operation nach Dennis Browne 314
– – nach Rehbein 315
Digestionstrakt, Duplikaturen 316
Dilatation, pneumatische der Kardia 283
Dilatator
– nach Brown-McHardy 283
– nach Kaphingst 283
– nach Moscher 283
Divertikel
– epiphrenische 63
– parabronchiale 11
Divertikulektomie 61
– Divertikel, epiphrenische 63–64
– Drainage 62
– Hypopharynxdivertikel 61–62
– Komplikationen 62, 66
– Lagerung 61
– Präparation 61
– Zugang 61
Divertikulopexie 62

Dragstedt-Operation, Vagotomie 198
Drahtbleiplattennaht 303
Drainage
– Antirefluxprothese nach Angelchik 92
– Belsey-Mark-IV-Operation 89
– Billroth-I-Operation 229
– Billroth-II-Operation 237
– Divertikulektomie 62
– Duodenumverletzungen 298
– Exterritorialisierung 221
– Fundoplicatio 82
– Gastrektomie 140
– – linksregionale, erweiterte 148
– – – – mit Resektion des Truncus coeliacus 151
– – rechtsregionale, erweiterte 155
– – transmediastinal erweiterte 158
– Gastroenterostomie 215
– Gastrointestinaltrakt, oberer 6
– Gastroplastik nach Mason 256
– Gastrotomie 211
– Hiatushernie 103
– Jejunuminterposition, Magenersatz 185
– Kardiakarzinom 118
– Koloninterposition, isoperistaltische 46
– Magenresektion, distale, Typ Roux-Y 242
– – subtotale 143
– Magenschlauchbildung, Ösophagusersatz 41
– Myotomie, distale, kurze 58
– – – lange 60
– – proximale 64
– Ösophagektomie, transmediastinale 30
– – transthorakale 19
– Ösophagojejunoplicatio 171, 173
– Ösophagusvarizen 73, 75
– Operation nach Hill 99
– Pyloroplastik 218
– Roux-Y-Anastomose 165
– Traktionsdivertikel 65
– Ulkusexzision 220
– Vagotomie, selektiv gastrale 205
– – – proximale 203
– – trunkuläre, abdominale 208
– – – thorakale 210
Dünndarm, Blutversorgung 3
Dünndarmerkrankungen, Kindesalter 314
Dünndarmstenosen, Operation nach Dennis Browne 314
– – nach Rehbein 315
Dumping-Syndrom
– Jejunuminterposition, isoperistaltische 243
– Operationstechnik 243–245
Duodenaldivertikel 295
– intraluminale 295–296
– juxtapapilläres 295
– Lokalisationen, seltene 296
– Papillendivertikel 296
– primäre 295
– sekundäre 295
Duodenalduplikatur 312
Duodenalileus, Kindesalter 312–313
Duodenalpassage
– Magenersatzbildung 159
– Wiederherstellung, Umwandlungsoperation 243
Duodenalpolyp, Duodenostomie 294
Duodenalstumpfinsuffizienz
– Billroth-II-Operation 237
– Gastrektomie 140
Duodenojejunostomie
– Duodenaldivertikel 295
– Kompressionssyndrom, arteriomesenteriales 292
Duodenopankreatektomie
– Gastrektomie, rechtsregionale, erweiterte 152
– partielle nach Whipple 153

Duodenostomie
- Duodenalpolyp 294
- Duodenumdivertikel 294
- Duodenumstenosen, angeborene 292
- - erworbene 294
- Kompressionssyndrom, arteriomesenteriales 292
- Pancreas anulare 293
Duodenotomie 290–291
- Duodenaldivertikel 295
- Inzisionsrichtung 291
- postpylorische 221, 223
- Verschluß 291
Duodenum
- Anatomie 289
- Fehlbildungen 309
- Gefäßversorgung 289
- Mobilisation nach Kocher 289
- - Magenschlauchbildung 37
- Standardeingriffe 290
- Verletzungen 297–298
- Zugänge 290
Duodenumatresie
- Kindesalter 309
- - Formen 309
- - Operationstechnik 310–311
Duodenumdivertikel, Duodenostomie 294
Duodenummembranen 292
Duodenumstenosen
- angeborene des Erwachsenen 292
- arteriomesenteriale Kompression 292
- erworbene 294
- Kindesalter 309
- - Operationstechnik 310–311
Dysphagie
- postoperative, Fundoplicatio 83
- Silikonantirefluxprothese 93
- Vagotomie, selektiv proximale 204

E

Easy-flow-Drainage
- Gastrointestinaltrakt, oberer 6
- Jejunuminterposition, Ösophagusersatz 52
- Magenschlauchbildung, Ösophagusersatz 41
Eder-Puestow-Instrumenatrium 277
Eder-Puestow-Metalloliven 277
Efferent-loop-Syndrom s. Syndrom der zuführenden Schlinge
Einzelknopfnaht 4
Elektrostimulationstest nach Burge 199, **202**
En-bloc-Ösophagektomie 20–24
- Entnahme des Ösophagus 24
- Indikation 20
- Lagerung 20
- Lymphadenektomie 24
- Mediastinektomie 23
- Ösophagusstumpf, Länge 23
- Operationstechnik 20
- Präparation 21–23
- Rekonstruktion 24
- Vena azygos, Durchtrennung 21
- Zugang 20
Endoprothesen 279
Endoskopie, chirurgische 275
End-to-back-Anastomose nach Dennis Browne, Darmstenosen 314
End-zu-End-Anastomose, Billroth-I-Operation 224
- Gastroduodenostomie 224
End-zu-Seit-Anastomose
- Gastrojejunostomie 231
- Jejunuminterposition mit manueller Naht 180
- Ösophagojejunostomie 173

Enteroanastomose
- Ösophagojejunoplicatio nach Herfarth 174
- - mit Klammernahtgeräten 171
- - bei manueller Anastomosierung 167–168
- - nach Siewert 167
epiphrenische Divertikel 63
Ernährungssonde, jejunale, Ösophagusersatz 53

F

Fascia transversalis 127
Fehlbildungen, Duodenum 309
Fettsucht, Gastroplastik 251
Finney-Pyloroplastik 217
Fistel nach Witzel und Kader 212
Forrest-Einteilung, Ulkusblutungen 222
Frühdumpingsyndrom 243
- Pyloroplastik 218
- Umwandlungsoperationen 243
Fundopexie, Antirefluxprothese nach Angelchik 92
Fundophrenopexie, Hiatushernie 103
Fundoplicatio 79, 81–82
- Belsey-Mark-IV-Operation 87–88
- Drainage 82
- Hiatushernie 102
- Komplikationen 83
- Lagerung 79
- nach Nissen-Rossetti **87**, 90
- Ösophagusvarizen 72
- Operationstechnik 80
- Präparation 80
- Zugang 79
Funduszipfelplastik nach Thal 58

G

Gallenreflux, Magenresektion, Typ Roux-Y 238
Gallenrefluxgastritis, Operationstechnik 247
- Roux-Y-Gastrojejunostomie 246
- Umwandlungsoperationen 243
Ganglion coeliacum 197
Gasbloat-Syndrom, Fundoplicatio 83
Gastrektomie 133
- s.a. Magenresektion
- Adenokarzinom des gastroösophagealen Übergangs 110
- Definition 133
- Drainage 140
- Indikationen 133
- Komplikationen 140
- Lagerung 133
- linksregionale, erweiterte 144
- - - Drainage 148
- - - Komplikationen 148
- - - Lymphadenektomie des Kompartments III 148
- - - - des Kompartements II 139, 145
- - - Resektion von Milz und Pankreas 146–147
- - - - des Truncus coeliacus 149–151
- - - Operationstechnik 145
- - - Rekonstruktion 148
- Lymphadenektomie des Kompartments I 134–135
- - des Kompartments II 136–139
- Magenresektion, distale, Typ Roux-Y 240
- Operationstechnik 134–140
- rechtsregionale, erweiterte 152
- - - Drainage 155
- - - Komplikationen 155
- - - Lymphadenektomie 153–155
- - - Rekonstruktion 155
- Splenektomie 140
- subtotale 141–142

Gastrektomie, subtotale
– – Komplikationen 143
– – Lymphadenektomie 142
– totale 133–134
– – erweiterte 109
– transmediastinal erweiterte 156
– – – Drainage 158
– – – Komplikationen 158
– – – Ösophagektomie, partielle 156
– – – Rekonstruktion 157–158
– – Zugang 133
Gastroduodenostomie 224, **228**, 229
– nach Finney 217
– nach Jaboulay 217
– Rezidivulkus nach Billroth-II-Resektion 248
– terminolaterale 246
– terminoterminale 246
Gastroenterostomie **213**, 214
– Billroth-II-Anastomose 215
– Cross-section-Technik 215
– Drainage 215
– Komplikationen 215
– palliative, Klammernahtgeräte 271
Gastroileostomie 243
Gastrointestinaltrakt
– abdominale Fehlbildungen 299
– oberer
– – Anastomose, Rückstichnaht 5
– – – Standardnaht 4–5
– – – nicht wendbare 4
– – – wendbare 4
– – Blutversorgung 3
– – Drainage 6
– – Klammernahtgeräte 6, 261
– – Nahtmaterial 6
– – Nahttechnik 4–5
Gastrojejunostomie 231, 234–235
– nach Billroth-I-Resektion 249
– nach Billroth-II-Resektion 231, 248
– Roux-Y-Modifikation, Afferent-loop-Syndrom 246
– – Gallenrefluxgastritis 247
– – Rezidivulkus 248
– Rundklammernahtgeräte 267
gastrokolische Anastomose, Ösophagusersatz 44
gastroösophageales Adenokarzinom 107
Gastropexie
– Hiatushernie 102–103
– hintere, Refluxkrankheit 95, 98
– Kindesalter 302–304
– vordere, Refluxkrankheit 99
Gastroplastik
– bei chronischer Fettsucht 251
– nach Mason 251–255
– – Drainage 256
– – Frühkomplikationen 256
– – Komplikationen 256
– – Spätkomplikationen 257
Gastrostomie
– Cross-section-Technik 215
– Kindesalter 308
– perkutane, endoskopische (PEG) 213, 281–282
Gastrotomie **211**, **212**
– Drainage 211
– Kindesalter 304
– Klammernahtgeräte 262–263
– Komplikationen 211
Gefäßligatur, extraluminale, Ulkuschirurgie 222–223
Gleithernie 100
Grassi-Lagerung 96
Grassi-Test 199
Griffith und Harkins-Operation, Vagotomie 198
G-Zell-Überfunktion, Billroth-I-Operation 224

H

Haberersche Umstechungen 211
Hämatemesis, Orotrachealintubation 284
Hartgummibougies 277
Heineke-Mikulicz, Pyloroplastik 216
Hemipylorektomie, submuköse 216
Hernien
– extrahiatale 100, **104**
– paraösophageale 100
– – beim Kind 301
Herzog-Nahttechnik 319
Hiatushernien 100
– Akerlund-Einteilung 301
– axiale 100
– Drainage 103
– Fundophrenopexie 103
– Fundoplicatio 102
– Gastropexie 102
– – doppelte 103
– gemischte 100
– Kindesalter 303
– Korpoventropexie 103
– Lagerung 101
– Operationstechnik 101
– Zugang 101
Hiatusplatik, retroösophageale, Kindesalter 302
Hill-Operation 95
Hockeyschlägerschnitt 291
Holle und Hart-Operation, Vagotomie 197
Hypertension, portale, Ösophagusvarizen 69
Hypopharynxdivertikel, zervikale 61

I

Ileumerkrankungen, Kindesalter 314
Ileus, duodenaler, Kindesalter 312–313
intrathorakale Anastomose, Ösophagusersatz 40

J

Jaboulay-Operation, Gastroduodenostomie 217
Jammerecke
– Versorgung, Billroth-I-Operation 229
– – Billroth-II-Operation 235
Jejunoduodenostomie
– Magenersatz, Jejunuminterposition 184
– – – mit Jejunoplicatio 189, 191
– terminolaterale 244
Jejunojejunostomie
– Afferent-loop-Syndrom 246
– Magenersatz, Jejunuminterposition 184
Jejunoplicatio, Klammernahtgeräte 269
Jejunostomie, laterolaterale 236
Jejunumerkrankungen, Kindesalter 314
Jejunuminterposition
– anisoperistaltische nach Poth 245
– isoperistaltische nach Biebl-Henley-Soupault 243–245, 247
– Magenersatz 178–179, 182–184
– – Anastomose mit Klammernahtgeräten 183
– – Drainage 185
– – Jejunoduodenostomie 184, 189, 191
– – Jejunojejunostomie 184
– – Jejunoplicatio 186–189
– – Ösophagojejunostomie 180, 188, 190
– – Ösophagusersatz 47–48
– – Anastomose, abdominale 49
– – – zervikale 50
– – distaler 52
– – zervikaler 50–51

K

Kaderfistel 212
Kaphingst-Dilatator 283
Kardia
- Dilatation, pneumatische 283
- Einengung, Antirefluxoperation 97
Kardiainsuffizienz beim Kind 301
Kardiakarzinom 109, 111
- s.a. Adenom des gastroösophagealen Überganges
- Gastrektomie 109
- Kardiaresektion 114
- - Drainage 118
- - Komplikationen 119
- - Lymphadenektomie 116
- - Ösophagogastrektomie 114, 117
- - Präparation des Magens 115
- Koloduodenostomie 113
- Koloninterposition 113
- Lymphknotenresektion 112
- Ösophagektomie 109
- - transmediastinale 112
- Ösophagogastrektomie 114, 117
- - Komplikationen 114
- - totale 110-113
- Ösophagokolostomie, zervikale 113
- Pankreaslinksrsektion 112
- Präparation und Mobilisation des Magens 115
- Tumorpertubation 279
Kardiastenosen, Bougierung 277
Kasper-Katheter 308
Katheterjejunostomie, Ösophagusersatz 53
Kausch-Schnitt 125
Keymate-Prothese 279
Kilianisches Dreieck 61
Kindesalter
- Darmduplikaturen 316
- Darmstenosen, Dennis Browne-Operation 314
- - Rehbein-Operation 315
- Dünndarmerkrankungen 314
- Duodenalduplikatur 312
- Duodenalileus 312-313
- Duodenumatresie 309
- Duodenumstenose 309
- Gastropexie 302-304
- Gastrostomie 308
- Gastrotomie 304
- Hiatusplastik, retroösophageale 302
- Ileumerkrankungen 314
- Jejunumerkrankungen 314
- Malrotation 312
- Pancreas anulare 312
- Pylorotomie nach Weber-Ramstedt 302-303
- Pylorusatresie 307
- Pylorusplastik 307
- Pylorusstenose 307
- - spastisch-hypertrophische 305-306
Klammernaht
- Blutungen 261
- Magazine 261
- Prinzipien 261
- Übernähung, invertierende 261
Klammernahtgeräte
- Billroth-I-Operation 264-266
- Billroth-II-Operation 267
- - mit Roux-Y-Anastomose 268
- Gastroenterostomie, palliative 271
- Gastrointestinaltrakt, oberer 6, 261
- Gastrotomie 262-263
- Jejunuminterposition, Magenersatz 183
- Ösophagojejunoplicatio 171-172
- Ösophagojejunostomie 172, 269-270
- Ösophagusvarizen, Dissektion 272

Klammernahtgeräte
- Ulkusexzision 262-264
Kocher-Manöver 135, 139, 154, 289-290
- Papillendivertikel, Duodenum 296
Koloduodenostomie, Kardiakarzinom 113
Koloninterposition
- anisoperistaltische, Ösophagusersatz 45
- Interponatsnekrose 114
- isoperistaltische, Ösophagusersatz 42-43, 46
- Ösophagogastrektomie 113-114
- Ösophagusersatz 42
- - Reanastomosierung 44
kolozervikale Anastomose, Ösophagusersatz 44
Kompressionssyndrom, arteriomesenteriales 292
Korpoventropexie, Hiatushernie 103
Krückstockanastomose, intramediastinale 157

L

Längsschnitt, transrektaler, lateraler 125
Lagerung
- Jejunuminterposition, Ösophagusersatz 48
- Koloninterposition En-bloc-Ösophagektomie 20
- - Ösophagusersatz 42
- Magenhochzug, Ösophagusersatz 34
- Ösophagektomie, transmediastinale 26
- - zervikale, partielle 30
- Standardösophagektomie, transthorakale 17
Laparotomie
- Neugeborene 301
- Säuglinge 301
T-Laparotomie 129
Lasertherapie, Ösophagustumoren, stenosierende 280
Latarjetscher Nerv 96, 197
Leber, Gefäßversorgung, Anomalien 149
Ligamentum falciforme 127-128
- gastrocolicum 33
- gastrolienale 33
- hepatoduodenale 33
Linkspankreatektomie, Kardiakarzinom 112
Löffel von Belsey 88
Lymphabfluß, Ösophagus 12
Lymphadenektomie
- En-bloc-Ösophagektomie 24
- Gastrektomie, Kompartement I 134
- - Kompartment II 137
- - Kompartment III 148
- - linksregionale, erweiterte 145, 151
- - rechtsregionale, erweiterte 153
- - subtotale 142
- Kardiaresektion 112, 116
Lymphfistel, Gastrektomie 140
Lymphknoten, Magen 124

M

Magazine, Klammernahtreihen 261
Magen
- Arterien, Anatomie 123
- Blutversorgung 3
- Fremdkörper, Gastrotomie 211
- Lymphknoten 124
- Nahttechniken, maschinelle 259
- Ulkuschirurgie, lokale 219
- Vagotomie 197
- Venen 123
Magenausgangsstenose
- Gastroenterostomie 213
- nach Pyloroplastik 218
Magenchirurgie 121
- resektive, Standardzugang 219
Magenentleerungsstörungen, Pyloroplastik 216

Magenerkrankungen, gutartige, Eingriffe 193
Magenersatz 159
– Antirefluxplastik 159
– Duodenalpassage 159
– Jejunoduodenostomie 189, 191
– Jejunoplicatio 186–189
– Jejunuminterposition 178–179, 182–189
– – Anastomose mit Klammernahtgerät 183
– Ösophagojejunoplicatio nach Herfarth 174
– – nach Siewert 166
– Ösophagojejunostomie 180, 188, 190
– Reservoirbildung 159
– Roux-Y-Schlinge 160–163
– – Y-Anastomose 164
Magenfistel, Fundoplicatio 83
Magenfundusnekrosen, Ösophagusvarizen-operation 73
Magenfundusplastik 58
Magenhochzug, Ösophagusersatz 34, 38
Mageninterposition
– Ösophagusersatz 33–34
Magenkarzinom 131
– Gastrektomie
– – linksregionale, erweiterte 144
– – – – mit Resektion des Truncus coeliacus 149
– – rechtsregionale, erweiterte 152
– – subtotale 141
– – totale 133
– – transmediastinal, erweiterte 156
Magenresektion
– s.a. Gastrektomie
– Billroth-I-Operation 224–227
– – Drainage 229
– – Gastroduodenostomie 228–229
– – Komplikationen 230
– – Versorgung der Jammerecke 229
– Billroth-II-Operation 231–233
– – Braunsche Enteroanastomose 236
– – Drainage 237
– – Gastrojejunostomie 234–235
– – Komplikationen 237
– – Versorgung der Jammerecke 235
– distale 250
– – Gastroduodenostomie, Rezidivulkus nach Vagotomie 250
– – Gastrojejunostomie, Rezidivulkus nach Vagotomie 250
– – Typ Roux-Y 238–239
– – – Drainage 242
– – – Gastrektomie 240
– – – Roux-Y-Schlinge 240–242
– partielle, Syndrome, postoperative 243
– subtotale 141–142
– – Drainage 143
– – Komplikationen 143
– – Rekonstruktion 143
Magenschlauchbildung
– Ösophagusersatz 33–34, 36–38
– – Anastomose, infrathorakale 40
– – – zervikale 38
– – Drainage 41
– – Duodenalmobilisation 37
– – Komplikationen 41
– – Vorbereitung des Interponats 38
Magenvolvulus 100
Magenwandnekrose, Vagotomie, selektiv proximale (SPV) 204
Magenwandverletzung, Vagotomie, selektiv proximale (SPV) 204
Malrotation 314
Manschettensymptome, Fundoplicatio 83
– Ösophagojejunoplicatio 173
Mason-Operation, Gastroplastik 251
Medianlaparotomie 128
Mediastinektomie, En-bloc-Ösophagektomie 23

Mekoniumileus 317
Mekoniumperitonitis 314, **318**
Membranen
– des Duodenums 292
– präaortale 95
Milzverletzungen
– Fundoplicatio 83
– Vagotomie, selektiv proximale (SPV) 204
Moscher-Dilatator 283
Mukoviszidose, Mekoniumileus 317
Musculus obliquus externus abdominis 125
– – internus abdominis 125
– rectus abdominis 125
– transversus abdominis 125
Muskelschlinge nach Willis 58
Myotomie 57
– Divertikel, epiphrenische 63–64
– Komplikationen 60
– kurze, Antirefluxoperation 57–58
– lange, Antirefluxoperation 59–60
– proximale 61

N

Nachblutungen, Billroth-I-Operation 230
Nähapparate, Gastrointestinaltrakt, oberer 6
– Ösophagusvarizen 73
Naht
– allschichtige 4
– reihige 4
Nahtinsuffizienz
– Billroth-I-Operation 230
– Roux-Y-Schlinge 165
Nahtmaterial, Gastrointestinaltrakt, oberer 6
Nahttechnik, Gastrointestinaltrakt, oberer 4–5
– Jejunuminterposition, Magenersatz 184
Nakayama-Klemme 180
Nervus
– Latarjet 96
– recurrens, Anatomie 13
Netzblutungen, Vagotomie, selektiv proximale (SPV) 204
Neugeborene, Laparotomie 301
Neugeborenenileus, Gastrostomie 308
Nissen-Rossetti-Operation, Fundoplicatio **87**, 90
Nottingham-Schubstab 278

O

Oberbauch
– Situs 130
– Zugang 125
Oberbauchlängsschnitt, medianer 128–129
Oberbauchlaparotomie, mediane 290
– – Billroth-I-Operation 224
– – Gastroenterostomie 213
– – Gastrotomie 211–212
– – Pyloroplastik 216
– – Ulkusexzision 219
– quere 126, 290
– – Billroth-II-Operation 231
– – Gastroenterostomie 213
– – Ulkusexzisions 219
Oberbauchquerschnitt 126
– Erweiterung 126
– Operationstechnik 127
– Verschluß 127
Oberbauch-T-Schnitt 129–130
Oberkörperhochlagerung 101
Ösophagektomie 17
– Anästhesie 17
– Dickdarmlavage 32
– Indikation 17
– Lagerung 17

Ösophagektomie
- Magenhochzug 33
- Ösophagusersatz 32
- ohne Thorakotomie 25
- Operationstechnik Präparation 18
- partielle, Gastrektomie, transmediastinal erweiterte 156
- subtotale, Kardiakarzinom 112
- transhiatale 25
- transmediastinale 25–30
- – Drainage 30
- – Indikation 25
- – Kardiakarzinom 112
- – Komplikationen 30
- – Lagerung 26
- – Ösophagus, transmediastinaler Durchzug und Absetzen 29
- – Operationstechnik 26–29
- – Präparation des distalen Ösophagus 26
- – – des mediastinalen Ösophagus 27
- – – des proximalen Ösophagus 28
- – Rekonstruktion 30
- – subtotale 109
- – Zugang 26
- transthorakale 17–19
- – Drainage 19
- – En-bloc 20
- – Komplikationen 19
- – Rekonstruktion 19
- zervikale
- – Lagerung 30
- – partielle 30–31
- – – Drainage 31
- – – Operationstechnik 31
- – – Präparation 31
- – – Rekonstruktion 31
- – – Zugang 30
- – Zugang 17
Ösophagogastrektomie
- Kardiakarzinom 110–114, 117
- – Koloninterposition, 110
- – Komplikationen 114
ösophagojejunale Anastomose, Roux-Y-Schlinge 162–163
Ösophagojejunoplicatio 170
- Antirefluxplastik 159
- Definition 166
- Drainage 171
- Enteroanastomose, Klammernahtgeräte 171
- – manuelle Anastomosierung 167–170
- nach Herfarth 174–177
- Indikation 166
- Jejunuminterposition, 170
- mit Klammernahtgeräten 172
- – Drainage 173
- – Komplikationen 173
- Komplikationen 171
- Magenersatz 166
- Ösophagojejunostomie 169, 171, 175–176
- 4-Punkt-Naht 170
- Schlingenführung 166
- nach Siewert 166, 170
Ösophagojejunostomie
- Gastrektomie, transmediastinal erweiterte 157
- Jejunoplicatio 188, 190
- – Klammernahtgeräte 269
- Jejunuminterposition 180, 182, 184
- Krückstocktechnik 269
- Ösophagojejunoplicatio nach Herfarth 174–176
- – mit Klammernahtgeräten 172
- – bei manueller Anastomosierung 169
- – nach Siewert 170
- Roux-Y-Anastomose 160
- transabdominale nach Resektion des distalen Ösophagus 270

Ösophagokolostomie, zervikale, Kardiakarzinom 113
Ösophagostoma, radiogenes 52
Ösophagus
- Blutversorgung 3, **11**
- Durchblutung 3
- Lymphabfluß 12
- Nahttechniken, maschinelle 259
Ösophagusatresie 11
- Kindesalter, Gastrostomie 308
Ösophaguschirurgie 9
Ösophagusdeviation, Silikonantirefluxprothese 93
Ösophagusdissektion, stumpfe 25
Ösophagusdivertikel, parabronchialer 11
Ösophaguserkrankungen, gutartige 55
Ösophagusersatz 32, 34–35
- Ernährungssonde, jejunale, postoperative 53
- Jejunuminterposition 47
- – Anastomose, abdominale 49
- – – zervikale 50–51
- – Lagerung 48
- – Operationstechnik 48
- – Zugang 48
- Katheterjejunostomie 53
- Koloninterposition 42
- – Anastomose, gastrokolische 44
- – – kolozervikale 44
- – – anisoperistaltische 45
- – – isoperistaltische 42–43
- – – Operationstechnik 46
- – – und Pyloroplastik 46
- – Lagerung 42
- – Reanastomosierung 44
- – Zugang 42
- Magenhochzug 34
- Mageninterposition 33, 38
- Magenschlauchbildung 33–38, 40–41
- – Anastomose, intrathorakale 40
- – – zervikale 38
- – Drainage 41
- – Duodenalmobilisation 37
- – Komplikationen 41
- – Magenhochzug 38–39
- – Präparation des Kompartments II 35
- – Vorbereitung des Tunnels für das Interponat 38
Ösophaguskarzinom 15
- Klassifikation 13
- Tumorpertubation 279
Ösophagusperforation
- Fundoplicatio 83
- nach Tumorpertubation 279
- Vagotomie, selektiv proximale (SPV) 203
Ösophagusstenose
- Bougierung 277
- nach Divertikulektomie 62
- Lasertherapie 280
- nach Tumorpertubation 279
Ösophagustumoren, stenosierende, Lasertherapie 280
Ösophagusulzera, Silikonantirefluxprothese 93
Ösophagusvarizen 67, 69
- Dissektion, Klammernahtgeräte 272
- Präparation 70
- Sklerosierung 284
- Sperroperation, apparative 73–75
- Varizenumstechung, transmurale 69–72
Ösophagusverletzungen nach Bougierung 278
Ösophaguswandnekrosen, Ösophagusvarizenoperation 73
Ösophaguswandverletzung, Vagotomie, trunkuläre (TV) 210
Operation
- nach Appleby 149
- nach Dragstedt, Vagotomie 198
- nach Griffith und Harkins, Vagotomie 198

Operation
- nach Heineke-Mikulicz 216
- nach Hill 95
- – Drainage 99
- nach Holle und Hart, Vagotomie 197
- nach Poth 245
- nach Rehbein 317
- nach Siewert 166, 170
- nach Sweet 114
- nach Weber-Ramstedt 304

P

palliative endoskopische Pertubation (PEP) 279
Pancreas anulare 293
- – Kindesalter 312
Pankreaskopfkarzinom, Gastroenterostomie 213
Pankreaslinksresektion, Kardiakarzinom 112
Pankreatikoduodenektomie, Duodenumverletzungen 298
Pankreatitis, Billroth-I-Operation 230
Papillendivertikel, Duodenum 296
paraösophageale Hernie 100
Pararektalschnitt 125
PEG (perkutane endoskopische Gastrostomie) 281–282
Penrosedrainage, Magenschlauchbildung, Ösophagusersatz 41
PEP (palliative endoskopische Pertubation) 279
Peritonitis
- Billroth-II-Operation 237
- nach Ösophagusvarizen-Sperroperation 75
perkutane endoskopische Gastrostomie (PEG) 281–282
Phlegmone, Halsweichteile 114
pH-Metrie 199
Plexus oesophagus 197
portosystemische Shunts 69
Postvagotomiediarrhö 243
Postvagotomiedysphagie 243
Postvagotomiesyndrome 243
Poth-Operation, Jejunuminterposition, anisoperistaltische 245
Prothesendislokation, Silikonantirefluxprothese 93
Pylorektomie, extramuköse 216
- nach Heineke-Mikulicz 216
Pyloromyotomie nach Weber-Ramstedt 302
Pyloroplastik 216
- nach Finney 217
- nach Jaboulay 217
- Kindesalter 309
- Kolointerposition 46
Pylorotomie nach Weber-Ramstedt 303
Pylorusatresie, Kindesalter 307
Pylorusstenose, Kindesalter 307
- – spastisch-hypertrophische 305–306

Q

Querlaparotomie 126–127

R

Ramus(-i) epiploici (A. gastroepiploica sinistra) 33
- gastricae (A. gastroepiploica sinistra) 33
- gastrici (N. vagus) 197
- hepatici (N. vagus) 197
Redon-Drainage, Ösophagektomie, zervikale, partielle 31
Reflux
- duodenogastraler, alkalischer, Pyloroplastik 218

Reflux
- gastroösophagealer 301
- – Magenresektion, Typ Roux-Y 238
- – Silikonantirefluxprothese 93
Refluxgastritis, postoperative 243
Refluxkrankheit 77
- Antirefluxprothese nach Angelchik 90
- Belsey-Mark-IV-Operation 85
- Cardia calibration 97
- Fundoplicatio 79
- Gastropexie, hintere 98
- – vordere 99
- Kardiaeinengung 97
- Magenresektion, Typ Roux-Y 238
- Magensäuresekretion 95
- Operation nach Hill 95
- Vagotomie, selektiv proximale 95–96
Refluxösophagitis
- Fundoplicatio 79
- Magenresektion, Typ Roux-Y 238
- postoperative 243
- Ulcera duodeni 95
Refluxrezidiv
- Fundoplicatio 83
- Silikonantirefluxprothese 93
Rehbein-Operation, Darmstenosen 315
Rektusscheide 125
Rekurrensparese nach Divertikulektomie 62
Relaxatio diaphragmatica 100, 105
Rezidivulkus
- bei Billroth-I-Resektion, Operationstechnik 249
- nach Billroth-II-Resektion, Operationstechnik 247–248
- nach Vagotomie 243
- – Operationstechnik 250
Riolansche Arkade 43
Rippenbogenrandschnitt 290
Rippenbogenretraktor nach Stuhler 129
Robinson-Drainage, Ösophagektomie, zervikale, partielle 31
Roux-Y-Schlinge
- Anastomose, ösophagojejunale 162–163
- Drainage 165
- Gastrojejunostomie 246
- Komplikationen 165
- Magenersatzbildung 160
- Magenresektion, distale 238, 240–242
- Präparation 160–161
- Y-Anastomose 164
Roviralta-Syndrom 302, 305
Rückstichnaht, Gastrointestinaltrakt, oberer, Anastomose 5
Rundklammernahtgeräte
- Billroth-I-Operation 264–266
- Billroth-II-Operation 267
- Gastrojejunostomie 267
- Jejunuminterposition, Magenersatz 183
- Ösophagojejunostomie mit Jejunoplicatio 269
- Ösophagusvarizen, Dissektion 272

S

Säuglinge, Laparotomie 301
Schnitt, kostoumbilikaler nach Kausch 125
Seit-zu-Seit-Duodenoduodenostomie, Pancreas anulare 293
Seit-zu-Seit-Gastroenterostomie 214
Seit-zu-Seit-Jejunojejunostomie 159
Shunts, portosystemische 69
Silikonantirefluxprothese 90
Sklerosierungskanüle 284
Sklerotherapie, Ösophagusvarizen 284
Spätdumpingsyndrom 243
- Umwandlungsoperationen 243

Speichelfistel
- nach Divertikulektomie 62
- Ösophagogastrektomie, Kardiakarzinom 114
- Ösophagojejunoplicatio 171
- Ösophagojejunostomie 173
Sperroperation, apparative, Ösophagusvarizen 73
Splenektomie, Gastrektomie 140
SPV (selektiv proximale Vagotomie) 197, 199–204
Standardgastrektomie **133**, 135–140
Standardnaht, Gastrointestinaltrakt, oberer, Anastomose 4–5
Standardösophagektomie 18–19
- transthorakale 17
Stuhler-Rippenbogenretraktor 129
SV (selektiv gastrale Vagotomie) 198, 205
Sweet-Operation, Kardiakarzinom 114
Syndrom der zuführenden Schlinge
- – – Billroth-II-Operation 237
- – – Magenresektion, Typ Roux-Y 238
- – – nach Ösophagojejunoplicatio 166
- – – Operationstechnik 245

T

Teleskopphänomen, Fundoplicatio 83
Thal-Funduszipfelplastik 58
Thorakotomie, anterolaterale 17, 20
T-Laparotomie 129
Traktionsdivertikel 65
Truncus coeliacus 33
- – Resektion 149
- vagalis anterior 197
- – posterior 197
Tumorbougierung 277–278
Tumorpertubation (PEP) 279
TV (trunkuläre Vagotomie) 198, 207–210
Tygon-Prothesen 279

U

Übernähung, invertierende, Klammernahtreihen 261
Ulcus duodeni
- – Gefäßligatur, extraluminale 222
- – perforierendes, Exterritorialisierung 221
- – Refluxösophagitis 95
- – Ulkusexzision 219
- – Vagotomie 198
- pepticum, Vagotomie 198
- ventriculi, Billroth-I-Resektion 224
- – Ulkusexzision 219
Ulkuschirurgie
- Gefäßligatur, extraluminale 222–223
- lokale 219
Ulkusexterritorialisierung 221, 223
Ulkusexzision 219–220
- Drainage 220
- Duodenumperforation 221
- Klammernahtgeräte 262–263
- Komplikationen 220
- bei Perforation am Duodenum 221
- Rezidivulkus nach Billroth-I-Resektion 249
- – nach Billroth-II-Resektion 248
Umwandlungsoperationen 243
upside-down-stomach 100

V

Vagotomie 197
- Folgekrankheiten 199
- Komplikationen 198

Vagotomie
- Methodenwahl 198
- Operationsvorbereitung 199
- Prämedikation 199
- Pyloroplastik 216
- Rezidivulkus 248–250
- Risiken 199
- Schnittführung 199
- selektiv gastrale (SV) 198, 205, 249
- – – Drainage 205
- – – Komplikationen 96, 205
- – proximale (SPV) 197, 199–202
- – – Drainage 203
- – – Komplikationen, intraoperative 203
- – – – postoperative 204
- – – Magenwandnekrose 204
- – – Magenwandverletzung 204
- – – Milzverletzung 204
- – – Ösophagusperforation 203
- – – Refluxkrankheit 95–96
- trunkuläre (TV) 198, 207
- – abdominale 207–208
- – – Drainage 208
- – – Komplikationen 208
- – thorakale 208–209
- – – Drainage 210
- – – Komplikationen 210
Varizensklerosierung
- intravasale 284
- submuköse 284
Varizenumstechung, transmurale, Ösophagusvarizen 69
Vena(-ae)
- azygos, Absetzen 21
- coronaria ventriculi 33, 69, 123
- gastrica(-ae) breves 33, 69
- – dextra 123
- – sinistra 69, 123
- gastroepiploica dextra 33, 123
- – sinistra 33, 123
- lienalis 33, 123
- mesenterica superior 33, 123
- portae 33
vertical banded gastroplasty 251

W

Weber-Ramstedt-Operation, Pylorotomie 302–303
Weichgummibougie, quecksilbergefüllter 277
Whipple-Operation, Duodenopankreatektomie, partielle 153
Willis-Muskelschlinge 58
Wilson-Cook-Expansionsprothesen 279
Witzelfistel 212
Wundinfektionen, Fundoplicatio 83

Y

Y-Anastomose, Roux-Y-Anastomose 164

Z

Zenker-Haken 291
Zenkersche Divertikel 61
zervikale Anastomose, Jejunuminterposition, Ösophagusersatz 38, 50
Zugang
- En-bloc-Ösophagektomie 20
- Jejunuminterposition, Ösophagusersatz 48
- Koloninterposition, Ösophagusersatz 42
- Magenhochzug, Ösophagusersatz 34

Zugang, Ösophagektomie
– Ösophagektomie, transmediastinale 26
– – zervikale, partielle 30
– Standardösophagektomie, transthorakale 17
Zwerchfellhernie 104

Zwerchfellinzision 104
Zwerchfellnaht 104
Zwerchfellraffung, transabdominale 105
Zwerchfellruptur 100
– traumatische 105